U0634723

护理管理
服务与沟通技巧

主编 张丽丽 王昙如 周燕 等

吉林科学技术出版社

图书在版编目（ＣＩＰ）数据

护理管理服务与沟通技巧 / 张丽丽等主编. -- 长春：
吉林科学技术出版社, 2024.6. -- ISBN 978-7-5744
-1536-2
Ⅰ. R47
中国国家版本馆CIP数据核字第2024NQ7689号

护理管理服务与沟通技巧

主　　编	张丽丽　王昙如　周　燕　贾晋萍　苏　杏　王妍妍
副主编	南东梅　俞　洋　钱艳姣　李　英　李婷婷
	由美君　吴　楠　高　华　李　丹　王浓燕
出版人	宛　霞
责任编辑	蒋红涛
助理编辑	张　卓
装帧设计	品雅传媒
开　　本	787mm×1092mm　1/16
字　　数	680千字
印　　张	27.25
版　　次	2024年6月第1版
印　　次	2024年12月第1次印刷

出　　版	吉林科学技术出版社
地　　址	长春市福祉大路5788号
邮　　编	130000
编辑部电话	0431-81629508
网　　址	www.jlstp.cn
印　　刷	三河市嵩川印刷有限公司

书　　号	ISBN 978-7-5744-1536-2
定　　价	98.00元

如有印装质量问题可寄出版社调换
版权所有　翻印必究　举报电话：0431-81629508

编　委　会

主　编　张丽丽　王昱如　周　燕　贾晋萍　苏　杏　王妍妍

副主编　南东梅　俞　洋　钱艳姣　李　英　李婷婷
　　　　　由美君　吴　楠　高　华　李　丹　王浓燕

编　委　(按姓氏笔画排序)
　　　　王妍妍　中国人民解放军北部战区总医院
　　　　王昱如　曹县中医医院
　　　　王浓燕　中国人民解放军联勤保障部队第九〇三医院
　　　　由美君　中国人民解放军北部战区总医院
　　　　苏　杏　山东省曹县人民医院
　　　　李　丹　中国人民解放军北部战区总医院
　　　　李　英　永州市中心医院
　　　　李婷婷　中国人民解放军北部战区总医院
　　　　吴　楠　北部战区空军医院
　　　　张丽丽　东营市人民医院
　　　　周　燕　资阳市中心医院
　　　　胡　林　永州市中心医院
　　　　南东梅　湖北省肿瘤医院
　　　　俞　洋　吉林省人民医院
　　　　贾晋萍　山西省汾阳医院
　　　　钱艳姣　永州市中心医院
　　　　高　华　中国人民解放军北部战区总医院
　　　　章莹姣　中国人民解放军联勤保障部队第九〇三医院

前　言

　　护理管理是把提高护理服务质量作为主要目标的过程，护理管理是医院管理的一个重要组成部分，护理管理是护理人员为患者提供照顾、关怀和舒适的工作过程，并认为护理管理的任务是通过计划、组织以及对人力、物力、财力资源进行指导和控制，以达到为患者提供有效而经济的护理服务目的。从而进一步缓和医患关系，化解医患矛盾。

　　从医院人员构成上看，护理人员约占医院总人数的三分之一，占卫生技术人员的二分之一，是医院诊疗技术工作中的基本队伍，对提高医疗护理质量起着重要作用。本书主要介绍了临床常用的护理管理，包括护理质量管理、护理安全管理、护理人力资源管理等内容，针对缓和医患关系，解决医疗纠纷也做了简略概述。内容丰富，文字精炼，突出创新性、实用性、先进性和科学性。

　　在编写过程中，由于编者较多，写作方式和文笔风格不一，再加上时间有限，难免存在疏漏和不足之处，望广大读者提出宝贵意见和建议，以便再版时修订，谢谢。

编　者

2024 年 3 月

目　录

第一章

护理管理制度

第一节　组织体系建设

一、行政管理

1. 护理部工作制度

（1）在院长、主管院长的领导下健全护理部管理体制，实行三级管理。

（2）完成医院下达的各项任务，与医院各管理部门、临床科室之间沟通、协作，参与医院管理。

（3）拟订全院护理工作发展规划，经院长、主管院长审批后组织落实。制定年度计划、月计划、按阶段评估总结。

（4）负责全院护士的聘任、培训、岗位调配、奖惩、资质认证等事宜，负责护士长的评聘管理，参与护理职称评审工作。

（5）负责拟订和组织完善修改护理管理制度、各级护理人员岗位职责、护理常规。

（6）建立并逐步完善护理人员的培训体系和考核评价标准，提升各级护理人员的综合素质。负责全院护士继续教育的管理工作，包括计划、组织实施、考核评估及学分认证。

（7）负责全院的护理质量安全管理，包括质量评价标准的制定与修改、组织进行护理质量安全检查、检查结果的评价分析及反馈，提高全院整体的护理质量水平。

（8）领导并支持护理各专业委员会的工作。

（9）护理部负责全院护理教学工作的实施、协调、教学资料存档、带教资质认证。

（10）负责全院的护理科研管理工作，包括科研档案的管理，科研能力的培训，组织各类学术活动，定期组织论文的审阅并推荐参加相应的会议和投稿相关期刊，鼓励优秀论文参加国内国际会议的交流。

（11）负责全院护理信息的报道，包括对外的宣传、院内外信息的上传下达、护理相关数据的审核等。

（12）贯彻落实"三重一大"制度管理要求，建立护理部重大事件、决策监督管理机制，执行并记录。

护理组织管理体系：实行三级管理制度，组织架构图如图1-1。

2. 护理会议制度

（1）护理部主任、科护士长、护士长按三级管理组织召集护理管理会议，各级人员应主动参与相关会议并遵守会议纪律。

（2）组织者围绕护理管理工作设定会议主题、时间、地点、议程，并做好会议准备。

（3）会议纪要设专人记录，经审阅后签发。

（4）会议决议涉及人员认真执行，护理部负责督查落实情况。

（5）严格考勤纪律，认真做好会议记录，科护士长/护士长应及时查收会议纪要，并依据会议纪要的内容准确地向管辖区域的护士长/护士传达，科室/病区按规定时间对需反馈的内容及时反馈。

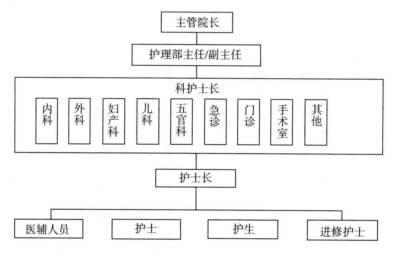

图 1-1　护理组织架构图

3. 护理部与相关科室及职能部门联席会议制度

（1）组建联席会议是为了协调好护理部与职能部门之间的工作，保障信息畅通而提供的交流平台，对医院涉及护理与其他部门之间问题共同商议、决策、实施。

（2）由护理部牵头组织召开，问题涉及的相关部门成员参加，必要时邀请有关部门负责人参加。

（3）需要医院内其他部门协助支持的工作，会上征求其意见，进行部署、协调。

（4）针对医院护理工作中的重大、重点、难点问题进行专题讨论，商议解决方案。涉及重大事项或部门之间协调解决不了的事宜，要及时按程序向分管领导请示汇报，不得延误。

（5）每次会议需由护理部指定专人进行记录，及时完成会议纪要发送至所有参会成员及相关部门。

4. 护理规章制度修订制度

（1）护理规章制度包括护理制度、职责、规定、操作规范、疾病护理常规等与护理工作相关的所有文件。

（2）护理规章制度修订实行护理部、科室、病区三级负责制，每一层级规章制度不得与上一层级规章制度矛盾。

（3）护理规章制度应根据国家及医院的相关规定，结合临床实际工作制定，当发生变化时及时修订。

(4) 护理制度、操作常规变的重大更要与医疗管理职能部门做好协调，保持医疗护理一致性，并向全院通报。

(5) 定期修订、审核护理规章制度，并注明修订日期。

5. 护理部工作报告制度

(1) 护士长、科护士长定期对各病区、科室护理工作进行归纳总结并及时上报动态信息，为护理部了解和掌握各临床科室的护理管理工作情况提供依据。

(2) 报表由护士长、科护士长逐级完成，按医院工作报告栏目要求如实填写，数据准确，能反映工作动态。

(3) 护理部按医院管理报告要求汇总后，上报医院主管领导。

二、委员会工作管理

1. 护理管理委员会工作制度

(1) 护理管理委员会是护理部领导下的三级护理管理组织，负责督导临床具体落实护理部各项护理管理工作。如护理质量管理委员会、护理专科管理委员会、护理教学管理委员会、护理科研管理委员会等。

(2) 构建"全员参与护理质量管理模式"，通过护理质量管理委员会下设各护理管理组和专业小组，鼓励与吸纳护士参与临床护理管理及决策。

(3) 根据护理部发展战略目标制定各管理组、专业组发展战略目标及年度工作计划，并有效实施。

(4) 负责制定、修订相关规章制度、管理要求及考核评价标准，将护理新理念、规范及工作的关键点、薄弱点、风险点纳入护理管理重点，运用管理工具持续改进护理质量。

(5) 负责三级护理质量及护理安全培训。

(6) 定期组织临床督导，并召开护理管理委员会工作会议，总结检查中存在的问题，分析原因，提出改进方案，推进临床护理工作的持续改进。

2. 护理管理委员会职责

(1) 在护理部主任的领导下开展工作，负责医院护理工作的全面监督与管理。

(2) 负责全院护理制度的审核工作，根据实际需要定期讨论、完善护理管理制度。

(3) 制定护士人力资源管理工作制度，建立全院护士档案资料库，负责护士的岗位设置、岗位培训及动态管理工作，提出护理人员晋升、培养和奖罚的建议。由各病区护士长按能级管理原则负责实施与考评，护理管理委员会负责监督并完善。

(4) 讨论制定和不断完善护士分层管理制度，根据护士的学历、年资、职称及工作能力等对护士进行全面评价，并负责对具体执行情况进行监督和管理。

(5) 建立全院护士绩效考核评价标准，由各病区具体细化实施。

(6) 定期与临床护理人员及科室护士长沟通、交流，及时发现护理工作流程的不足。对出现的问题进行整理、讨论并及时做出优化，同时做好后续跟踪工作。

(7) 利用信息系统实现护理质量科学化管理，为持续质量改进、合理配置护理人力和绩效考核提供依据。

3. 护理质量管理委员会职责

（1）在护理部领导下开展工作，建立医院护理质量管理体系，负责医院护理质量和安全的全面监督、控制与管理。

（2）依据有关政策法规，负责讨论制定和不断完善护理质量管理规章制度、护理技术操作规程、护理工作质量标准及护理质量考核评价标准等，建立质量可追溯机制。

（3）负责修改和完善医院护理质量管理方案和护理质量持续改进方案；负责检查各级质控部门落实护理质量管理的执行情况。

（4）按护理质量标准及考核要求，对护理质量实施检查，量化考核结果，对检查结果及时分析、评价、反馈，并提出整改措施，落实整改，体现护理质量的持续改进。

（5）针对临床护理质量存在的问题进行汇总、分析讨论，制定整改措施并通报，以促进护理质量的持续改进与提高。

（6）实行质量改进例会制度，研究、讨论和解决有关护理质量方面的管理问题并提出应对措施，定期传达和反馈质量管理信息。

（7）对全院护理安全实施监控，对护理不良事件、护理缺陷进行分析，及时发现和提出护理工作流程中的不足，提出整改意见，并向护理部提交讨论与处理结果，以保证护理安全的相关制度和措施落实。

（8）开展全院护理质量与安全教育，提高护理人员的安全意识，对全院护理质量实行目标责任制，并将责任落实到科室和个人。

4. 护理教学管理委员会职责

（1）在护理部主任的领导下开展工作，负责医院护理教育培训工作的全面监督与管理。

（2）负责全院护理理论及技能的培训工作，完善护理教育培训制度及护理技能操作标准。

（3）建立、健全临床护理带教教师资格认定标准和体系。

（4）负责组织制定全院护理人员的基础知识、基本理论、基本技能（三基）培训，组织制定医院护士的岗前培训、护士毕业后三年的规范化培训、特殊岗位专业护士核心能力培训计划，制定培训方案，组织实施，并监督执行。

（5）组织安排护理专业实习生（大专、本科、研究生）、护理进修人员的临床带教工作。

（6）组织优秀带教老师、优秀科研论文等评奖工作。

（7）组织护理竞赛评比，表彰先进，树立典型，不断增强护理团队的凝聚力和工作热情。

（8）申办各级继续教育项目。

5. 护理专科管理委员会职责

（1）在护理部主任的领导下开展工作，负责医院各专业组及专科护士工作的全面监督与管理。

（2）负责组织修订、完善各专科相关的规章制度及操作流程。

（3）负责制定护理专科会诊制度及流程。

（4）负责组织全院护士进行各类护理专科相关的理论及技能培训。

（5）负责制定专科护士的培养计划，实施专科护士的培训及考核工作。

（6）负责专科基地学员的组织、培训和管理工作。

三、优质护理服务管理

1. 围绕医院护理理念，落实优质护理服务方案。
2. 逐渐完善优质护理保障体系。
3. 实行责任制整体护理，责任护士对患者进行全面、全程、连续的护理服务。
4. 合理设置护理岗位，执行弹性排班制度。
5. 拓展护理专业内涵，开展项目化管理。
6. 开展多种形式的延伸护理服务。
7. 完善监督检查机制，制定优质护理评价标准，开展阶段性评价。
8. 定期开展患者、护士及医生的满意度调查。
9. 护理部根据科室及个人落实优质护理服务工作情况，树立典型并推选其参加各级优质护理服务先进的评选。
10. 落实优质护理绩效考核方案，体现护士劳动强度、岗位风险及技术含量等。

四、质量管理

1. 护理质量安全管理制度
（1）加强全院护理人员的医德医风教育，建立健全各项规章制度，增强法律意识。
（2）明确岗位职责及工作标准，并根据情况及时加以调整和补充，实行规范化、标准化管理。
（3）加强对全院护理人员的业务培训，制定明确的继续教育培训计划，并执行严格的督导制度。
（4）建立健全督查制度，应用质量评价标准进行全院的质控，及时反馈检查结果；定期督导落实情况，及时发现和解决临床工作中存在的问题，提出改进措施。
（5）建立通畅的沟通、投诉渠道，护理部定期进行满意度调查，及时调整工作，改进不足，力争零投诉。
（6）检查时发现工作中有违规、违纪不符合标准时，按规定扣除质量安全分值或积分，特殊情况提交护理管理委员会讨论。
（7）对护理质量检查中普遍存在或需要警示的问题须在护士长会上进行案例分析，提出防范及改进措施。
（8）对纠纷或投诉类的问题处理按医院相关制度，分析原因，确定问题，制定措施，提交全体护士长会公布。
（9）加强对患者安全管理的评估，采取措施，消除安全隐患；告知患者及家属，做好自我管理，确保患者安全。
2. 护理质量管理工作制度
（1）护理部主任、科护士长、护理部质控护士长组成的护理质量管理委员会负责全院《护理质量考核评价标准》的制定和督导检查。
（2）临床科室由科护士长、护士长、护理骨干组建科室护理质量管理小组，全面落实各级护理质量管理。

①质量控制小组是护理部设立的质量检查机构，由护理部工作人员及护士长组成，主要负责全院护理工作质量的检查、督导工作。

②制定和完善与护理质量有关的各项制度、考核标准、疾病护理常规、各级护理人员岗位职责和护理质量标准，制定质控计划及临床护理工作考核内容并实施检查和考核。

③定期对全院进行护理质量检查，分析并量化考核结果，在护士长会上反馈质控结果，指出在检查中发现的问题，并制定改进措施。

④参与临床科室护理质量问题的讨论、分析，提出改进措施，负责质量监控。

⑤各级护理质量管理人员应经常深入临床了解情况，准确、完整地保留与质量及质量管理有关的各种原始记录。

（3）定期进行质量分析反馈，突出问题，进行质量跟踪。

（4）不良事件案例在会议上进行分析和讨论，提出持续改进措施。

3. 护理质量持续改进工作制度

（1）强化三级护理管理体系，落实各级护理管理者的岗位责任制，护理管理者应针对护理工作中潜在的安全隐患或已发生的有关护理服务、安全、质量等方面问题，进行护理质量缺陷持续改进。

（2）护理部、科护士长、护士长应按照护理质量相关规定，定期对所管辖病区的护理服务、安全质量等工作进行指导及监督检查，做到有记录、有反馈。按照三级护理管理体系持续改进要求，对本单元存在问题进行持续改进并记录。

（3）病区在制定整改措施后积极进行整改，按时完成自查。

（4）各层级根据护理质量问题的性质进行追踪、评价和记录。

（5）定期对护理安全事件进行汇总、分析，督导落实和培训。严重不良事件及时召开会议通报警示。

（6）每年度统计质量安全持续改进工作的项目。

（张丽丽）

第二节　人力资源管理

一、人力资源

1. 准入与注册

（1）由医院人力资源部门、护理部共同制定护理人力资源发展规划和年度计划，包括：招聘、培训、评聘、职业发展等方面，做好人才发展的长期规划和持续发展。

（2）护理部建立人力资源档案，动态掌控全院各病区的人力资源配置情况，在全院范围动态调配人力。

（3）护理人员从事临床护理工作，必须按《护士条例》《护士执业注册管理办法》要求取得中华人民共和国护士执业证书，并完成注册。

（4）完善人才退出机制，做好人才发展的长期规划和持续发展。

2. 培训与考核

（1）新护士上岗前须经过医院、护理部及科室新护士岗前培训及考核，考核通过者方可上岗。建立新护士规范化培训制度，并按计划完成培训及考核。

（2）特殊岗位护士（如急诊科、监护室、手术室等）应通过科室专业培训考核方可独立工作。

（3）健全护理教育管理组织架构，完善继续教育管理制度，积极组织各级护理人员培训，统筹安排并督导各科室、病区完成规定的继续教育内容。

（4）结合临床工作开展多种形式的人才评估，做好护士职业定向发展和专科护士培养，不断挖掘护理人才并开展针对性的培训，使护士专业水平不断提升。

（5）护理部、科室、病区定期对护理人员进行能级评定及绩效考核，做到合理配置人力、同工同酬。

3. 员工发展

（1）鼓励并支持护理人员参加学术活动、发表文章，参与各类科研、教学活动，定期开展院内学术活动，支持开展新技术、新项目。

（2）建立合理的休假制度，确保护士享有法定节假日、病假、婚假、产假、丧假、工伤假等休假权利。

二、人员配置

1. 配置依据　依据《三级综合医院评审标准实施细则（2011 年版）》《全国护理事业发展规划（2016—2020 年）》要求，护士人力应根据医院功能定位、服务半径、床位规模、临床工作量等科学合理配置。其中，到 2020 年，三级综合医院、部分三级专科医院全院护士总数与实际开放床位比达到 0.8∶1，病区护士总数与实际开放床位比达到 0.6∶1。

2. 配置原则　按照岗位要求和科室具体护理工作内容、工作量合理配置。

（1）护理管理岗位的人员应当具有临床护理岗位的工作经验，具备护理管理知识和能力；通过公开竞聘，选拔符合条件的护士从事护理管理岗位的工作。

（2）临床护理岗位的人员配置应当按照临床护理岗位的分类、要求并结合工作量、技术难度、专业要求、工作风险等素素，合理、动态地配置相应资质的护理人员。

3. 具体要求

（1）病区护理人员配备原则应符合国家卫生主管部门的要求

①普通病区：病房护理人员与实际床位比≥0.4∶1；床位使用率≥93%时，病房护理人员与实际床位比不低于 0.5∶1；床位使用率≥96%、平均住院日小于 10 天时，病房护理人员与实际床位比不低于 0.6∶1；各病区在以上原则的基础上，根据收住患者特点、护理等级比例、床位使用率、患者平均住院日等，按护理人员弹性调配制度进行人员调配，适当地增加护士配比，满足患者需求，确保医疗安全。

②综合 ICU：护理人员与实际床位比不低于（2.5~3）∶1，护士长应具备中级以上专业技术职称；其他监护室参照综合 ICU，根据患者病情及重危患者的数量适当增减护理人员，儿科 ICU 护理人员与实际床位比不低于 1.5∶1。

（2）门诊、急诊、手术室、血液透析等部门的人员配置应当根据门（急）诊量、治疗量、手术量、血液透析患者数量等因素合理配置护理人员。

①急诊科应根据每日就诊人次、病种、急诊科医疗和教学功能等配备护理人员，确保急诊患者的医疗护理安全和质量；护理人员以护师以上职称为主体（在岗≥70%）；固定的急

诊护理人员不少于在岗护理人员的75%;护士长应具备主管护师以上职称和5年以上急诊临床护理工作经验。

②手术室护士与手术间比不低于3∶1;工作经历2年以内护理人员数占比≤20%;护士长具备主管护师及以上专业技术职称、5年及以上手术室工作经验。

③依据血液透析质量控制管理规范及血液净化标准操作规程等相关规定,血液净化室(中心)应当配备具有血液净化从业资质的护士长和护士,护士配备应根据透析机和患者的数量及透析布局等合理安排,每个护士每班次最多负责5台透析机的操作及观察。

(3)各科室根据工作特点、护理工作量、护理人员能级等要素科学排班,合理弹性调配使用护理人员。在护理工作量较大的时间段和科室,适当增加护士数量,保障护理工作规范、患者安全。

(4)全院适当配备机动护理人员,制定护理队伍紧急调配预案,建立机动护士人力资源库,以补充临床护理人员临时性短缺,应对突发事件以及特殊阶段临床护理的紧急需要。

三、人员调配

1. 人员调配制度

(1)护理部整合全院护理人力资源,建立人力资源档案,及时更新。

(2)护理人员需经过培训、考核具有相应岗位胜任力,以便于岗位调配,应对临床临时人力短缺现象。

(3)护理部建立科学的护理工作量评价体系,根据科室工作性质、岗位需求、床位使用情况等客观指标评价各病区的护理工作量,对全院护士进行动态管理,实施弹性调整。

(4)科护士长负责本科室护士人力调配,如出现短期工作量增加、人员临时短缺严重、且科室内弹性调配不能满足需求时,科护士长应及时将科室人力及护理工作量动态变化向护理部汇报,申请护理部协调解决。

(5)护士长负责本病区护士人力调配,如出现短期工作量增加、人员临时短缺严重、病区内弹性调配不能满足需求时,护士长应及时将护士在岗情况及护理工作量动态变化向科护士长汇报,由科护士长在本科室内调配。

(6)如有突发公共卫生事件等紧急情况时,护理部按《紧急情况下护理人力资源调配制度》对护理人员进行调配,科护士长、护士长须配合护理部完成调配工作。

2. 护理排班制度

(1)各病区按照责任制整体护理模式,以患者需求为中心,在满足临床护理工作的基础上,结合护理人员意愿,合理安排班次。

(2)各班护理人员配置结构合理,按照层级和能力配置排班,保证患者护理质量与安全。

(3)排好的班次,原则上不进行更改,特殊情况由护士长安排同级护士调换。

(4)护士长根据病区工作规律、患者病情及数量的动态变化,合理安排各班护理人员,实行弹性排班。

(5)各科室需设置备班,要求备班人员24小时保持手机通讯通畅,接到通知后必须及时到达现场。

(6)无护士执业资格护士不能独立值班,包括独立分管患者和节假日、夜班等。

（7）遇突发事件如重大抢救事件、突发公共卫生事件需增加人力时，病区逐级上报，由科室、护理部统一进行护理人员调配。

3. 紧急情况下护理人员调配制度

（1）为保证紧急情况下迅速调配护理人员，有效应对突发事件，确保临床工作高效、安全、有序的开展，护理部应建立紧急情况下护理人力资源调配制度。

（2）建立以主管院长为领导，护理部主任为组长，科护士长、护士长为成员的护理人力应急调配领导小组；各科室及病区分别成立应急护理小组。

（3）护理部、科室应有计划、有组织、系统地对应急护理小组成员进行业务培训，提高小组成员思想认识、专科理论知识、实践技能及应急反应能力。

（4）遇有突发事件，护理部需根据上级要求集结护理人力应急调配领导小组，统一指挥，对护理人力资源进行调配，各临床科室应急护理小组人员应给予全力配合。

（5）应急护理小组成员需保持通讯畅通，接到紧急调派通知后，应根据指令及时到岗，不得耽搁、推诿。

（6）凡接到紧急事件通知不能及时到岗者或不服从调配者，视情节严重程度按医院或国家相关法规给予相应处理。

（7）护理部按照紧急状态的持续时间和发展进程动态调配，及时分析总结，按需调整参与应急人员，并将所有应急过程记录在案。

四、岗位管理

1. 护士岗位管理制度

（1）根据《卫健委关于实施医院护士岗位管理的指导意见》及《全国护理事业发展规划（2016—2020年）》，以改革护理服务模式为基础、以建立岗位管理制度为核心、以促进护士队伍健康发展为目标，建立医院护理岗位管理制度。科学设置护理岗位，根据岗位需求，对护士的人力配置、绩效考核、职称晋升、岗位培训等实施科学管理，充分调动护士积极性。

（2）护士岗位管理包括岗位设置、岗位人力配置、岗位培训、岗位绩效考核与分配以及相应的保障机制。

（3）护理部根据医院及科室需求设定相应护理岗位，主要分为护理管理岗位、临床护理岗位及其他护理岗位。各护理岗位需有明确的岗位职责和工作标准，且需根据岗位职责、工作性质、工作任务、责任风险及技术难度明确各护理岗位的任职条件。

（4）护理管理岗位指从事医院护理管理工作的岗位，包括护理部主任、副主任、护理干事及护士长。临床护理岗位指为患者提供直接护理服务的岗位，包括病区、门诊及医技科室的各护理岗位。其他护理岗位指间接为患者提供服务的岗位，包括供应室、医院感染管理科等。临床一线护理人员应当占全院护士总数的95%以上。

（5）护士的年资、职称、学历、专业技术职称、技术水平等应与岗位的任职条件相匹配。

（6）护理部根据各病区护理工作量合理配置人力，科室结合各岗位的工作量、技术难度、专业要求和工作风险合理配置护士，动态调整以保证护理质量和患者安全。

（7）以岗位职责为基础、日常工作表现为重点，结合工作业绩、职业道德、业务水平，并以工作质量、数量、技术水平及患者满意度等方面为主要考核依据，建立并实施护士定期考核制度。考核结果与护士的薪酬分配、收入、职称评聘、职务晋升、奖励评优等挂钩，体现同工同酬、多劳多得、优绩优酬。

（8）根据医院护士的实际业务水平、岗位工作需要以及职业生涯发展，建立并完善护士岗位培训制度，制定、实施本医院护士在职培训计划，加强护士的继续教育，包括新护士、专科护理及护理管理培训。以岗位需求为导向、岗位胜任力为核心，定期对相应岗位护理人员进行培训，突出专业内涵，注重实践能力，提高人文素养，以适应临床护理发展的需要。

2. 护士分层管理制度

（1）根据《卫健委关于实施医院护士岗位管理的指导意见》及《全国护理事业发展规划（2016—2020 年）》，各医院在改革临床护理模式、落实责任制整体护理的基础上，以实施护士岗位管理为切入点，从护理岗位设置、护士配置、绩效考核、职称晋升、岗位培训等方面制定和完善制度框架，建立和完善能调动护士积极性，激励护士服务临床一线，有利于护理职业生涯发展的岗位制度安排，护理部应建立体现"能级对应"的符合护理工作特点的护士分层及管理制度。

（2）护理部制定护士分层划分原则，建立健全护士层级培训方案、晋升标准并组织实施。

（3）护理部根据护士分层标准和各岗位实际情况，制定各层级护士工作岗位职责。通过临床护士分层管理、全面落实责任制整体护理，充分发挥不同层级护士的作用。

（4）护理部、科室、病区三个层面制订护士层级培训计划，实施培训计划并对培训进行效果评价，定期督导各科室护士分层培训计划落实情况，分析反馈存在的问题，提出改进措施，评价改进效果。

（5）临床科室依据护士分层划分原则，结合专业工作特点、护士工作能力、技术水平、工作年限、职称和学历等综合能力评定护士层级。层级评定主要权重指标为护士临床实际工作能力。

（6）病区合理安排不同层级护士的岗位，护士所在岗位与其级别相匹配，体现能岗对应的原则，并与薪酬分配原则挂钩。

（7）各层级护士应熟悉所属层级的工作职责、能力要求及准入岗位的岗位职责，并在相应岗位上履行责任，同时完成相应层级的培训内容。

3. 护士执业管理制度

（1）护理部负责全院护士执业管理工作。未经执业注册取得《护士执业证书》者，不得从事诊疗技术规范规定的护理工作。

（2）护理人员需通过医院人力资源部门、护理部组织的面试与考核，且体检符合国家卫生主管部门规定的健康标准，具有完全民事行为能力，并通过医院组织的岗前培训，考核合格后方可进入临床工作。

（3）在岗护士注册必须在有效期内，并按规定参加复注册。在护士执业注册有效期届满前 30 天向当地卫生主管部门申请延续注册。中断护理执业活动超过 3 年，重新申请注册的，应提交申请执业注册的相关资料，及在省、自治区、直辖市人民政府卫生行政部门规定的教学、综合医院接受 3 个月临床护理培训并考核合格的证明。

（4）调入护士须持有在注册有效期内的护士执业证书并按规定办理执业地点变更。

（5）护理进修人员必须具有护士执业资格，来医院进修学习需持有在注册有效期内的执业资格证书。

4. 未注册护士管理制度

（1）严格执行《护士条例》规定，没有取得护士执业资格的未注册护士及实习护生，不能独立从事护理工作。

（2）新毕业/未取得执业证书护士上岗前，须接受护理部组织的岗前培训。

（3）各科室认真落实未注册护士临床带教计划，注重培养受伤观念，加强护理技能、理论与实践相结合能力的培养，并做好记录。

（4）护士长负责监督及考核未注册护士的工作，进行阶段性考核、评价并备案，合理安排新护士轮转岗位，专人带教。

（5）未注册护士须在上级注册护士的指导下从事护理工作，不得独立从事诊疗技术规范规定的护理活动，不得独立值班，不得独立签各种给药和有创治疗等执行单。

（6）未注册护士书写的护理记录，必须由上级注册护士审阅并签字。

（7）新毕业/未取得执业证书护士培训期间发生考核不达标、不能胜任本岗位、出现差错事故者视情节轻重，按医院规定给予延迟转正、解除聘任等。

（8）护理部对未注册护士的带教工作进行定期检查监督及反馈。

五、岗位聘任

1. 护理人员聘用制度

（1）护理人员招聘工作由医院人力资源部门、护理部、科室等部门共同进行。

（2）聘用原则

①坚持标准、保证质量、全面考核、公正评价、平等竞争、双向选择、择优聘任。

②坚持按需设岗、按岗计酬、同工同酬。

（3）聘用职位基本要求

①具有完全民事能力，在中等职业学校、高等学校完成国家教育主管部门和国家卫生主管部门规定的普通全日制 3 年以上护理专业课程，在三级教学、综合医院完成 8 个月以上临床护理实习，取得相应学历证书。

②应届毕业生护士执业资格考试合格，非应届护理专业毕业生须持有护士执业资格证书。

③三级医院原则上聘用大专及以上学历护士。

④热爱护理事业，具备较高的个人修养和专业素质。

⑤身心健康，仪表形象好，沟通能力强。

（4）护理人员的聘用管理

①除满足聘用职位基本要求外，护理人员的聘用还需满足医院要求，如英语水平、科研能力等其他条件。

②通过医院人力资源部门组织的面试、护理部组织的考试（理论、技术操作）且体检合格者，方可签署聘用合同。

③新聘护理人员应及时完成执业注册或注册地点的变更。

④护理部负责建立新聘护理人员培训考评档案，指导和监督科室对新聘护理人员实施培训与考评。

⑤新聘护理人员所在科室负责具体业务和行政管理，并分别在试用期满、转正定级时完成聘用人员的综合考评。

（5）解除聘用合同的条件，参照医院人力资源部门相关管理规定执行。

2. 护士长任免管理制度

（1）凡符合竞聘条件（工作年限、学历要求、职称要求、选择标准等）的护士均可自愿报名参加竞聘，填写护士长竞聘申请表。

（2）医院人力资源部门与护理部根据制定的相应流程进行资格审核与筛选。

（3）由医院/护理部领导、科主任、科护士长、科室护士对竞聘者的综合能力进行评价，按择优录用原则确定人选，并根据医院相关规定聘任。

（4）符合以下情况者则免除护士长职务：护士长自愿提出免职申请；人员调动、退休等原因；护士长任职期间综合考评不达标或出现严重违纪现象。

六、绩效管理

1. 绩效管理制度

（1）绩效管理目的根据稳定、激励、公平、效益原则，科学构建各病区及护理岗位绩效考评制度，确保高技术、高风险和高工作量的岗位获得高报酬，提高护理质量，稳定及激励护理队伍，体现业绩与报酬之间的公平性。

（2）护理绩效分配原则

①依据全院各护理岗位的专业工作内涵、技术难度、风险程度、工作量、工作质量，以及责任权利统一的原则，统筹建立并合理划分全院护理工作的绩效分配原则。

②建立优先临床的激励机制，实现不同聘任方式护士间同工同酬及多劳多得、优劳优酬的分配机制，充分调动护士积极性，稳定临床一线护士队伍。

（3）护理部、科室、病区对护士全面落实绩效管理，利用科学的方法建立有效的绩效考核方案，并与护士的奖金、评优、晋升等挂钩。

（4）护理部负责对全院病区定期进行绩效考核，包括护理质量、护理工作量、工作性质、岗位风险及护理教学、科研工作等。

（5）护理部负责对全院护士长定期进行绩效考核，制定护士长绩效考核方案，考核内容包括护理部安排的各项管理工作落实情况、科室护理质量和患者安全、患者满意度、参与院内质控工作完成情况、劳动纪律等，护理部定期下发考核结果。

（6）各科室和病区定期对护士进行绩效考核，依据护理部绩效考核原则制定护士绩效考核方案，体现多劳多得、优劳优酬的原则。

（7）年终考核按德、能、绩、勤、廉等方面进行自评，各科室进行综合评估，按要求评出等级。

2. 护理人员评优制度

（1）护理部每年秉承客观、公平、公正的原则评选并表彰在本职岗位做出突出贡献的护理人员。

（2）建立优秀护理人员（含护士、护士长）评价体系，包括评优的项目、标准、流程、奖励方法，并作为制度予以贯彻。

（3）评优范围应覆盖全院所有科室、病区。

（4）评优标准涵盖职业道德、临床工作、教学、科研等方面，评优人员要起到模范及标杆作用。

（5）评优的标准和流程要公开透明，引导护士积极进取，争创评优。

（6）科室严格按护理部制定的评选标准产生优秀护士，并将名单上报护理部，由护理部审批。

（7）医院对评优人员给予奖励。

七、护理员管理

1. 护理员录用

（1）护理部对护理员录用有指导及监管职责。

（2）相关职能部门与承包此项业务的机构密切沟通，对录用人员规定、程序、档案管理实施监管。

（3）护理员工作状况、科室及患方反馈的意见及时与该机构交流，妥善解决问题。

2. 护理员培训

（1）护理员正式上岗前经过规范的岗前培训。

（2）上岗后各病区护士长根据本病区患者的特点，对护理员进行培训；护理部、感控处、保卫处等科室每年对护理员进行培训；持证上岗的护理员培训情况上报给护理部；护理部应按照当地卫生主管部门的要求，定期对培训情况进行评估。

3. 护理员人员管理

（1）护士长根据病区的实际情况，安排护理员的工作时间；护理员应遵守医院及聘用机构的规章制度，并根据其工作职责工作；护理员不得从事工作职责以外的其他工作。

（2）若病区因为各种原因需要增加或减少护理员时，需由病区护士长向护理部递交申请；护理部协调护理员派出机构予以落实。对不能胜任其工作的护理员及时反馈给护理员派出机构，重新派遣。

（3）护理员考勤与请假管理。护理员的考勤与请假由各病区护士长及护理员派出机构共同负责。

4. 护理员质量监督管理

（1）护理部负责监管护理员派出机构的工作质量，定期到科室进行现场检查，发现问题及时督导改进。

（2）各病区护士长直接对护理员的工作情况进行监管。

（3）护理部定期向全院护士长发放病区对护理员工作满意度调查问卷并向聘用机构反馈。

（张丽丽）

第三节　临床护理管理

一、常规制度

1. 分级护理制度。

2. 查对制度

（1）医嘱查对制度

①医嘱处理：医嘱须经双人核对无误后方可执行；如有疑问，必须与医生核实，经确认无误后方可执行。

②医嘱核对

A. 当日医嘱核对：下一班查对上一班医嘱，发现疑问和差错及时核实、纠正。

B. 每周全面核对医嘱至少一次，护士长须参与全面查对医嘱。

C. 查对后记录查对时间、查对者姓名。

③医嘱执行

A. 除抢救外，口头医嘱不执行；医嘱不全不执行；医嘱不清不执行；用药时间、剂量不准确不执行；自备药无医嘱不执行。

B. 抢救急危重患者需执行口头医嘱时，护士必须复述一遍，医生确认无误后方可执行，必须保留用过的空安瓿，待抢救结束双人核对无误后方可丢弃，并做好相关记录。

（2）用药查对制度

①执行用药医嘱时，须严格执行"三查、八对、一注意"。三查：用药前查、用药中查、用药后查；八对：床号、姓名、药名、浓度、剂量、给药途径、给药时间、药品有效期；一注意：注意治疗后的反应。

②摆药前检查药品质量：无变质、变色，包装无破损、在有效期内，不符合要求或标签不清严禁使用。

③给药前询问患者有无过敏史，按药品说明书执行药敏试验，药敏试验阴性方可用药。

④使用多种药物时，注意查对药物配伍禁忌。

⑤药物应现用现配，核对无误后加药，粘贴输液标签。

⑥给药时，严格查对，核对无误后方可执行。

（3）手术查对制度

①接患者时，手术室人员携带手术患者交接登记本/单与病区护士共同至患者床旁，由病区护士查对患者科室、姓名、性别、床号、ID 号/病案号、诊断、手术名称，并让患者自行说出姓名、所患疾病及部位、手术名称进行共同确认；同时查对携带的病历、影像资料、药品、物品，并在手术患者交接登记/单中签字。

②患者进入手术室后，手术室护士持病历查对患者科室、姓名、性别、年龄、ID 号/病案号、诊断、手术名称、手术部位，并让患者自行说出姓名、所患疾病及部位、手术名称进行确认；同时查看手术同意书，血型和感染筛查结果，并询问患者过敏史、手术史、既往病史、体内有无金属植入物；核查所携带物品、药品。

③患者进入手术间后执行手术安全核查制度，手术室护士在麻醉前、手术切皮前及患者

出手术室前应与麻醉师及手术医生三方共同查对患者信息。洗手护士查对手术使用的无菌用物（器械、敷料和耗材）的有效期，包装完整性、灭菌方式、灭菌时间以及灭菌效果。

④洗手护士及巡回护士在术前、关闭体腔前、关闭切口前执行手术室物品清点制度，清点核对敷料、器械等术中用物的数量和完整性；手术过程中增减器械、敷料，洗手护士与巡回护士随时清点，巡回护士及时补充记录。

⑤留取标本时执行手术病理留存制度，须由洗手护士与手术医生共同核对患者科室、姓名、ID 号/病案号、病理名称、数量以及病理留存方式等内容。

（4）输血查对制度

①输血科交叉配血合格后，由医护人员到输血科取血。

②取血时查对：取血者和发血者双方须共同查对科室、床号、姓名、性别、ID 号/病案号、交叉配血结果、血型、种类、血量、献血员编码、血液失效日期。检查血袋外观有无破裂、有无凝血块或溶血。双方查对无误后签字方可发出/领取。

③输血前查对：由两名医护人员共同核对医嘱、发血报告单及血袋标签上各项内容，检查血袋及血液质量，核对无误后在输血治疗单上双签字后方可输血。

④输血时查对：由两名医护人员共同到患者床旁，核对发血报告单、输血治疗单及血袋标签上的各项信息，同时核对患者信息，核对无误方可进行输血操作，并在输血治疗单上双签字。

⑤输血完毕，血袋低温密闭保存 24 小时，以备必要时核查。

（5）母婴查对制度

①新生儿娩出后，助产士与产妇进行新生儿性别确认。

②新生儿腕带须经双人核对无误后方可佩戴。核对内容包括产妇姓名、ID 号/病案号、新生儿性别，并以让产妇自行说出姓名的方式进行确认。

③产妇转入病区时，须由助产士、病区护士与产妇及家属共同核对产妇及新生儿信息，核对内容包括：产妇姓名、ID 号/病案号、分娩时间、新生儿性别。

④母婴分离时，责任护士须与产妇或家属及陪同工作人员共同核对新生儿腕带信息，内容包括：产妇姓名、ID 号/病案号、新生儿性别，并由新生儿直系亲属陪同。

⑤新生儿出院时，责任护士与产妇或家属共同核对新生儿身份，内容包括：产妇姓名、ID 号/病案号、新生儿性别、分娩时间、出院诊断等，核对无误后方可办理出院手续。

（6）消毒供应中心查对制度

①接收器械包时：污染区操作人员接收污染器械，并进行清点、拆分，查对品名、种类、数量、规格、完好性。

②制作器械包时：清洁区工作人员核对品名、种类、数量、规格、清洁度、完好性。

③灭菌前：由灭菌员检查待灭菌物品的包装是否完整无破损；物品名称、包装者、灭菌器编号、灭菌批次、灭菌日期、失效日期等追溯标识是否齐全；灭菌器程序选择是否正确。

④灭菌后：由灭菌员和无菌室护士双人核对灭菌监测的物理参数，合格后方可卸载；确认化学监测、生物监测合格后方可放行。

⑤发放时：由无菌室护士核对无菌包物品名称、包装者、灭菌器编号、灭菌批次、灭菌日期、失效日期等追溯标识是否齐全，化学指示胶带变色是否合格、包装是否严密、有无潮湿、有无破损。如不符合要求不能发放。

⑥在设置打号机有效日期时、打印标签及追溯条码时、粘贴标签及追溯条码时须查看物品名称、包装者、灭菌器编号、灭菌批次、灭菌日期、失效日期。

3. 医嘱执行制度

(1) 医生开具医嘱，主班护士审核医嘱无误后确认，如有模糊医嘱联系主管医师核实。

(2) 主班护士打印各类医嘱执行单，与责任护士双人核对无误后签字。

(3) 主班护士处理各类检查单及化验单等，与责任护士双人核对，如需打印标签，将其粘贴在相应的检验单和标本容器上。

(4) 主班护士处理停止医嘱，双人核对无误后修改各类执行单。

(5) 责任护士持各类医嘱执行单，依据查对制度，准确执行相关操作。

(6) 医嘱执行后，责任护士再次核对医嘱执行单无误后签字。

(7) 口头医嘱

①在紧急抢救时，医生下达口头医嘱，护士应向医生复述，双方核对无误后，方可执行。

②保留药品空安瓿，经二人核对登记后再弃去。执行口头医嘱后督促医生及时补开医嘱。

4. 护理交接班制度

(1) 各班护士需在交班前完成交班报告。

(2) 白班交班报告由主班护士及责任护士共同书写，夜班交班报告分别由大、小夜班护士书写并签字。

(3) 交班护士必须在交班前完成本班的各项护理工作，处理好用过的物品，为下一班工作做好准备。完成交接班后方可离开。

(4) 接班护士提前到岗，按各岗位职责要求，阅读交班报告，了解患者病情，做好物品、药品、仪器等清点记录并签名。

(5) 接班护士未到岗，交班护士不得离开岗位。接班护士因特殊情况不能到岗，应及时上报护士长，按紧急状态护理人力资源调配制度进行协调，等待应急替代人员到达并完成交接班后，交班护士方可离岗。

(6) 交班中发现患者的治疗、处置、药品、物品等不符时，应立即查问，交接班时发现的问题由交班护士负责；接班后发现的问题由接班护士负责。

(7) 每日晨8点集体交接班，全体医护人员参加，夜班护士汇报患者病情，医疗护理工作及处置情况。

(8) 交接班内容及要求

①住院患者总数、出院（转院、转科）、入院（转入）、手术、分娩、病危、病重、死亡人数。

②当日新入院（转入）、手术前、手术日、分娩、危重、抢救、病情变化、特殊检查等患者的诊断、病情、麻醉和手术名称、分娩方式、管路、特殊用药、治疗、护理等情况，以及心理、情绪异常等患者的情况。

③床旁重点交接危重、新入院、术前、术后、病情有特殊变化、特殊治疗、检查前后，以及心理、情绪异常等患者的病情及护理。根据患者具体情况，查看生命体征、意识、皮肤、各种管路、治疗等，以及实施护理措施后的效果，注意保护患者隐私。

④对剧毒、麻醉、急救药品及物品重点交接。

⑤交班报告书写要求：眉栏填写齐全、叙述内容准确、简明扼要、重点突出、顺序正确，运用医学术语，用蓝黑签字笔或钢笔书写，字迹工整、清晰。

⑥护士长对交接班质量、上一班工作情况进行综合评价，并给予指导。

5. 患者转交接制度

（1）护士接到转科医嘱，与转入科室联系，双方做好转科准备，确认转科时间。

（2）转出科室完成患者病历资料书写，物品、药品准备等工作，并填写患者转科护理交接单。

（3）应根据患者病情确定转运人员，危重患者需由医务人员陪同。

（4）转运过程中严密观察患者病情变化，如需紧急抢救，应以就地抢救为原则，最近的病区给予配合抢救。

（5）转运过程中注意保护患者隐私。

（6）转出与转入双方应严格执行查对制度，核对患者信息，当面交接患者情况及治疗护理等重点内容，完成交接记录，双方确认签字。

（7）转出与转入双方科室完成医嘱系统转交接。

（8）新生儿转交接

①新生儿转运由护士及家属共同转运，危重者需由医生陪同。

②转出、转入双方及家属共同核对母亲姓名、新生儿性别及出生体重。

③完成交接记录，双方确认签字。

（9）急诊患者转交接

①医生开具转科医嘱，向患者及家属交代转运途中注意事项及转运途中的风险，并填写急诊患者转运风险告知书。

②转出科室护士与转入科室联系，双方做好转科准备，确认转科时间。

③责任护士对患者进行病情评估，备好转运时需要的仪器设备如氧气瓶、监护仪、抢救用药等，确保生命体征平稳时，方可转科。

④由主管医生及责任护士携带病历、交接记录及抢救仪器等，护送患者至转入科室。

⑤转运过程中密切观察患者生命体征、病情变化及输液情况，出现病情变化及时采取措施。

⑥转出、转入双方进行床旁交接，包括患者信息核对、患者病情及治疗护理等重点内容，移交病历，转入科室核对无误后，完成交接记录，双方确认签字。

⑦负责转运的医生和护士将患者所用转运物品带回，使之处于完好备用状态。

（10）手术患者转交接

①手术室护士负责准确填写手术患者交接登记本/单内手术患者相关信息，双人核对，签字确认。

②医辅运送人员与责任护士共同至床旁交接，双方根据手术查对制度核对患者身份，逐项核对手术患者交接登记本/单内容，清点病历、影像资料、术前带药及物品等，核对无误后双方签字。

③责任护士认真核实术前准备情况。

④患者进入手术室后，医辅运送人员与手术室护士进行交接，双方共同核对患者身份，

核对手术间,清点患者所有资料及物品。

⑤手术医生、麻醉医生和手术室护士三方按手术安全核查制度进行手术安全核查。

⑥手术结束后,手术室护士评估患者情况,准确填写手术患者交接登记本后签字确认。

⑦手术室运送人员送患者回相应的科室(如麻醉恢复室、ICU、病区等),相应科室的责任护士同手术室护士共同按照手术患者交接登记本核对患者身份,清点物品,交接患者的病情、术中特殊情况和重点观察要求等,并签字确认。

⑧转运过程中要密切观察患者的情况,防止意外事件发生。

6. 危重患者护理管理制度

(1)为保障急危重症患者得到及时有效的抢救治疗,医院实行绿色通道,以先入院抢救,同时办理入院手续为原则。

(2)当急危重患者需立即急诊住院时,由相关科室医生、急诊护士携带抢救药物、设备,直接护送至相应科室。

(3)严密观察患者病情变化,根据病情选择合适的评估工具。根据评估结果采取相应的护理措施,并观察实施后的效果,记录在一般护理记录单/病重(病危)患者护理记录上。

(4)普通病区危重患者应安排在抢救室,情况不允许时应尽量安排在离护士站近的房间,便于治疗与病情观察。

(5)进行床旁交接班,交接患者的神志、生命体征、皮肤、管路、安全和用药情况。

(6)危重患者需由经过危重患者护理理论与技术培训的护士主管。接到重病通知医嘱后,责任护士应及时完成重病护理计划。

(7)制订个体化的危重患者护理计划。护理措施量化、系统化、规范化,减少因各种原因导致的护理措施执行不统一,甚至疏漏的情况。

(8)按时巡视,患者病情有变化及时通知医生,做好抢救准备工作。

(9)危重患者风险评估

①危重患者均需进行风险评估,科室对危重患者的管理应责任到人。

②护士要全面掌握危重患者的病情及治疗护理方案,及时、准确执行各类治疗处置。

③严密监测患者的生命体征,如有病情变化,及时通知医生。

④加强患者的基础护理和专科护理,预防相关并发症。

⑤危重患者风险包括病情变化风险、并发症风险、压力性损伤风险、跌倒坠床风险、管路滑脱风险,设备设施及意外伤害风险等可能给患者造成不良后果的情况。

⑥应根据危重患者各种安全风险的评估结果,积极采取相应措施,预防跌倒、坠床、压力性损伤、管路滑脱等不良事件发生。对躁动、意识不清的患者遵医嘱予以适当约束。

⑦对已存在的风险,需严格交接班,积极采取防范措施,告知患者及家属并记录。

(10)危重患者的抢救。

(11)危重患者访视

①各病区对危重疑难病历及时上报护理部,并注明上报日期。

②各病区护士长须对危重患者的护理情况进行查房,了解护理计划的落实情况并记录。

③责任护士向护士长或护理部派出的访视人员汇报病历,提供相关病历资料,并做好访视记录。

④护理部统一访视排班，有专人负责此项工作安排和资料整理。

⑤派出人员对危重患者护理质量进行专业技术性的指导和风险评估并做好记录，对存在的质量安全问题提出防范措施，需要持续改进的向病区做好交班，有查房价值的病例推荐组织全院护理查房，访视后将记录交回护理部整理保管。

⑥特殊情况和节日长假的访视工作由护理部安排，以保证工作落实。

⑦访视人员遇特殊情况不能参加访视时须提前向护理部请假。

7. 护理会诊制度

（1）凡本科室不能独立解决的临床疑难护理问题，需要其他科室进行专业指导的均可申请院内护理会诊。

（2）护理会诊由护理部负责组织，并协调相关专业组符合资质要求的护理人员进行会诊。

（3）护理会诊申请单应写明患者病情及会诊目的，被邀请科室应及时前往会诊科室。会诊结束后认真填写会诊记录。

二、患者安全

1. 病区安全管理制度

（1）人员管理

①评估患者安全危险因素，向患者、家属/陪伴人员进行住院期间风险安全教育，使其参与风险管理，遵守各项管理规定，维护病区秩序。

②医务人员在保护自身安全的同时，有责任和义务保护患者在院期间人身安全。

③对于儿童、老人、沟通障碍、环境辨别能力差等无自主行为能力的患者禁止单独离开病房，外出检查、治疗时应有人陪伴。

④加强患儿、危重患者及有自杀、自伤、伤人、逃跑等倾向患者的安全管理，防止意外事件的发生。

（2）环境管理

①全员参与环境安全管理，降低医院环境潜在安全风险（如跌倒、坠楼等），各病区设专人对环境、设施、设备等定期检查，发现安全隐患应立即采取措施，通知相关部门进行维修并上报。

②公共区域应设有明显标志，保持地面干燥，防止患者跌倒。

③值班人员应坚守岗位、定时巡视，夜间重要工作场所（如治疗室等）、空房间、消防楼梯、连接走廊等加强管理，防止非值班人员随意进入或滞留，如发现可疑人员应及时处理或上报保卫部门。

④做好防火、防盗、防损伤的安全管理工作，消防通道通畅无障碍，消防设备齐全，标志醒目，专人管理并放于固定位置，有火灾事故的应急预案。贵重物品应妥善保管。

⑤教育患儿远离危险物品，锐器玩具、易碎物品不能带入病房，做好患儿的安全保护工作，避免意外发生。

⑥发生人身伤害及财产损失时，及时按不良事件上报并通知相关部门协调处理。

（3）设施设备

①氧气做到"四防"（防火、防油、防震、防热），室内禁止吸烟，易燃、易爆等危险

物品要定点存放、妥善保管。

②病房设施应定位放置，处于安全良好状态，发现问题应及时处理。

③有停电的应急措施，病房应备应急灯或其他照明设施。

④无菌耗材及药品等重要医疗物资按要求存放，发现状态异常不得使用并及时上报。

⑤护士长作为病房管理人员，负责协调、督促设备管理、物业后勤等相关部门及时完成保洁、检测、维护、维修等工作，并做好部门间沟通。

2. 外出检查安全管理制度

（1）护士接到检查通知后，应通知患者及家属，告知检查目的，讲解注意事项，按要求做好检查前准备。

（2）陪检人员在患者出科检查前，应与责任护士认真核对患者身份、检查申请单及相关医疗资料。

（3）根据病情选择合适的运送方式。

（4）陪检人员不得将所携带的病例等医疗资料交给患者或家属，检查完毕带回交还护士。

（5）携带引流管的患者在外出检查前应由护士妥善固定，并告知相关注意事项。

（6）重症患者需经主管医生实行综合评估，告知家属转运风险，必要时签署知情同意并做好相关记录。

（7）运送患者过程中，应随时观察患者的反应，保证患者安全。

（8）患者因病情需要行院外检查者，应通知患者家属陪同，必要时由医护人员陪同。

3. 患者身份识别制度

（1）应对就诊患者实行唯一标识，如门诊 ID 号/病案号、住院 ID 号/病案号、医保卡号、新型农村合作医疗卡编号、非医保患者医联码等。

（2）接诊室护士接到住院单时必须依据患者的身份证、医保卡等有效证件仔细核对患者的身份信息，与病历首页及入院须知一并送至相应科室。

（3）病区护士接待新患者时，核对腕带上打印的信息与患者本人身份准确无误。

（4）所有患者住院期间须全程佩戴腕带，如患者腕带丢失、损坏、字迹不清等，需及时更换。

（5）在为患者进行各种操作、治疗、护理、检查、转科、转运及手术前，必须严格执行患者身份识别制度，至少同时使用两种患者身份识别方法。核对时应由患者或家属陈述患者姓名。

（6）在急诊、重症监护室、手术室、麻醉恢复室等特殊科室以及意识不清、语言障碍、新生儿等患者，重点流程如手术、有创操作、采血、输血、给药等，必须使用腕带识别患者身份。

三、风险管理

1. 护理风险评估制度

（1）建立风险管理的环境，统一全院护理风险管理的模式和运行方法，定期组织相关培训，提升风险防范意识。

（2）严格规范地落实风险评估，内容包含但不限于：压力性损伤风险评估、跌倒风险评估等。

（3）对于评估为高风险的患者，需针对性提供护理安全措施。

（4）各级护理管理者应对护理风险评估的规范落实，及对识别出的高风险患者防范措施落实情况有定期的督导。

（5）各级护理管理者应定期组织护理人员安全警示教育培训，对发生的护理安全事件案例有分析、讨论，并持续改进。

2. 护理不良事件管理制度

（1）上报原则

①护理不良事件报告依据保密性、自愿性和非惩罚性原则，鼓励护士主动报告。

②报告人可报告自己发生的问题，也可以报告所见他人发生的问题，应遵循真实、本人亲身经历的原则陈述事件，严禁虚假、诽谤，否则将按照相关规定严肃处理。

③当事人及所在科室，不得瞒报漏报不良事件。

（2）管理规程

①发生护理不良事件后，当事人立即报告主管医师和护士长，采取补救措施，避免或者减轻对患者身体健康的损害。

②护士长接获信息后，立即同时向科护士长及护理部报告发生不良事件，24小时内对不良事件经过、采取措施及后果等完成书面记录。

③发生不良事件后的各种有关记录及造成不良事件的药品、标本、器械均应妥善保管，不得擅自涂改、销毁，以备鉴定。因抢救急危患者，未能及时书写病历，有关医务人员应当在抢救结束后6小时内据实补记。

④护理部在接到报告后，立即组织调查、核实，根据事件的伤害等级、性质进行处理。

⑤当事人需在24小时内，据实记录事件发生的经过上报护士长。

⑥相关管理人员及时组织护理人员进行讨论，分析事件发生的原因、性质并提出可执行的改进措施；依据PDCA的原则进行改进。

⑦根据护理部分层管理体系，各层级动态监测本区域内护理不良事件管理情况。

⑧护理部每季度汇总分析全院不良事件数据，对于不良事件趋势、共性高危因素、典型案例等进行全院警示；对不良事件漏报情况进行核查。

（3）伤害等级同医疗部分。

3. 跌倒/坠床管理制度

（1）对新入院、手术后、转科后、病情变化的患者，进行风险评估。

（2）对评估为高风险的患者，应做好警示标识及针对性的护理措施，同时做好相关的健康指导，将风险告知患者及家属。

（3）患者发生跌倒/坠床后，积极采取应对措施，减少对患者的损害。

（4）患者发生跌倒/坠床后，责任护士应依照护理不良事件报告制度，及时上报不良事件，并报告护士长。科室针对事件原因进行分析改进，在规定时限内完善并提交上报表单。

4. 压力性损伤管理制度

（1）对入院/转入患者8小时内完成压力性损伤风险首次评估。

（2）对有压力性损伤风险的患者应制定具体评估频次。

（3）预防压力性损伤护理措施与上报

①熟悉压力性损伤产生的原因、高发部位，对于年老体弱、长期卧床和危重患者应采取有效方法预防压力性损伤发生。

②根据患者的情况，合理使用预防压力性损伤敷料、压力缓解或压力再分布设施（如减压气垫）。

③注意预防医疗器械对皮肤带来的伤害。

④指导患者及家属掌握预防压力性损伤的知识，告知其皮肤检查和自我护理方法、有效减压的措施。

⑤手术室护士进行术前访视时，需评估患者压力性损伤风险，针对高风险患者手术室护士应在术前访视后及时告知病区责任护士，为患者准备适宜的预防压力性损伤敷料，作为术中预防性使用。术中科学、合理摆放体位，做好压力性损伤的预防。

⑥发生压力性损伤应按照护理不良事件报告制度和程序，及时上报。

四、病区管理

1. 病区管理制度

（1）病区实行护士长负责制，在科主任和科护士长指导下完成日常管理工作。

（2）保持病区整洁、舒适、安全、安静。

（3）病区内设备及物品管理参照安全管理制度、病区物品管理制度。

（4）病区内床位要定位摆放整齐，床头桌物品放置整齐，屋内不悬挂杂物。

（5）各类标识设置符合医院要求，位置固定，不擅自改动。

（6）护士站台面保持整洁，不放置与工作无关物品。及时整理，用物放回原位。

（7）医疗文件妥善保管，病历不能带出病区。

（8）住院患者统一着病员服，妥善保管自己的物品，严禁携带危险品。

（9）病区内禁止吸烟、饮酒。

（10）病区定期召开工休座谈会，听取患者对医疗、护理、饮食、服务态度及管理工作的意见和建议，持续改进工作质量。

2. 病区物品管理制度

（1）专人负责病区的物品管理、器材的领取、保管、报损，并建立账目明细，分类保管，定期检查，做到账物相符。

（2）病区物品应根据需要固定品种、数量，定点放置。

（3）一次性使用无菌物品使用及管理应遵守院内感染控制相关规定。

（4）大型及贵重的医疗器械专人负责，定期清洁，保持功能状态。

（5）相关职能部门定期对物品、账目进行检查。

3. 患者入院、出院管理制度

（1）入院制度

①患者入院由本院门（急）诊医师根据病情决定，凭医师开具的住院证，按制度办理入院手续，由住院处通知病区。急危重患者可以由急诊科电话通知病区或手术室，直接进入病区或手术室进行抢救、治疗或手术后，再补办有关手续。

②在护送危重患者时应密切观察病情，确保安全。

③病区护士接到住院处通知后，立即准备床位和用物，对急诊手术或危重患者，须立即做好术前准备或抢救工作。

④患者到病区后，双人核对患者身份，确认无误后及时为患者佩戴腕带。

⑤由护士通知负责医师检查患者并及时执行医嘱。必要时协助医生做紧急处理，并做好记录。

⑥护士完成各项护理评估，包括生命体征、日常生活自理能力、跌倒/坠床风险、压力性损伤风险等。根据入院护理评估结果及患者的病情实施护理措施。

⑦医护人员共同根据病情和（或）自理能力确定患者护理级别。

⑧做好入院介绍，介绍医院及病区的人员、制度、设施使用方法。了解患者的病情和心理状态，生活及饮食习惯等。对病重患者，入院介绍内容要简要，待病情平稳时再做详细介绍。

⑨及时提供适宜的心理护理，帮助患者树立战胜疾病的信心。

⑩做好各种入院登记，填写护理记录，根据医嘱和护理评估实施治疗和护理。通知营养室，及时为患者安排就餐。

⑪入院24小时内做好患者个人卫生，保持"六洁"（头发、口腔、皮肤、会阴、指趾甲、床单位）。

（2）出院制度

①患者出院由主治医师以上负责医师决定，并开具出院医嘱和出院通知单，护士或医师提前通知患者及其家属做好出院准备。

②医生开具出院医嘱后，护士进行核对，核对无误后，进行出院登记。停止出院患者的所有医嘱，整理住院期间病历并协助患者办理出院手续。

③做出院指导工作，包括：办理流程、出院后注意事项、自我护理项目、突发病情处理、咨询电话、门诊随访。

④患者办理出院手续后，护士将出院后需服药品的处方、出院证明书交给患者或家属。责任护士确认出院手续办理完毕，协助其整理物品，并清点收回患者住院期间所用的医院物品。

⑤病情不宜出院而患者或家属要求出院者，医师应加以劝阻，如说服无效，应报上级医师和科主任批准，并由患者或其家属签字。应出院而不出院者，通知有关部门或其所在单位接回或送走。

⑥及时更换床单、被褥，清洁患者床位物品，传染患者用物需进行终末消毒，注销各种卡片，整理病历。

4. 陪伴及探视制度

（1）陪伴管理

①在住院期间由病区医护人员根据病情及生活自理情况决定。陪伴者换班时一律在病区外进行。

②向家属解释陪伴的原因及必要性，如家属拒绝陪伴且坚持将患者留于病区治疗，由此导致的一切后果由家属承担。

③陪伴者必须是成年人，患有发热、上呼吸道感染、肠道感染等传染性疾病和精神疾病者不得陪伴。

④需全天 24 小时陪护的患者，陪伴者应陪在其身边，不得自行离开单独休息。若有事需要离开患者，须向医护人员告知，得到许可后方能离开。

⑤陪伴者须遵守医院的规章制度，服从医护人员的管理，不得自带陪床椅及家用电器进入病区。

⑥积极协助患者配合治疗和护理。在查房、治疗、护理进行期间，请陪伴者于病室外等候，结束后再了解患者相关情况。若对治疗、护理有疑问和建议，可向医护人员咨询和协商。

⑦为了保证医院内电子仪器、设备免受干扰，不得在特定区域内使用移动通讯工具。

⑧若患者病情缓解，经医生评估不需要陪伴时，陪伴者应配合离开病区。

（2）探视管理

①为确保患者安全，探视者必须遵守医院探视时间，普通病区每位患者同一时间内允许 2 人探视，超过 2 人时可轮流替换分次入内。监护病区每位患者每次限 1 人探视。

②传染病患者、危重患者或疾病特殊要求，住院期间不能探视时，探视者应听从管理，取消探视。医护人员做好解释工作。

③患上呼吸道感染等流行性疾病者、酗酒者及学龄前儿童不得进入病区，探视者不得携带宠物进入病区，不得坐、卧在患者床上，以免影响患者休息。

④探视者禁止携带危险品进行探视。

⑤探视者需遵守医院规章制度，不得在病区内大声喧哗、吸烟、饮酒、乱扔杂物、超时逗留等。如有违反管理制度、影响医院安全、扰乱诊疗秩序的行为，病区医务人员有权停止其探视。必要时交保卫处、警务部门处理。

⑥特殊情况下（如手术或危重患者），医生需找家属协商事宜时，需由主管医生或护士确认后方可进入病区。

五、门诊管理

1. 落实以患者为中心，尊重患者、关怀患者，为患者提供优质的服务，做到主动观察、主动询问、主动巡视，耐心倾听、耐心解释，热情帮助。

2. 管理诊区患者候诊/就诊秩序，做好患者就诊流程告知工作。

3. 向患者进行门诊就诊相关健康指导，配合临床科室专科业务发展开展门诊护理工作。

4. 保持诊区环境整洁、安静，督导保洁人员做好诊区及公共责任区域卫生工作。

5. 对患者突发病情变化及时按门诊突发应急事件处理流程上报处理，并积极协助处理及患者转运。

6. 根据医院管理对诊室资源统一调配的原则合理安排诊室，配合、落实各项门诊管理工作。

7. 护士负责本诊区诊室、治疗室、检查室的管理，执行医院各项相关规章制度，做好仪器设备、家具设施、药品耗材等管理，并按要求记录。

8. 为医生提供出诊前、出诊时、出诊后的服务，协助临床科室做好出停诊管理。

9. 配合完成每天登记专科、专家门诊出诊时间，做好工作量及其他统计工作。

10. 及时收集患者对医院各级各类医务人员的意见，处理好医患关系，随时为患者提供方便。

11. 工作中执行标准预防的原则，严格执行消毒隔离制度。

12. 下班之前必须关好各诊室、候诊室的电脑、电灯、电风扇、空调、门窗及各种电器。

13. 按规定使用门诊公章，严格使用管理。

14. 三无人员就诊按照相关上报制度及流程处理。

六、药品管理

1. 病区根据专业特点，确定药品种类和基数，品种数量不宜过多，病区不得存放其他非基数药品。

2. 病区应设专人管理药品，负责定期领药、退药、检查、保管等工作。

3. 药品应定位放置，标识清晰。

（1）按药品种类摆放，标识醒目、字迹清晰，药品与标签相符。

（2）听似、看似、一品多规的药品应分开放置并有明显警示标识。

（3）药品标签模糊或有涂改不得使用。

（4）变更药品名称、存放地点/位置，须通知病区所有护士。

4. 药物存放遵循"近效期先用"的原则，按药品有效期先后顺序摆放；即将过期的药品，应做好标记，尽快使用或与药剂科更换。

5. 依据药品说明书要求正确存放药品，如冰箱保存、避光保存等。

6. 内用药与外用药分开放置，静脉药与口服药（含胃肠营养液）分开放置，易燃易爆、强腐蚀性等危险性药品单独存放并有警示标识。

7. 药品应每日清点、每月清查，并有记录；护士长定期抽查药品的管理。

8. 各种基数药品使用后应及时补齐。

9. 口服药基数（散片）应使用统一药瓶存放，瓶签清洁、规范；药瓶内不能混放不同规格、颜色的药片，严禁回收患者剩余药品；按医院要求统一更换，并注明有效期。

10. 麻醉药、第一类精神药品使用。

11. 高警示药品管理。

12. 急救药品管理

（1）抢救药品配备满足科室抢救需要，工作人员不能擅自取用。

（2）抢救药品齐全，标签清晰，在有效期内，用后及时补充。

（3）抢救药品管理做到四定：定人管理、定位放置、定品种数量、定期检查。

（4）抢救车药品清点及封存状态检查有记录。

（5）急救药品使用后及时补充，不能补充部分做好记录及交班，按照开封状态要求班班清点。

13. 特殊、贵重药品应专人专用，药品应注明床号、姓名，单独存放。

14. 含氯消毒剂、器械消毒剂、福尔马林（35%～40%用醛水溶液）等专柜保存，保持房间通风、远离火源。

15. 护理部、科室定期组织检查，督导病区药品管理的落实。

16. 药品使用后按照医疗废物处理规定进行处理。

17. 药品过期失效、变质，需按规定报废处理。

七、临床用血

1. 输血管理制度

（1）护士须掌握临床输血相关护理技术规范，遵守输血相关规章制度和工作流程，病区、科室应定期进行输血相关知识培训并记录。

（2）申请输血须经医生按规定向患者家属说明输血相关告知事项、签写输血治疗同意书，逐项填写临床输血申请单，由主治医生核准签字。

（3）确定输血后遵照采集交叉配血标本流程进行血样采集。护士须持输血申请单和贴/写好标签的采血管，到患者床旁核对患者姓名、性别、年龄、病案号、科室、床号、血型，按照静脉采血操作规程采集血标本，配血试验血标本必须输血前3天之内采集。

（4）由医护人员或专项配送人员将患者血样及输血申请单送交输血科，双方进行逐项核对。

（5）配血合格后，由医护人员或专项配送人员到输血科（血库）取血。双方根据输血查对制度进行核对，准确无误时、双方共同签字后方可取回。

（6）血袋有下列情形之一，不得领取。

①标签破损、字迹不清。

②血袋有破损、漏血。

③血液中有明显凝块。

④血浆呈乳糜状或暗灰色；血浆中有明显气泡、絮状物或粗大颗粒。

⑤未摇动时血浆层与红细胞的界面不清或交界面上出现溶血。

⑥红细胞层呈紫红色。

⑦过期或其他需查证的情况。

（7）领取血液使用专用取血箱，取回的血制品应30分钟内输注，病区不得自行贮血。

（8）血液需室温复温，不可人为加温，防止血浆蛋白凝固变性；输用前将血袋内的成分轻轻混匀，避免剧烈震荡。

（9）输血前由两名医护人员核对交叉配血报告单及血袋标签各项内容，检查血袋有无破损渗漏，血液颜色是否正常。准确无误方可输血。

（10）输血时，由两名医护人员带输血申请单、发血报告单、输血治疗单共同到患者床旁核对患者姓名、性别、年龄、病案号、科室、床号、血型、血液成分、用血量、血袋号、交叉配血实验结果等，确认与配血报告相符，再次核对血液后，用符合标准的输血器进行输血。

（11）输血过程严格遵守无菌技术操作规程及输血操作规程。

（12）输血前后使用注射用生理盐水冲洗输血管道；连续输用不同供血者的血液时，两袋血之间用注射用生理盐水充分冲洗输血器管道。输血器需4小时更换。

（13）血液内不得加入其他药物。

（14）全血或成分血从出库领取到输注的最长时限是4小时。

（15）输血过程应先慢后快，再根据病情和年龄调整输注速度，并严密观察受血者有无输血不良反应。如出现异常，按照输血反应应急预案及时处理，并由经治医生填写输血不良反应报告单，报告上级医生及输血科等部门。

（16）输血开始、输血15分钟、输血结束及输血不良反应记录在护理记录单中。

（17）输血完毕后，将输血记录单（交叉配血报告单）粘贴在病历中，将血袋封闭保存24小时。

2. 输血反应登记报告制度

（1）发生输血反应后，立即启动输血反应护理应急预案，将患者的身体损害降到最低程度。

（2）各种有关记录、未输完的血袋及检验报告应妥善保管，不得擅自涂改、销毁，以备鉴定。详细记录患者生命体征及抢救记录。

（3）护士立即向护士长报告并按不良事件管理相关要求及流程上报护理部。

八、健康教育

1. 健康教育是医护人员的责任和义务，医务人员应根据患者的病情、心理状况、接受能力等为其提供个性化的专业健康指导。

2. 健康教育应贯穿临床护理全过程，并分阶段实施健康教育。

3. 健康教育要求

（1）入院教育需在患者入院后24小时内完成。责任护士为住院患者制定个体化健康教育计划，健康教育实施贯穿住院全过程并有记录。

（2）根据住院时间按时完成住院阶段的健康教育内容。

（3）出院指导需在患者办理出院手续前完成。

4. 健康教育内容

（1）住院患者健康教育内容

①入院教育：包括病区环境及设施，医院规章制度（如作息制度、探视陪住制度等），标本留取方法，订餐方法及饮食要求，人员介绍（主管医师、主管护士、护士长）等。

②住院教育：包括饮食、活动、用药、疾病相关知识、手术前后相关知识、安全（跌倒/坠床、烫伤、走失等）、压力性损伤防范及管路自护、康复指导等教育。

③出院教育：包括出院手续办理方法，出院带药的服用方法，复诊方法，出院后饮食、运动、康复的注意事项等。

（2）门诊患者健康教育内容

①一般指导：个人卫生、公共卫生知识、常见及多发病、季节性传染性疾病知识等。

②生活方式方面的指导：休养环境、良好心态、适当锻炼、营养饮食、伤口观察及就诊、按时复查及专科指导等。

③常见药物的使用知识等。

（3）社区健康教育内容：医护人员根据出院患者需要进行出院患者随访和患者院外康复相关内容进行健康教育。

5. 健康教育形式

（1）个别指导：内容包括一般卫生知识如个人卫生、公共卫生、饮食卫生，常见躯体、精神疾病的知识，简单的急救知识等。可在护理患者时结合病情、家庭情况和生活条件随时进行具体指导。

（2）集体讲解确定主题。门诊利用患者候诊时间，病区则根据工作情况及患者作息制度选择时间进行集体讲解。讲解同时可配合幻灯、图片等，以加深印象。

（3）文字宣传利用宣传栏编写短文、图画等，标题要醒目，内容要通俗易懂。

（4）座谈会在患者病情允许的情况下，护理人员组织患者对主题进行讨论并回答患者提出的问题。

（5）视听教材利用幻灯、录像、广播等视听设备在候诊大厅及住院患者活动区域进行宣教。

（6）网络信息平台教育利用网络信息平台将科普知识、健康教育等内容通过视频、图片、文字等方式对患者进行健康教育。

九、文书与信息管理

依据《电子病历应用管理规范（试行）》《医疗机构病历管理规定》《关于在医疗机构推行表格式护理文书的通知》《病历书写基本规范》等。

1. 护理文件书写管理制度

（1）护理病历书写遵守客观、真实、准确、及时、完整、规范的原则。

（2）电子病历与纸质病历具有同等效力。

（3）禁止以非医疗、教学、研究目的泄露患者的病历资料。

（4）不得随意涂改病历，严禁伪造、隐匿、销毁、抢夺、窃取病历。

（5）护理文件书写要求

①护理病历包括体温单、手术清点记录、病重（病危）患者护理记录。疼痛、日常生活自理能力、护理风险等评估结果需在护理病历中体现。

②文字工整，字迹清晰，表达准确，语句通顺，标点符号正确。无代书、代签名，注册护士签全名。

③体现专科特色，使用医学术语、通用的外文缩写。对于无正式中文译名的症状、体征、疾病名称等可以使用外文。

④按照护理级别要求正确记录，重点观察病情变化、患者主诉、阳性体征，突出专科疾病特点，记录内容与其它记录内容相符。

⑤电子护理记录因归档等需要打印，护士应及时手工签名。有条件的医疗机构电子病历系统可使用电子签名进行身份认证，可靠的电子签名与手写签名具有同等的法律效力。

（6）护士长有审核修改的责任和义务，非电子版护理记录修改时注明修改日期及签全名。

（7）各级管理人员对护理病历书写进行质量检查，提出持续改进意见。

2. 各种护理记录书写规范

（1）体温单

①体温单一般项目栏包括：日期、住院天数、手术后天数。生命体征绘制栏包括：体温、脉搏、呼吸，记录内容还包括，入院、转入、手术、分娩、出院、死亡等。特殊项目栏包括：血压、身高、体重、大便次数、入量、出量等需观察和记录的内容。

②眉栏中年龄均为实际年龄。

③入院当日完成首次生命体征的测量与记录。

④入院后血压和体重每周至少测量记录 1 次。<3 岁患者常规不测量血压；非常规部位

测量注明部位。

⑤身高、体重无法测量时记录为"卧床"。

⑥无发热患者每日至少测量1次，发热患者每日测量4次，连续三天无发热改为每日1次；发热患者根据医嘱给予相应处理后，按要求复测体温，及时记录在体温单上。

⑦多次大便时，按要求记录为"＊"，灌肠后大便记录格式为"E"，分子记录大便次数，例如1/E表示灌肠后大便1次。造口患者有排便记录为"☆"，无排便记录为"0"。

（2）护理记录单

①病重（病危）患者护理记录至少每天记录一次，病情变化以及护理措施和效果变化随时记录，病情应为护理所能观察的症状、体征的动态变化。记录时间应当具体到分钟。

②非病重（病危）患者护理记录按要求书写，项目包含日期、时间、观察记录内容、护士签名，分列显示。可对护理所能观察的症状、体征、护理措施和效果记录，要求简洁、规范。

③护理记录应体现相应的专科护理特点

A. 监护室病重（病危）患者护理记录表格内容至少包含监测指标、出入量、用药执行、基础护理、病情观察、护理措施和效果。监测指标至少包含生命体征、瞳孔、意识、仪器参数；出入量应包含每个入出途径的详细记录；用药执行写明药物名称、剂量。

B. 手术患者要有术后护理情况的记录，包括患者麻醉方式、手术名称、返回病区时间，伤口出血情况、各种管路情况及引流液的性质、量等。手术当天及术后按要求书写交接记录，病情变化时随时记录。

C. 已有压力性损伤的患者应记录损伤部位、分期及大小（长×宽×深）、渗出液情况、处理措施及转归。

D. 执行输血医嘱后记录输血过程、输血种类、数量以及有无输血反应。

E. 因疾病或治疗而出现某种症状时，记录患者主诉、临床表现、处置及护理措施，观察效果并记录。

④抢救患者随时记录病情变化，因抢救未能及时书写护理记录的在抢救结束后6小时内据实补记，并加以注明。

⑤及时打印重病护理记录并签名。

（3）手术清点记录

①巡回护士对手术患者术中所用血液、器械、敷料等的记录，应当在手术结束后及时完成。

②手术清点记录应当另页书写，分为眉栏和清点两部分。

③清点时机包含手术开始前、关闭体腔前、关闭体腔后、缝合皮肤后，每个清点时机即刻完成清点记录。

④清点记录分列显示，逐项记录各种器械和敷料的名称、数目的清点核对结果。术中加数需在相应位置清晰记录。

⑤参与清点的巡回护士和洗手护士签名，没有洗手护士时由巡回护士和手术者签名。

十、仪器设备

1. 仪器设备护理管理制度

（1）日常管理

①各科常用仪器在科内应有登记，各种仪器、设备应有使用说明，有日常检查及维护记录。

②各种常用仪器应放置在相对固定、易于取放的位置，标识明显，不得随意挪动。

③各科常用仪器应由专人负责保管，所有护理人员均需掌握其使用方法，并能识别和处理主要报警信息。

④所有仪器要进行定期检查，以保证性能良好呈备用状态并记录。如发现损坏或故障要及时送检、维修，并记录。

⑤各科室常用仪器定期清洁、消毒。

⑥常用仪器使用流程：使用前检查仪器、设备是否处于备用状态——根据使用说明正确使用——使用后清洁、消毒、归位。

⑦每日交接班时清点各种仪器并记录。

（2）常规维护

①使用后切断电源，热源，气源等，整理管线、定位放置。

②做好清洁、消毒工作，采取防尘措施。

③长期不用的设备仪器要定期检查；再次使用前先检查电线、配件有无老化、漏电，试运行正常方可用于患者。

④节假日前须再次检查停用的设备仪器是否已断电。

（3）发生故障时的处理原则

①发现仪器设备异常现象，应该立即通知设备管理员和相应职能科室。

②立即停止使用并加以故障标识，避免其他人员误用。

③禁止仪器设备带故障运行。

④因违规操作造成仪器设备损坏或丢失附件等情况，按照医院的有关规定处理。

（4）培训与考核

①病区/科室定期对医护人员进行常用仪器设备使用培训及考核，并记录。

②新入职/转科医护人员，须接受病区常用设备操作培训，掌握操作规程/流程，未经培训的人员不得擅自使用或独立操作仪器设备。

③高危险性医疗仪器设备操作者必须受过正规培训，通过国家有关部门考试，获得上岗资格证；操作者须严格按照高危险性医疗仪器设备的使用及应用指南进行设备操作和维护。

④专人管理：病区/科室设"设备管理员"负责管理仪器设备，"设备管理员"须遵守设备管理员工作职责。

2. 抢救车管理制度

（1）日常管理

①专人管理抢救车，放置于固定位置，保持清洁、整齐。

②抢救车内物品及药品分开放置，其名称、数量与抢救车示意图及清点本相符。

③抢救车药品按照有效期的先后顺序摆放及取用。

④抢救车内不同给药途径药品分开放置，药品标识清晰可辨。

⑤班班交接，交班护士和接班护士双人核对。

⑥凡出现药品标签模糊、破损或过期等，及时更换。

⑦抢救物品均处于备用状态，血压计有质检合格证并在有效期内。无菌物品在有效期内，外包装无潮湿、破损。

⑧每次抢救完毕，及时清点抢救车内物品和药品，并补充完整。

⑨护士长负责监督检查，记录时间并签全名。

⑩护士长对抢救车内物品和药品的使用进行培训及考核，并记录。

（2）封闭管理

①各病区根据科室抢救车使用频率情况，可以对抢救车进行封闭管理。

②抢救车必须经清点、检查后，药品、物品处于完好备用状态方可进行封闭。

③抢救车封闭后注明封闭日期、时间和封闭人姓名。

④定期检查抢救车封闭情况，一次性锁或封条处于完好状态，并记录签字。

⑤抢救车封闭周期不得超过1个月。每月必须开封、清点、检查药品、物品处于完好备用状态后再封闭。

⑥抢救车一旦开启使用后，应重新清点、补齐药品、物品后再封闭。

⑦护士长每月对抢救车封闭、检查和清点进行抽查，发现问题及时改进并记录。

十一、职业防护

1. 职业暴露管理制度　参见第五章医院感染管理制度。

2. 化疗药物配制防护

（1）强化职业安全意识：进行岗前培训、加强在职教育。化疗药物配置应由经过培训的专业配置人员进行，护理人员应了解常用化疗药物的剂量及途径，不良反应以及外渗处理措施。

（2）遵守化疗药物配置操作规程，规范防护操作。

（3）化疗药品按照专业标准进行保管及使用，且应现用现配。

（4）正确使用个人防护设备，如防护服、手套、目镜、一次性帽子、口罩。配药前应穿防渗透防护服，戴口罩、帽子、戴聚氯乙烯手套，其外套一副乳胶手套。

（5）出现药物外溢时，能按照应急预案及处理流程正确处理。

（6）操作前先用75%酒精对操作台进行擦拭，操作台铺涂有塑料背膜的吸收衬垫以吸附偶然溢出液。

（7）戴上手套之前或脱出手套后应用肥皂及流动水彻底洗手，有条件者可以进行沐浴，减轻其毒性作用。手套和制服若被污染应立即更换。

（8）操作人员不得将个人防护器材穿戴出配置间。

（9）重视操作人员预防保健，定期体检：包括肝肾功能、白细胞及血小板等指标测定，至少一年一次。建立体检档案，一旦出现化疗毒副反应征象，立即进行人员调整。

3. 药物意外溢出紧急处理

（1）化疗病区应设有化疗防护箱，内置防护口罩1个、防溅护目镜1副、手套≥2双、吸附物足量（可以是纱布、纸巾或吸水小棉垫）、清扫碎片的小扫把及簸箕1套。

（2）抗肿瘤药物溢出或外溅后应立即标明污染范围，避免其他人员接触。

（3）护士必须戴有隔离作用的口罩、帽子、手套等，做好个人防护后方可处理污染区。

（4）如果药物溢出到桌面或者地面上，液体应用纱布吸附；若为药粉则利用湿纱布轻轻擦抹，以防药物粉尘飞扬，污染空气。将污染纱布置于密闭化疗专用医疗垃圾箱内。

（5）有药物溢出的地方用肥皂和清水擦洗污染表面，再用75%酒精擦拭3遍。

（6）如不慎药液溅到皮肤上或眼睛内，立即用大量清水或生理盐水反复冲洗，必要时按化疗药外漏处理。

4. 化疗废物安全管理

（1）配制过程中产生的医疗废物如安瓿、密封瓶、一次性注射器（不需分离针头和毁形）及多余的药液等及时放入专用的附有厚垃圾袋的防漏防刺容器内，贴上专用警示标识，然后放入可封口的聚乙烯或聚丙烯袋中，再贴上警示标签。

（2）所有一次性个人防护用具脱卸后直接丢入化疗专用医疗废物桶，废物桶要封闭，以防蒸发污染室内空气。

（3）当盛装的医疗废物达到垃圾箱的3/4时，由专业的保洁人员及时将废物密闭式运送至医院定点存放处，再转运至医疗废物定点处理单位按规定进行处理，使细胞毒药物灭活。

（4）化疗患者呕吐物及排泄物均含有抗癌剂，因此在处理患者化疗后尿液、粪便、呕吐物或分泌物时，必须戴双层手套以免沾染皮肤、水池、马桶，用后反复冲洗。

（张丽丽）

第二章

护 理 质 量 管 理

护理质量是医院质量的重要组成部分，护理质量管理是护理管理的核心，有效实施，持续不断完善改进护理质量管理，对促进人们健康和医院的发展起到重要作用。

第一节　质量管理概述

质量是医院发展的基础，是医院管理的核心工作。护理质量是衡量医院服务质量的重要标志之一，是护理工作的核心，是一个不断发展、持续改进的过程。在医疗市场竞争日益激烈及人们生活水平不断提高的今天，如何把握护理质量管理的重点，确保护理质量稳步提升，提高患者的满意度，是护理管理者的中心任务，也是医院护理工作的主要目标。因此，理解质量管理的基本概念是具备现代质量管理最新思想的前提。

一、质量管理的基本概念

1. 质量　在管理学中，质量是指产品、过程或服务满足规定要求的优劣程度。国际标准化组织（ISO）对质量的定义为反映实体满足明确或隐含需要的能力特征总和。

质量一般包含三层含义，即规定质量、要求质量和魅力质量。规定质量是指产品或服务达到预定标准；要求质量是指产品或服务的特性满足了顾客的要求；魅力质量是指产品或服务的特性远远超出顾客的期望。

2. 质量管理　指组织为使产品或服务质量能满足不断更新的质量要求，达到顾客满意而开展的策划、组织、实施、控制、检查、审核及改进等有关活动的总和。质量管理，就是保证向消费者提供高质量产品或服务的活动过程，它明确了以下两层含义：质量管理是各级管理者的职责，但必须由最高管理者负责和推动；质量管理的实施涉及组织中的所有成员，因此应全员参与并承担责任。质量管理中要考虑经济因素，因为产品或服务的价格和用户满意程度与质量成本直接相关。质量管理的核心是制订、实施和实现质量方针与目标，质量管理的主要形式是质量策划、质量控制、质量保证和质量改进。它是全面管理的一个中心环节。

3. 质量体系　指为实施质量管理所构建的组织结构、实施程序和所需资源等组成的有机整体，是全面质量管理的基础。按体系目的可分为质量管理体系和质量保证体系两类。

4. 质量策划　指确定质量目标和要求，以及采用质量体系要素并规定必要运行过程和相关资源的活动。

5. 质量控制　指为达到质量要求对影响服务的各环节、各因素所采取的贯穿于整个活动过程中的操作技术和监视活动。质量控制的目的是控制产品或服务形成过程中的各个环节，使它们达到规定的要求，把缺陷控制在其形成的早期并加以消除。

6. 质量保证　指为了向服务对象提供足够的信任，表明组织能够满足质量要求，而在质量体系中实施并根据需要证实信任度的全部有计划和有系统的活动。质量保证的重点是为组织具有持续、稳定地提供满足质量要求的产品（或服务）能力提供信任。

7. 持续质量改进　指增强组织满足要求的能力的循环活动。其方法是实施 PDCA 循环，持续改进是指质量改进，不是一次性的活动，而是长期不间断地实施 PDCA 循环的过程。持续性质量改进是全面质量管理的重要组成部分，其本质是持续、渐进的变革。

二、质量管理发展的三个阶段

质量管理是随着生产的发展和科学技术的进步而逐渐形成和发展起来的，按照质量管理所依据的手段、方式、管理范围及质量观的不同，质量管理的发展先后经历了三个阶段。

1. 质量检验阶段　质量检验阶段的质量观认为"符合标准"就是合格的产品质量。这一理念始于 20 世纪 40 年代，其基本观点是质量是以符合现行标准的程度作为衡量依据。只有被定义出来产品的规格标准可以被有效地检查，才能确定其产品的符合度。早期的质量管理是在泰勒的科学管理理论指导下，把质量检验从生产过程中分离出来，对产品质量进行有组织的专职检验。这种质量控制主要是事后的检验和质量评价，而无法在生产过程中起到预防和控制作用，即它只能挑出不合格产品，但无法预防和控制不合格产品的产生，结果必然会给企业造成损失。

2. 统计质量控制阶段　统计质量控制阶段的质量观认为质量应该以适合顾客需要的程度即"适用性"，作为衡量的依据。这一理念始于 20 世纪 60 年代，人们已经开始把顾客需求放在首要位置，质量管理开始运用数理统计法原理，实行了统计质量控制方法，即在生产过程中，通过抽样检验控制质量。质量管理工作开始从单纯的产品检验发展到对生产过程的控制，管理重点由"事后把关"变为"事先预防"，衡量产品最终的质量标准不仅仅是产品的规格，还包括了客户"隐含"的期望。

3. 全面质量管理阶段　20 世纪 80 年代，质量管理进入到全面质量管理阶段，这一时期所提出的"全面顾客满意"概念又将质量管理带入一个新的阶段。全面质量管理的思想和方法，赋予了质量管理新的内涵，使质量管理水平得到较大的提高。全面质量管理的理念是组织应该以"全面顾客满意"为核心，它涉及组织运行的全部过程，组织的全体员工都应具有质量管理的责任。

这一新的质量管理理论很快被各国所接受，同时各国又根据本国的国情加入自己的实践成果，使质量管理发展到一个新的阶段，即全面质量管理阶段。全面质量管理的理论和方法在全球的运用获得了极大的成功，被誉为 20 世纪管理科学最杰出的成就之一。

20 世纪 90 年代，摩托罗拉、通用电气等世界顶级企业相继推行六西格玛（6Sigma）管理，即强调"100 万件产品或 100 万次服务只有 3~4 件产品或 3~4 次服务没有达到标准"，这几乎趋近到人类能够达到的最完美的境界，六西格玛（6Sigma）管理法是菲利普·克劳士比提出的"零缺陷"管理思想在实践中的应用。"零缺陷"管理的主旨是采取预防控制和过程控制，通过流程的设计、优化与持续改进降低成本，其核心是追求零缺陷生产，防范产品责任风险，提高生产率和市场占有率，提高顾客满意度和忠诚度。认为产品质量是设计与制造出来的，而不是检查出来的。强调第一次就把事情做对，而不是事后去纠正。

三、质量管理的思想和基本方法

随着质量管理理论在现代工业生产领域的不断发展和完善，先进的质量管理理念和方法也逐渐形成。美国费根堡姆提出的"全面质量管理"的思想和方法，赋予了质量管理新的内涵，使质量管理水平在统计质量管理的基础上得到了较大的发展和提高。乔治·费雪发明的六西格玛质量管理法，进一步确立了全新的卓越质量观念，这种新的管理方法在美国摩托罗拉和通用电气两大公司中推行取得了显著效果后，全世界各行各业积极引进推广应用，并在实践中得到丰富和发展。在医院护理质量的管理中，全面质量管理和六西格玛管理法的应用，不仅有效改进了护理管理过程中存在的一些缺陷，更全面促进了医院护理质量管理的持续发展和质量的提升。

（一）全面质量管理

1. 定义　全面质量管理（TQM）就是指一个组织以质量为中心，以各部门和全体人员参与为基础，以向顾客提供满意的产品和服务为目的，充分发挥专业技术和科学管理方法的作用，最经济地保证和提高质量的一种科学管理途经。全面质量管理并不等同于质量管理，它是质量管理的更高境界，不仅是一种管理的方法，更是一种以质量经营组织的战略，最终目的是在追求顾客满意，组织成员和社会广泛受益的同时，使组织持久成功。

全面质量管理强调全过程的管理、全企业管理、全员管理的观点，一切以预防为主，一切用数据说话，体现了质量管理的基本思路，也反映出管理理论的精髓。

2. 核心思想　全面质量管理的核心思想集中体现在"三全"的管理方法：①全员参与质量管理，是指产品质量人人有责，把质量控制工作落实到每一名员工，要求人人做好本职工作的同时，全体人员都参与质量管理工作。②全过程的质量管理，是指要把质量形成的全过程的各个环节或有关因素控制起来，形成一个综合性的质量管理体系，做到预防为主，防检结合，不断改进。③全部门的质量管理，是指要以质量为中心，重点抓与产品质量有关各部门的各项工作，以良好的工程质量和工作质量来保证产品质量。

3. 特点　全面质量管理的特点主要体现在全员参加、全过程控制、管理对象的全面性、管理方法的全面性，以及经济效益和社会效益的全面性等几个方面。

（1）全员参加：产品质量的好坏，是许多生产环节和各项管理工作的综合反映。工作中任何一个环节、任何一个人的工作质量，都会不同程度地直接或间接地影响产品质量。全面质量管理中的质量管理不单是管理部门的事，它是各部门、各阶层的全体人员共同参加的活动，是"为实现共同的目的，大家有系统地共同搞质量管理"。因此，质量管理活动必须是所有部门的人员都参加的"有机"组织的系统性活动。

（2）全过程控制：全面质量管理强调首先企业建立质量管理体系，将企业的所有员工和各个部门的质量管理活动有机地组织起来，将产品质量的产生、形成和实现全过程的各种影响因素和环节都纳入到质量管理的范畴，把过去的以事后检验和核查为主转变为以预防和改进工作为主，强调质量是在设计、生产过程中逐渐形成的，不断改进的，不能只信赖最后的检验、核查，即从管结果转变为管因素。

（3）管理对象的全面性：全面质量管理的对象是质量，而且是广义的质量，不仅包括产品质量，还包括工作质量。只有将工作质量提高，才能最终提高产品和服务质量。除此之外，管理对象全面性的另一个含义是，对影响产品和服务质量因素的全面控制。影响产品质量的因素很多，概括起来包括人员、机器设备、材料、工艺方法、检测手段和环境等方面，只有对这些因素进行全面控制，才能提高产品和工作质量。

（4）管理方法的全面性：全面质量管理强调广泛应用统计学方法和技术，但由于影响产品质量因素的复杂性。既有物质因素，又有人为因素；既有生产技术因素，又有管理因素；要搞好全面质量管理，就不能单靠统计学技术，而应该根据不同的情况、针对不同的因素，灵活运用各种现代化管理方法和手段，将众多的影响因素系统地控制起来，实现统筹管理。在全面质量管理中，除统计学方法外，还经常用到各种质量设计技术、工艺过程的反馈控制技术、最优化技术、网络计划技术、预测和决策技术，以及计算机辅助质量管理技术等。

（5）经济效益和社会效益的全面性：企业在市场经济条件下的主要目的是取得最大的经济效益。但全面质量管理中经济效益的全面性，除保证企业能取得最大产品经济效益外，还应树立"以顾客为中心"的服务思想，质量最终以顾客的满意度为衡量标准。

（二）持续质量改进

持续质量改进是在全面质量管理基础上发展起来的更注重过程管理、环节质量控制的一种质量管理理论，其内涵是调动一线职工"群策群力"，参与到质量改进的举措中来。近年来进行的医疗质量持续改进，用于医院各科，使医院内人人参与提高医疗质量，使医疗质量不断提高。"医疗质量持续改进计划"主要以完善质控管理网络体系、改进质量评估考核体系、建立信息报告分析体系和创建质量管理教育培训体系为主要内容。

护理持续质量改进是以护理质量数据管理和护理电子病历资料为基础，以电子病历质量控制系统对患者的护理过程进行自动监控，以护理质量管理系统为评价，实现护理质量基础数据采集，护理质量自动分析、监控，质量风险前瞻预防，并通过计算机监督、分析，高效率地进行护理质量管理，达到护理管理手段的科学化和护理质量的持续改进。

（三）六西格玛管理

1. 含义　西格玛（σ）是希腊字母，在统计学中表示质量特征值偏离正态分布均值的大小，即标准差。西格玛代表诸如单位缺陷、百万缺陷或错误的概率性，西格玛值越大，缺陷或错误越少。六西格玛水平接近于零缺陷水平，即：

$1\sigma = 68\%$的产品或提供的服务达到要求。

$3\sigma = 99.7\%$的产品或提供的服务达到要求。

$6\sigma = 99.999997\%$的产品或提供的服务达到要求。也就是说做 100 万件事情或 100 万次服务只有 3~4 件是有缺陷的。这几乎趋近人类能够达到的最完美的境界。

六西格玛管理法是一种统计评估法，通过"测量"一个过程有多少缺陷，系统地分析消除缺陷的措施与方法并尽可能地接近"零缺陷"。六西格玛管理法的重点是将所有的工作作为一种流程，采用量化的方法分析流程中影响质量的因素，找出最关键的因素加以改进从而达到更高的客户满意度。

2. 核心思想　六西格玛管理的核心是追求零缺陷生产、防范产品责任风险、降低成本、提高生产率和市场占有率，提高顾客满意度和忠诚度。具体体现在以下四个方面。

（1）是组织追求精细管理的一种理念，是一种基于统计技术的过程和产品质量改进的方法。

（2）强调从组织整个经营的角度出发，而不只是强调单一产品、服务或过程的质量，强调组织要站在顾客的立场上考虑质量问题，采用科学的方法，在经营的所有领域追求"零缺陷"的质量，大大减少组织经营全领域的成本，提高组织的竞争力，提高顾客满意度，彻底打破了传统的"提高质量就意味着增加成本"的老观念。

（3）组织实施它的目的是消除无附加值活动，缩短生产周期，使顾客更满意，从而增加利润。

（4）组织的注意力同时集中在顾客和组织两个方面，无疑会给组织带来诸如顾客满意度提高、市场占有率增加、缺陷率降低、成本降低、生产周期缩短、投资回报率提高等绩效。

3. 特点

（1）以顾客为关注焦点：六西格玛是以顾客为中心，关注顾客的需求。它的出发点就是研究顾客最需要、最关心的东西，它强调"倾听顾客的声音"。这就需要去调查和分析，了解顾客最需要什么，再针对需求来确定管理项目，将重点放在顾客最关心、对组织影响最大的方面。

（2）高度依赖统计数据：统计数据是实施六西格玛管理的重要工具，以数字来说明一切，所有的生产表现、执行能力等，都量化为具体的数据，改善的成果，如成本节约、利润增加等，也都以统计资料与财务数据为依据。这是一种高度重视数据，依据数字和数据进行决策的管理方法。用数据说话是六西格玛的精髓。

（3）重视改善产品和业务流程：六西格玛管理将重点放在产生缺陷的根本原因上，认为质量是靠流程的优化来改善的。六西格玛管理有一整套严谨的工具和方法来帮助企业推广实施流程优化工作，识别并排除那些不能给顾客带来价值的成本浪费，消除无附加值活动，缩短生产、经营循环周期。

（4）有预见的积极主动管理：六西格玛包括一系列工具和实践经验，它用动态的，即时反应的，有预见的，积极的管理方式取代被动的习惯，掌握了六西格玛管理方法，就好像找到了一个重新观察质量管理的放大镜。人们发现缺陷存在于企业的每个角落。促使管理者和员工变被动为主动地进行管理和改善，这样，企业就始终处于一种不断改进的过程中。

（5）倡导无界限合作，勤于学习的企业文化：六西格玛管理扩展了合作的机会，使人们意识到流程改进在工作中各个部门、各个环节的相互依赖性，加强部门之间、上下环节之间的合作和配合，才能提高产品的质量。由于六西格玛管理所追求的品质改进是一个永无终止的过程，而这种持续的改进必须以员工素质的不断提高为条件，因此，有助于形成勤于学习的企业氛围。事实上，导入六西格玛管理的过程，本身就是一个不断培训和学习的过程，通过对全员进行分层次的培训，使大家都了解和掌握六西格玛管理的要点，充分发挥员工的积极性和创造性，在实践中不断进取。

4. 五步循环改进法　六西格玛用 DMAIC 方法体系对过程进行改进。

（1）定义：界定核心流程和关键顾客，站在顾客的立场，找出对他们来说最重要的事项，也就是关键要理清团队章程，以及核心事业流程。

（2）评估：找出关键评量，就是要为流程中的瑕疵，建立衡量基本步骤。人员必须接受基础概率与统计学的训练，及统计分析软件与测量分析等课程。为了不造成员工的沉重负担，不妨让具备六个标准差实际推行经验的人，带着新手一同接受训练，帮助新手克服困难。对于复杂的演算问题，可提供自动计算工具，减少复杂计算所需的时间。一般将界定和衡量看作第一阶段，此阶段要求能定义客户要求，并将客户要求转化为六西格玛项目的技术和工具，量化及识别客户要求，并将其与公司战略相结合，从而制订六西格玛项目计划并预测收益的技术。另外，各类测量系统的分析技术及过程底线的分析技术也将结合运用。

（3）分析：探究误差发生的根本原因。运用统计分析，检测影响结果的潜在变量，找出瑕疵发生的最重要根源。所运用的工具包含许多统计分析工具，包括相关回归分析、方差分析、假设检验、各种图形分析工具等。

（4）改善：找出最佳解决方案，然后拟订行动计划，确实执行。这个步骤需不断测试，看看改善方案是否真能发挥效果，减少错误。

（5）控制：确保所做的改善能够持续下去。衡量不能中断，才能避免错误再度发生。在过去许多流程改善方案里，往往忽略了控制的观念；而在六西格玛管理中，控制是长期改善品质与成本的关键。因而控制阶段的主要任务就是对前几个阶段所取得的改善成果进行保持，确保过程不再恢复至改善前的状态。

（四）质量管理体系

1. 国际标准化组织（ISO）概述　国际标准化组织即"ISO"。ISO 族标准就是该组织在 1994 年提出的概念，是指"由 ISO/TC176（国际标准化组织质量管理和质量保证技术委员会）制定的所有国际标准"。ISO 不是指一个标准，而是一组标准的统称。其中 ISO9000 是 ISO 发布的一万两千多个标准中最畅销、最普遍的产品。

ISO9000 族标准的灵魂是质量改进，持续质量改进（CQI）思想，强调"保证高质量服务过程的管理过程"和"质量改进程序或过程"——过程的改进，持续性的改进，积极的改进，预防性的改进。ISO9000 质量管理体系强调过程管理，根据其指导思想，护理质量评价强调应从患者入院到出院所涉及的每一个环节的质量进行，体现预防为主的原则。

随着我国行业管理国际化进程的加速，国内卫生行业有管理专家认为，"医院管理的发展趋势将会是：开展医疗质量实时控制，进行病种质量管理与持续质量改进，通过 ISO9000 质量体系认证，引入循证医学，实施临床途径，以医院质量的超严要求为目标，以质量管理的数字化为基础，以持续质量改进和质量管理创新为手段，以科学管理与文化管理有机结合为根本。"这也说明了目前我国医院管理发展的新动向。

2. JCI 认证的概述　JCI 是国际医疗卫生机构认证联合委员会国际部（JCAHO）的简称，也是世界卫生组织（WHO）认可的全球评估医院质量的权威评审机构。JCI 认证是一种医院质量管理和改进的有效手段，属于国际医院质量评审方法。

JCI 认证一直致力于改善医疗服务质量，制定并完善了一整套符合各国医疗机构实际情况的医院服务和管理标准，并通过评价医疗机构是否符合标准来保证患者得到持续、安全和高质量的服务。1998 年成立了由医疗、护理、行政管理和公共政策等方面的国际专家组成的 JCI 认证组织，它是一个独立的非营利性、非政府机构。一般而言，JCI 评审属于自愿性质。

JCI 标准的最大特点是以满足服务对象的全方位合理需求作为主要的依据，其理念是最大限度地实现医疗服务"以患者为中心"，并建立相应的政策、制度和流程，以鼓励持续不断的质量改进，规范医院管理。原卫生部于 2005 年开始引入 JCI 标准，结合我国通过 JCI 评审认证医院的成功经验，与我国医院评审实践相结合，颁布的《医院管理年评价指南（试行）》成为我国医院评审的雏形。2011 年正式颁布了以患者需求为导向，以"质量、安全、服务、管理、绩效"为重点的《三级综合医院评审标准（2011 年版）》，体现了以过程（核心）质量指标和结果质量指标并重的评审模式。

3. ISO 与 JCI 认证的区别　ISO 与 JCI 都属于国际认证标准，其区别在于 ISO 国际通用标准适用于公司、工厂等产品生产和销售类企业，ISO 的目的是要促使流程标准化以维持质量的恒定性；JCI 标准则是专门用于医疗机构认证的国际医疗行业标准，JCI 就是要在标准化的流程中，更进一步做到全面提升、整体改善；而且每三年对被认证单位进行复审，以确保质量。

JCI 标准中有 368 个标准（200 个核心标准，168 个非核心标准），主要针对医疗、护理过程中最重要的环节，例如患者获得医疗护理服务的途径与连续性、患者健康状况的评估、医院感染控制与预防、患者及其家属的权利以及健康教育等。同时 JCI 标准也重视公共设施及安全的管理、员工资格与培训、质量改进、医院领导层的协调与合作，以及信息管理等。

（张丽丽）

第二节　护理质量管理概述

护理质量管理是护理管理的核心，也是护理管理的重要职能。护理质量不仅取决于护理人员的业务素质和技术水平，同时与护理管理方法的选择和管理水平也是密不可分。当今护理管理的核心是以人为本，是科学性与文化性的有机统一。如何为患者提供全面、连续、整体的高质量的服务，满足他们的社会、心理、身体各方面的需求，已成为所有护理管理者面临的首要任务。

一、护理质量管理的基本概念

（一）护理质量

护理质量是指护理活动的特性满足要求的程度，即护理人员为服务对象提供的护理服务既要符合职业道德规范和操作规程，又要满足服务对象明确和潜在的要求。是在护理过程中形成的客观表现，直接反映了护理工作的职业特色和工作内涵。它是衡量护理人员素质、护理领导者水平、护理业务技术和工作效果的重要标志。

传统的护理质量主要是指对患者的临床护理水平，即执行医嘱是否及时、准确，生活护理是否到位，规章制度是否健全以及落实程度，有无护理缺陷，护理文书是否合格等。随着医学模式转变，护理工作更具独立性，护理服务的内涵也在不断扩展。现代护理观所反映的护理质量，要求护理服务以健康为中心，帮助人们从生理、心理、社会等方面维护和促进健康，关注生命质量。由此，对护理人员的能力、素质提出更高要求，即护理人员能综合运用自然科学、社会科学以及人文学科等方面的知识，帮助人们保持或重新获得身体内外环境的动态平衡、心理健康，能积极适应社会；要求护理人员能全面地评估人们的健康状况，提出护理诊断，采取必要措施，预防和治疗人们现有的及潜在的健康问题。因此，护理质量的内涵应包括以下内容。

1. 是否体现整体护理观念　护理服务是否从人们的整体需要出发，把患者看作是生物、心理、社会、文化的统一体，独立地通过护理活动满足患者多方面的需要，使患者达到接受检查、治疗、手术和康复的最佳状态。

2. 是否以护理程序为核心规范护理活动　护理评估是否全面，诊断是否准确，计划是否可行，措施能否到位，整个护理程序是否处于螺旋式递进的变化之中。

3. 对医学知识的认知水平、技术操作水平与有效工作量　护理人员属于专业技术人员，不能等同于其他行业的服务人员，与其他医技人员相比，同样必须具备丰富的自然科学知识，尤其是医学知识和技术创新能力，否则很难担负起守护生命的使命。

4. 基础护理、专科护理以及个体化的健康宣教实施程度。

5. 是否存在护理缺陷，以及是否有预防为主的零缺陷服务意识。

6. 患者对就医环境、生活服务、服务态度、各部门协调程度的满意度。

（二）护理质量管理

护理质量管理是以医院护理系统各级人员全员参与，其他有关部门与相关人员密切配合为基础，建立完善的质量管理体系，以系统论为指导思想，一切从顾客出发、从患者的整体需要出发，有效控制护理质量的全过程和各影响因素，最经济地保证和提高护理质量的科学管理方法。开展护理质量管理，首先，建立护理质量管理体系并保证有效运行；其次，制订护理质量标准作为管理的依据；第三，对护理过程中构成护理质量的各要素，按标准进行质量控制，最终达到满足服务对象需要的目的。在护理质量管理过程中，各个环节相互制约，相互促进，不断循环，形成一套质量管理体系和技术方法，以最优的技术、最低的成本、用最短的时间达到最优质的护理服务效果。

二、护理质量管理的意义

护理工作是为保持和促进人的健康服务的职业，对患者的生命健康负有重大责任，护理工作必须体现以健康为中心的服务思想，对人民大众的健康负责，不断提高技术水平和服务质量。护理质量是医院综合质量的重要组成部分，护理质量管理的意义特殊：首先，护理服务的主要对象是患者，护理服务活动同人的健康甚至生命息息相关，护理质量的好坏直接关系到患者的生死安危，在一切质量中，生命质量第一，人的安危第一，护理质量管理负有重大的社会责任。其次，护理质量管理涉及医院的各个部门和医疗工作的各个环节，与医院的发展息息相关，随着我国改革开放的不断深入，医疗市场竞争日趋激烈，高品质的服务质量成为医院赖以生存的基础，不断完善护理质量管理，使护理质量管理有条件和能力实现规范化、现代化和国际化，在医院的全面建设和发展中必将起到积极作用。

三、护理质量的基本标准

（一）标准与护理质量标准

1. 标准与标准化的概念

（1）标准：是为在一定范围内获得最佳秩序，对活动或结果规定共同的和重复使用的规则、导则和特性的文件。标准是计量现实或预期工作成果的尺度，它必须以科学实验或实践经验为基础，经有关方面一致认定，由公认机构批准，以特定形式发布，具有一定的权威性。我国的标准分为国家标准、行业标准、地方标准和企业标准四级。

（2）标准化：是为在一定范围内获得最佳秩序，对实际或潜在的问题制订共同和重复使用规则的活动，也是科学地制订标准和贯彻执行标准的全部活动过程，即标准的形成和执行过程。标准是标准化的核心，并非一成不变，它从实践中来又回实践中去，并随实际需要和条件的变化经常深化与扩展。因此，标准化的过程是一个周而复始的过程，每个周期的终点就是下一活动的起点，每完成一个循环就使标准得到进一步完善和提高。

2. 制订护理质量标准的原则

（1）科学性与先进性原则：制订质量标准要有科学依据以及大量事实经验为基础，以能够满足患者需要，有利于规范护士行为，提高护理质量，促进护理学科发展为根本目的。

（2）实用性与合理性原则：从客观实际出发，按照医院当前基础条件下的护理水平制订护理质量标准，标准值基于事实又略高于事实，即标准应经过努力才能达到。

（3）可衡量性原则：标准尽量用数据来表达即量化指标。

（4）民主性管理原则：制订质量标准应具有群众基础，所属护理成员应参与制订过程，共同确定质量要素和标准，体现民主管理。

（5）严肃性与相对稳定性原则：标准一经发布，就成为规则、准则，就应具有权威性与约束力，强制性与指令性标准就成为真正意义上的质量管理法规，其他规范性标准也应发挥其规范质量行为的作用。因此，需要保持各项标准的相对稳定性。

3. 护理质量标准体系　护理质量管理对象繁多，内容复杂，范围广，其分类方法尚未统一规定，目前使用较多的是根据质量控制三级网络结构理论划分，将护理质量管理标准分为三大体系。

（1）要素质量标准体系：要素质量指提供护理工作基础条件的质量，是构成护理工作质量的基本要素。既包括护理技术操作的要素质量标准，也包括管理的要素质量标准，主要有：人员配备质量，如编制人数及职称、学历等；技术质量，如业务功能，可开展的业务服务项目及合格程度；仪器设备质量，装备水平和设备管理情况；药品物资质量，如药品、物质、器材配备情况；环境质量，如建筑设施，医疗护理活动空间，环境管理等；时限质量，如排班、值班、传呼系统等；基础管理质量，如护理工作制度、岗位职责、护理常规、操作规程、护理文书书写规范等文件或手册。

（2）环节质量标准体系：环节质量是指各种要素通过组织管理形成的各项工作能力、服务项目及其工作程序方面的质量，包括从就诊到入院、诊断、治疗、疗效评价及出院等各个护理环节的质量。它们是一环套一环，强调的是保障医疗服务体系的连贯性，实质是护理活动的过程质量。既包括管理工作，也包括护理业务技术活动过程，还包括护理人员与医生、医技及后勤人员之间的协同工作。这是护理活动整体质量体系的重要组成部分，项目繁多、内容复杂、范围广、技术性强，有执行医嘱、观察病情、护理文件书写，有技术操作、心理护理、健康教育，还有与其他部门的协调和人员交往等。

（3）终末质量标准体系：终末质量是指患者所得到的护理效果的综合质量，与要素质量和环节质量密不可分，是从患者角度评价所得到的护理效果，是通过质量评价形成的指标体系。这类指标包括护理技术操作合格率、分级护理合格率、护理缺陷发生率、患者与社会对护理服务的满意度等。通常以数据为依据综合评价护理终末效果的优劣。通过这样的事后检查、综合月报年报等统计分析，可以不断总结经验教训，以质量讲评等形式反馈控制护理过程，促进护理质量不断提高。

（二）护理质量管理常用标准

1. 护理技术操作质量标准　包括基础护理技术操作和专科护理技术操作。

总标准：严格执行三查七对，正确、及时、省力、省物，严格执行无菌操作原则，操作熟练，体现人本关怀等。

每一项护理技术操作的质量标准可以分为三个部分：准备质量标准（包括护理人员的准备、环境准备和物品的准备），环节质量标准（操作过程中的各个步骤），终末质量标准（操作完成后达到的效果）。如"静脉输液"操作（标准由各省市护理质控中心或医院护理部制订），总分为100分，80分~90分为合格（医院分级管理评审标准）。标准值：100%。

计算公式：

$$护理操作技术合格率 = \frac{护理技术考核合格人数}{护理操作技术考核抽查人数} \times 100\%$$

2. 临床护理质量标准　包括分级护理质量标准（特级护理质量标准、一级护理质量标准、二级护理质量标准与三级护理质量标准）和护理服务质量标准。

特级护理质量标准包括：专人护理，备齐急救物品和药品；制订并执行护理计划；严密观察病情，正确及时做好各项治疗与护理，建立特别护理记录单；做好各项基础护理和专科护理，无护理并发症。

一级护理质量标准包括：密切观察病情，30分钟至1小时巡视患者一次，准备相应急救物品；制订并执行护理计划，建立危重患者护理记录单，记录准确到分；做好晨晚间护理，保持皮肤清洁，无压疮（具体质量标准由各省市护理质控中心或医院自定，总分为100分，合格分根据等级医院评审标准及医院护理管理目标确定）。

计算公式如下：

$$特级、一级护理合格率 = \frac{特级、一级护理合格人数}{抽查特级、一级护理总人数} \times 100\%$$

护理服务质量标准主要针对护理人员的服务态度（表情、言行）、及时性、主动性、患者感知的技术操作水平和解答问题等满意程度，设计问卷发给患者或陪护人员。问题可分多个级别，如很满意、较满意、一般、不满意、很差。很满意与较满意为满意，标准值：85%，计算方法如下：

$$满意度 = \frac{满意问卷数}{发放问卷总份数} \times 100\%$$

3. 病房管理质量标准　包括护理人员仪容、仪表、劳动纪律考核标准，药品管理质量标准，急救物品管理质量标准，病室管理质量标准，消毒隔离工作质量标准等。

急救物品管理质量标准：急救物品、药品完整无缺，处于备用状态；做到及时领取补充，及时检查维修，无过期药品；四固定：定人管理、定点放置、定时核对、定量供应。标准值：100%，计算公式如下：

$$急救物品完好率 = \frac{急救物品完好件数}{抽查急救物品总件数} \times 100\%$$

消毒隔离工作质量标准：病室、治疗室、换药室管理有序，无菌物品置专柜贮存，有计划地使用，无过期物品；一次性无菌物品管理符合要求（一人一针一管一用，一消毒或灭菌），各项监测（空气、工作人员手指、物体表面、各种消毒液浓度或含菌量）符合标准；有专门处置室，污物正规处理。

标准值：无菌物品灭菌合格率100%，一次性物品"五个一"执行率100%。

4. 护理文书书写质量标准　护理信息化的发展及优质护理服务的要求，护理文件逐渐趋向电子化、表格化，节省护理人力物力。但检查标准还没有变化。护理文书包括病室交班报告、体温单、医嘱单、一般患者记录单、危重患者记录单、手术护理记录单及专科护理记录单等。总标准：客观、真实、准确、及时、完整，字迹清晰、无涂改、无错别字。依据记录单内容不同要求不同，一份病历包含的所有护理文件分值汇总，总分100分，80分为合格。标准值：85%~95%（不同等级医院），计算公式如下：

$$护理文件书写合格率=\frac{书写合格份数}{抽查文件总份数}\times100\%$$

四、护理质量管理方法

现在临床常用的护理质量管理的方法有PDCA循环、品管圈（QCC）法、失效模型与效应分析、根因分析法及以患者满意度为导向的护理质量管理方法等。其中PDCA循环是护理质量管理最基本的方法之一。

（一）PDCA循环

20世纪50年代著名美国质量管理专家戴明博士提出的PDCA循环管理模式，又称"戴明"环，即计划（plan）、执行（do）、检查（check）、处理（action）四个阶段的循环反复过程，是一种程序化、标准化、科学化的管理方式。在当今企业管理中得到广泛应用。这个循环包括了质量系统活动必须经历的四个阶段八个步骤，是全面质量管理反映质量管理客观规律和运用反馈原理的系统工作方法，如图2-1所示。

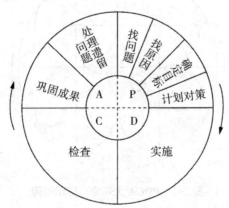

图2-1　PDCA循环八个步骤

1. PDCA循环的内容与步骤

（1）P（plan）：计划，第一阶段，包括四个步骤：

第一步，调查分析质量现状，找出存在的问题。

第二步，查出产生质量问题的原因。

第三步，找出影响质量问题的主要因素。

第四步，针对主要原因研究对策，制订出明确具体的执行计划，即回答"5W1H"内容：为什么要这样做（why）？做什么（what）？谁来做（who）？什么时候做（when）？在什么地方做（where）？怎样做（how）？

（2）D（do）：执行，第二阶段，管理循环的第五个步骤，按预定计划具体组织实施的过程。

（3）C（check）：检查，第三阶段，是管理循环的第六个步骤，把执行结果与预定目标进行对照，寻找和发现执行中的问题，总结成功经验与失败教训，以指导下一步工作。

（4）A（action）：处理，第四阶段，包括管理循环的两个步骤，即第七个步骤，巩固成绩，把成功经验纳入标准规范惯性运行，将失败教训记录在案防止再发生；第八个步骤，将遗留问题和新发现问题转入下一循环中去解决。

这种循环周而复始，原有的质量问题解决了，又会产生新的问题，问题不断产生，又不断解决，循环不止。这就是质量管理持续改进的过程，也是护理质量管理必须遵循的工作方法。

2. PDCA循环的特点

（1）系统性：PDCA循环作为科学的工作程序，其四个阶段的工作具有完整性、统一性和连续性特点。在实际工作中，缺少任何一个环节都达不到预期效果。

（2）关联性：作为一种科学管理方法，具有大环套小环，小环保大环，互相联系，互相促进，每转动一周就提高一步的特点。医院、护理部、各科室与个人，就是不同的大环、中环和小环。在这一过程中，它们彼此关联紧密衔接，每一个循环持续的时间，反映管理工作的效率，如图2-2。

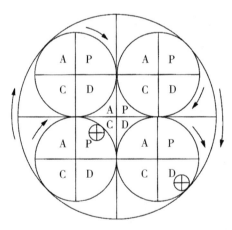

图2-2　PDCA大环套小环示意图

（3）递进性：每次循环，都有新的目标，都能解决一些新的问题，会使质量提高一步，接着又制订新的计划，在较高基础上开始新的循环，周而复始，不断循环，不断提高（图2-3）。

3. PDCA循环的应用　护理质量管理是医院质量管理大循环中的一个小循环，并与医疗、医技、后勤、行政等部门质量管理小循环共同组成医院质量管理的大循环。它们解决各自的质量问题，同时它们之间，又需要互相协调和配合，各部分的循环都应围绕医院这个大循环进行运作，大循环又要保小循环，只有这样医疗护理质量才得以稳步提高，医院的发展才能进入一个良性循环轨道。然而，医院质量管理是按照医疗质量形成的规律，对医疗质量进行计划、组织、领导、控制，以保证和提高医疗护理质量的管理。医疗卫生领域中，质量管理有其自身的敏感性、特殊性和复杂性，如何运用全面质量管理的思想提高医疗护理质量是一个值得深入研究的课题。在医院质量管理中，应根据全面质量管理的理论，结合卫生系统改革的新形式、新要求，开展广泛的质量教育，健全质量管理制度，实现质量标准化，完善质量保证体系，建立质量信息系统，遵循医院质量管理的基体原则：患者至上，质量第一，费用合理；预防为主，不断提高服务质量；全过程、全部门和全员的系统质量管理原则；标准化与数据化原则；科学性与实用性原则。

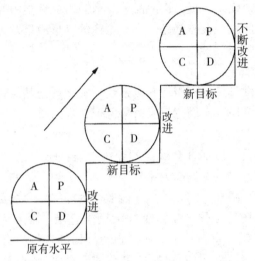

图 2-3   PDCA 循环螺旋式上升示意图

（二）品管圈法

1. 品管圈基本概念   品管圈（QCC）是指同一工作现场的人员自动自发地进行品质管理活动所组成的小组。该小组由相同、相近或互补的工作场所的人员自动自发组成（一般 5~12 个人，人员太多，将会影响讨论的品质），然后全体合作、集思广益，按照一定的活动程序，应用品质管理（QC）的手法工具对自己的工作现场不断进行维持与改善的活动，它对提升医院质量管理有着积极的作用。

1962 年，日本石川馨教授（发明了鱼骨刺图）首先创建了质量管理小组活动，也称为QC 小组活动，1964 年，美国质量管理专家朱兰博士向世界各国介绍了日本的 QC 小组活动，推动了世界各国 QC 小组活动的开展和普及。

通过 QCC 活动，除了可以改善工作品质，解决部门存在的问题外，更重要的是通过对员工进行品管手法的培训教育，使改善工作变成一种工作习惯，并提供展示个人才能和价值的平台，在改善过程中即可显现出成果，让员工享受品质改善的成就感、价值感。

通常的 QCC 讨论会，利用业余时间，每月 1~2 次，时间不超过 1 小时。一般来说，每个改善的主题，从开题到结题时间为半年至一年为宜。达到的结果及改善的过程，均以品管统计手法中的图表来表示。成果卓越的 QCC 经遴选后可在 QCC 成果发表会上参加竞赛。

2. QCC 活动的精神和目的

（1）QCC 活动的精神：QCC 活动在我国护理工作中开展很广泛，若要取得理想的成效，首先应彻底了解 QCC 活动的精神。

①尊重人性，营造愉快的工作环境：过去的观念多采用限制性或强制性的管理，对待员工采用监督、命令的方式；而 QCC 活动是采用人性化的管理，尊重人性，鼓励员工多动脑，多提意见，营造愉快的工作环境。

②开发无限脑力资源：QCC 活动使员工们一起进行研究、分析、解决现存问题，从中获得成功的乐趣，体现自身的价值和工作的意义，这种感受会使员工产生更高的工作热情，激发出巨大的积极性和创造性，自身的潜在智力与能力得到更大限度的发挥。

③推行质量管理的有效模式，提高医院品质：医院若能有组织有计划地推行 QCC 活动，使员工们自动自发地发掘问题、改善问题，那么生产的有形成果及无形成果，必能发展及促进医院品质，提升医院竞争力。

（2）QCC 活动的目的

①提高员工素质，激发员工的积极性和创造性：提高现场基层管理者的管理能力及领导力；提高基层员工的品质意识、问题意识及改善意识，提高员工的工作成就感，增加员工的向心力和创造力。

②改进质量，提高品质，增加社会效益和经济效益：QCC 活动将改善质量渗透到每位员工及现场的每一个角落，质量的提高关系到每一个员工和医院的利益；从节约能源、提高服务意识方面选择课题，开展扎实的活动，才能取得良好的社会效益和经济效益。

③建立文明、心情舒畅的工作环境：QCC 活动是基层员工自动自发的质量改善活动，通过此活动改善现场的管理，建立一个文明、心情舒畅的现场，有助于产生向心力与归属感，使员工们做事更积极主动，沟通顺畅，更有利于全面质量管理的落实，提升医院的品质。

3. QCC 活动的基本步骤　QCC 活动步骤遵循 PDCA 活动程序，计划（plan）、执行（do）、检查（check）、处理（action）四个阶段，十个步骤。

P 阶段：选定课题（计划）、活动计划拟订、现状把握、目标设定、解析、对策拟订。

D 阶段：对策实施与检讨（实施）。

C 阶段：效果确认（检查）。

A 阶段：标准化（处理）、检讨与改进。

（1）选定课题：每期品管圈活动，必须围绕一个明确的主题进行，结合现场工作，从品质、成本、效率、安全、服务、管理等方面来选题，主题的选定以品管圈活动在三个月左右能解决为原则。

主题选定的步骤及运用的质量管理方法，如表 2-1 所列。

表 2-1 主题选定的步骤

选题步骤	可用的 QCC 手法
①列出工作场所的问题点	头脑风暴+亲和图
②对问题加以讨论及理解	记名式团体技巧法、查检表
③对问题进行评价	评价表、记名式团体技巧法、优先次序矩阵
④选定主题	
⑤说明衡量指标的定义及计算公式	
⑥说明主题选定的理由	

①首先利用头脑风暴的方式，列出工作场所的问题，问题的来源是满足患者的需求、上级主管的要求及医院环境、流程的改善等；QCC 小组成员列出 4~8 个问题点，应确认主题是否明确，一般而言，明确的主题应包含三项元素。

动词（正向或反向）+名词（改善的主体）+衡量的指标。

例如：降低+门诊患者+领药等候时间。

通过讨论、评价选出适当的主题，如表 2-2 所列。

②选定主题后，说明衡量指标的定义及计算公式：衡量指标应该是可以测量出来或者是以"外部顾客"的"知觉"衡量出来的，应用适当的指标单位。同时说明主题选定的理由。

表 2-2 主题评价表

分数/评价项目		上级政策	可行性	迫切性	圈能力	总分	顺序
评价说明	1	没听说过	不可行	半年后再说	需要多个部门配合		
	3	偶尔告知	可行	明天再说	需要一个部门配合		
	5	常常提醒	高度可行	分秒必争	能自行解决		

注：评分方法为优（5分），一般（3分），差（1分）；每个圈员对每一个主题均要打分。

（2）活动计划拟订：开展 QCC 活动强调目的性、规划性，应首先拟订一个活动的计划书，它将贯穿 QCC 活动的整个过程，并有效监督活动进程，从而保障活动的顺利进行。按照 QCC 活动步骤的时间顺序拟订各步骤所需时间，在一个完整的 PDCA 循环中，一般 Plan（由主题选定到对策拟订）占活动总时间的30%，Do（对策实施与检讨）占活动总时间的40%，Check（效果确认与标准化）占活动总时间的20%，Action（检讨与改进）占活动总时间的10%；也可根据实际情况和品管圈的经验及能力适当调整。时间安排好后，应决定圈员的工作分配，应充分发挥每一个圈员的潜能和聪明才智，安排适当的工作任务。

（3）把握现状，找出问题的症结：主题选定并拟订计划表后，就进入 QCC 活动关键的一步——现状把握，主要是掌握事实，了解问题的现状，严重程度，为设定目标提供依据。

①明确工作流程：把现在的工作进行归纳总结成简单明了的流程图，从而掌握工作的全貌。

②查检：明确了工作流程后，寻找出主题错综复杂的影响因素，收集正确、有用的数据，通过制作查检表、层别法分类整理资料，通过柏拉图（图 2-4）确定改善的重点。

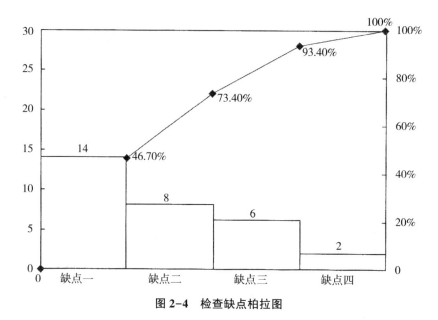

图 2-4 检查缺点柏拉图

（4）确定本次活动所要达到的目标：根据课题的类型设定，可由上级部门制订、文献检索查证或者利用公式计算。

目标值＝现状－（现状×改善重点×圈能力）

注：现况值由查检表中得出；改善重点由柏拉图中以 80/20 原则得出；圈能力是本主题所有圈员的圈能力平均分占圈能力满分的百分比。

（5）解析：利用特性要因分析法（图 2-5）、系统图、关联图等工具，从人、机、环、法、料五方面分析产生主要问题的各种原因，并找出主要的因素。

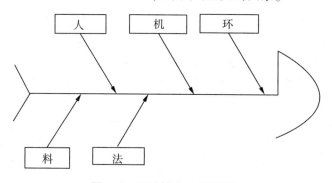

图 2-5 石川馨图（鱼骨图）

（6）制订对策：针对选出的要因，探讨所有可能的改善对策，并进一步从中选取最合适的方案进行排序，决定实施顺序的过程。对策的选择从可行性、效益性和经济性三方面考虑，利用创造性思维方式，制订出切实可行的、有效的措施。

（7）对策实施与检讨：按照拟订的对策，分工合作进行实施，收集、总结实施后的数据，利用直方图进行对策实施后的结果检讨。

（8）效果确认：检查对策实施后所取得的效果。QCC 活动取得的效果一类是"有形成果"，一类是"无形成果"。

有形成果的计算：

目标达成率＝［（改善后数据－改善前数据）÷（目标设定值－改善前数据）］×100%

进步率＝［（改善后数据－改善前数据）÷改善前数据］×100%

无形成果一般用雷达图表示（图 2-6），从成员的解决问题的能力、责任心、沟通协调、自信心、团队凝聚力、积极性、品管手法等方面进行对比，说明每位成员自身素质的提高及团队能力的提高。

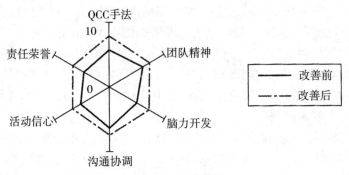

图 2-6　雷达图

（9）标准化：制订巩固措施，防止问题再次发生。标准化即在 QCC 活动取得的成果的基础上将改善后的工作的每一操作程序进行分解，使其科学化、制度化，为今后的工作提供标准。

（10）检讨与改进：提出遗留问题及下一步打算，对本次 QCC 活动的整个过程进行全盘的反省与评价，并运用 PDCA 进行持续改进与提高。

任何的改善都不可能是十全十美，一次 QCC 活动不可能解决所有的问题，总会存在不足，找出不足之处，持续进行质量改进，才能更上一个台阶。通过检讨与改进明确残留问题或新发生问题，同时追踪本次标准化的遵守状况，定期检查改善的效果。

4. QCC 活动在临床护理质量管理中的应用　近年来，全国许多医院开始将 QCC 活动应用于护理质量管理中，从文献报道来看取得显著的成绩，明显促进了质量和效率的提高。许多省市的护理质控中心也多次举办 QCC 项目成果发布会，调动了医院主动进行质量管理和控制的积极性，推动了先进质量管理工具的应用和实践，初步形成了医院质量管理的长效机制，并提升了医院员工的精神面貌。

（1）失效模式与效应分析

①失效模式与效应分析的基本概念：失效模式与效应分析（FMEA），又称为失效模式与后果分析、失效模式与影响分析等，是一种操作规程，旨在对系统范围内潜在的故障或风险加以分析，以便按照严重程度加以分类，或者确定失效对于该系统的影响，寻找预防或改进措施，把故障消灭在萌芽状态。

医疗失效模式与效应分析（HFMEA）是由美国退伍军人局及国家患者安全中心共同研发的前瞻性危机分析系统。它通过系统性、前瞻性地检查某个流程可能发生故障的途径，重新设计该流程，以消除故障发生的可能性，使故障的不良结果降到最小。HFMEA 在医疗风险管理中的应用主要包括预防技术故障或设备缺损，提高患者治疗的安全性，以及识别患者和医疗服务者存在的潜在危险因素等。HFMEA 作为医疗机构全面质量改进过程的一部分，旨在提高医疗安全性/度。

失效模式与效应分析的基本步骤包括：

A. 组建 HFMEA 项目团队：团队包括主要的管理者、员工及流程相关知情人。制订团队目标、时间框架、期望结果，并确定每位团队成员的角色，明确工作流程，制作流程图。

B. 失效模式分析并确认根本原因：①确定失效模式的严重度等级，即严重度（severity，S）。严重度是指某种潜在失效模式发生时产生影响的严重程度。取值范围在 1~10 分之间，1 表示"伤害非常不可能发生"，10 表示"严重伤害非常可能发生"。②确定失效模式的发生概率等级，即发生率（occurrence，O）。发生率是指某项潜在的失效模式的发生概率。发生概率越高，潜在失效模式发生可能性越大。取值范围在 1~10 分之间，1 表示"非常不可能发生"，10 表示"非常可能发生"。③确定失效模式的检测度等级，即检测度（D）。检测度是指当某项潜在失效发生时，根据现有的控制手段及检测方法，能准确检出的概率。失效越难检测，这个流程就越脆弱。取值范围在 1~10 分之间，1 表示"非常可能被检测到"，10 表示"非常不可能被检测到"。

计算风险优先级别：决定每个失效模式的严重度和发生的可能性，采用风险矩阵计算风险指数，并进行风险排序。风险优先数（RPN）是严重度（S）、发生率（O）和检测度（D）的乘积。失效模式的行动优先次序为：RPN 越高，越需立即行动；当严重度指标是 9~10 时，不论 RPN 值是多少，都必须立即采取行动。当改善行动实施后，须重新计算 RPN，持续改善直至 RPN 可接受为止。列出需要改善的失效模式，确认失效模式的根本原因。

C. 拟订行动计划：针对每一个失效模式的根本原因进行逐一分析，并进行改进措施。

D. 效果及分析：经过改进的措施或流程的实施，对实施后的结果进行分析总结，避免了在系统流程中的故障和风险，提高了质量安全。

②失效模式与效应分析在临床护理质量管理中的应用：失效模式与效应分析是前瞻性危机分析系统，主要通过系统性、前瞻性地检查某个流程可能发生故障的途径，重新设计该流程，以消除故障发生的可能性，使故障的不良结果降到最小。FMEA 在护理风险管理中的应用主要针对新设备、新流程中，预防设备缺损或流程缺陷，提高患者治疗的安全性，以及识别患者和护理人员存在的潜在危险因素等。失效模式与效应分析可从流程涉及的医疗人员、环境与医疗设备等，检视危害患者安全的高风险因子，找出潜在失效模式、失效原因与失效影响，进行危害分析，提出改善方案，从而避免对患者的伤害、提高医疗质量。

（2）根本原因分析法

①根本原因分析法的基本概念：根本原因分析（RCA）是一项结构化的问题处理法，用以逐步找出问题的根本原因并加以解决，而不是仅仅关注问题的表征。根本原因分析是一个系统化的问题处理过程，包括确定和分析问题原因，找出问题解决办法，并制订问题预防措施。在质量组织管理方面，根本原因分析能够帮助管理者发现组织问题的症结，并找出根本性的解决方案。

②根本原因分析法的基本步骤：根本原因分析法首先成立 RCA 小组，找出为什么会发生质量缺陷，并记录每一个可能的答案。然后，再逐一对每个答案追问一个为什么，并记录下原因。并对所有的原因进行分析。通过反复问一个为什么，能够把问题逐渐引向深入，直到你发现根本原因。找到根本原因后，就要选择改变根本原因的最佳方法，从而在根本上解决问题。根本原因分析法常用的工具有因果图、头脑风暴、鱼骨图。

③根本原因分析法在临床护理质量管理中的应用：根本原因分析法作为一种质量管理的

模式，已广泛应用于护理不良事件的管理中，其核心是一种基于团体的、系统的、回顾性的不良事件分析法，找出系统和流程中的风险和缺陷并加以改善，从错误中反思，学习与分享经验，可以做到改善流程，事先防范，从多角度、多层次提出针对性的预防措施，预防同类不良事件的再次发生，以此改变传统质量管理中只解决单一事件，治标不治本的缺点。

（张丽丽）

第三节 护理质量评价与持续改进

护理质量评价是护理质量管理的重要一环，评价一般指衡量所订标准是否实现或实现的程度，是对护理工作成效大小、工作优劣、进展快慢、对策正确与否等做出判断的过程，评价不仅在工作结束之后，还贯穿在工作的全过程，评价的最终目的在于持续改进护理质量。

评价的形式因内容不同而异，主要有现场考查、考核、问卷、查阅资料等。根据评价时间分定期评价和不定期评价；根据内容分为综合性和目标性专题评价；根据评价主体分为：医院外部评价、上级评价、同级评价、自我评价和服务对象的评价。院内护理质量评价主体一般是以护理部质量控制组、科护士长、护士长三级质控组织为中心，全体护士参与的质量控制组织机构。

一、护理质量评价方法

1. 以要素质量为导向的评价 以要素质量为导向的评价主要是评价构成护理服务要素质量的基本内容，包括与护理活动相关的组织结构、物质设施、资源和仪器设备及护理人员的素质等。具体表现为：①环境，结构、布局是否合理；患者所处的环境是否安全、清洁、舒适等。②护理人员工作安排，人员素质及业务技术水平是否合乎标准，护理工作方式的选择、管理者的组织协调是否以患者为中心。③与护理相关的器械、设备的使用和维护，器械、设备是否处于正常的工作状态，药品、物品数量固定、质量保证是否处于完好状态。④护理人员服务患者的情况，护士是否掌握患者的病情，制订的护理计划和护理措施是否有效，对患者是否实施连续、全程的整体护理。⑤护理文件书写是否规范、及时、完整；医院的规章制度是否落实；后勤保障工作是否到位等。常采用的评价方法有现场检查、考核，问卷调查，查阅资料等。

2. 以优化流程为导向的评价 以优化流程为导向的评价就是以护理流程的设计、实施和改进为导向对护理质量进行评价。护理流程的优化不仅使护理人员做正确的事，而且还知道如何正确地做事。护理流程优化内容涉及管理优化、服务优化、成本优化、技术优化、质量优化、效率优化等指标。具体表现为：①护理管理方面，护理人员配置、排班是否满足患者的需求，护理技术操作流程是否简化、安全等。②服务方面，接待患者是否主动热情，对患者的安置、处置是否妥当及时，入院、住院、出院健康教育是否主动、全面，患者能否理解并接受等。③技术方面，急救流程、操作流程、药物配置流程、健康教育流程等。④成本方面，固定资产、水电、一次性护理耗材等方面的使用情况。常采用的评价方法为现场检查、考核和资料分析。

3. 以患者满意度为导向的评价 患者作为护理服务的直接对象，是对护理工作质量最直接和较客观的评价。以患者满意度为导向的护理质量评价是将监测评比重点放在患者的满意度方面，将监督、评价的权利直接交给患者，既维护了患者的权益，又最大程度地实现了护理工作以满足患者需求为目的的服务宗旨。评价内容包括：护理人员医德医风，工作和服务态度，技术水平，是否护患沟通，满足患者的生活、精神、心理方面的需要，住院全过程的健康教育，病区环境管理，护士长的管理水平等。

常采用的评价方法有：①与患者的直接沟通，这是获取患者满意程度的最佳方式；通常采用公休座谈会、电话回访、来信来访等形式。②问卷调查，调查问卷可通过信函、传真、电子邮件、网上调查、现场发放调查表等形式进行。③患者投诉，医院设投诉电话、投诉信箱来方便患者投诉，广泛获取患者意见。此外，还可以通过新闻媒体的报道，权威机构的调查结果，行业协会的调查结果等获取患者满意度的信息。

二、护理质量评价结果分析

护理质量结果的直接表现形式主要是各种数据，但护理质量评价的结果需要进行统计分析后的信息来表现。护理质量评价结果分析常用定性分析法和定量分析法两种。定性分析法包括调查表法、分层法、水平对比法、流程图法、亲和图法、头脑风暴法、因果分析图法、树图法和对策图法等。定量分析法包括排列图法、直方图法和散点图法的相关分析等。

（一）调查表法

用于系统收集、整理分析数据的统计表通常有检查表、数据表和统计分析表等，如护理文件书写存在缺陷统计表属于检查表。

（二）因果图法

因果图又称特性因素图、鱼刺图。一种发现问题"根本原因"的方法，是用于分析和表示某一结果或现象与其原因之间关系的一种工具。通过分层次地列出各种可能的原因，帮助人们识别与某种结果有关的真正原因，特别是关键原因，进而寻找解决问题的措施。一般以结果出发，首先找出影响质量的大原因，然后从大原因中找出何种原因，再进一步找出小原因，以此类推，直至到问题的根部（图2-7）。

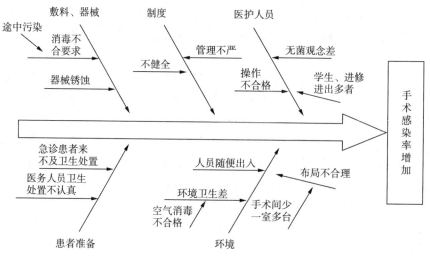

图2-7 某医院手术感染率增加因果分析图

护理质量问题原因查找一般从以下几方面考虑：服务对象、护理人员、护理环境、护理制度、应用的物资等。

（三）排列图法

又称主次因素分析图或帕累特图。用于找出影响质量因素的主要原因，由两个纵坐标、一个横坐标、几个按高低顺序依次排列的长方形和一条累积百分数曲线组成。绘制排列图方法如下（图2-8）：

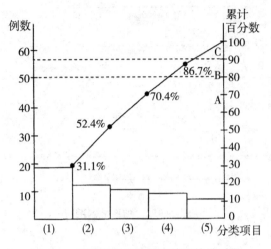

图2-8　五种护理文书检查情况的排列图

（1）收集在一定时期内护理缺陷的因素和出现频次，并按各因素出现数据大小顺序排列。

（2）计算累计数（频数）、百分数（频率）、累计次数、累计百分数。

（3）在图上画出左、右两个纵坐标，左侧标出缺陷件数，右侧标出累计百分数。

（4）在横坐标上，按各类不同缺陷的件数多少用不同高度的小直方形表示。

（5）画帕累特曲线，在各直方形右上角上方相应部位画上累计百分数的圆点，依次连接这些圆点所形成的曲线即为帕累特曲线。

应用排列图主要是确定影响质量的主要因素。一般把所有因素分为 A、B、C 三类。在累计频率80%与90%处各画一条横线，把图分成三个区域，累计频率在80%以内的诸因素是主要因素（A 类），累计频率在80%～90%之间的是次要因素（B 类），在90%以上的是一般因素。由于 A 类因素已包含80%存在的问题，此问题解决了，大部分质量问题就得到了解决。

（四）直方图

直方图又称质量分布图，是将一个变量的不同等级的相对频数用矩形块标绘的图表，一般用横轴表示数据类型，纵轴表示分布情况。用直方图可以解析出质量数据的规则性，比较直观地看出质量特性的分布状态，便于判断其总体质量分布情况。

（五）控制图

控制图是一种坐标图，是用于区分质量波动是偶然因素还是系统因素引起的统计工具。纵坐标是表示质量指标值或目标值，横坐标表示时间，画出三至五条横线，即中心线（X）

实线，上下控制线（均值±1倍标准差），上下警戒线（均值±2倍标准差）。当质量数据呈正态分布时，统计量中心线表示平均值，其他为虚线。图中折线是指标值以时间为顺序的连线。根据使用对象不同意义不同，用于合格率时，指标在控制线（均值±1倍标准差）以上说明计划完成良好；用于感染率，护理缺陷发生率时，指标在控制线（均值±1倍标准差）以下表明控制良好，一旦靠近上警戒线时表示失控，应引起高度重视，如图2-9所示。

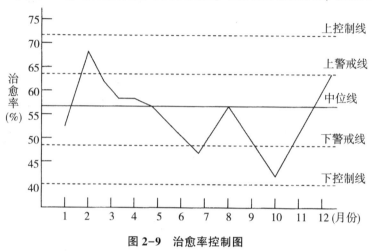

图 2-9　治愈率控制图

三、护理质量持续改进

护理质量持续改进是护理质量管理永恒的主题，首先要确定改进项目和方法，设定目标，制订计划、改进措施，落实已改进的措施，检查改进效果并不断总结经验、教训，最终目的是提高护理服务质量，满足患者的需要。护理质量改进包括两方面：一是针对护理过程中出现的、各级管理者检查发现的或者患者投诉的问题等，组织力量分析原因予以改进。二是主动、前瞻性地针对护理服务过程寻求改进的项目，识别潜在患者的需求，比较国内、外护理发展的方向和目标，寻求改进措施并予以落实。

（张丽丽）

第四节　护理质量缺陷管理

一、护理质量缺陷的相关概念

护理质量缺陷是引发医疗纠纷的重要原因，如何达到护理质量的零缺陷，即如何防范护理质量缺陷是护理管理者应思考的问题。

（一）质量缺陷

质量缺陷是指不符合技术规定的特征表量。有没有质量缺陷是判断质量的基本标准，是质量是否合格的分界线。一切不符合标准的现象都属于质量缺陷。

（二）护理质量缺陷

一切不符合护理质量标准的现象都属于质量缺陷，在护理工作中，由于各种原因导致令人不满意的现象与结果发生，或给患者造成损害统称为护理质量缺陷。护理质量缺陷表现为患者不满意、护理纠纷、差错、事故。

1. 患者不满意　是指患者感知服务结果小于期望的恰当服务且超出容忍区域所形成的一种心理状态。一般有两种反应：一种是不抱怨，继续接受服务，但容忍区域变窄，期望值升高，或直接退出服务；另一种是抱怨，有私下抱怨和公开抱怨之分，如果问题得到迅速而有效的解决，就会维持或提高患者原有满意度，否则就会发生纠纷。

2. 护理纠纷　患者或其家属对护理过程、内容、结果、收费、服务态度等不满而发生的争执，或对同一护理事件护患双方对其原因及结果、处理方式或轻重程度产生分歧发生争议，称为护理纠纷。护理纠纷不一定是护理差错。

3. 护理差错　是指诊疗护理工作中，因为医务人员在诊疗护理中的过失，给患者的身体健康造成一定的伤害，延长了治疗时间，但尚未造成患者死亡、残废、组织器官损伤导致功能障碍的不良后果者。任何护理差错都会影响治疗工作的进行或给患者带来不应有的痛苦和不良后果。因此积极防止护理差错是提高护理质量的重要内容。护理差错分严重护理差错及一般护理差错：严重护理差错是指在护理工作中，由于责任或技术原因发生错误，虽给患者造成身心痛苦或影响了治疗工作，但未造成严重后果和构成事故者；一般护理差错是指在护理工作中由于责任或技术原因发生的错误，造成了患者轻度身心痛苦或无不良后果者。

4. 护理事故　按照《医疗事故处理条例》，护理事故是指医疗机构及其医务人员在医疗活动中，违反医疗卫生管理法律、行政法规、部门规章和诊疗护理规范、常规，发生过失造成患者人身损害的事故。

（1）根据对患者人身造成的损害程度，医疗事故可分四级

一级医疗事故：造成患者死亡、重度残疾。

二级医疗事故：造成患者中度残疾、器官组织损伤导致严重功能障碍。

三级医疗事故：造成患者轻度残疾、器官组织损伤导致一般功能障碍。

四级医疗事故：造成患者明显人身损害的其他后果。

（2）医疗事故构成要素：①主体是医疗机构及其医务人员。②发生在医疗护理活动中。③行为的违法性。④过失造成"人身损害"后果。⑤过失行为和损害后果之间存在因果关系。

（3）不属于医疗事故的情形：①在紧急情况下为抢救生命而采取紧急医疗措施造成不良后果。②由于患者病情异常或者患者体质特殊而发生医疗护理以外的不良后果。③在现有条件下，发生无法预料或者不能防范的不良后果。④无过错输血感染造成不良后果。⑤因患方原因延误诊疗导致不良后果。⑥因不可抗力造成不良后果。

二、护理质量缺陷的预防与处理

1. 护理质量缺陷的预防

（1）加强质量管理意识：重视质量意识和质量管理，改善护理基本设施及护理服务流程，增加安全防患意识，消除安全隐患。建立分层质量管理程序。如护理部设有护理质量管理委员会、科室设有护理质量管理小组等，配备专职或兼职人员，负责监督护理人员的护理服务工作，检查护理人员执业情况，接受、处理患者对护理服务的投诉，向其咨询服务，并收集患者、家属、社会对护理服务的评价，及时向有关部门和人员反馈。

（2）加强素质培养：对护理人员加强职业道德教育和常规培训，内容包括专业思想、相关法律法规、护理诊疗常规等；提高护理人员的业务和技术水平，护理技术操作的程序化和规范化；管理好易发生缺陷的薄弱环节和关键环节；认真做好临床带教工作，有效防止实习护士发生护理缺陷。

（3）维护患者的权利：尊重患者、维护患者的权利、与患者建立良好的信任关系是减少护理质量缺陷的基础。护理人员应充分了解患者权利的内容，学习维护患者权利的方法，维护患者的权益。

（4）建立预警机制：一是建立护理不良事件报告系统，来警示护理人员危险的存在，促进护理质量和护理安全管理，并且一旦发生护理缺陷能最大程度地保护患者，将危害降到最低；二是制订护理风险预案，使护理人员及时发现护理缺陷并能有效预防。

2. 护理质量缺陷的处理

（1）患者投诉的处理：当患者不满意而投诉时，首先要耐心接待，认真受理并做好记录。其次，及时采取适当有效的措施；并对投诉问题进行调查，了解原因，评估问题的严重性，分清责任，做出适当的处理；加强护理缺陷应急预案的培训，采取长效机制，防止问题再次发生，做好跟踪调查。

（2）护理差错的处理

①发生护理差错后，护理人员应立即纠正错误，做好患者的心理工作，同时报告护士长，若属严重差错，护士长 24 小时内报告护理部。

②护士长组织护理人员对发生的差错的原因及性质进行分析、讨论、提出处理意见和改进措施，填写护理不良事件报告表，交护理部。

③护理部根据科室不良事件报告的材料，进行调查，核对事实，每季度做出差错统计分析，找出发生的原因及教训，改进工作。

④护理部对科室不良事件采取无惩罚的报告机制，科室视情节严重程度对当事人给予批评教育、经济处罚或行政处罚。

（3）护理事故的处理：根据《医疗事故处理条例》，当发生医疗护理事故时，应遵循医疗事故处理原则，保护患双方的合法权益，把事故造成的损害减低到最低限度，按程序正确、及时、稳妥地做好处理工作。

①发生护理事故后，当事人要向护士长报告，护士长在处理问题的同时报告护理部，护理部及时报告到医院负责人。

②妥善保管有关的各种原始资料及物品，严禁涂改、伪造、隐匿、销毁。因输液、输血、注射、服药等引起的不良后果，要对现场的物品暂时封存保留，以备检验。

（张丽丽）

第三章

护理人力资源管理理论与实践

第一节 概述

在所有的管理对象中，人是首要的因素，员工的素质和行为表现是实现组织目标的关键，人才便是资本。因此，要发展我国的护理事业，必须拥有一支强大的具备现代化护理技术知识和现代护理事业管理技能的干部队伍。

一、人力资源与护理人力资源的概念

人力资源的概念有广义和狭义之分。狭义人力资源是指具有劳动能力的劳动适龄人口。广义人力资源是指具有劳动能力的劳动适龄人口再加上超过劳动年龄的而还有劳动能力的那部分老年人口。第三种观点认为人力资源是指劳动者的能力，也有不同的表述方法。有些学者称"人力资源是指能够推动整个经济和社会发展的劳动者的能力，即处在劳动年龄的已直接投入建设或尚未投入建设的人的能力"，也有些学者把人力资源概括为"人力资源是指包含在人体内的一种生产能力"。若这种能力未发挥出来，它就是潜在的劳动生产力；若发挥出来了，它就变成了现实的劳动生产力。还有些学者称"人力资源抽象地说，是指一定范围内人口总体中所蕴涵的劳动能力的总和"。具体地说，是指一定范围内具有劳动能力的人口的数量。黄津浮先生把人的创造能力称为人力资源，他说："所谓人力资源，就是存在于人身上社会财富的创造力，就是人类可以用于生产产品或提供服务的体力、技能和知识。"以上各种观点和表述方法，目前在学术界交叉通用着。

护理人力资源是以促进疾病康复，提高全体人民的健康水平，延长寿命为目标的国家卫生计划所需要的一种人力资源。他们是受过不同的护理职业培训，能够根据患者的需求而提供护理服务、贡献自己才能和智慧的人，包括已经在卫生服务场所工作的护理人员，正在接受教育和培训，达到一定的学历或技术水平后能提供卫生服务的人员。

二、护理人力资源的特点

护理人力资源是所有护理资源中最重要的资源，它具有以下 4 个特点。

1. 护理人力资源培养周期长　护理人力资源是护理资源中最珍贵的资源，需要较长时间的培养，不能像其他资源那样听任市场信息来调节。要满足日益提高和不断变化的护理保健的需要，必须高瞻远瞩，用长远的、发展的眼光来考虑和培养护理人力资源。

2. 护理人力资源是有情感和思维的资源　人是有情感和思维活跃的，护理人力资源中的每一个成员都蕴藏着极大的潜力。因此，护理人力资源的管理和使用比其他资源困难得多，必须采取多种措施，最大限度地发挥每个成员和每个群体的积极性和创造性，用最小的投入，得到最大的收益。

3. 护理人力资源的组合是复杂的和不断变化的　护理人力资源中存在技术专业和活动的差异性，要完成一项护理工作有赖于各成员的分工，有赖于不同部门、人员的复杂的组织结构，有赖于一个能协调任务、职能和各种社会反馈作用的精心设计的系统。随着医学的发展，工作环境、工作条件、政策的变化，护理人力资源中不同学历、不同专业技术、不同职能的成员的比例和组合也要随之改变。

4. 护理人力资源的管理是个复杂的过程　护理人力资源的管理包括护理人员的培养、分配、考核、晋升、继续教育、职业发展和奖惩等。其中，某一环节出了问题都会影响护理人力资源的开发，而且这些环节单靠部门是不能解决的，需要全社会的重视和支持。

三、护理人员的素质及各级护理人员岗位职责

（一）护理人员的素质

护理人员担负着"健康所系、生命相托"的重要责任，必须具备协助医疗、帮助患者战胜疾病和死亡的基本素质。

1. 道德　即良好的医德，高尚的思想情操，包括具有强烈的事业心和责任感、实事求是、谦虚谨慎和高尚的人道主义精神。

2. 心理　包括思维、情感和意志方面的要求。思维上要认真思考、正确判断；情感上要对病人深切同情和负责；意志上目的明确、行动自觉、顽强工作并有良好的自制力。

3. 性格　即经常性的态度与行为习惯。护理人员应开朗、勤快、耐心、和蔼、文雅、整洁。

4. 学识　即学历和知识。护理人员应具备文化基础知识、社会科学、心理科学、人文科学、医学基础知识、护理学基础理论及临床知识。

5. 技能　即运用各种护理技术操作、沟通交往与解决问题的能力。护理人员应运用医学基础知识和护理学基础知识、人文社会科学知识，转化为自身技能，并熟练、准确地应用于临床护理实践中。

（二）各级护理人员岗位职责

1. 主任、副主任护师职责

（1）在护理部主任（总护士长）的领导下，负责本科护理业务技术、科研和教学工作。

（2）参加并指导专科护士制订急症、重症、疑难患者的护理计划；组织专科护理会诊，指导危重患者的抢救护理。

（3）负责开展三级护理查房，主持本专科护理重点查房、教学查房、死亡病历讨论，指导主管护师提高业务查房水平。

（4）规范护理文书书写标准，负责指导本专科护理病历的书写、修改与质量保证。

（5）了解国内外护理发展动态，结合本专科护理重点、难点问题开展护理研究，提出科学的护理对策，提高专科护理水平。

（6）负责护理教学的组织管理、专科教材的编写工作，参与部分护理课程的讲授，指导主管护师开展护理人员的业务培训，组织教育训练以及临床实习和进修人员的带教等。

（7）协助护理部做好护理技术人员晋级的培养和业务考核工作；参加护理安全委员会，对护理缺陷、事故提出鉴定意见。

（8）参与全院护理队伍建设，协助护理部加强对全院护理工作的指导。

2. 主管护师职责

（1）在科护士长（护士长）领导下和本科主任护师指导下工作。

（2）协助护士长进修护理业务管理，负责病区护理工作的质量控制、护理科研及护理教学工作的实施；带领护师完成新业务、新技术的临床实践。

（3）解决本专科护理业务上的疑难问题，承担难度较大的护理技术操作，组织并参与落实疑难、危重患者的护理计划。

（4）落实病区三级护理查房，指导护师提高护理工作质量与业务水平；参与或主持本专科的护理重点查房、教学查房及疑难问题的讨论。

（5）指导护师执行护理病历的书写规范，负责护理病历的指导与修改，确保护理病历书写质量。

（6）结合临床护理服务中存在的问题，组织实施护理科研，撰写护理论文，提高护理科研水平。

（7）负责本病区护师、护士培训计划的制订与实施；负责护理专业学生临床实习计划的修订与实施；参与部分护理课程的讲授与护理教材编写。

（8）协助护士长做好行政管理和护理队伍建设工作。

3. 护师职责

（1）在护士长领导下和主管护师指导下工作。

（2）参加临床护理实践，指导护师正确执行医嘱及各项护理技术操作规程。

（3）参与危重、疑难患者的护理工作及难度较大的护理技术操作。

（4）落实护理三级查房，做好分管患者的入院、住院评估、健康指导，完成分管患者的病历书写，确保服务质量。

（5）参加本病区主任护师、主管护师组织的护理查房和病历讨论，并做好记录和整改措施的落实。

（6）协助护士长负责本病区护士和进修护士的业务培训与考核；参与护理专业实习生的临床带教工作。

（7）协助护士长制订本专业的临床科研、技术革新计划，并组织实施。

（8）参加病区安全护理小组，对出现的护理缺陷、事故进行分析，提出防范措施。

4. 护士职责

（1）在护士长领导和护师指导下进行工作。

（2）认真执行各项护理制度和技术操作规程，正确执行医嘱，准确及时地完成各项护理工作；严格执行查对及交接班制度，防止护理缺陷、事故的发生。

（3）做好患者的基础护理和心理护理工作；经常巡视病房，密切观察病情变化，发现异常及时报告。

（4）认真做好危重患者的抢救护理工作，协助医生进行各项诊疗工作，负责采集各种检验标本。

（5）参加护理教学和科研，指导护理专业临床实习生工作。

（6）参与完成住院患者的评估、健康指导及护理病历的书写。

（7）办理出入院、转科、转院手续及有关登记工作。

（8）在护士长领导下，做好病房管理、消毒隔离、物资、药品、材料的清领、保管等工作。

四、护理人力资源现状

目前，护士短缺是个全球性的问题。但是我国和国外的短缺状况又存在着一定的差距。

（一）护理人力资源总量及分布

1. 国内　据卫健委统计，2009年末我国卫生机构为91.7万个，比2008年增加2.5万个，床位441.6万张，比2008年增加9.4%（其中乡镇卫生院床位增长10.2%）。

护理人力资源分布地区差异较大，2009年每千人口注册护士北京为4.95人，上海3.73人，天津2.34人，江苏1.50人，安徽1.03人，西藏仅为0.69人。城乡分布差异大，我国80%的人口在农村，而每千户农业人口注册护士仅有0.53人；另据卫健委统计，2009年中国共有注册护士185.48万人，其中从事社区护理工作的仅79 711人，占4.3%。

2. 国外　美国、德国、日本的部分医院的资料显示，医护比一般都在1:5.6～1:8.40据WHO 2010年统计，澳大利亚护理专业人员数为222 133人，平均每万人口有109名执业护士，即每100名居民有一名护理专业人员；日本护理专业人员数为1 210 633人，平均每万人口有95名执业护士；而西非的多哥国护理专业人员数为1 816人，平均每万人口仅有3名执业护士。

（二）护理人力资源结构状况

1. 年龄结构　据国家卫健委统计，2009年我国护士年龄<25岁者占11.0%，25～34岁者占40%，35～44岁者占28.1%，45～54岁者占17.7%，55～59岁以上者占2.7%，年龄主要分布在25～45岁。西方发达国家护士的平均年龄为44岁左右，如在美国，护士平均年龄为45岁，加拿大的护士平均年龄为48岁。

2. 职称结构　据卫健委2009年统计数据显示，护士与护师占总数的67.1%，主管护师、副主任护师、主任护师占注册护士总数的比例分别为25.4%、1.7%、0.1%。而据美国、加拿大等发达国家资料显示，医院护理人才结构比例高、中、初之比为1:2:4配置较为合理，能够较好地发挥高级护理人才对疑难病护理的业务指导。

3. 学历结构　卫健委2009年统计数据显示，国内注册护士学历以中专、大专为主，分别占47.2%、41.7%，本科占8.12%，硕士以上占0.1%。而韩国、法国注册护士的学历均为大专以上。

（三）护理人力资源培训现状

我国的护理高等教育起步较晚，1983年恢复本科教育，1990年第二军医大学率先在国内开始培养护理学硕士研究生，2007年护理学硕士招生院校为58所，招生人数428名，受过高等教育的人还很少，与发达国家相比有很大的差距。美国受过高等教育的护士占护士总数的77.2%，加拿大护本科相当普遍。

　　我国护理继续教育的作用和地位越来越受到重视，国家卫健委颁发了《继续护理教育暂行规定》和《继续护理教育学历授予试行办法》，对继续护理教育的内容、时间、对象都作了详细的阐述。但是目前我国护理继续教育还未能很好地落实，很多医院还是采取临时讲课、短期培训的方式为主，未形成目标明确、阶段性的教育模式，需要进一步的规范和完善。日本对护士进行连续的、渐进的、具体的护理继续教育，形成了涵盖全体护理人员的立体的、综合的继续教育网络。美国非常重视注册护士的在职教育，在待遇、工作时间和学习方面给了相当的优惠。

　　我国专业护士的发展还处在初级阶段，虽然近几年专业护士培训发展迅速，北京、江苏、广东等省已开设了不同专业的专科护士培训班，但是与发达国家相比还存在着很大的差距。美国高级实践护士发展迅速，美国的排班（APN）占护士总数的7%，日本从1993年引进美国临床护理专家和专科护士培训制度，并发展迅速，现已有13个专科护理领域，培养出452名临床护理专家（CNS）和专科护士。

（张丽丽）

第二节　护理人力资源管理

一、护理人力资源管理概述

　　在医院护理管理中，人力资源管理直接影响到护理部门的预算、护理生产力、护理质量，甚至影响人员的流动率。因此，护理管理者必须了解人力资源的管理政策、掌握人力资源的管理方法，做到人尽其才、事尽其力。

（一）护理人力资源管理的基本概念

　　护理人力资源管理就是对护理人员进行有效选择、安置、考评、培训和开发，使之达到岗位和组织的要求。美国Gillies对护理人员管理的解释是：经过一系列系统的科学管理方法，将能胜任的护理人员安排于医疗行政体系中所设计的护理角色的过程。

（二）护理人力资源管理的目的和步骤

　　护理人力资源管理的目的就是根据医院的结构、目标、护理模式，给予每个护理单元、每个班次提供足够的、高质量的护理人员。包括以下7项连续相关的步骤：①确认要提供的护理方式与工作量。②决定何种等级的护理人员担负此项工作。③预测有多少工作人员担任此项工作。④征聘所需的护理工作人员。⑤筛选护理人员。⑥分配聘用的护理人员。⑦赋予他们护理患者的责任。

二、护理人员的编配

　　护理人员编配，是指对护理人员进行有效恰当的选择，以充实组织结构中所规定的各项职务，完成各项护理任务。护理管理者要在有限的内部经费限制下，合理配置护理人员，最大限度地满足患者需要。

（一）编配原则

　　护理人员编配除了遵循人员管理的基本要求，还应该遵守以下原则：①以患者为中心。

②结构合理。③能级对应。即按照工作职能编制人员，使护理人员的资历、级别等与之相适应。④控制成本。⑤动态调整。护理管理者应根据实际情况，不断进行人员动态调整。

（二）护理人员的编配方法

1. 国内护理人力配置方法

（1）宏观卫生人力资源配置的预测方法：目前我国宏观的卫生人力资源配置的研究方法是以医生人数为主要研究对象，护士数量则通过医护比例来确定。

（2）床护比计算法：目前，国内的大多数医院仍然在采用卫健委 1978 年颁布的《关于县及县以上综合性医院组织编制原则（试行）草案》进行配置。

（3）护理工作量测定配置法：护理工作量测定法是在准确测定护理工时的基础上运用公式计算，合理配置护理人力资源的方法。护理人力的计算公式如下：

护士人数＝（病房床位数×床位使用率×平均护理时数）×（1+机动系数）/每名护士每天工作时间

平均护理时数＝各级患者护理时数总和/该病房患者总数

床位使用率＝占用床位数/开放床位数

每名护士平均每日工作时间应去除每周公休时间。

护理工作量的测定方法：护理工作量包括直接护理时间和间接护理时间。直接护理时间是护士每日直接为患者提供服务的护理活动，如晨间护理、输液、输血等；间接护理时间是护士为直接护理服务所准备的项目，以及沟通协调工作（包括会议、交接班、书写记录）所需要的护理活动，如参加医生查房、处理医嘱、领药等。

此外，护理工作量测定方法还包括按患者日常生活自理能力等级测定法、按护理级别测定法、按患者照顾需要分类测定法等。

2. 国外护理人力配置方法　　关于护理人力资源配置的相关研究，国外起始于 20 世纪 50 年代，目前已趋于成熟。

（1）宏观护理人力资源配置的预测方法：如北爱尔兰卫健委和社会服务系统运用护理人力资源数据库和护理计划聘用护士，不断评价和测算护理人员在岗与离职情况，并用图表显示各种比例，以便动态调整。

（2）国外微观护理人力资源的配置方法

①必要时长期备用医嘱（PRN）信息管理方法：护理科研项目起源于加拿大，是一种医院护理体系信息管理系统，通过累加每名患者每日所需每项护理工作的时间，得出每名患者每日所需的直接护理和间接护理时间总和，用来指导护理人员的配置。

②患者分类系统配置：是北美护理工作量的主要测量方法，该方法对患者在特定时间内所需求的护理等级进行分类，再根据各类情况分配工作、预估经费、计算人力等。

③应用计算机技术进行配置：美国的 Medicus Systems 计算机公司编制的医疗软件在美国被广泛应用于护理人力资源的配置，它根据护理患者的工作量需求安排护理人员在班数。

三、护理人员的招聘

护理人员的招聘是医院护理人力资源管理工作的基础，是促进医院护理人力资源合理形成、科学管理以及有效开发的先驱条件。

1. 拟订招聘计划　在招聘人员之前，单位应根据人事需求，包括需招收的数量、人员的层次和具有的资格拟定招聘计划，计划要求包括3个方面。①工作分析：对工作的各种任务、要求和资格条件进行详细的描述。②人事分析：人事需要的研究及目前人事轮廓。③成本分析：研究招聘所需花费的成本是多少。

2. 招聘候选人　一旦招聘计划拟定以后，如何吸引更多的应聘人员供组织和部门挑选是人员聘用的首要任务。

（1）招聘资源：候选人可在组织的内部和外部招聘。

在护理单位和特殊科室面临招聘困难或社会需求大于人员的供给时，可以通过培训内部人员来提供新雇员。

在组织外部的招聘，如挑选各护理学校的毕业学生、有相似临床工作的医院护理人员或已经过相关职业培训的人员。

（2）招聘途径：包括直接申请、员工推荐、职业介绍机构推荐、招聘广告等。其中招聘广告为最为常用的途径。

3. 初步筛选　应聘的候选人首先要提交一份带有附件的简历，内容包括学历、特长、知识技能水平、工作经历、获奖情况、就业期望等。组织根据这些材料对职位候选人进行初步的了解，并筛选出基本符合工作需要和要求的候选人。

4. 招聘考核　为了保证招聘护理人员的基本质量以及胜任工作岗位的能力，必须要进行招聘考核。通常对一般护理人员的选择考核内容重点是护理基础知识和基本技能。

5. 招聘面试　通过面试可以了解及验证资料的正确性，更可观察到应聘者的人格、工作态度、成熟态度、成熟程度、兴趣动机及才能、见解。面试小组人员包括人事部门的有关人员、护理主管部门人员，必要时可包括用人单元的科室主任、护士长。面试一般根据申请人面试考核表进行。面试考核可分为结构化面试或非结构化面试。结构化面试是指提前准备好面试问题和各种可能的答案，要求申请人在问卷上选择答案。非结构化面试是面试时主考人员即兴提出问题与申请人讨论，不依据任何固定的框架结构进行面试。

6. 资格确认　在求职申请书和面试的基础上，人事和护理部门对应聘者的情况和任职资格已有基本了解，从而做出哪些人员具备岗位要求资格，哪些不具备资格的判断。

7. 体检　体检的主要目的是确认应聘护士在体力方面能否胜任工作、是否具有传染性疾病。

8. 试工　为保证应聘人员的质量（真正胜任护理岗位的工作），应对拟聘护理人员进行真实工作能力的考察，以提高人员招聘的有效性。试用期满后，具体试用部门对拟聘护士在试用期的表现是否符合条件和是否胜任工作做出鉴定。经试用不符合录用条件的人员，可给予辞退。

9. 录用决策　通过将人员与任职要求比较，以及应聘人员之间的相互比较，使候选人的数量逐步接近组织或部门需要的数量，管理人员作出人员聘用决策。最终的选择就是在经过上述所有程序仍被保留下来的人员中进行，并与之履行条件与所需岗位最接近的护理人员。在决策过程中，最终做出用人决策的人应当是具体护理部门的管理者。

四、护理人员的排班

排班是指护理管理者根据人员管理和工作的计划，以每天及每班为基础，分配护理人员的过程。

1. 排班的原则

（1）以患者为中心，合理安排人力，保证护理工作的安全性、连续性。

（2）根据护理人员的不同层次结构来排班，实现能职匹配。

（3）让护理人员参与排班，尽量给护理人员安排喜欢的班别以及给予其足够的时间安排私人事宜，学习、生活等。当患者所需照顾与护理人员需求发生冲突时，应优先考虑患者的需求。

（4）掌握工作规律，实行弹性排班，保证护理工作量与护理人力相一致；节假日机动人员，做好应急准备。

（5）尽量避免长期连续的工作（如连续工作超过 5 天，一班工作 12 小时以上），防止工作效率降低。

（6）节假日时可适当减少护理人员，但要确保患者得到持续的照顾；同时考虑护理人员排班的公平性，最好是假日轮流连续休 2 天，其次是在 1 周中间连续休 2 天。

（7）勿将"排班"作为奖惩的工具（如表现不好的护士休假少些或多值晚夜班），避免增加护理人员的紧张感，降低工作积极性。

（8）排班必须依据劳动法、医院及护理部的政策和规定实施。

2. 排班的种类

（1）集权式排班：由护理部门的一级、二级管理者负责所有单位护理人员的排班。

（2）分权式排班：排班者为单位护士长，可依自己的排班计划，配合护理人员的愿望及患者的需要来排班，为目前最常见的排班方式。

（3）自我排班：是指病区管理者和护士共同制定工作时间安排表。

3. 排班方式

（1）传统式排班：是目前普遍采用的排班法。由护士长对护理人员的上班时间做大致上的分配，通常是以单位所使用的护理模式、护理人员数、患者数及病情等因素作为排班依据。三八制混合排班是常见的传统式排班。

（2）循环式排班：即护理人员按照重复的排班方式实施，一般是 4 周或 6 周循环 1 次。

（3）电脑辅助的传统式排班：电脑可根据既定的排班政策及护理人员过去的排班方式来协助排班，也可帮助快速及完整地寻找过去较好的排班表，计算护理时数及统计护理人员的夜班费。

（4）自我排班：是一种由单位的护理人员共同决定后采取的以月为单位的排班过程。

（5）弹性排班方式：介于传统及循环式排班间的排班方式，由管理者根据工作的性质、患者的数量、病情，弹性调整工作时间安排的排班方式。它可以合理使用人力，提高护士工作积极性。

4. 国外护理人员的排班　国外较多采用早班（7：00～15：30）、中班（15：00～23：30）、夜班(23：00至次日 7：30) 三班制，每日实际工作 8 小时，每周工作 5 天。在美国，尤其在加州，往往一个医院内就有几种上班制度，有的病房青年护士喜欢值 12 小时连续班，采用此工作制，护士每周只需要工作 3 天。也有采用 10 小时工作制的，护士每周工作 4 天。

五、护理人员绩效考核

绩效考核是人力资源管理中的重要环节，它能给人力资源管理的各个方面提供反馈信息，是工资管理、晋升、人员使用和培训的主要依据，也是调动员工工作积极性的重要手段。

1. 绩效考核的定义　绩效考核，又称人事考核、员工考核等，是指按照一定的标准，采用科学的方法，检查和评定员工对职务所规定的职责履行程度，以确定其工作成绩的一种有效管理方法。简而言之，它是指主管或相关人员对员工的工作做系统的考核。

对大部分组织来说，有效考核员工不仅能了解个别员工对公司的贡献或不足，还可以在整体上为人力资源管理提供决定性的考核资料。由于这个考核体系不是孤立的、完全固定的，而是受多种因素影响，且与多种因素相互作用，因此称为绩效评估系统。

2. 绩效考核的功能　当今世界各国政府和企业对人员绩效考核越来越重视，主要是因为考核具有以下重要功能。

（1）控制功能：通过考核，可以使工作过程保持合理的数量、质量、进度和协作关系，使各项管理工作能够按计划进行。对员工本人来说，也是一种控制手段，员工能明确自己的工作职责，能提高员工按照规章制度工作的自觉性。

（2）激励功能：通过考核，对员工的工作成绩给予肯定，使员工能够体验到对成功的满足感，由此调动员工的积极性。

（3）标准功能：考核为各项人事管理提供了一项科学而公平的标准，管理者依据这个考核结果决定人员的晋升、奖惩、调配等。

（4）发展功能：一方面，组织可以根据考核的结果制定正确的培训计划，达到提高全体素质的目标，以推动专业的发展；另一方面，它可以发现员工的长处和特点，从而决定员工的培养方向和使用方法，充分发挥人员的长处，促进个人的发展。

（5）沟通功能：考核的结果出来以后，管理者向员工说明考核结果、听取员工的申诉与看法，并帮其分析原因、提出改进措施，为领导与员工的沟通提供了相互了解的机会。

3. 绩效考核的内容　考核护理人员绩效时，管理者所选定的考核标准，对考核结果有重要的影响。因此，对护理人员的考核最为常用的标准为个人完成任务的结果、行为、特质。

（1）个人完成任务的结果：如果重要的是结果，而不是手段，那么管理者就应对护理人员任务完成的结果进行考核。

（2）行为：在许多情况下，工作效果很难直接归结为护理人员活动的具体结果。在这种情况下，群体的绩效可能易于评价，但每个成员的贡献就很难判断。因此，管理者可对护理人员的行为进行评价，如职业态度、缺勤次数、夜班数等。

（3）特质：个人特质是最弱的一个标准，因为它离实际的工作绩效最远，但应用很广泛。如"态度好""合作""经验丰富"这样的特质，不一定与良好的绩效高度相关，但不能忽视，因此常被组织用作评价人员绩效的标准。

4. 绩效考核的原则　为确保考核的公平性，管理者应遵循以下考核的原则：①必须根据该工作职位的相应标准进行。②应考核具代表性的行为。③注重行为的改进。④营造良好的评价氛围。

5. 绩效考核的类型

（1）上级考核：医院对护理人员的绩效评估，95%是由她们的直接上司来做的。但是，有些医院已经认识到这种评估方式的缺陷。最理想的办法是由每个员工的上一级督导来考核该员工的表现。

（2）同行评议：同事的评估是最可靠的评估资料来源之一。通过同行评议，可以增加人员之间的信任、减少冲突，使人员勇于面对困难和努力改进行为，同时还能使护士提高交流技能、增加责任感。

（3）自我考核：让护理人员评估自己的工作绩效，与自我管理和授权观念是一致的。它有助于消除员工对评估过程的抵触，有效地刺激员工和他们的上司就工作绩效问题展开讨论。

（4）下属评价：直接下属的评估也能够提供关于管理者行为的准确信息，因为评估者和被评估者的接触比较频繁。但是这种评价方式存在的问题是，员工害怕给上司的评价太低而受到不利影响。因此，要想得到准确的评估结果，在评估中应采取匿名的形式。

（5）全方位评估（360°评估）：最新的绩效评估方法是360°评估法，这种方法所提供的绩效反馈比较全面。评估者可为护理人员在日常工作中接触到的所有人，如患者、家属、上级、同事等。

6. 绩效考核的方法　明确了绩效评估的内容和评估方式后，就要采用具体的考核技术来评估员工的绩效。下面介绍几种主要的绩效考核方法。

（1）书面报告法：即写一篇短文来描述一下员工的优点、缺点、过去的绩效情况、潜能和改善建议。

（2）关键事件法：将绩效考核的注意力集中在那些有效从事一项工作与无效从事一项工作的关键行为上。这里的关键是描述的重点必须是具体的行为，而不是定义模糊的人格特质。

（3）评定量表法：由于编制和实施中花费时间较少，而且还可以进行定量分析和比较，因此是绩效考核中使用的一种最古老又最常用的方法。

（4）专家复审法：是所有绩效考核方法中成本最高的，需要外请护理专家与各单位主管、护理成员与同事一起讨论工作人员的表现。

（5）多人比较法：这种评估法是在与别人绩效水平进行对比的过程中评估每个人的绩效水平，因而是一种相对的而非绝对的测量手段。最常用的3种比较方法是：小组顺序排列法、个人排序法和配对比较法。

（张丽丽）

第三节　护理人力资源管理的发展趋势

护理人力资源是发展护理事业所需资源的重要组成部分，是护理资源中最重要且最具活力的部分，其状况直接影响到护理质量的提高和护理事业的发展。我国护理人才队伍的素质、结构都将面临新的挑战，护理人力资源管理急需建立全新的思维模式和管理模式。

一、人力资源的影响因素

1. 护理服务需求的变化

（1）护理服务需求的层次增多、要求提高：随着社会进步和经济发展，人们对生活质量和健康更加关注，对卫生保健服务的期望和要求也越来越高；医学领域迅速发展，护理队伍必须不断充实并提高自身的素质，才能适应发展的需要；人口老龄化的到来，社会需要照料生活的人数越来越多，使老年护理专业的发展面临挑战；医疗保健成本迅速增加、卫生保健制度的改革，要求卫生保健系统加快改革步伐，提供优质、高效、低耗、便捷的卫生保健服务，也使得护理工作需要着眼于财力、人力的管理。

（2）医疗保健机构功能分化：传统的医疗保健功能发生变化，出现了以解决疑难病症的诊断治疗为主，具有科教研和开发新技术能力，拥有更多高水平资源的区域医疗中心和面向社区，以常见病多发病诊断治疗康复、预防保健、健康指导咨询指导为主要任务的社区保健中心。这种变化使医疗保健机构必须更合理、更有效地配置和使用人力资源，提供不同层次的卫生保健服务使大众能够得到更方便、更经济、更有针对性的服务。

（3）卫生人力的需求发生变化：随着医学模式的发展，专业分工越来越细，岗位要求越来越高，护理也变得越来越专业化，护理人力资源管理应该根据卫生人力需求这种变化，在护理人员的培训、配置、管理方面做出调整，建立相应的专科化体系，建立专科的准入制度及有梯度的学位体系。使在职护士能更好地向专科化发展，保证护理人员的质量和数量能够满足现代医院发展的需要。

我国已经进入老龄化社会，需要护理人员能够提供，包括身体健康情况监测、预防保健、慢性病治疗康复咨询指导、不良行为生活方式的健康指导等方面的服务，并将心理、社会疾病列入常规防治范畴。目前我国社区护理人力资源力量较弱，社区护理人才的教育培训也相对滞后，工作规范化程度不高，很难满足日益增长的人民群众的保健需要。

2. 经济全球化对护理人力资源管理的影响

（1）人才竞争和流动：随着经济的发展，人才竞争与流动日益频繁，如何发现、保留、发展优秀人才，使他们构成组织的核心竞争力，是人力资源管理必须认真对待的问题，护理人力资源中知识型员工占有很大比重，拥有更大的独立性、自由性、灵活性，且可替代性差。

（2）新技术与服务性工作的挑战：医学科技的迅猛发展，医疗机构的知识和服务密集的特点越来越突出，管理者应该为组织招募和培养更多高素质的员工，使传统的纯技能性的"劳动者"转变为多技能性的"知识员工"

（3）环境变化与管理变革：面对动态的环境，管理者需要不断地改变以往做事的方式和进行变革，这种变革可能是受外部因素的压力，也有可能是组织主动迎接变化，医疗卫生体制改革就是一场大的变革，变革是否成功，在相当大的程度上是人的问题，既包括管理者，也包括每一位员工。

（4）医疗安全和经济效益：现代管理中质量包含了安全和经济效益两重含义，实施全面质量管理对质量进行全面、全员、全过程的控制，不仅可以保证提供安全的服务，而且有利于在服务的各个环节重视成本控制。

二、护理人力资源的管理的发展趋势

1. 建立"以人为本"的管理模式　现代管理强调以"人"为中心，把人作为活的资源加以开发，注重人与事相宜，事与职匹配，达到人、事、职能效益最大化。护理人力资源的管理必须提升到战略高度来认识，转变管理模式，切实营造一个能够使员工不断学习、不断获取发展和积累知识的环境。

2. 实现护理人力资源管理专业化　护理管理必须在人力资源规划、员工招聘和甄选、定向和培训、绩效评估、职业发展、薪酬确定等方面与人力资源管理部门合作，才能提高护理人力资源管理的水平。管理要从建立规范入手，逐步完成从行业规范管理为主到依法管理的转变，实现护理管理现代化。

3. 培养临床专科护理人才　护理人才队伍建设必须考虑卫生服务需求发生的变化及其对人力资源需求的影响，认真做好护理人力资源规划，抓紧专科护理人才队伍的建设，培养具有较高水平、掌握专业知识的专家型护士。

4. 完善护理支持系统　目前护士用于非护理专业事务的时间较多，造成了人力资源的浪费，临床已逐步成立护理支持系统，包括改进方法和操作规程、改变工作分配的方式和护理人员的结构，将电子计算机用于患者的护理等，以较少的专业时间更有效地完成常规的非专业性的和间接的护理任务，在今后的工作中，管理者要进一步完善支持系统，包括制定职工的工作标准、安排工作计划、建立工作监视系统等，提高医院资源的使用效率。

（张丽丽）

第四章

护理人力资源分层管理

　　随着现代医学模式的建立，医疗卫生服务体系和医院现代化建设的不断推进，护理专业的内涵和外延都发生了巨大的变化，其中，最为突出的部分体现在护理人力资源管理方面。如何才能对人力资源进行高效的管理，最大限度地挖掘和利用好这一资源呢？本章主要介绍了护理人力资源分层管理的一般概念、国内外现状和现实意义，从分层、分类管理的角度，详细阐述护理人力资源的分层标准和使用方法，以期构建更为科学、合理的护理人力资源分层管理体系。

第一节　护理人力资源分层管理概述

一、护理人力资源分层管理的概念

（一）相关概念

　　1. 组织　指为了实现既定的共同目标，按照一定的规则和程序而设置的多层次、多岗位及具有相应人员隶属关系的权责角色机构。在管理的各项职能中，组织是进行人员配备、领导、控制的前提。对人力资源的投入和预测，是组织整体规划和财政预算的有机组成部分。组织有三个行为过程。

　　（1）组织设计：包括组织结构、组织机构的设计，各项规章制度的制定以及组织变革与发展的实施等。

　　（2）人员配备：包括人员编制、选配、培训以及任务划分、职责权利规定、组织授权与分权等。

　　（3）组织运行：包括信息沟通网络渠道的建设、创造必要的组织活动环境和条件以及组织力量的整合、协调等。

　　2. 组织结构　一种表现组织各部分排列顺序、空间位置、聚集状态、联系方式以及各要素之间相互关系的框架体系模式。组织结构具有三种特征。

　　（1）复杂性：指组织分化的程度。组织的分工越细，纵向等级层次越多，地理分布越广，则组织进行活动和协调人员的管理越困难。

　　（2）正规化：指组织依靠规则、规范和程序引导组织成员行为的程度。组织使用的规章制度越多，组织结构越趋于正规化。

（3）集权化：指高层管理者决策权力的集中程度。在组织中，下级部门只能以上级的决定、法令办事，一切行动听从上级的指挥。

3. 分层管理的概念　科学家泰勒针对分层管理提出：根据人的能力层次，推进分层次组织管理，可以创造出更多产出，提高劳动生产效率。产出增长的本质原因是劳动工具与劳动者能力相匹配，只有管理对象与管理手段相适应时，才能发挥人的最大生产能力。分层管理是指在特定的环境条件下，为实现管理的目标，对各管理对象进行合乎目的的精细分层，并根据各层次的管理需要，使设计、决策、计划、组织、指挥、控制、协调、用人等管理职能层次与之相适应，系统协调地整合管理资源，实现各层次管理对象的最优化，以尽可能少的要素投入，获取尽可能多的产出过程。从本质上讲分层管理是指从分层次角度找出管理理论、方法与管理对象相对应的一般性管理原理，涵盖并统筹现有的管理学理论观点，体现管理学的内在共性。其构成要素包括：①管理对象的层次性。②管理发展变化过程中的层次性。③管理技术、方法、手段的层次性。④管理的层次适配性与效果。

4. 人力资源分层管理的概念、原则和方法

（1）人力资源分层管理：一种战略规划，着眼于为组织未来的生产经营活动预先准备人力，持续和系统地分析在不断变化的条件下对人力资源的需求，并且开发制定出与组织长期效益相适应的人事政策的过程。

现代企业战略性人力资源管理必须树立人力资本投资观，要比投资物质资本更注重投资人力资本。战略性人力资源管理解决方案的基础在于要对组织的人力资源进行分层、分类的管理，核心是价值链管理，成败在于激励机制和沟通机制。从人力资源管理的角度看，人力资源价值链的三个环节具有环环相扣的内在联系。一方面，可以说，激励的依据是价值评价，激励的手段是价值分配，而激励的目的在于使价值的创造者发挥主动性和创造力，从而创造更多的利益。另一方面，价值评价和分配本身就是沟通机制的具体化形式。因此，只有在人力资源分层、分类的基础上，建立起科学的价值评估体系和价值分配体系，才能形成有效的激励机制和沟通机制，从而推动各层级员工创造出更多的价值。

（2）人力资源分层管理原则：人力资源分层管理针对不同的人力资源应该有不同的管理方式。在组织管理中，具体运用应遵循以下原则：对于核心人力资源应该采取基于承诺的人力资源管理方法，其基本含义是对核心人力资源采取的方法不要太严格，可以好说好商量，以人为中心；对于通用型人力资源也称必备型人力资源，应该采取基于效率的人力资源管理体系，即对这类人力资源的管理主要是为了获得效率；对于辅助人力资源应该采取基于服从的人力资源管理体系，要求其服从组织，听从组织的命令；对于特质的人力资源应该采取合作的人力资源管理体系，由于这类人力资源比较稀缺，但安置在一个组织里又太浪费，可以采取在需要的时候签合同，进行合作的方式。

（3）人力资源分层管理方法：人力资源管理的出发点和归宿都在于打造组织未来的核心竞争力，核心在于如何从组织现有人力资源存量中培养、锻炼出一支具有核心竞争力的员工队伍。针对这一特殊的战略性资源必须进行分层、分类的科学管理，以人为本，注重人和事相互适应，注重对员工的培训和潜能的开发，建立有效的激励机制，才能充分发挥其创造性和主观能动性，从而谋求企业与员工个人的共同发展。

5. 护理人力资源分层管理的含义和目的

（1）护理人力资源分层管理的含义：护理人力资源分层管理是从分层、分类管理的角

度对护理人力资源进行的微观管理，是根据护理人员的工作能力、综合素质的高低，将护士分为不同的层次；将病情轻重不同的患者分配给不同能级的护理人员进行护理，从而在保证护理质量、保障患者安全的同时，充分体现护士的自身价值。包括广义的护理人力资源分层管理和狭义的护理人力资源分层管理。广义的护理人力资源分层管理的对象是指一定社会组织范围内人口总量中所蕴含的具有从事护理工作劳动能力的人员总和，包括正在从事护理工作的护理人员，在读的护理专业学生和潜在的护理人员。狭义的护理人力资源分层管理的对象主要指具有从事护理工作智力和体力能力的人员，即指具有护理专业中专及以上学历，通过全国护士职业考试（或获免试资格）并取得护士从业资格证书，在医疗机构中直接为患者提供护理服务的护理人员。本章节主要阐述的是在一定区域内从事护理服务的人口总体，也包括其他护理岗位上的护理辅助人员。

（2）护理人力资源分层管理的目的：护理人力资源分层管理根据现代管理学中以人为本的管理理念为指导，进行以人为本的管理，即尊重人、爱护人、充分调动人的积极性。根据不同管理对象的需求行为，实施相应的管理模式进行有效的管理。管理活动应围绕调动人的积极性、自觉性、创造性进行，让组织成员在实现组织目标的同时，自身也得到全面发展。坚持把对人的管理放在首位；重视人的需求，以激励为主；坚持创造更好的培训教育条件和手段，优化和完善员工的心智模式；达到人与组织共同发展的目的。护理人力资源分层管理是为了充分发挥各个层级护理人员不同的工作能力，科学合理规范地使用人力资源，挖掘人才、培养人才、留住人才，在降低护理成本的同时，持续提高护理质量，以制定护理人员分层管理的方案为基础，建立和完善护理人力资源分层管理体系。

（二）护理人力资源分层管理的范畴

1. 护理人力资源分层管理的组织基础——纵向与横向权责体系的理顺　在组织结构中，职位、职权和职责是辩证统一的关系。职位是职责和职权的外在表现，职责是岗位任务的具体化，职权是履行职责的手段。三者应用于实际护理管理工作中，共同组成岗位管理的具体内容。换句话说，按照科学管理、按需设岗、保障患者安全和临床护理质量的原则，合理设置护理岗位，明确岗位职责和任职条件，建立岗位责任制度，提高管理效率。论证和确定护理人员对数量和质量的需求量并做出规划。主要任务是：确认、分析、预测和规划护理工作领域内的变革，根据医院护理服务岗位要求和护理岗位人员的更新、调动、退休或晋升预测医院内部护士人力的数量和质量的计划。人员配置的总要求是：符合专业实践标准的情况下，最大限度地满足患者的需求。同时满足卫生行政管理组织的要求。

（1）合适数量：国家卫生部 2005 年下发的《医院管理评价指南（试行）》：护理人员的数量与梯队（含年龄与学历层次）结构合理，满足保证护理质量的需要，综合考虑收治患者的数量、病种、床位使用率和周转率。病房护士和床位之比至少要达到 0.4∶1；重症监护室护士和床位之比至少（2.5～3）∶1；医院护士总数至少达全院卫生技术人员的 50%。

（2）合理结构：垂直分层和横向分类相结合。

从垂直分层上看：应考虑"战略层-管理层-操作层"的分工。国家卫生部在《全国医院工作制度与人员岗位职责》（2010 年版）中明确规定了护理部要有健全的领导体制，实行三级管理。医院护理管理体制的主要类型有：①在院长领导下，设护理副院长、护理部主任、科护士长、护士长的四级垂直管理体系。②在医疗副院长领导下，设护理部主任、科护士长、护士长的三级垂直管理体系。③在上述总体框架的基础上，规模较小的医院，可以考虑减少层次，如在院长（副院长）领导下的实行总护士长与护士长的二级垂直管理体制。

从横向分类看：应当考虑业务流程和工作职责的明晰化。医院护理岗位设置分为护理管理岗位、临床护理岗位和其他护理岗位。护理管理岗位和临床护理岗位的护士应当占全院护士总数的95%以上，具体划分界定如下：①护理管理岗位是从事医院护理管理工作的岗位，包括主任护师（护理部主任）、副主任护师（科护士长）、主管护师（护士长）。②临床护理岗位是护士为患者提供直接护理服务的岗位，包括主管护师（专科护士）护师（责任护士）、护士（床位护士）、助理护士（新护士）等。③其他护理岗位是护士为患者提供非直接护理服务的岗位。可以是门诊客服人员、病房文员、供应室和配置中心等辅助科室的护理人员。

2. 护理人力资源分层管理的定位——长期发展战略的系统规划　组织管理过程，是因地制宜的过程，是弹性应用管理方式的过程，是注重效果和效率并重的过程。组织管理应随着组织所处的内外环境变化而随机改变。权变管理即权宜管理和应变管理的合称，是指在环境条件、管理对象和管理目标三者发生变化时，管理手段和管理方式也应相应发生变化的过程。主要表现在两个方面：①在组织管理中，不存在一成不变、普遍适用、最佳的管理方式。例如，在现代管理的系统模式、开放模式和权变管理理论的影响下，护理发生了组织变革，护理模式从传统以疾病为中心的功能制护理，逐步发展成为"以患者为中心"和"以人的健康为中心"的责任制整体护理工作模式。②在组织管理中应充分授权。在组织总目标的指引下，应根据不同管理阶层、不同岗位职责、不同工作任务以及承担任务的不同员工等因素，选择适宜的领导管理方式。建立创新授权机制的前提是对组织不同层级人员职能的重新定位和再认识。

因此，要求医院必须突破传统的人事定位，从一种维持和辅助型的管理职能上升为一种具有战略意义的管理职能。站在医院长期发展战略、组织和整个人力资源管理系统的高度，思考和系统规划护理人力资源分层管理建立的目标、战略和基准，以现代组织理论中权变管理为改革的理论依据，贯彻落实公立医院改革关于充分调动医务人员积极性、完善人事和收入分配制度的任务要求，通过改革临床护理模式、落实责任制整体护理的基础上，建立护理人力资源分层管理制度框架，完善护理组织结构，积极倡导护理团队文化建设，发挥每位护理人员在团队中的作用，充分调动护理人员积极性，使不同层次间护理人员优势互补，相互促进。努力打造一支责任心强、业务技术熟练、服务态度好并且相对和谐、稳定的护理队伍，从而达到降低医疗护理风险的作用。

3. 护理人力资源分层管理的价值评价——以绩效考核指标为核心的目标管理　建立符合医院战略性人力资源管理要求的员工业绩评价系统，是当前护理人力资源管理走向客观和理性的突破口，也是进行薪酬分配和调动员工积极性的重要内容。以岗位职责要求为基础，以护理服务数量、质量、效果以及患者满意度为核心，建立公开透明、全程跟踪、动态管理的考核机制。在医院战略与业务定位的基础上，应当建立并实施护士定期绩效考核的评价制度。在评价护理工作质量时，必须把握好绩与效的尺度，既讲究效率，又考虑质量，才能持续不断地提高护理质量水平。绩效评价就是通过多种途径收集护理人员在工作岗位上的工作行为和成果的信息，并对其进行总结、分析、反馈的过程。目的在于促进护理人员的合理使用和开发，确定培训需要，提供奖惩依据，促进与维持组织工作的高效率。绩效考核评价依据，包括岗位职责、工作规范、工作制度和科室的有关规定。其中以岗位职责为基础，以日常工作和表现为重点，评价内容应包括：德、勤、能、绩四个方面。首先，通过护士的工作业绩考核、职业道德评定和业务水平测试等要素出发设计可量化指标制订评价标准（评价表格），学习标准、实施标准，根据标准进行评价。进行评价结果的总结、处理和反馈，强调的是对未来的改进。让护士了解对自己的评价结果并允许他们询问。对被考核者进行面谈，重点放在以后的发展上并帮助分析原因、制订措施。当然，考核结果与护士的收入分配、奖励、评先评优、职称评聘和职务晋升挂钩。

护理管理部门为每位护士建立个人技术考评档案，并存有个人的资质文件，包括护理注册证书或执业证明、技术准入、上岗许可等文件（或复印件），有关教育、培训和工作经历的资料等。技术评估的结果要用于岗位任职资格。

护理人员按岗位责任进行分层，每层经规范化培训后，绩效考核特别优秀的护士提前进入更高一层的培养，达不到晋级的护士继续进行本层的培养。根据继续教育和培训内容分层进行月考核、季度考核以及年终考核；每季度进行护理人员理论考核、操作考核；新护士参加护理部、各科组织的理论及技能的培训及考核；各特色专科定期组织护师、护士轮转，拓宽护士专科技能的学习和掌握，并进行出科考核（详细内容参见本书第五章护理绩效管理）。

评价方法：在公平和标准统一的基础之上统一时间进行，采取面谈、提供资料、召开会议等。

评价形式：直接领导评价、同行评价、自我评价、下属评价、组织评价。

4. 护理人力资源分层管理的价值分配——以岗位工资为基础的薪酬管理 人力资源管理中的"价值分配"的内容不仅包括工资、奖金、红利、股权，还包括职权、信息、机会、学习等。有效的薪酬制度是吸引、留住、激励高素质人才不可或缺的条件。实行岗位工资为基础的价值分配体系，不仅是对医院进行科学管理、制度管理、人文管理的必然要求，更是对公立医院改革关于完善人事和收入分配制度的迫切需求。

在分层管理的价值分配中，紧紧围绕"价值创造-价值要素的分析-价值要素评价-价值分配"这一价值链条，价值链的引导过程中组织对员工的期望，即对员工行为的"要约"非常重要，应该通过合理的薪酬结构来体现。不管是精神上的还是物质上的，分层管理一定要有相应的激励机制。如果不与薪金挂钩，可能会影响护理人员分层管理实施的效果。明确不同层次护理人员间的待遇，才能调动护士工作积极性，有助于分层工作的落实。聘用不同层级护理人员，担任不同护理工作岗位，获得对应的岗位工资，在奖金系数上体现出不同层次护士间劳动价值的差异。护理人员的个人收入与绩效考核结果相挂钩，以护理服务质量、数量、技术风险和患者满意度为主要依据，注重临床表现和工作业绩，并向工作量大、技术难度高的临床护理岗位倾斜，形成有激励、有约束的内部竞争机制，体现同工同酬、多劳多得、优绩优酬。

5. 护理人力资源分层管理的培训开发——以在职教育和培训为基础构建学习型组织 构筑人力资源竞争力，需要高度重视人力资源的培训和开发，确立在职教育培训的战略性地位，构建学习型组织，将在职继续教育和培训制度化、规范化。为全面提升护理队伍专业水平及综合能力，确保每位护理人员均具有必备的相关护理知识和技能，确保护理服务技能的一致性及连贯性，需建立全员教育和终生教育体系。有计划地、定期地对护理人员进行意识、能力、技能和经验的培训及评估，既能促使护理从业人员不断更新理念，优化知识结构，完善护理技能，提高自身综合素质的同时更好地为患者服务，提供使患者满意的优质护理，又能加强护理内涵建设和外延扩展，促进护理专业学科的发展。

护理部负责医院各层次护士继续教育培训的组织管理工作；落实医院护理专业继续教育规划及方针政策；根据医院发展战略和护理专业发展的需求，制定本院切实可行的护士继续教育和培训开发计划，分层次、分阶段组织实施，并定期对培训进行有效性评价；对科室的护士教学管理小组工作进行指导监督，保证培训计划的落实；按计划每年向科室提供各种学习信息，做好学分登记和审核工作，通过分期轮训、网上教育和参加社会培训等多种渠道，开展大规模的培训活动，逐步建设高素质的护理员工队伍；定期召开继续教育小组会，通报信息，讨论工作，并向上级领导汇报护士继续教育工作信息，确保护士继续教育工作质量。

各层护理人员承担职责不同，在职教育和培训的重点不同，其内容包括以下四方面。

（1）建立并完善护士培训制度：根据本医院护士的实际业务水平、岗位工作需要以及职业生涯发展，制定、实施本医院护士在职培训计划，加强护士的继续教育，注重新知识、新技术的培训和应用。护士培训要以岗位需求为导向、岗位胜任力为核心，突出专业内涵，注重实践能力，提高人文素养，适应临床护理发展的需要。培训及评估内容包括：专业理论和技能、质量意识、医院规章制度、国家和行业法律法规、特殊岗位技能的培训、新技术新业务的培训、应急措施等。

（2）加强新护士培训：实行岗前培训和岗位规范化培训制度。岗前培训应当包括相关法律法规、医院规章制度、服务理念、医德医风以及医患沟通等内容；岗位规范化培训应当包括岗位职责与素质要求、诊疗护理规范和标准、责任制整体护理的要求及临床护理技术等，以临床科室带教为主，在医院内科、外科等大科室进行轮转培训，夯实基础操作，提高护士为患者提供整体护理服务的意识和能力。

（3）加强专科护理培训：根据临床专科护理发展和专科护理岗位的需要，按照国家卫生和计划生育委员会与省级卫生行政部门要求，开展对护士的专科护理培训，重点加强重症监护、急诊急救、血液净化、肿瘤等专业领域的骨干培养，提高专业技术和新医疗新技术水平。

（4）加强护理管理培训：从事护理管理岗位的人员，应当按照要求参加管理培训，包括现代管理理论在护理工作中的应用、护士人力资源管理、人员绩效考核、护理质量控制与持续改进、护理业务技术管理等，提高护理管理者的理论水平、业务能力、科研、教学和管理素质，打造具有国际化水准的护理专业管理人才队伍。

（5）加强复苏技术培训：护理人员均应接受不同等级复苏技术的培训，经考核合格认定其能掌握正确的复苏技术后方可上岗为患者提供护理技术服务。对从事麻醉、急诊、重症监护等专业的护理人员应具备较高水平的复苏技术与支持技术。

6. 护理人力资源分层管理的配置——以竞聘上岗为基础的用工管理　能岗匹配原理是竞聘上岗的理论基础，干部任期制是竞聘上岗的制度基础。建立竞聘上岗的战略性人力资源配置模式，正是基于追求人才合理开发、人才合理配置、人才最佳使用的目的，通过公开竞聘的方式，搭建一个公平竞争、双向选择、人尽其能的人力资源配置的平台，更好地满足业务发展和结构调整对人力资源的需求。人力资源是一个专业发展最为关键的因素。因此，需要积极为护理人员搭建发挥潜能的舞台，协助规划其职业生涯，提高其职业满意度，以留住人才，并且按照公平、公正、公开、竞争、择优的选人、用人标准，合理配置人员，为其创造良性竞争的环境，破除身份界限，坚持按需设岗、按岗聘用、竞聘上岗，建立和形成"能上能下、能进能出"的用人机制。从符合任职条件的人群中挑出最适合、最匹配的人，使职得其才，才得其用，能岗匹配，效益最佳。通过以下方式，实施聘约管理。

（1）平级聘任：平级聘任即聘任的岗位要求与个人具备的专业技术职务资格等同。先由个人向科室竞聘工作小组提出申请，并进行述职和民主评议，科室竞聘工作小组对竞聘者所申报的材料，经审核后签字。凡参加专业技术职务竞争上岗的人员必须进行医院组织的计算机、英语、专业理论和技术操作考试并进行考核，成绩合格者，方可有资格参加竞聘。各科室对考核成绩按个人所得分数进行排队，其分数和在科内的排队名次在科室公布，根据名次同时向医院护理学科聘约委员会推荐。人事处、教育处、护理学科聘约委员会在参考科室考核成绩的基础上进行相应的资格审查、认定和准入，对参加竞聘者进行评议，按照考核标准进行量化打分，将各科室专业技术人员考核成绩汇总，对竞聘相同岗位的人员通过再次排队后，认定符合条件者进行平级聘任。

（2）高职低聘：护理部成立护理学科聘约委员会负责全院护理人员的聘任工作，将各级、各类岗位张贴公布，按照设岗人数和岗位任职条件，公正、公平、公开地进行竞争上岗。对于未通过某一职能部门资格审查的竞聘者一律降级聘任，即高职低聘；同时，对具有相应层级的技术职务人员，如其考核未达到同一级别相应岗位要求的护理专业技术人员，在个人自愿的情况下，可进行高职低聘，低聘到符合岗位要求的层级；如原技术职务为副主任护师，但是其个人综合考核达不到相应的层级（B级）岗位要求，则可以低聘到C级岗位。

（3）低职高聘：对于部分能力突出、高水平稀缺人才及有突出贡献者，如已达到相应岗位层级的技术水平要求，可适当放宽任职年限等条件的限制，进行低职高聘。但竞争聘任工作关系到每一位护理人员的切身利益，为保证竞争的客观公正性，对拟进行低职高聘的护理人员要进行严格的审查考核。

（4）转岗分流与缓聘：在竞争聘任过程中，坚持"以岗定聘、无岗待聘、落聘分流的原则"，护理聘约委员会对竞聘同一岗位的人员要进行综合评议，分项打分，实行末位淘汰制。通过排出名次后进行无记名投票表决，超过投票数2/3者方可上岗。对原所在科室无相应岗位者进行转岗分流，申报转岗分流到其他科室的人员，要再次启动聘任程序重新评议；原所在科室无相应岗位，本人又不愿意转岗者可缓聘1年。

对护士的职称晋升给予政策支持，必须出台更加合理的职称晋升条件，无论是硬件指标还是岗位名额要更具合理性和倾斜性，从根本上消除护士对前途无望而产生的消极怠惰情绪和行为，通过宏观政策的激励促使优秀人才乐于进入护理队伍，并甘愿为护理事业奉献终身。竞聘上岗极大地鼓舞了员工的斗志，有效地调动了广大护理专业技术人员爱岗敬业的积极性，也是营造有激情，有责任感，有危机意识的护理组织团队文化的良方。

二、护理人力资源分层管理的国内外现状

（一）国外护理岗位分层现状

巴肯综述了1986—2000年关于医疗卫生系统岗位分层的英文文献，将卫生技术人员分层岗位设置的必要性总结为以下几个方面。①人力的缺乏：由于人力缺乏，需要提高目前有限人力的利用率。②费用的限制：通过改变人力构成来降低人力成本或提高产出。③质量的提高：合理使用人力，获得最佳组合，提高照顾质量。④技术改进或适应新医疗措施的需

要：有效利用新的医疗技术和措施，降低不同组合或新形式的工作，将合适的员工放在合适的位置，根据需求决定员工的有效组合，调整员工角色，增强质量和员工的表现。⑤医疗机构的改革：调整员工的工作范围，增加新的工作内容和新的员工角色以适应医疗机构改革的需要。

1. 美国　美国医院实行护士岗位的分层使用和进阶制度已有数十年，并逐渐形成了层次分明的护理人员阶梯结构。每个阶梯用不同的工作描述来规范护士工作范畴，以确认相应所需的临床实践及综合能力。其分层依据是按照护理人员受教育程度的不同，在工作内容和分工上进行区分，共分为5层，依次为护理助理、登记护士、注册护士、高级临床护士和护理行政管理人员。护理助理无护士执照，工作范围仅进行一般的生活护理。登记护士经过2年的护理专业培训，参加护士执业考试合格，工作范围是协助注册护士对患者实施护理；注册护士是主体，拥有准学士或学士文凭，拥有护士执业资格，工作范围涵盖所有的临床护理工作，并指导登记护士和护理助理的工作；高级临床护士：涵盖专科护士、开业护士、护士助产士和护士麻醉士，高级临床护士均为护士的毕业后教育，工作岗位是向服务对象提供直接护理的高级临床护理人才；护理行政管理：设有护士长、护理督导、护理部主任。

2. 英国　英国护士按照所受教育和工作内容的不同，从A到H分为八个等级。A、B级护士：未经正规的护理专业培训，经短期院内培训后上岗，主要从事最基础的照顾患者工作。C、D级为从正规学校毕业的注册护士。E、F级护士为具有资深临床经验的注册护士，对下级护士有监督、指导作用。G、H级护士是指一些具有丰富临床经验的临床护理专家或护理管理者，可直接出门诊接诊患者。

3. 新加坡　将护士分为注册护士、助理护士和健康助理三类。注册护士为三年制或以上正规护士学校毕业，独立分管患者，每日随同医生查房，负责与医生沟通患者的病情及治疗，全面负责患者的各项护理工作。助理护士为2年制护士培训学校毕业，不参与各项用药治疗，不能独立主管患者，与注册护士配合管理患者，主要负责完成各项基础护理和陪送外出检查等工作。健康助理多来自菲律宾各高校应届毕业无临床经验的护理人员，经过几年的适应期，培训考核通过后可晋升为助理护士和注册护士。

4. 其他　加拿大的护理人员等级分为非注册护理员、登记护士或助理护士和注册护士三层，澳大利亚分为注册护士和录用护士，录用护士必须在注册护士的指导下进行工作。

（二）国内护理岗位分层现状

1. 香港特别行政区护理人员岗位管理分层体系　香港医院护理管理的体制为：行政总监（院长）-护理总经理（护理部主任）-部门运作经理（科护士长）-病区经理（护士长）-护士长（副护士长）-专科护士-注册护士-登记护士-文员、健康服务员。注册护士具有大专或本科学历，经香港特别行政区注册护士统一考试合格后，获护士执业证书；登记护士在院办护校培训，相当于中专学历，未获护士执业证书；健康服务员、实习护士和文员均需经过短期培训后任职。工资和职务挂钩，上一级别的工资待遇以倍数增长，责任与压力也相应增大。护理分工的明确与级别待遇的差异，使护士们有明确的追求目标。

2. 中国台湾地区护理人员岗位管理分层体系　中国台湾地区护理人员分为N1、N2、N3、N4，其工作职务有副护士长、护士长、督导（科护士长）、副主任、主任5个职别。护士有严格的晋升制度，每人必须具有护理师或护士执业执照（护理师是专科毕业生，初中毕业学5年；护士是职校毕业生，初中毕业学3年），经培训及专科训练合格，每年年底考试成绩在甲等以上才有资格申请晋升。中国台湾地区对护士的资历要求严格，注重临床护理经验的积累，以实际工作能力为条件，学历不是提升的绝对要求。N1～N4满1年以上经考试合格可提升1级，N3、N4经考试合格可以提升为副护士长，副护士长满2年可提升为护士长，护士长满3年经考试合格提升为护理督导，护理督导满5年经考试合格可提升为护理部（副）主任。

3. 大陆地区护理人员岗位管理分层体系　我国大陆地区自1979年建立了独立的护理技术职务序列，形成了一支由初、中、高3层及护士、护师、主管护师、副主任护师和主任护师构成的5级护理人员分级模式。护理教育体系也从单一的中等职业教育转向中专、大专、本科、硕士和博士多层次的、能与国际接轨的高等护理教育体系。但在临床护理工作中，由于受到护理人员数量不足等诸多因素的影响，各医院在临床护理工作内容的分配上并未体现不同职称、不同学历等各层级，临床护理人员在工作职责、工作分工上界限不清，存在不同工作经验、不同职称、不同学历护士承担相同工作内容的现象，目前可从文献中查阅到少数医院关于护士分层使用和管理的报道，但仍处于摸索和尝试阶段，尚未形成全国统一的规范和标准。

（1）技术职称分层法：与目前的职称晋升体系相配套，按护理人员不同的专业技术职称进行分层的方法。青岛大学医学院附属医院于兰贞等于2004年对专业技术职务分层细化，专业技术职务分层突破了原有的五级分类法，在原同级职称中拉开档次，将正高、副高各分为3个层次，中级及中级以下各分为2个层次，即在原来的五级职称系列基础上重新细化为十二层。在同一职称中拉开档次，配以各层相应的岗位职责进行考核。上海长海医院万蓬等将护士分层与职称体系相配套，在其课题研究中将监护室护理人员分为四个等级，并确立四个等级护理人员的岗位职责和工作内容。四个等级分别是Ⅰ级（助理护士）、Ⅱ级（注册A护士、护士、注册B护士、护师）、Ⅲ级（专业护士，主管护师）、Ⅳ级（护理专家，副主任护师和主任护师）。临床管理模式形成以专业护士为监督、注册护士为主体、护理员和助理护士为辅助的护理人员等级结构。准入标准：Ⅰ级护士包括护理员和助理护士，护理员的准入标准为初中毕业，经半年专业培训合格者；助理护士的准入标准为具备护理中专学历，工作尚不足1年或未获得护士资格证书者。Ⅱ级护士包括注册A护士必须获得护士资格，具有1～3年监护室临床护理工作经验；注册B护士必须获得护师资格或获得护士资格并具有4年以上监护室临床护理工作经验。Ⅲ级护士是指专业护士，他们必须获得主管护师资格或拥有5年以上护师资格。Ⅳ级护士是指护理专家，必须具备副主任护师及其以上资格。2007年，上海市卫生局委托复旦大学护理学院针对关于建立上海市护理人员分层次分级使用管理制度研究进行调研，将护理人员分为6级：助理护士、护士（护士Ⅰ级）、护师（护士Ⅱ级）、主管护师（护士Ⅲ级）、主管护师（护士Ⅲ级，专科方向）、副主任护师或主任护师（护士Ⅳ级），制定各级护士的定义和能力标准，并在上海市多家医院进行了临床试点，取得了满意效果。

（2）工作内容分层法：本方法按照临床工作内容对护士综合能力要求的不同进行分层。广东省卫生厅2006年出台的《护理工作管理规范》中明确指出，建立护理人员的层级管理制度，根据护理人员的不同工作内容，设立专科护士、高级责任护士、初级责任护士、助理护士等不同层级护理岗位，给予不同的工作权限的待遇，履行不同的岗位职责和工作任务。该方法要求不同层级护理人员组成临床护理团队，并结合改善排班模式，充分发挥专科护士和高年资护士优势,从而保证不同层次护士优势互补、相互督促,进而提高了护理人力资源配置效率和服务利用的可及性。北京大学第三医院自2007年实行护士分层管理,将病房护理人员分为主管护士、执行护士、基础护士。试点后在分层管理的基础上体现"责任包干制"原则。主管护士全面负责本组患者的护理工作,特别是药疗管理必须由主管护士完成。危重或需一级护理患者的护理工作(基础护理、给药、治疗及健康宣教和心理护理)均需由主管护士亲自完成,同时主管护士还要负责对下级护士进行工作指导。执行护士、基础护士在主管护士的指导下负责本组非危重患者的护理,及时发现问题,并与主管护士沟通。护理员只负责普通患者的一般生活照顾。通过分层管理既能保障护理工作质量,又能将基础护理工作落实到位,增加患者满意度。此外还有将护理人员分为责任护士、执行护士、辅助护士和专科护士、注册护士、助理护士和健康助理等的文献,其中健康助理就相当于当今的护工。

(3)工作能力分层法:广州南方医科大学附属珠江医院刘雪琴等根据核心能力的不同将护理人员划分为五层,即N1:着重于基本护理能力;N2:重点在于护理重症患者所需的能力;N3:整体性护理实践能力和教学能力;N4:承担科学研究和专科护理能力;N5:临床护理专家。在分层的基础上,结合护理工作目标的不同,对护理人员实施分层次培训,收到了较好的效果。上海儿童医学中心自1998年根据护理人员的临床能力分为五个层级的阶梯结构,分别为N0、N1、N2、N3和N4,并赋予不同的工作职责和能力要求。护理人员的职业规划可选择2个发展方向,其一是可以向临床专科护士方向发展并进一步晋升为临床护理专家,另一方向是逐步向护士长、科护士长和护理部主任等护理管理岗位发展。该结构有利于激励和实现临床护理人员专业能力提升的愿望,提高了护理人员的临床专业能力、管理能力、教育能力和科研能力,留住了优秀临床护理人才。上海复旦大学附属眼耳鼻喉科医院结合医院护理队伍的现状,制定了相应的准入标准,打破学历、职称及年资界限,将护士分为特级、一级、二级、三级、四个等级,分级标准主要以专科技能、服务质量、服务态度为主要考量指标,兼顾职称和专科护龄的差异,明确各级护士职责,工作效率得到了提高。其他如樊落等建立了护士分层级能力培养模型,按护士分层级能力进阶制度将护士分为新护士、通科护士、专科护士和护理顾问四个能力进阶层级,将分层级能力进阶模型的培训方式定为学校教育、临床实践、专科培训。跳出护士技术职称的框架,解决护士个人发展的路径,为护士的职业成长提供更多的选择和机会。刘翠等通过现况调查、专家咨询等方法对三级综合性医院创伤骨科护士进行能级划分,将上海市护理人员分为两层:护士助理和注册护士。注册护士又分为四个等级:护士Ⅰ级、护士Ⅱ级、护士Ⅲ级或专科护士以及高级护师,有利于细化工作内容和考核标准,调动护士工作的积极性,提升医院护理管理的科学化水平。

4. 我国目前护理岗位管理面临的挑战 随着我国生活水平的不断提高,医疗服务改革的不断深入,护理服务模式的不断优化,对原有护理管理方法的变革也迫在眉睫。如何科学地设定护理岗位,合理地配置护理人力,达到不同学历、职称、经验、能力护理人力资源的合理搭配,形成团队合力,达到人尽其才、才尽其用、节约成本、保证质量、提高患者满意度的目标,是当前实施护士岗位管理中急需研究和探索的课题,也是加强医院护士队伍科学管理,推动优质护理服务向更深层次方向发展,深化"十二五"期间医药卫生体制改革、全面推进公立医院医疗服务质量提高的重要举措。岗位管理其目的是通过对护士岗位职责的界定和管理，通过绩效考核，使护理人员的付出与薪酬待遇相匹配，更好地调动广大护理人员的工作积极性，促进护理队伍的健康稳定发展和护理质量的提高。目前我国仅能从文献中查阅到少数医院关于开展护理人员岗位管理的文献报道，绝大多数医院的临床护理工作未实行分层能级管理。即使有少数医院已开始进行护士岗位分层管理的摸索和实践，但在逐步推行过程中，还存在许多需要重视和关注的问题，包括：①由于受长期传统观念的影响，许多管理人员和护理人员对实施护士岗位管理的重要性、必要性和紧迫性认识不足。②护理岗位管理分级标准的评价体系主观指标多、客观量化指标不够全面，其结果的可比性、推广性有待更多的实践检验论证。③护理人员总体数量上的不足，尤其是中班、夜班护理人力配置薄弱，导致临床护理工作中，护理工作内容具体分工上很难严格区分，不能充分体现不同学历、不同职称、不同工作经验护理人员因工作能力不同而导致的护理质量和效率的不同，护理排班结构不合理所致护理质量不稳定的现状。④各医院以临床实践为主，缺少科研支撑依据，在护理岗位设置、护士配置等方面内容不够量化、细化，深度挖掘不够，目前尚未形成适应中国国情、有实际指导意义，可在全国全面推广的样板式岗位管理分层模式。

综上所述，实施护理人员岗位管理能为各级管理者从人员结构上合理地、恰当地搭配各班次护理人力，优化护理队伍结构，提高护理质量和患者安全，达到促进优质护理服务长效实施和推广的目标。国外的护理人员岗位管理体系建立较早，各级护理人员层次分明、岗位责任明确，现已比较成熟和完善。我国目前护理人员岗位管理体系还处于摸索和尝试阶段，建立适合我国国情的、全国统一的护理人员岗位管理体系的规范和标准，还需要在实践中进一步的研究和探索。

三、护理人力资源分层管理的意义

(一) 个人层面的意义

1. 护理人力资源分层管理，有利于调动各级护理人员的积极性　实行护理人员分层管理、聘约管理机制，对各护理岗位进行风险度测评，并与薪酬制度改革相对应，聘任政策向急诊科、综合重症监护、神经内外科、呼吸科等高风险岗位倾斜，实行高风险、高责任与高待遇一致，避免高风险岗位护理人员缺编又缺薪，亦避免高责任、高风险而低报酬，使关键的人在关键的岗位上，这样不仅可以有效地降低用人成本，而且可以提高护理人员的专业满足感。同时，聘任在岗的人员要格外珍惜机会，在其岗、负其责、尽其能，发挥出更大的作用，形成争着干、主动干、比技术、比水平、比服务的浓厚氛围。

由于护理工作内容分工和岗位职责明确，增强了护理人员积极参与的意识，有利于护理价值体现和护理工作开展，兼顾效率和质量，使护理人员满意度大幅提升。例如，充分尊重团队中的高年资护理人员，在保证服务质量的前提下，减少了对护理人员的控制，在任务分配、工作程序、工作方法等方面给予适当的自主权，以获得较好的工作绩效。在一些重大的问题决策上听取意见，让其体会到劳有所为，劳有所用。对于责任护士多采用激励机制，并建立平台让其大显身手，如进修、操作比赛、讲课、担任专业护士角色等，使其心理、精神、社会需求得到满足，增加归属感和使命感。新近加入团队的护理人员，首先使其融入组织中，重视对组织价值观的认识和培养，加强初级护士职业态度和职业道德教育，在规范自身行为的同时，提高其对从事护理职业的认同度和热诚度。

2. 护理人力资源分层管理，有利于护理人员自身素质的提高　随着护理学科的发展，护理工作的职业功能不断扩展，护理人员在以患者为中心的临床工作中承担多种角色，这就要求护理人员必须具备良好的综合素质，但我国护理队伍的整体现状还不能完全满足护理学科内涵发展的需要。旧的护理体制仅限于把执行医嘱作为护士的唯一职责，限制了护士主观能动性的发挥，高素质的护理人才往往因学非所用和没有条件掌握更多的知识，对如何增强自身对患者提供健康教育和咨询能力而感到深深困惑。随着医疗模式的转变、责任制整体护理的开展、优质护理服务的推行，迫切需要护理人员运用所学医学、人文、护理和心理学知识，促使其加强业务素质的学习，主动进行思考、分析、判断，及时发现患者的细微变化，为诊断、治疗和护理程序实施提供可靠依据。

通过实施分层管理机制，对各级护理人员提出了明确的职责要求，有利于形成激励机制，调动人员的积极性，发挥其创造力。实行护理人员的分层使用，实现了护理人员从单纯的数量增加到质量提高的转变。在护理人员少、任务重的前提下，进行岗位设置，建立护理队伍的层级结构，大大激发了护理人员的工作热情，调动了护理人力资源的潜能，使护理人员通过不断学习、自我完善，既保证了护理质量，又提高了整个护理队伍的综合素质，使护理队伍人才质量有了明显提高，从而使同等的护理人员数量的配备都能收到事半功倍的效果。

护理人才的成长离不开前进的动力，只有看到工作的前景才会感受到职业的吸引力。分层次使用护理人员，为护理人员提供了一个能充分发挥才干、培养创新能力和创造能力的机会。新护士为了落实和提高基础护理的质量，加强基础理论知识的学习和基础技能训练；责任护士为了更好地实施健康教育、回答患者及家属提出的问题，必须加强专科知识和理论的学习；专科护士及时了解和引进新业务、新技术及护理研究新进展，以期更好地指导、分管护士的工作，提高了护理专业的技术含量。特别是在临床工作中遇到的问题，年轻、低年资护理人员可以及时找到上一层级高年资的护理人员寻求帮助和解决。临床工作的监督与指导将是高年资护理人员发挥重要作用的平台。在实际工作中，可以更容易发现工作中的误区，并且明确指出下一层级护理人员行为规范不足之处，以及这种行为所导致的后果及处理解决方法。只有从思想上提高认识，规避风险，才能使其真正的领悟，今后避免犯类似的错误。

在竞聘上岗、评聘分开的过程中，有少部分人考核不过关，无法实现评聘，主要是在业务技术、科研带教等方面尚有一定的差距。这部分人一般只能作为高职低聘的对象，而高职低聘本身就是对人的一种鞭策、促动、激励，可以激发人的潜能。因此，高职低聘者会在岗位上更加努力地工作以增长技能和本领，努力地提高自己的综合能力，为下一轮聘任做好准备。分层管理中新的岗位层级设置使职称与能力相符，高职称就要具有高能力，即应在具备较高的理论水平和专科技能的基础上，同时具备较强的科研、教学等综合能力。着力培养护理高层次创新人才和一线的创新人才，增强自主创新能力，促使高职称人才向创新型人才转变。护理人员还要定期学习新理论、新技术、新仪器的知识及使用技能，激励其不断学习，勇于创新，使多年来养成的"熬年头、拼文章、一朝评上，终身受用"的专业技术职务评聘累积的弊端一扫而光。因此，分层管理能不断促进各个层面护理人员自身素质的全面提高。

（二）管理层面的意义

1. 护理人力资源分层管理，深化了公立医院的护理改革　有利于医院人力资源的合理调配和科学管理，护理人力资源是推动医院建设和发展的重要组成部分。医院发展离不开护理人员综合素质的提高，护理人员的个人发展也离不开医院的环境，两者具有目标和利益上的一致性和共存性。合理的人力资源配备、科学的分层标准以及待遇的明确等保障分层工作的实施，是深入贯彻落实《护士条例》的具体措施，也是公立医院改革关于完善人事和收入分配制度的任务要求。

首先，实行护理人员分层管理，医院加大对护理人员的配备和投入是必要的前提。护士短缺直接影响护理质量，人力资源的合理配置是提高护理质量的关键，护理人员的短缺已成为当前制约护理事业发展的瓶颈。医院应进一步科学核定护理人员的编制，在没有充足人力配备的情况下，护理人员只能按部就班地完成手头的工作，工作质量的持续改进无法得到保证。分层管理一方面需要体现护士的知识技术价值，另一方面更需要人力配备达到标准。而且，在我国医院管理中普遍存在不同程度地重视医疗，而轻视护理的现象，护理人员接受继续教育的机会普遍较少，外出学习、出国进修和培训的机会更是凤毛麟角。医院管理者适应形势、更新观念，认识到了保证合理的人员配置对医院发展的重要性，使医院与护士的双赢，让护士与医院共同实现可持续发展。积极开展护理人员新技术岗位能手活动、中青年医务人员技能大赛，加强护士长选拔模式、培训目标的管理，对素质好、培养潜力大的年轻专业技术职务人员开展职业生涯设计规划，加快培养；对重点专科技能的拔尖技能人才，可优先招聘录用，促进高水平、高素质人才更快、更好地成长。目前，国家和政府对护理事业给予了高度重视，通过制定一系列法律、法规和相关条文，引导护理工作逐渐走向规范化、专业化。2005年国家卫生部颁布实施的《中国护理事业发展规划纲要（2005—2010）》中已经明确提出要实施护士的分层次使用，极大地推进了护理人员分层管理的开展。

其次，医院结合自身实际情况和战略目标，对护理人员分层管理，各级、各层的岗位标准从学历、技术职称、任职年限、工作量指标、论文的层次及发表刊物的级别、科研获奖的级别等细化、量化，对各层次的人员提出了切实可行的岗位职责要求。在我国，不少医院还存在护理工作范畴不清晰、辅助支持系统不健全等相关问题，护理人员承担了大量非护理范畴的工作；护理人员分层使用未能充分体现，导致高年资护士工作积极性较低。经过分层管理，职能部门进行多指标测算护士人力，重新整合设置护理编制；整合人力成立患者陪护中心，以满足患者临时性服务需求，缓解护理人力的不足；成立护理应急备用组织，建立调动灵活的护理人力资源支持系统，以提高各种突发事件的应对能力。护理人员分层管理的实施，为行政部门确立政策导向，完善配套制度，制订工作方案和细化相关要求，提供有力依据。

再次，护理人员分层管理，有利于医护间的合作，积极建设一支与医疗并驾齐驱的高质量的护理服务队伍。责任护士对自己分管的患者了如指掌，每日跟随床位医生查房时，了解了医生的治疗方案，并能在执行过程中观察疗效；及时提供病情变化的信息，参与讨论病情和治疗方案，给医生提供合理建议；或者提醒医生开医嘱，严格把关甚至堵住医生差错，确保医疗和护理的安全；而医生对护理过程中治疗或检查项目存在疑问，只要核实身边的责任护士，就能发现问题解释缘由并及时处理，而未实行分层管理前，凡事需要找护士长协调解决，护士长再查当班人员，如果恰好当班人员轮休或值夜班，则难以问清缘由，中间环节繁杂，花费时间较长。因此，护理人员分层管理使医护间配合默契，得到了医生的尊重和认可，同时也激发了护士的进取心。

2. 护理人力资源分层管理，探索了护理管理的新模式　有利于护理岗位管理试点工作的开展。护理人员分层管理充分体现了现代管理学中以人为本的新理念。护理管理者不仅要有丰富的医院护理管理经验，还必须掌握和运用科学的管理方法。在组织内部，可以发现、选拔、培养优秀护理人才，促进组织与人员的协调发展，为组织提高服务质量和降低服务成本提供有力保证，也是加强组织间竞争力的支撑点。《中国护理事业发展规划纲要（2011—2015）》中明确提出要以推进医院实施优质护理服务为抓手，以实行岗位管理为切入点，将不同工作经验、技术水平、学历、专业技术职称的护理人员与相应的岗位任职条件相匹配，实现护士从身份管理向岗位管理的转变。

随着护理服务模式的转变，要求对护士的岗位职责加以界定和管理，使护理岗位的设置和管理步入科学管理轨道，促进护理人员的劳动付出与薪酬待遇相匹配。分层管理也是制度化管理与柔性管理的结合。在日常工作中人员管理有度，关心科室团队成员，使其保持工作热情度。建立护护协作的有效沟通平台，让护理人员了解科室发展的目标和工作方针，以期得到认同。对有些人实在不能融入科室，偏离组织目标，可建议其离开现有岗位或调换科室等，这样更有利其职业生涯的发展。

有些情况下，经验丰富、业务能力强的护士，可能由于体力或精力等自身因素不能胜任夜班和较高强度的体力劳动，需要有合适的岗位安排她们，否则，其中有些人很有可能从临床一线甚至护理岗位上流失。有相当一部分人认为，护士的工作内容看起来好像技术含量不高，究其主要原因是护理人员没有将深层次的工作内涵体现出来。某项护理操作可能谁都能做，谁都会做，但每个人做出来的质量不一样，取得的效果也不一样。例如，铺床和扫床过程中，就可以包含与患者的沟通交流、生命体征的观察和对家属的情感支持等。在临床护理管理工作中，在护士长的领导下实行病区管理，护士长抓总的方面，高年资专科护士抓细节。护理管理者也要积极引导，发现高层级护士与低层级护士的不同，从而使她们哪怕在扫床中也能发现各自的价值所在。这种直接、逐层、分类管理的方式，与传统护理平台化管理的方式相比，显得更及时、全面、有效。

因此，通过护理岗位管理试点，建立科学的护理人员分层管理体系，在人与岗的互动中实现人与岗、人与人之间的最佳配合，以充分发挥人力资源的潜力，谋求工作效率的提高。护理岗位管理试点工作的开展是丰富护理内涵，拓展服务外延，突出岗位特色，体现护理服务人性化、专业化和规范化的具体表现，更是进一步规范使用和合理调配护理人力，最终实现护理人员能岗对应的科学管理模式。护理人员分层管理，不仅探索了护理管理新模式，更促使护理管理水平显著提高。

（三）社会层面的意义

1. 护理人力资源分层管理，有利于稳定护理队伍，促进护理学科的发展　护理人力资源分层管理的目的并不仅仅是为了培养专科护士和护理专家，更是为了给每位护理从业人员提供一个前进的动力和追求的方向。随着既定的目标，通过自身的不断努力，低层级的护士能朝着更高的级别晋升，也为后备护理人才储备和选拔提供依据，是促进护士职业成长的动力和事业发展的契机。

据相关研究显示，我国医院临床护士数量不足问题一直存在，流失严重并且随着患者需求的增加和医院规模的扩大而产生质的改变。在护理人力资源分层管理运行过程中，各级护理人员的工作能力与工作内容相适应；在不断地护理实践中，充实和完善护理人员工作岗位的内容；激发护理人员的工作热情，增强高年资护士的信心，在临床上有了用武之地，年轻护士奋发努力，看到了自身专业发展的前途和希望，学习态度由过去的消极被动变为积极主动；各级护理人员尽职守则，安心工作，明确各层次人员的职责定位，使护理工作有章可循。而且，随着护理人员责任感和竞争意识的增强，责任制整体护理的效率和质量不断提高。由此可见，分层管理充分体现了人才价值观念在当今的护理管理工作中日益得到重视，建立合理的人员配备组织梯队，稳定临床护理队伍，使高年资、高职称、高素质的护士留在患者身边，承担临床护理患者的重要角色。扭转护理人员不愿从事直接护理工作，一线护理人员大量流失的局面，为护士合理流动打下基础，从而保障了护理事业健康、持续、有序发展。

2. 护理人力资源分层管理，有利于患者诊疗康复，使患者和家属满意　2010 年优质护理服务示范工程的目标是患者和家属满意。护理人力资源分层管理不是人为地将护理人员分成三六九等，而可以看作是护理组织中一个粗线条的准入制度，目的是更好地保证护理工作质量，更好地为患者提供服务。护理人员分层管理是对"以患者为中心"的现代护理模式的很好诠释。不仅为患者提供专业化的护理服务，保证了患者安全和诊疗康复，提高了病区的护理质量，还减轻了家属心理和生理上的负担，以高水平优质护理服务满足人民群众迫切需求，切实符合临床实际护理工作的需要。责任护士负责患者从入院到出院，乃至出院后的跟踪随访的全过程。每日跟随医生查房，熟悉并掌握患者的诊断、治疗方案与心理特点，对患者全程评估、做出护理诊断并制定日常工作计划，下护嘱实施相应的护理措施或修正护理措施，进行效果评价，使患者得到全面的、全程的、系统的整体护理。特别是急症、危重症患者，护理人员的思维判断和技术水平对于他们的预后起着重要的作用。建立高职称护理专家会诊与查房制度，科室内遇到疑难危重患者时则由护士长报告护理部，护理部组织相关科室具有高职称的护理专家会诊，解决护理工作和护理管理中影响护理质量的重大或疑难问题，以此全面提升疑难危重患者的护理质量。

科室形成了层次分明的组织结构，分级质控，责任明确。责任组的相对固定使护理工作从护士个人单独执行转变为责任小组共同完成，8 小时工作、24 小时负责制使护士对患者的病情、治疗情况掌握更明确，护理服务更精细到位，为各项护理质量目标的实现奠定了基础，保证护理工作的基础质量与安全，使患者对护理工作的总体评价明显提高。分层管理对于具体的护理工作内容逐层涵盖，换句话说，也是护理技术操作的基本准入标准。床位护士质控和协助辅助护士的工作，责任护士每日监控本组护嘱落实情况，护士长定期或不定期检查各项工作质量，每月至少召开一次护士民主会议，将检查结果公开，并讨论整改措施。由于各层次护理人员各尽其责、各司其职，加强了病情观察和床边护理，床位护士和助理护士把基础护理和生活护理真正落到实处，减少患者家属的陪护，帮助其减轻负担。责任护士重点抓好对下级护理人员的质控、指导和专科操作，加强了病区的技术力量，严格把好护理质量关，使各项基础护理工作和健康教育工作的落实得到保证。

（王昙如）

第二节 护理人力资源分层使用

一、护理工作流程优化

（一）流程再造与优化

美国学者迈克尔·哈默和詹姆斯·钱皮在 20 世纪 90 年代初提出企业流程再造（BPR）理论，在企业界兴起了一个管理变革浪潮。他们提出，企业流程再造是对组织的作业流程进行根本的再思考和彻底的再设计，以求在成本、质量、服务和速度等各项重要的绩效标准上取得显著性的提高。其目的是在成本、质量、服务和速度等方面取得显著性的改善，使得企业能最大限度地适应以顾客、竞争、变化为特征的现代企业经营环境。企业进行流程再造的具体做法，就是充分借助现代信息技术，以业务流程的彻底变革为核心，突破传统的"职能分工"概念，通过辨识、分解、评估业务流程中各个环节，对不必要的流程进行删除、压缩、整合、外包，以有利于开发客户价值为标准，重新设计业务流程，重新建设组织架构，重新改造经营管理模式。整个流程再造过程其实就是一个对传统企业管理方法和理念加以颠覆、重组、更新的过程。企业流程再造理论具有很强的指导性和重大的变革意义，但在实践中应以流程再造或者流程优化来推进，即尊重路径依赖理论，通过渐进式的持续优化来实现。

1. 流程的定义和共性

（1）流程：亦称过程与程序，是完成一项或多项工作任务的一系列逻辑有序的活动，ISO9000 的定义为过程，是一组将输入转化为输出的相互关联或相互作用的活动；程序是为进行某项活动或过程所规定的途径。优秀的流程包含四个特点：正确、廉价或便宜、容易或简单、快速，即在保证正确的流程输出的前提下，尽量使流程快速、容易和便宜（减少资源投入，也降低成本）。

（2）流程的共性：不同企业有形成不同的流程，但都含有共同的特性。

（3）流程管理：一种以规范化的构造端到端的卓越业务流程为中心，以持续的提高组织业务绩效为目的的系统化方法，它以业务流程再造与优化为基础，包括规范流程、优化流程和再造流程三个层面。

2. 流程再造与优化的概念

（1）流程再造：在对一个组织原有作业流程深刻理解和科学分析的基础上，以顾客为导向，对原有流程进行系统性重组设计，增加有价值的内容，以达到改善质量、提高效率、降低成本为目的的工作过程。流程再造的核心是面向顾客满意度的业务流程，而核心思想是要打破企业按职能设置部门的管理方式，代之以业务流程为中心，重新设计企业管理过程，从整体上认清企业的作业流程，追求全局最优，而不是个别最优。

（2）流程优化：指在企业经营和内部管理运营（理念、产品、服务、模式、方法等方面）未发生主动、明显改变的情况下，对现有业务流程自发地、持续地进行自我改造、调整，实现流程绩效和组织绩效的持续改善提高。流程优化的根本宗旨是沿袭业务流程原有路径依赖，通过自发的、持续的、渐进的流程改进，实现流程绩效和组织绩效持续、稳步提高，从而保持企业在竞争中获得领先的竞争能力。

3. 流程再造与优化的主要方法与步骤

（1）流程再造包括四个主要方法

①合并相关工作：如果一项工作被分成几个部分，而每一部分再组分，分别由不同的人来完成，那么每个人都会出现责任心不强、效率低下等现象。而且，一旦某一环节出现问题，不但不易于查明原因，更不利于整体的工作进展，在这种情况下，企业可以把相关工作合并或把整项工作都由一个人来完成，这样既提高了效率，又使员工有了工作成就感，从而鼓舞士气。

②按流程自然顺序：在传统的组织中，工作在细分化了的组织单位间流动，一个步骤未完成，下一步骤开始不了，这种直线化的工作流程使得工作时间大为加长，如果按照工作本身的自然顺序，可以同时进行或交叉进行。

③不同的业务不同的方式：根据不同的工作设置出对这一业务的若干处理方式，这样就可以大大提高效率，也使工作变得简捷。

④模糊组织界线：在传统的组织中，工作完全按部门划分，为了使各部门工作不发生摩擦，又增加了许多协调工作。因此，流程再造可以使严格划分的组织界线模糊甚至超越组织界线。

（2）流程优化包括四个步骤

①流程评估：本阶段的主要功能是评估、分析并发现现有业务流程存在的问题和不足，实现途径包括绩效评价、事故检讨、客户反馈、检查控制和学习研究等。

A. 绩效评价：根据企业、部门的目标绩效完成情况，分析评估相关业务流程的质量和运作状况。

B. 事故检讨：企业运营过程中发生较严重的事故时，应分析评估相关业务流程的质量和运作状况。

C. 客户反馈：流程客户（直接、间接客户和内部、外部客户）通过投诉、抱怨、调查反馈、消极反应等方式传递意见时，应分析评估相关业务流程的质量和运作状况。

D. 检查控制：主动性地对相关业务流程的运作状况进行定期或不定期的检查以及管理部门在行使审核程序时，都可以分析评估业务流程的质量和运作状况。

E. 学习研究：组织和个人在主动的学习过程中，以及在做标杆研究时，都可以对业务流程的质量和运作状况进行分析评估。

②流程分析：本阶段的主要功能是分析流程评估中发现的问题和改善机会，为下一步改进行动提供指引，分析内容包括性质分析、原因分析、干系分析和实施分析。

A. 性质分析：对流程评估中发现问题影响面和严重性进行分析，判断其类别和性质。

B. 原因分析：分析探寻问题产生的原因机制和影响因素。

C. 干系分析：分析存在问题及潜在的解决方案影响，涉及哪些关联方，对这些关联方影响的程度及其可能的配合程度如何等。

D. 实施分析：分析对发现问题进行优化改进的必要性、可能性、时间性和是否涉及关联流程的同步优化，即回答是否有必要改进、是否能改进、是否现在改进、是否需要和关联流程同时改进几个问题。

③流程改进：本阶段主要功能是在上述分析基础上，对现有业务流程当中发现的问题展开修改、补充、调整等改进工作，研究方法包括访谈法、头脑风暴法、Delphi 法以及标杆学

习法。

A. 访谈法：与流程关联方进行直接的、开放式的当面深度交流，获取有益信息和解决建议。关联方包括业务流程的客户、供应商、生产者和管理方等。

B. 头脑风暴法：包括流程优化人员和关联方人员在内的群体，采用头脑风暴法集思广益、群策群力、互启互动，获取开创性的解决建议。

C. Delphi 法：选择相关专业人士，通过独立的专家意见表述和背对背辩论，获取专业性的独立解决方案。

D. 标杆学习法：寻找和研究同行业或跨行业一流企业的最佳实践，通过比较、分析和判断，寻求自身改进的可行性方案。

④流程实施：本阶段的主要功能是在对业务流程修订改进后，付诸实际操作运行，主要实施步骤有签署发布、宣传培训、现场指导和检查控制。

A. 签署发布：对改进后的新流程完成审批后予以确认发布。

B. 宣传培训：实际上是新流程在企业内部的营销推广，使相关各方理解、接受并实际操作使用新流程。

C. 现场指导：通过深入现场亲自监督、检查、指导以保障新流程的正确实施。

4. 检查控制：对新流程试运行过程中执行情况和实施效果进行检查、监督、纠正，评估流程改进效果，如出现异常及时组织调整，试运行成熟后使之在操作中成型固化。

随着企业的持续经营和新流程的实施运营，又重新进入流程优化"4A"模型的评估阶段，开始一个新的流程优化循环，这样持续改进，不断优化，实现业务流程自发地、持续地进行自我改造、调整，流程绩效和组织绩效持续改善提高。

（二）护理流程再造与优化

随着患者对健康服务需求的不断增加，提高护理服务质量，更好地满足患者的需求显得日益迫切。只有具备卓越的技术和服务品质，才能满足现代顾客的需求，服务品质的核心是顾客满意，关键是流程。科学合理的工作流程时刻贯穿在医院及护理管理中的方方面面。

1. 护理流程与护理流程再造的定义

（1）护理流程：医院流程是医院实现其基本功能的过程，可分为行政管理流程、医疗服务流程和后勤保障流程。医疗服务流程是其核心流程，护理流程属医疗服务流程的范畴。它是把每项护理工作按合理的程序组成一个环环相扣的工作过程。护理流程是督促护理人员全面落实各项护理工作的指南和规范，是合理安排护理工作、完善各项服务措施、加强护理管理、提高管理效果的有效保障措施。护理工作流程的设置不仅是医院管理的需要，也是护理质量控制的需要，更是护理学科发展的需要。护理流程管理就是把流程管理的理念融入护理质量控制体系中，促进护理质量管理水平的提高。护理质量提升的过程就是一个护理质量流程不断规划、优化和改进的过程。

（2）护理流程再造：是在对护理流程深刻理解和科学分析的基础上，以患者为导向，对原有工作流程的薄弱和隐患环节实施业务流程再造，对不完善的工作流程实施重建，通过对原工作环节进行整合、重组、删减等，建立起流畅的服务链，形成以提高整体护理效益、减少医疗意外为核心的护理过程。通过护理流程再造使护理工作有预见性、计划性，护理服务更主动、更超前、更有条理，避免工作中的遗漏和疏忽，进一步规范了护理行为，有助于切实提高护理质量。

2. 护理流程的目标与分类

（1）护理流程的目标：护理管理和护理服务需要通过流程的运作来创造价值，护理流程再造是以患者需求为导向，以患者满意为标准，以流程为改造对象，通过对流程的根本思考和分析，采取废除、合并、分散、增加、改变、简化的策略，对原有流程进行优化或重新设计，建立起流畅的服务链，产生出更有价值的结果，从而获得绩效的巨大改善。通过护理流程再造达到以下四大目标：①简化工作过程，提高运作效率。②挖掘人的潜能，降低服务成本。③满足患者需要，提高满意度。④保持竞争优势，取得合理效益。

（2）护理流程内容分类：分为核心工作流程、护理操作流程和质量控制流程。

①核心工作流程：包括各班工作流程，如主班工作流程、中班工作流程、治疗班工作流程、小夜班工作流程、大夜班工作流程等。护理人员按照护理流程实施每班工作，分工明确，责任到人，使患者得到更快速、便捷的服务。

②护理操作流程：包括各项护理活动流程，如静脉输液流程、晨间护理流程、患者入院流程、住院接待流程、患者出院流程等。工作流程细化到从患者入院宣教，每项技术操作、每项护理服务，一直到患者康复出院的每个护理工作项目环节。

③质量控制流程：包括对病房各项护理质量进行控制的流程，如基础护理质量控制、整体护理质量控制流程、急救物品质量控制流程等。护理工作也从简单完成任务变为以患者为中心的多方面、全方位、全程的护理服务。

3. 护理流程再造的步骤　护理流程再造坚持以管理学家迈克·哈默教授提出的流程再造三个核心原则，即坚持顾客导向原则，坚持以人为本的团队式管理原则，坚持以流程为中心的原则为框架，结合护理工作特点、患者需求来设计和再造流程。

（1）制定护理流程：制定护理流程是根据日常的护理活动的顺序和职责，用流程的思路绘制出流程图，采取先试验后推广的原则制定出患者入院、出院、转科、转院流程、输液流程、各班次工作流程、护士长日常工作流程。试行护理流程初见成效后，在病区实施全面流程管理，再制定出抢救流程、健康教育流程、各种仪器使用流程及物品消毒流程等。护士长要认识到护理流程思想是工作思维的一种模式，是管理过程的一种方法。

（2）执行护理流程：执行前护士长组织全科护士学习流程理论知识，讲解实施护理流程的意义、方法及要求，指导护士按照护理流程进行工作，每日用流程图对其执行情况进行检查督导，并将检查结果在下班前反馈给护士，促使其熟练掌握并正确实施护理流程。

（3）护理流程的优化、再造

①寻找关键环节作为突破口：护理工作流程的再造与优化紧紧围绕提供患者住院期间所有治疗和护理照护为目标，以能够全面真实地反应护理工作量为设计指导，由研究者组织护士长、护理骨干参与流程再造的设计讨论，评估原有护理流程的具体情况；分析患者需求，建立能满足患者需求的质量目标；对现有流程分析，寻找问题关键点和解决问题的突破口，结合目前临床工作的具体情况，细化患者住院期间的各项护理照护需求，并体现在护理工作的流程设计方案中。内容主要包括与患者关系最密切的流程，如入院、出院流程；不合理的且对实行优质服务阻碍最大的流程，如备药、配药流程；最容易成功且最能获得护士支持和参与的流程，如体温计消毒流程。要关注重要环节，关注危险因素如同名同姓等；关注对接口，如急诊-病房-手术室；关注习以为常工作，如术前针、基础护理等；关注边缘工作，如出院后患者化疗医嘱、大型液体、用物的清点工作。

②借鉴企业流程再造方法以入院流程为例：应用"IT"（工业工程技术），"5W1H"（why、way、who、where、when、how）设问，运用取消、简化、合并、重组四种方法，对原流程进行改进，增加符合新形势、满足患者需求的环节，制定出新的入院流程图。

（4）效果评价：评价指标主要有患者住院时间、住院患者抗生素平均使用率、患者住院费用、手术时间、术后并发症的发生率、护理缺陷发生率、医疗护理质量、住院患者的满意度、医务人员满意度等。

4. 流程再造后的应用　护理流程再造后实施应用是关键。再造好的工作流程能够顺利地应用于临床护理工作实践、使患者受益，其关键是所设计的流程必须贴合临床实际，使新流程容易被护理人员接受、可实施性强。护理人员是流程应用的实施者，护理流程再造后需要得到护理人员的支持与参与，才能使再造的工作流程真正发挥服务于患者的作用。护士长对新护理人员护理工作流程进行培训，并将培训内容在护士站固定位置放置，以方便护理人员定期或不定期阅读学习，加深对再造护理流程的理解和认识，优化的流程在所有的护士知晓后方可执行，工作中不得随意更改流程。护士长进行质量控制，现场督察，落实-检查-再落实-再检查，有利于护理再造流程的贯彻和实施，使护理人员明确各流程的服务要求，在工作实践中按流程要求落实各项护理措施，以便更好地为患者提供护理服务。

5. 护理流程再造的意义

（1）避免工作遗漏，提高了患者的满意度：在实施护理流程管理前，由于各班职责较笼统、无系统程序、责任不明确、工作中难免有遗漏之处，易使患者不满意，护士长检查工作成了查漏补缺，工作很被动。实施护理流程后，按护理流程图工作，分工明确、责任到人，患者得到更快速、便捷的服务，备药、配药流程、输液流程、入院、出院流程等使护理工作从简单的完成任务变为以患者为中心多方面、全方位、全程的护理，患者满意度显著提高，护理流程图使护士在不同岗位上能够更快速、准确地掌握各班次的工作细节，避免工作遗漏，护理缺陷发生率降低，保证了护理质量。

（2）保障医疗护理安全，提高了护理工作效率：护理管理和护理服务都通过流程运作，护理流程的实施，将质量管理从环节上理顺，使护理服务环环相扣，护理流程设计合理，使护理工作有条不紊；使新上岗护士、转科护士能尽快适应新的工作环境，缩短适应期；入院流程减少了患者不必要的等待时间；对护理工作的落实，护士长只需检查流程中的薄弱环节并进行重点督促和控制，从而推动质量管理流程化和程序文件化，提高了工作效率，实现护理工作的科学性、标准化和规范化。

（3）建立护理核心流程，促进了护理质量持续提高：流程再造、优化、规范实际上是不断强化工作薄弱环节的过程，护理流程的优化是通过医院、护士、医生、患者共同协作完成的，是保证医院健康发展，提高护理质量的重要条件。提高护理质量水平，促进患者全面康复是护理工作的核心目标，也是提升医院效益的重要方面。因此，提高护士优化护理流程意识，建立以服务患者为中心，以简便、安全、快捷的护理服务为条件，明确护理业务流程意义的护理程序，保证护理前后的连续性、一贯性，提高护理质量和管理意识。

二、护理工作模式的创新

在当前全国卫生系统开展的"优质护理服务示范工程"活动中，护理工作模式改革是一项重要内容，结合我国国情及护理发展需求，进行护理工作模式的研究和探索具有十分重要的现实意义。近几年，我国已出现了许多新的护理工作模式。

（一）护理工作模式、护理模式的概念及其相互关系

1. 护理工作模式　一种为了满足患者的护理要求，提高护理工作质量和效率，根据护理人员的工作能力和数量，设计出各种结构的工作分配方式。

2. 护理模式　是用一组概念和假设来阐述与护理有关的现象，阐明护理的目标和范围。护理模式是指人们对人、健康、环境、护理等护理问题的思维方式和处理方法。护理模式是护理目标、方法和价值的形式，其前提是基于对人的客观认识，进而去探讨与之相关的几个基本要素（健康、环境、护理及康复等）。医学科学影响较大的模式为生物医学模式和生物-心理-社会医学模式，护理模式受其影响相应出现了功能制护理模式、责任制护理模式和现代的系统化整体护理模式。护理模式的发展经历了三个阶段即以疾病为中心的功能制护理模式、以患者为中心的责任制护理模式、以人的健康为护理中心的系统化整体护理模式、过渡期护理模式。现代医学的发展需要有一定的护理模式相适应，而每次护理模式的转变都是一场深刻的变革，具有先进性。

3. 护理模式与护理工作模式的关系

（1）世界观和方法论的关系：护理模式的本质属于护理观，哲学上属于世界观范畴。护理工作模式则属于实现护理模式所采取的组织管理形式及具体处理方法，是将护理模式运用于护理实践中，分析和解决工作中的实际问题的具体过程，哲学上属于方法论。护理模式可以描述和解释护理现象的本质，是护理工作模式的核心和基础，并对护理工作模式起指导作用。

（2）认识和实践的关系：护理模式的客观基础是护理实践，护理模式随着医学模式的发展而发展，是医学护理实践的产物。护理模式可以提高护理实践的系统性，通过具体的护理工作模式，为护理工作提供明确的评估、诊断和干预目标，对护理实践起到了重要的指导和促进作用。护理实践是护理学发展的基础和最终目的，通过具体的护理工作模式，检验护理理论和护理模式的正确性。

（二）国内外护理工作模式的发展

自护理学科建立以来，涌现出许多护理模式，如生命过程模式、适应模式、行为系统模式、人际关系模式、保健系统模式、护患互动模式、患者自理模式、整体护理模式及多元文化护理模式等。这些模式总的特点是突破了以疾病为中心的护理，转向以人、环境、健康和护理为基本概念，以人为中心的护理。这些转变对临床护理工作提出了相应的要求，与此同时护理工作模式的发展也经历了同样的变化，即由功能制护理→小组制护理→责任制护理→整体护理的过程。20世纪50年代以前，美国、日本等发达国家实行的都是功能制护理工作模式。到了50年代初期，美国莉迪亚·霍尔首先提出责任制护理，50年代后期在美国明尼苏达大学医院首先实践，并在实践中不断修正、补充和健全。到70年代，美国条件较好的医院很多都已实行责任制护理，并且推广到欧洲。日本的护理方式在二战后变化很大，有功能制护理、小组制护理、责任制护理、分组责任制护理等。到70年代后期80年代初期，随着医学模式的转变，美国、日本护理界提出以患者的健康为中心的护理工作模式，美国实行的是责任制整体护理，日本实行的是小组制整体护理，这些模式都有其各自的特点，并在临床实践中不断修补和完善。

1. 国外护理工作模式及其特点 对护理工作模式的探索、研究和实践贯穿于现代护理学发展历史中。随着医学模式的不断发展，出现过许多与之相适应的护理的工作模式。其中具有代表性的护理工作模式包括个案护理、功能制护理、小组制护理、责任制护理及以患者为中心护理工作模式。在这些模式的基础上，又衍生出一些相关的护理工作模式，如在小组制护理的基础上产生的固定小组护理、在责任制护理的基础上产生的联合责任制护理、小组责任制护理及病例管理模式等。

（1）个案护理：最早的护理工作模式，产生于 1890—1929 年。其主要特点为一对一的私人护理，由一位注册护士对一位患者提供 24 小时完整而全面（身体、心理、精神）的护理服务，主要的工作场所是患者家中。

个案护理体现了"整体护理"理论，其优点包括：①护理质量高，护患关系密切，患者可以得到连续不间断的护理，需求可以得到快速回应。②护士独立设计、组织和实施护理工作，自主权高。③护理工作中责任和义务明确。但这种方法对护士整体素质要求较高且人力成本高（成本效益比低）。在目前护理人员不足，特别是高层次护理人员短缺的情况下，无法维持一对一的护士与患者比例，这种工作模式难以广泛实施。1930—1940 年期间，美国受经济大萧条的影响，对私人护理需求锐减，大量注册护士被迫回到医院。1980 年以后，个案护理重新受到重视，主要用于特殊人群（如重症监护或麻醉后患者）。

（2）功能制护理：产生于 1940—1960 年，其突出特点是以疾病为中心，将护理工作机械的分成若干任务分工，护理人员按照各个任务分工独立完成工作。功能制护理需要注册护士较少，各级护理人员对自己分工任务相对熟练，节省了时间和人力，便于进行组织管理。功能制护理具有鲜明的时代特征，是工业化大生产中流水作业管理方式在护理实践中的具体体现，较好地解决了二战及战后阶段欧美国家护理工作者严重短缺的问题。随着医学模式的转变，功能制护理的弊端也日益显现。第一，患者缺乏连续、全面的护理服务，整个护理过程显得支离破碎。第二，护理工作以技术操作为主，忽视了患者的整体情况，如病情、疗效、心理状态等方面系统的了解。第三，护理人员缺乏自主权、缺乏独立和批判性思维，并最终限制了个人发展。在当今，西方发达国家，这种模式仍在急诊或救灾过程中发挥其作用。

（3）小组制护理：产生于 1950—1960 年间，它是由一组护士（注册护士、职业护士和护士助理等）组成的共同体，在护理小组长（注册护士）制定护理计划的基础上，以小组形式向多位患者提供护理服务的工作模式。小组制护理中，患者有专职护理小组，同时护士负责患者数目有所减少，护患间能更好地交流且针对性有所提高，护理过程具有更好的持续性。小组制护理也存在其不足。第一，整个小组护理工作质量受组长能力、水平和经验的影响，成员之间的沟通复杂，影响护理质量和护理过程的持续性。第二，患者的管理由小组长负责，小组中的成员没有确定的护理对象，不对患者的护理计划负责，缺乏自主权。第三，护理成本较其他护理工作模式高，成员特别是小组长将大量精力花费在协调、沟通及监督中，缺乏效率。

（4）责任制护理：20 世纪 50 年代，由美国莉迪亚·霍尔提出，70 年代起首先在美国明尼苏达大学医学院施行，在实践中不断修正、补充和健全，逐渐在美国条件较好的医院中施行，并推广到欧洲。责任制护理的目标是向患者提供连续性、全面性、协调性、个体化、以患者为中心的照顾，该模式强调对患者实施程序化护理，对患者 24 小时负责制。护理人员除执行医嘱外，还要给患者心理护理和健康教育，这种模式加强了护理人员的责任感，同时也加强了患者的安全感和依托感。其优点包括患者可以得到持续全面的护理，护患关系密切，护理质量较高。同时，护士有更多的自主权，能独立进行许多临床判断和决策。责任制护理也有其局限性。第一，这种工作模式对护患比例要求较高，患者较多时这种模式往往难以施行。第二，在24小时负责制体制下，责任护士压力较大。第三，责任护士比例高，费用较高，在20世纪80年代和90年代初开始控制住院费用后，许多医疗机构放弃使用这种工作模式。目前主要用于需要长期护理的患者，养老院或家庭护理模式中。

（5）以患者为中心的护理：由Planetree研究所于1978年率先提出，基于以患者为中心的原则，通过重新设计和完善护理流程，达到提高护理质量，更有效地利用护理资源，降低护理成本的目的。通过多年的发展，成为目前美国医学会认可并推荐的护理工作模式。其特点是从患者角度出发，重新组织协调各学科的工作，成立多学科护理小组。小组成员由主管医师、临床护理管理者、责任护士、医技人员、药剂师、营养师、理疗师、感染监控员及社区服务人员等组成，最大限度地满足患者的需要，为患者提供连续的（从入院到出院）、动态的（每日更新）、整体的（包括各方面）护理服务。同时，通过这一方式，缩短住院时间，降低医疗费用。

（6）其他护理模式

①佩普劳人际关系模式：将以"人"为主的护理模式改变为护士与患者关系为主，因此称为人际关系模式。

②约翰逊行为系统模式：认为人是一个行为系统，当行为系统失去平衡时就需要护理予以调节，以保持或恢复患者行为的最佳状态和完整性。

③罗杰斯生命过程模式：该模式特别强调整体的人与人、人与环境的持续相互作用，护理目标是促进人与环境的互相作用使自己的能量和未来实现最佳的健康状态，护理工作者应为了达到这一目标实施护理活动。

④奥瑞姆自护模式：自护学说的核心思想是强调患者自我护理对促进健康的意义，护理过程中要调动和激发患者的主观能动性。

⑤罗伊适应性模式：其理论是承认人是一个生物-心理-社会学意义上的生物体，护理目标就是通过护理计划的实施，以提高患者的适应性。

⑥麦吉尔（McGiLL）护理模式：其核心思想是护理应以健康为中心，强调获得健康是一个过程，是护理的最终目标。

⑦20世纪70年代美国兴起：责任护理分工制度，1990年美国报告了实施临床路径护理以达到高效率和合理运用资源的经验，90年代加拿大学者提出了循证医学，受此影响而产生了循证护理模式，1995年提出了舒适护理模式。无论是哪一模式，各种护理工作模式都有其自身特点。

2. 国内护理工作模式发展及特点

（1）功能制护理：中华人民共和国成立后至2010年开展"优质护理服务示范工程"活动之前，大部分医院以功能制护理为主。其特点是将整个护理工作的内容归纳为处理医嘱、打针发药、巡回观察、重症监护等若干功能类，每一功能类由1~2名护士负责。功能制护理工作模式在我国持续时间较长，为我国护理事业发展做出了贡献，但随着生物医学模式向生物-心理-社会医学模式转变，其弊端日趋明显。

（2）责任制护理：1980 年，美国波士顿大学护理研究院美籍华人李士鸾博士在第一期高级护理进修班讲学时，将护理程序的概念及责任制护理的有关理论引入我国，其后全国多家医院开始实施责任制护理试点。1986 年，全国第一届护理工作会议中将责任制护理作为大会交流的重要内容。1989 年，国家卫生部在全国推行"责任制护理"，将其纳入到医院分级评审标准中，将护理工作模式改革由医院、学术团体推向全国。责任制护理的实施及推广，体现了护理服务理念从"以疾病为中心"向"以患者为中心"的转变，推动了护理观念改革。但由于客观条件及历史因素的影响，在实际应用过程中，责任制护理效果并不令人满意。存在的主要问题包括：①护理教育改革尚未启动，护理人才特别是高素质人才缺乏。②对责任制护理理论认识不足，观念未彻底改变，管理制度落后，实际工作中往往被传统的护理观念束缚头脑，使责任制护理流于形式。③不同学历，不同年资护士的任务、职责相同，缺乏临床搭配和分工差别。

（3）整体护理：1995 年，国家卫生部提出用：整体护理取代责任制护理，并在全国逐步完善和推进，以整体护理为指导思想的护理工作制度是以现代护理观为指导，以护理程序为核心，将护理临床业务和合理管理的各个环节系统化的工作模式，包括护理哲理、护士的职责与行为评价、人员组成、标准护理计划、护理品质保障等项目。它要求护士对疾病护理、心理护理全面负责，将护理程序贯穿于护理业务和护理管理的各个环节，整体护理的实施能充分发挥各层次护理人员的作用，建立新型的护患关系。然而在医院市场化和产权改革过程中，部分医疗机构的公益性质逐渐淡化，为了片面追求经济利益，出现减少护士配置，增加护士工作职责（将每日清单、科室药品及卫生用品的核算等划入护士工作职责中）等不利于护理工作模式改革的措施，部分医院护士的配置、待遇一度有所降低，导致整体护理工作模式的普及、深入受到严重影响。

（4）系统化整体护理：美国护理专家吴袁剑云博士在整体护理实施的基础上又设计了系统化整体护理。模式随之由"以疾病为中心"向"以患者为中心"的转变，以解决患者问题为目的的"多元文化"护理，其实质也是整体护理，系统化整体护理在方法上更完善、更科学地实现以患者为中心的服务，认为从系统化整体护理的模式设计和实施，还遗留着明显的功能制护理模式的痕迹，在实施整体护理中无相匹配的规章制度，特别是护理程序在质量管理上没有科学的客观衡量标准，护理诊断、护理表格的设计与书写缺乏法律依据，随意性较强。

（5）责任制整体护理：2010 年 1 月底，国家卫生部在南京召开全国护理工作会议，对护理工作提出了"服务改革大局，夯实基础护理，改善护理服务，树立行业新风，促进医患和谐，提高患者满意程度"的总体要求，并提出在全国卫生系统开展"优质护理服务示范工程"活动，以促进各级医院切实加强临床护理工作，改革护理工作模式实施责任制整体护理工作模式。责任制整体护理工作模式较好地体现了我国的国情和现阶段护理事业发展水平，实施以来，在临床实施过程中取得了很好的效果。多项研究表明，实施责任制护理后，患者对责任护士及护理工作的满意率均有显著提升。近期国家卫生和计划生育委员会对77 所实施责任制整体护理工作模式的医院进行了患者出院后的电话回访，结果显示患者对护士技术、责任心、提供帮助的及时性以及服务态度的满意度均有显著提高。随着优质护理服务的覆盖面不断扩大，越来越多的医院积极推行责任制整体护理工作模式。

责任制整体护理工作模式在我国实施的时间还较短，需要在实践中不断发现问题，总结经验，并进行创新性的探索和研究，以促进其不断发展和完善。近期有护理工作者对责任制整体护理工作模式进行反思，认为现阶段责任制整体护理工作模式需进一步完善，如需要完善护理教育，特别需要增加责任护士对责任制整体护理工作模式的理解；需要进一步提高护理人员的价值和地位，发挥其主观能动性和积极性，促进其职业发展，实现其自身价值；需要对临床护理工作提供更多支持；需要加强护理研究及护理管理研究。

三、护理人员排班制度的改革

护士作为医院的重要人力资源，科学合理地进行护理排班，不仅能缓解护士生理、心理压力，提高其生活及工作质量、职业满意度，保证组织公平性，还可以调动护士的工作积极性和提高护士工作满意度，因此，护士排班已成为护理管理的重要工作内容之一。

（一）排班的目标

1. 达到以患者需要为基础的管理目标，提供持续性的照顾，使患者获得最佳的护理。

2. 实现人力运作的最大效果，以最少的人力完成最多的工作，避免护理人员工作负荷过重或闲置。

3. 力求让每位护理人员都得到公平的待遇，至少对同一级工作人员的节假日安排有一定的原则可循。

4. 激励护理人员专业技能的发挥，提升护理人员的满足感。

5. 维护排班的弹性和机动性，提供应付紧急情况的排班模式，避免人力过多或不足的情形发生。

（二）排班的类型

依照排班权利的归属分为集权式排班、分权式排班及自我排班三种。

1. 集权式排班 由护理部的一级、二级管理者负责所有单位护理人员的排班。随着计算机的临床应用，亦可由电脑负责操作。负责人员管理的协调者要清楚每天可运用的护理人数，并根据每日护理人员或病情不同的需要而做改变，使人员运用能完全满足医院护理的需要。

2. 分权式排班 排班者为单位护士长，可依自己的排班计划，配合护理人员的愿望及患者的需求来排班，为目前最常见的排班方式。

3. 自我排班 是指病区管理者和护士共同制定工作时间安排表。

（三）排班的原则

1. 以患者的需要为基本原则 以患者的护理需要为中心，适应护理工作的连续性，24小时不间断，合理有效地安排人力，护理、教学、科研需统筹兼顾。

2. 互补增值原则 掌握护理工作规律，分清主次缓急，合理搭配各层次人员，做到年龄、学历、资历、气质及技能互补，使工作互不重叠、互不干扰，既能保证重点，又能照顾一般。

3. 均衡平等原则 保持各班工作量的均衡，按工作量安排人力，一视同仁，各岗位轮转机会均等，使人人充分发挥效能。

4. 稳定机动原则 护理排班方式应相对稳定，护士长提前安排好下一周班次后向护士公示并上报护理部，使护士对自己的班次有预见性；常备机动人员，以便随时调配。

5. 人性化原则　护士并非单一角色，除工作中的职业角色外，还有社会角色，应以人为本，尽量满足护士的合理要求。

（四）排班的方式

1. 按不同护理模式排班

（1）按功能制护理模式排班：20 世纪 20 年代，医院护理管理者根据工业上流水作业的经验设计出护理分工法。临床实行功能制护理，护士排班采用功能制排班方式。按照任务类别分工，流水线作业式的排班模式，工作分工固定，实行全院统一排班的方式，按岗位配备护士，主要包括主班、治疗班、护理班、小夜班、大夜班等班次；每名护士每班次值班 1日，循环进行。白班人员有 4~5 名，中午、夜班只有 1 名护士值班。该排班方式是我国医院护士排班最常用的，也是近年来要求改革的一种方式，适用于急诊、危重患者较少的五官科、肿瘤化疗科及康复科等。

（2）按责任制护理模式排班：是针对护理工作模式的改变，由功能制护理向责任制护理转变相互匹配的排班方式。根据患者的病情需要及治疗要求，将不同层级、不同工作能力和工作经验的护士进行分组、分层排班，分别负责一定数量的患者，从入院到出院提供连续的、全程的整体护理服务的一种排班方式。在责任制排班中对护士进行分层级管理和使用，责任组长采取竞聘形式产生，由护士长任命，负责小组护理工作的组织实施。每名责任护士分管小组内不同数量的患者（负责床位以不超过 8 张为宜），按照责任制整体护理中的护理程序，对每位患者进行连续、有效、全面的护理。

（3）功能制护理模式排班与责任制护理模式排班的区别

①功能制护理模式排班岗位和职责不分层级，不能充分调动各级护理人员的积极性，这种排班模式的缺点：交接班次数多（至少 5 次）、内容复杂，容易出现交接遗漏或错误。中午、夜间只有 1 名护士负责全病区的治疗和护理工作，遇到危重患者病情变化、手术患者多时则难以应付，无暇顾及其他患者，工作强度大，出现不良事件的概率大，存在安全隐患，护理质量难以保证。护士每日不具体负责某个患者的所有治疗、护理、健康教育等，而只是负责输液、临床、发药等的部分护理工作，这既造成护理人力资源的浪费，也不能充分调动各级护理人员的积极性，存在一定的护理风险和安全隐患。

②责任制护理模式排班管床护士相对固定，每个责任护士负责≤8 张病床（根据科室患者情况安排负责床位数，以≤8 张病床为宜），为患者提供连续性、系统性的治疗和生活照顾，增加中班和夜班的护理人员。这不仅仅是一种排班方式的改变，而且是一次对人力资源管理模式的重新整合。实现对护士的分层管理，根据患者的需要合理整合、配置不同层次的护士，将不同层级的护士搭配成组共同值班，明确各级护士职责，实行小组包干负责制。强化护理工作实施过程中责任和技术的环节管理，保证护理服务质量。强调高年资护士的职责和管理，不再是单单注重工作量，为患者提供一个连续、全程的优质护理服务。在排班中融入以人为本、关爱护士的理念。责任制护理模式排班调整班次为三班，工作时间较为集中，有利于护士的学习和生活，较功能制护理模式排班，让护士感受到更加人性化的关怀，极大地调动了护理人员的工作积极性与主动性。

2. 按值班时间排班

（1）固定排班：每种班次人员固定，有 1 周制、1 个月制、3 个月制等类型。

①专职夜班制：前夜班 1 个月、后夜班 1 个月和机动 1 个月，3 个月为 1 个周期。

②固定后夜班：各护理单元根据每天后夜班需要护士人数固定护士承包后半夜，每3个月为1个周期，每班护士2~3名。

③固定全夜制：公开招聘夜班护士，护士报名选择上夜班的时间段，由护士长统筹安排1年或一段时期内的夜班护理人员，每名夜班护士值1个后夜班、1个前夜班，然后休息1日，以此循环进行。适当给予精神鼓励及物质奖励，有效地解决了护士不愿上夜班的问题。

④周班制：按岗化周期性排班，每种班次1周轮转1次。固定排班方式适用于夜班及连班，有利于护士在固定时期内对患者实施护理，可提高患者的满意度和调整护士的生物钟。有文献报道，夜班、周班制较三班轮换护士认同性好。固定夜班制实施时应注意取得医院管理层的支持，为固定夜班护士提供较高的经济补偿，并运用激励理论给予心理支持。

（2）弹性排班：是在原有周期性排班的基础上，根据临床实际，为解决人力资源紧缺，在8小时工作时间内按护理需求所采取的具体排班方法。该排班方式具有班次弹性和休息弹性，能较好地体现以人为本的原则，保质、保量地完成护理工作及合理安排护士休假等，尤其适用于手术室、急诊室及重症监护，包括双班及二、三线排班式、弹性排班和量化分配方案结合式。弹性排班可使患者对护理工作满意度提高，但是要考虑患者需要、疾病特点、工作时数、护士及其年资特点等。冯爱素实施的弹性排班与量化分配方案相结合，体现了"以患者为中心"的护理理念，遵循了"以人为本"的原则，使护理人员的积极性和护理质量显著提高。

（3）"三班制"排班：是对传统排班模式的改革，充分考虑患者的需求，将以往的多班次改为三班次：8：00~15：00、15：00~22：00、22：00~8：00，三班轮值，中班、夜班最少2~3名护士值班。该排班方式加强中班和夜班力量，确保护理工作查对和双签名制度的落实，增加患者的直接护理时数，提高了患者的满意度；护士上班时间集中，避开上、下班交通高峰期。据调查研究显示，该方法使交接班次数由原来的五次减少为三次，时间由68分钟降低为51分钟，书写交班记录时间从152分钟降低为101分钟。

（五）排班模式的改革

1. 自我排班

（1）概念：为了克服循环式排班法的局限性，20世纪70年代出现了自我排班法，先由护士长确定排班规则，再由护士自行排班，最后由护士长协调确定。它是由护理人员共同参与的一种排班方法，体现了以人为本的思想，是"控制理论"与"需要层次论"在护士排班中的灵活运用。在临床排班时也可通过设立护士排班需求记录，既满足护士的需求，又不影响护理质量的人性化排班。这种排班模式兼顾个人与集体双方需要，给护士提供最大的灵活性，保证人员之间的公正和公平，使护士能最大程度参与工作时段的安排和保持良好的工作能力，适应了护士逐渐增长的主人翁感和责任感，从而提高护士的工作满意度，减少护士的离职率，有利于为患者提供高质量的护理服务。但由于人际关系复杂，且需要满足的个人需求较多，从而占用了管理者大量的时间和精力，也很难使护士获得公平合理的排班。

（2）自我排班包括五个步骤：①委员会征集护士要求，②委员会汇总，③张贴公布尚待安排的班次，④委员会调整排班，⑤张贴最终病区排班表。在自我排班过程中，应让护士了解排班政策，护士应清楚列出必须讲明的特别事宜，例如，排班间期、排班模式、假日、休假时间、休假的请求、排班的改变等。所有护理人员必须承诺在所有班都要给患者提供安全的护理保健服务。

2. 信息化排班

（1）概念：信息化排班是将现代信息技术与先进的护理管理理念相融合，考虑护士排班的相关因素和约束条件等情况，进行数学建模并通过计算机软件技术进行排班，以完善护士排班效率的过程和方法。信息化排班模型结合了数学方法及计算机技术，排班时间短、质量高，提高了护士排班工作效率，满足了患者、护士、医院经营管理的需求，保证排班公平性以提高护士工作满意度，并考虑到劳动法规的约束条件，解决了护士劳动组合优化问题，降低了护理管理者的工作量，提高了护理工作效率和质量。护理管理者通过科学合理的护理人力资源配置，达到人力成本的最小化，最终降低医院的运营成本。

（2）护士信息化排班模型构建的五个步骤：①护理管理者明确护士排班相关影响因素及约束条件，根据实际需要确立目标。②计算机工作人员根据护理管理者提供的排班约束条件和目标；运用计算机技术建立数学模型。③求解模型和修改方案。④检验模型和评价解答。⑤方案实施和不断修改。最终确立护士信息化排班模型。排班前护士根据需要在相关网页中输入想要参与的班次（4周为1个周期），提交后由计算机自动生成1个周期每名护士的班次。

近十几年来国外已研制出多种基于信息化软件排班的方法，逐渐形成了现今的信息化排班。信息化排班可以减少护理管理者在排班上花费的时间，提高了护理管理者的工作效率，有更多的时间进行病区护理质量控制和指导，提升护理服务质量和患者的满意度。但部分医院由于在信息化排班上缺乏相应的技术和资金支持，在程序的学习和应用上需花费管理者和护士一定的时间和精力。

目前，我国护士排班仍然处于以经验和人工排班为主的低信息化发展阶段，现有的排班制度主要是由科室护士长根据国家规定，按工作需要给予统一排班，以工作需要为中心，护士个人选择的自由度小。信息化排班目前在我国还未见报道，随着我国医院信息化管理的不断发展，今后护理管理者有必要对我国护士排班的各种相关因素和约束条件进行研究分析，在考虑患者、护士、医院及社会等因素的基础上进行信息化排班，与计算机信息系统研究者协力开发适合我国国情的排班软件系统。

总之，在推广优质护理服务示范工程过程中，要实行责任制整体护理工作模式，只有这样的工作模式，才能由责任护士全程、全面负责患者，才能不割裂基础护理与专业、专科技术的关系，才能实现延续化和连续化的护理。因此，必须兼顾患者需要和护士的意愿，选择护士的最佳排班方式。《卫生部关于实施医院护士岗位管理的指导意见》中指出病房护士的配备应当遵循责任制整体护理工作模式的要求，每名护士平均负责的患者不超过8个。虽护理人力资源有限，但采用何种合理的排班模式，既能提高患者的满意度，又能增强护士的责任感和成就感，从而使护理服务质量得到全面提升，是我们广大护理工作者正在探索的一个关键问题。

（王昙如）

第五章

护理安全

第一节　患者安全

为保证患者在住院期间的安全，护理工作要努力实现降低和控制风险，防止事故和伤害的发生，保证安全的就医环境，积极主动地为患者提供安全护理措施。

一、跌倒和坠床的预防

跌倒和坠床是病区中最常见的机械性损伤。

1. 危险因素

（1）虚弱或失去平衡的患者。

（2）幼儿及老年、感觉功能障碍的患者。

（3）体位性低血压及关节障碍的患者。

（4）意识不清、烦躁不安、年老体弱的患者及婴幼儿易发生坠床意外。

2. 防护措施

（1）为防止行走时跌倒，地面应保持清洁、干燥，地面清洁时应放置防滑标识。

（2）走廊、楼梯禁止存放障碍物。

（3）患者较长时间卧床后，第一次下床活动，需扶助行走，以维持身体平衡。

（4）躁动患者或婴幼儿，需使用床档或保护具限制肢体活动。

（5）病室的走廊、浴室、卫生间应设置扶手，提示患者行走不稳时使用。

（6）精神病房应注意将锐气、钝器、绳索收起保管好，避免意外发生。

护士需随时提醒患者在不安全的环境保持警觉，及时排除危险因素，充分保证患者安全。

二、烫伤及冻伤的防护

烫伤及冻伤是常见的物理损伤。

1. 危险因素

（1）热水瓶、热水袋所致的烫伤。

（2）各种电器如烤灯、高频电刀所致的烧伤。

（3）易燃易爆物品，如氧气、酒精所致的烧伤。

（4）应用冰袋所致的冻伤。

2. 防护措施

（1）在应用冷热疗时，护士操作要规范，密切监测局部皮肤变化，鼓励患者及时反映身体的不适。

（2）糖尿病患者禁用热水袋、电热毯、理疗仪器温热足部。因为糖尿病患者足底感觉灵敏度减退或消失，易烫伤。

（3）小儿、意识不清的患者，进行冷热治疗时，应专人陪护。

（4）易燃易爆物要妥善保管，远离明火，应设有防火设备，护士应熟练掌握使用方法。

（5）医院设备要定期保养及维修，以防发生意外。

三、安全用药

药物使用不当或错用可给患者带来意外伤害。

1. 危险因素　药物剂量过大、浓度过高、用药配伍不当、给药途径不准确及错用药物等。

2. 防护措施

（1）护士应具备药物的基本知识，掌握药物的保管原则及用药原则。

（2）严格执行查对制度，核对时要精力集中，准确无误，落到实处。

（3）诊疗传输过程中，使用腕带、脚带或专用标识，以减少医疗差错的发生。

（4）发现问题医嘱及处方要及时与医生或药剂师核实后方可执行，注意药物的配伍禁忌，及时观察用药后的不良反应。

（5）向患者及家属做好用药知识的宣教。

四、院内感染的安全防护

院内感染危害极大，不仅延长了患者的住院时间，增加了患者的痛苦和经济负担，还可直接威胁患者的生命。

1. 危险因素　医务人员对院内感染认识不到位、环境因素。

2. 防护措施

（1）加强院内感染相关知识的培训，尤其是对实习生、进修人员，做到全员重视院内感染。

（2）医务人员严格执行无菌技术操作、消毒隔离工作制度、手卫生规范、职业暴露防护制度。

（3）对使用呼吸机、置有中心静脉导管各种管的患者定期做细菌学监测。

（4）落实医院感染的病例监测、消毒灭菌监测、必要的环境卫生学监测和医院感染报告制度。

（王昙如）

第二节　自身职业防护

一、医务人员个人防护用品使用技术

2009年4月1日卫生部颁布《医院隔离技术规范》，该规范在医院隔离的管理、建筑布局与隔离、医务人员防护用品的使用和不同传播途径疾病的隔离与预防等方面做了详细的规定。本节主要介绍医务人员个人防护用品使用技术。个人防护用品是指用于保护医务人员避免接触感染性因子的各种屏障用品，包括口罩、手套、护目镜、防护面罩、防水围裙、隔离衣、防护服等。

（一）口罩

1. 口罩的类型　a. 纱布口罩：保护呼吸道免受有害粉尘、气溶胶、微生物及灰尘伤害的防护用品。b. 外科口罩：能阻止血液、体液和飞溅物的传播，医护人员在有创操作过程中佩戴的口罩。c. 医用防护口罩：能阻止经空气传播的直径≤5μm感染因子或近距离（<1m）接触经飞沫传播而发生感染的疾病的口罩。医用防护口罩的使用包括：密合性测试、培训、型号的选择、医学处理和维护。

2. 使用原则

（1）应根据不同的操作要求选用不同种类的口罩。

（2）一般诊疗活动可佩戴纱布口罩或外科口罩；手术室工作或护理免疫功能低下患者、进行体腔穿刺等操作时应戴外科口罩；接触经空气传播或近距离接触经飞沫传播的呼吸道传染病患者时，应戴医用防护口罩。

（3）纱布口罩应保持清洁，每天更换、清洁与消毒，遇污染时及时更换。

3. 佩戴方法

（1）外科口罩的佩戴方法：①将口罩罩住鼻、口及下巴，口罩下方带系于颈后，上方带系于头顶中部，如图5-1。②将双手指尖放在鼻夹上，从中间位置开始，用手指向内按压，并逐步向两侧移动，根据鼻梁形状塑造鼻夹。③调整系带的松紧度。

（2）医用防护口罩的佩戴方法：①一手托住防护口罩，有鼻夹的一面背向外，如图5-2。②将防护口罩罩住鼻、口及下巴，鼻夹部位向上紧贴面部，如图5-3。③用另一只手将下方系带拉过头顶，放在颈后双耳下，如图5-4。④再将上方系带拉至头顶中部，如图5-5。⑤将双手指尖放在金属鼻夹上，从中间位置开始，用手指向内按鼻夹，并分别向两侧移动和按压，根据鼻梁的形状塑造鼻夹，如图5-6。

4. 注意事项　①不应一只手捏鼻夹。②医用外科口罩只能一次性使用。③口罩潮湿后，受到患者血液、体液污染后，应及时更换。④每次佩戴医用防护口罩进入工作区域之前，应进行密合性检查。检查方法：将双手完全盖住防护口罩，快速的呼气，若鼻夹附近有漏气应按图5-6调整鼻夹，若漏气位于四周，应调整到不漏气为止。

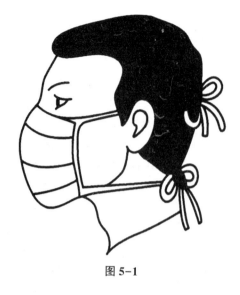

图 5-1

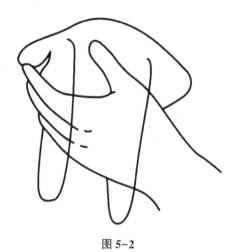

图 5-2

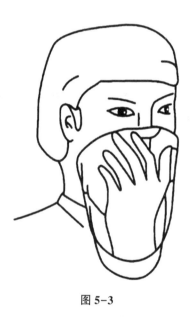

图 5-3

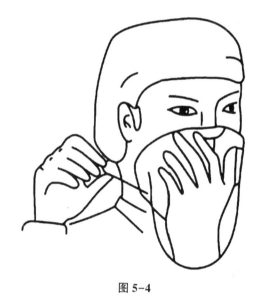

图 5-4

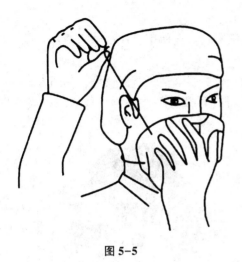

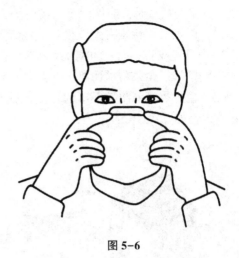

图 5-5　　　　　　　　　　　　　　　　　图 5-6

5. 摘口罩方法　①不要接触口罩前面（污染面）。②先解开下面的系带，再解开上面的系带，如图 5-7。③用手仅捏住口罩的系带丢至医疗废物容器内，如图 5-8。

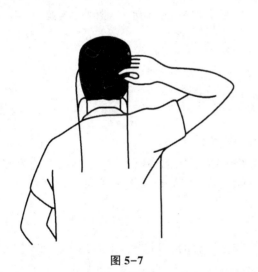

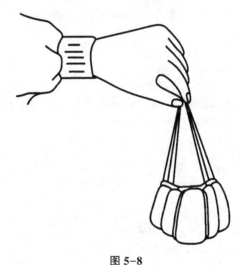

图 5-7　　　　　　　　　　　　　　　　　图 5-8

（二）护目镜、防护面罩

护目镜：防止患者的血液、体液等具有感染性物质溅入人体眼部的用品。

防护面罩（防护面屏）：防止患者的血液、体液等具有感染性物质溅到人体面部的用品。

1. 使用原则

（1）在进行诊疗、护理操作，可能发生患者血液、体液、分泌物等喷溅时。

（2）近距离接触经飞沫传播的传染病患者时。

（3）为呼吸道传染病患者进行气管切开、气管插管等近距离操作，可能发生患者血液、体液、分泌物喷溅时，应使用全面型防护面罩。

（4）佩戴前应检查有无破损，佩戴装置有无松懈。每次使用后应清洁与消毒。

2. 护目镜或防护面罩的戴摘方法

（1）戴护目镜或防护面罩的方法戴上护目镜或防护面罩，调节舒适度，如图5-9。

（2）摘护目镜或防护面罩的方法捏住靠近头部或耳朵的一边摘掉，放入回收或医疗废物容器内，如图5-10。

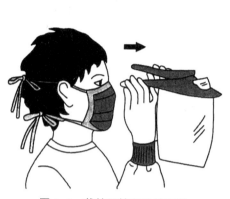

图5-9　戴护目镜和防护面罩

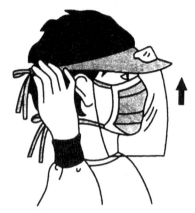

图5-10　脱护目镜和防护面罩

（三）手套

防止病原体通过医务人员的手传播疾病和污染环境的用品。

1. 使用原则

（1）应根据不同的操作需要，选择合适种类和规格的手套。

（2）接触患者的血液、体液、分泌物、排泄物、呕吐物及污染物品时，应戴清洁手套。

（3）进行手术等无菌操作、接触患者破损皮肤、黏膜时，应戴无菌手套。

（4）一次性手套应一次性使用。

2. 无菌手套戴脱方法

（1）戴无菌手套方法：①打开手套包，一手掀起口袋的开口处，如图5-11。②另一手捏住手套翻折部分（手套内面）取出手套，对准五指戴上，如图5-12。③掀起另一只袋口，以戴着无菌手套的手指插入另一只手套的翻边内面，将手套戴好。然后将手套的翻转处套在工作衣袖外面，如图5-13、图5-14。

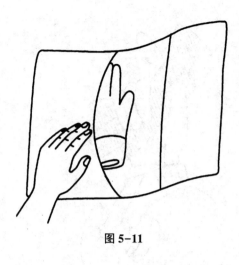

图 5-11

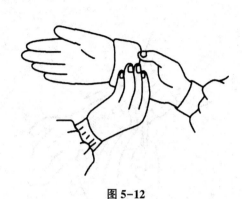

图 5-12

（2）脱手套的方法：①用戴着手套的手捏住另一只手套污染面的边缘将手套脱下，如图5-15。②戴着手套的手握住脱下的手套，用脱下手套的手捏住另一只手套清洁面（内面）的边缘，将手套脱下，如图5-16。③用手捏住手套的里面丢至医疗废物容器内，如图5-17。

（3）注意事项：①诊疗护理不同的患者之间应更换手套。②操作完成后脱去手套，应按规定程序与方法洗手，戴手套不能替代洗手，必要时进行手消毒。③操作时发现手套破损，应及时更换。④戴无菌手套时，应防止手套污染。

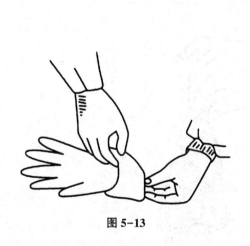

图 5-13

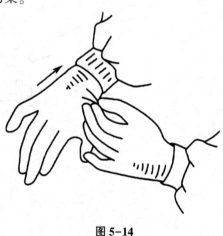

图 5-14

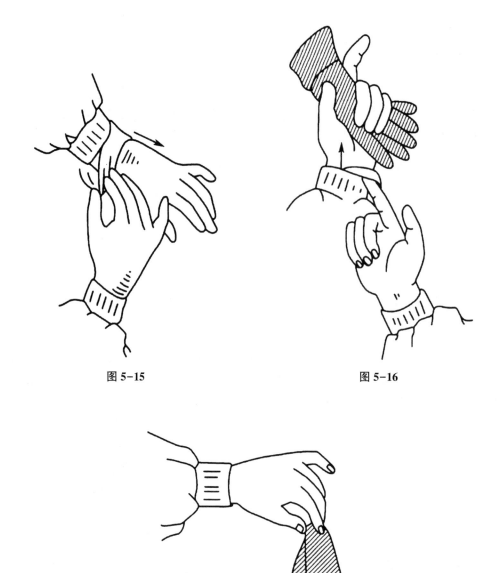

图 5-15　　　　　　　　　　图 5-16

图 5-17

（四）隔离衣与防护服

隔离衣：用于保护医务人员避免受到血液、体液和其他感染性物质污染，或用于保护患者避免感染的防护用品。根据与患者接触的方式包括接触感染性物质的情况和隔离衣阻隔血液和体液的可能性选择是否穿隔离衣和选择其型号。

防护服：临床医务人员在接触甲类或按甲类传染病管理的传染病患者时所穿的一次性防

护用品。应具有良好的防水、抗静电、过滤效能和无皮肤刺激性，穿脱方便，结合部严密，袖口、脚踝口应为弹性收口。

隔离衣、防护服使用原则：应根据诊疗工作的需要，选用隔离衣或防护服。防护服应符合 GB 19082 的规定。隔离衣应后开口，能遮盖住全部衣服和外露的皮肤。

1. 隔离衣使用原则　①接触经接触传播的感染性疾病患者时，如传染病患者、多重耐药菌感染患者等。②对患者实行保护性隔离时，如大面积烧伤患者、骨髓移植患者等。③可能受到患者血液、体液、分泌物、排泄物喷溅时。

2. 防护服使用原则　①临床医务人员在接触甲类或按甲类传染病管理的传染病患者。②接触经空气传播或飞沫传播的传染病患者，可能受到患者血液、体液、分泌物、排泄物喷溅时。

3. 隔离衣的穿脱方法

（1）穿隔离衣方法：①右手提衣领，左手伸入袖内，右手将衣领向上拉，露出左手，如图 5-18。②换左手持衣领，右手伸入袖内，露出右手，勿触及面部，如图 5-19。③两手持衣领，由领子中央顺着边缘向后系好颈带，如图 5-20。④再扎好袖口，如图 5-21。⑤将隔离衣一边（约在腰下 5cm）处渐向前拉，见到边缘捏住，如图 5-22。⑥同法捏住另一侧边缘，如图 5-23。⑦双手在背后将衣边对齐，如图 5-24。⑧向一侧折叠，一手按住折叠处，另一手将腰带拉至背后折叠处，如图 5-25。⑨将腰带在背后交叉，回到前面将带子系好，如图 5-26。

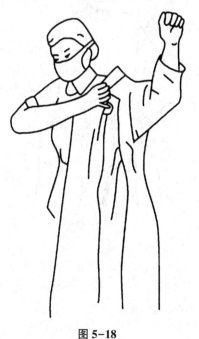

图 5-18

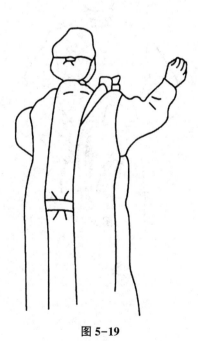

图 5-19

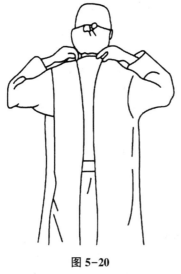

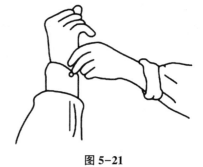

图 5-20 图 5-21

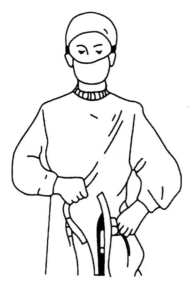

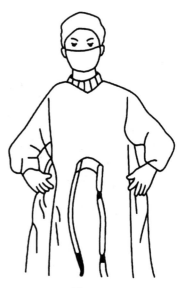

图 5-22 图 5-23

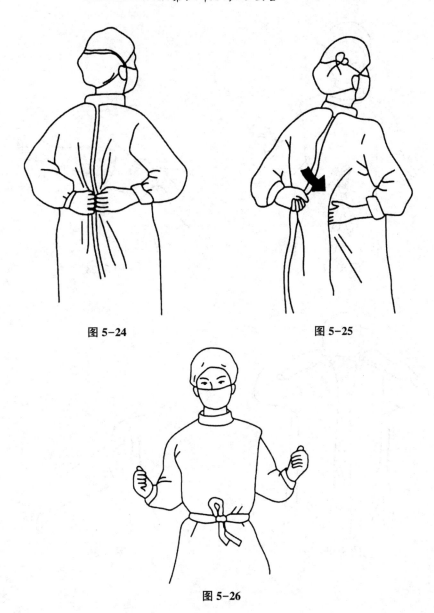

图 5-24

图 5-25

图 5-26

（2）脱隔离衣方法：①解开腰带，在前面打一活结，如图 5-27。②解开袖带，塞入袖袢内，充分暴露双手，进行手消毒，如图 5-28。③解开颈后带子，如图 5-29。④右手伸入左手腕部袖内，拉下袖子过手，如图 5-30。⑤用遮盖着的左手握住右手隔离衣袖子的外面，拉下右侧袖子，如图 5-31。⑥双手转换逐渐从袖管中退出，脱下隔离衣，如图 5-32。⑦左手握住领子，右手将隔离衣两边对齐，污染面向外悬挂污染区；如果悬挂污染区外，则污染面向里。⑧不再使用时，将脱下的隔离衣，污染面向内，卷成包裹状，丢至医疗废物容器内或放入回收袋中，如图 5-33。

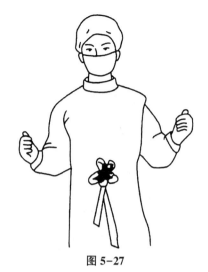

图 5-27

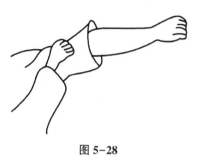

图 5-28

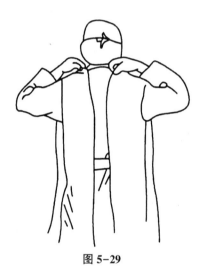

图 5-29

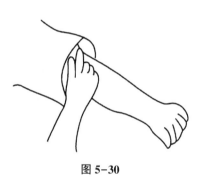

图 5-30

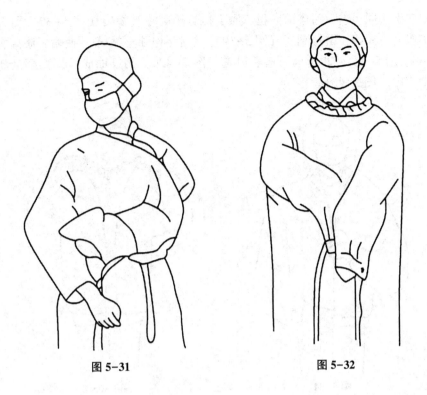

图 5-31　　　　　　　　　　　　图 5-32

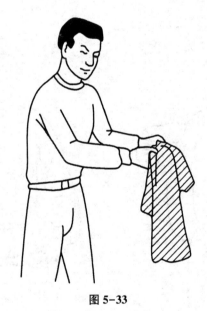

图 5-33

4. 防护服穿脱方法

（1）穿防护服方法：连体或分体防护服，应遵循先穿下衣，再穿上衣，然后戴好帽子，最后拉上拉锁的顺序。

（2）脱防护服方法：①脱分体防护服时应先将拉链拉开（图 5-34）。向上提拉帽子，使帽子脱离头部（图 5-35）。脱袖子、上衣，将污染面向里放入医疗废物袋（图 5-36）。脱下衣，由上向下边脱边卷，污染面向里，脱下后置于医疗废物袋（图5-37、图5-38）。②脱联体防护服时，先将拉链拉到底（图5-39）。然后向上提拉帽子，使帽子脱离头部，脱袖子（图5-40、图5-41）；由上向下边卷边脱（图5-42），污染面向里，直至全部脱下后放入医疗废物袋内（图5-43）。

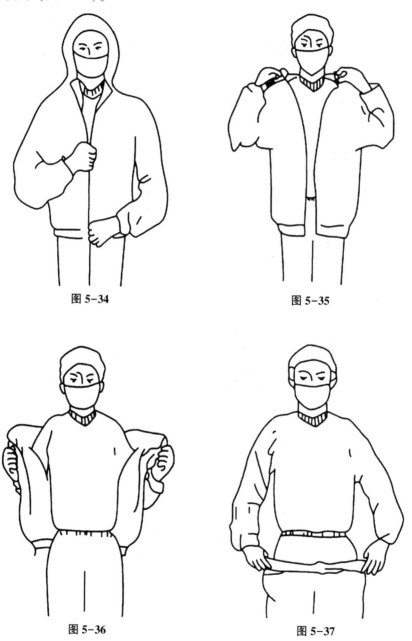

图 5-34　　　　　　　　　　　　　　图 5-35

图 5-36　　　　　　　　　　　　　　图 5-37

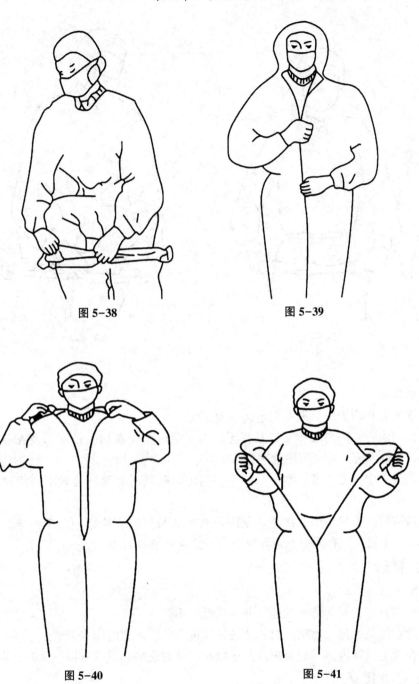

图 5-38

图 5-39

图 5-40

图 5-41

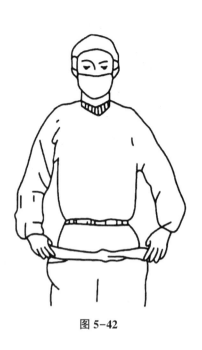

图 5-42

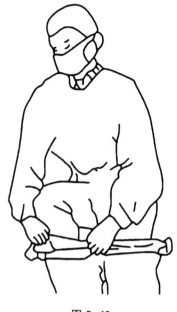

图 5-43

5. 注意事项

（1）隔离衣和防护服只限在规定区域内穿脱。

（2）穿前应检查隔离衣和防护服有无破损，穿时勿使衣袖触及面部及衣领，发现有渗漏或破损应及时更换；脱时应注意避免污染。

（3）隔离衣应每天更换、清洗与消毒，遇污染时随时更换。接触不同病种患者时应更换隔离衣。

（4）清洁隔离衣只使用一次时，穿隔离衣方法与一般方法相同，无特殊要求。脱隔离衣时应使清洁面朝外，衣领及衣边卷至中央，弃衣后消毒双手。

（五）鞋套

使用原则：

1. 鞋套应具有良好的防水性能，并一次性应用。

2. 从潜在污染区进入污染区时和从缓冲间进入负压病室时应穿鞋套。

3. 应在规定区域内穿鞋套，离开该区域时应及时脱掉。发现破损应及时更换。

（六）防水围裙

使用原则：

1. 分为重复使用的围裙和一次性使用的围裙。

2. 可能受到患者的血液、体液、分泌物及其他污染物质喷溅、进行复用医疗器械的清洗时，应穿防水围裙。

3. 重复使用的围裙，每班使用后应及时清洗与消毒。遇有破损或渗透时，应及时更换。

4. 一次性使用围裙应一次性使用，受到明显污染时应及时更换。

（七）帽子

使用原则：

1. 分为布制帽子和一次性帽子。

2. 进入污染区和洁净环境前、进行无菌操作等时应戴帽子。

3. 被患者血液、体液污染时，应立即更换。

4. 布制帽子应保持清洁，每次或每天更换与清洁。

5. 一次性帽子应一次性使用。

二、手卫生

（一）医务人员手部微生物携带情况

手上所带的细菌可分为两大类：常居菌和暂居菌。常居菌也称固有性细菌，是能从大部分人体皮肤上分离出来的微生物，这种微生物是皮肤上持久的、固有的寄居菌，不易被机械地摩擦清除，如凝固酶阴性葡萄球菌、棒状杆菌类、丙酸菌属、不动杆菌属等。暂居菌也称污染菌或过客菌丛，寄居在皮肤表层，是通过常规洗手容易清除的微生物。接触患者或被污染的物体表面时可获得，也可随时通过手传播，与医院感染密切相关。

医务人员手上革兰阴性杆菌携带率为20%~30%，而烧伤病房或监护病房工作人员可高达80%或更多。Ayliffe报道在一般医院普通护士手的金黄色葡萄球菌带菌率为29%，皮肤病医院病房护士手的金黄色葡萄球菌带菌率为78%。Daschner报道，内科重症监护室医务人员手的金黄色葡萄球菌带菌率较高，且医生高于护士。一般手上不存在大量致病菌，除非从事污染较严重的工作后。由于空气很少传播革兰阴性杆菌，通过手的接触传播为重要途径。因此，加强手卫生的管理是预防医院感染的重要措施。

（二）手卫生的基本术语

手卫生：医务人员洗手、卫生手消毒和外科手消毒的总称。

洗手：医务人员用肥皂（皂液）和流动水洗手，去除手部皮肤污垢、碎屑和部分致病菌的过程。

卫生手消毒：医务人员用速干手消毒剂揉搓双手，以减少手部暂居菌的过程。

外科手消毒：外科手术前医务人员用肥皂（皂液）和流动水洗手，再用手消毒剂清除或者杀灭手部暂居菌和减少常居菌的过程。所用手消毒剂可具有持续抗菌活性。

手消毒剂：用于手部皮肤消毒，以减少手部皮肤细菌的消毒剂，如乙醇、异丙醇、氯己定、碘附等。

手卫生设施：用于洗手与手消毒的设施，包括洗手池、水龙头、流动水、清洁剂、干手用品、手消毒剂等。

（三）手卫生设施

1. 卫生手消毒设施

（1）设置流动水洗手设施。

（2）手术室、产房、导管室、层流洁净病房、骨髓移植病房、器官移植病房、重症监护病房、新生儿室、母婴室、血液透析病房、烧伤病房、感染疾病科、口腔科、消毒供应中心等重点部门应配备非手触式水龙头。有条件的医疗机构在诊疗区域均宜配备非手触式水龙头。

（3）配备清洁剂：肥皂应保持清洁与干燥。盛放皂液的容器宜为一次性使用，重复使用的容器应每周清洁与消毒。皂液浑浊或变色时及时更换，并清洁、消毒容器。

（4）应配备干手物品或者设施，避免二次污染。

（5）应配备合格的速干手消毒剂。

（6）手卫生设施的设置应方便医务人员使用。

（7）卫生手消毒剂应符合下列要求

①应符合国家有关规定。

②宜使用一次性包装。

③医务人员对选用的手消毒剂应有良好的接受性，手消毒剂无异味、无刺激性等。

2. 外科手消毒设施

（1）应配置洗手池：洗手池设置在手术间附近，水池大小、高矮适宜，能防止洗手水溅出，池面应光滑无死角易于清洁。洗手池应每日清洁与消毒。

（2）洗手池及水龙头的数量应根据手术间的数量设置，水龙头数量应不少于手术间的数量，水龙头开关应为非手触式。

（3）应配备清洁剂，肥皂应保持清洁与干燥。盛放皂液的容器宜为一次性使用，重复使用的容器应每周清洁与消毒。皂液浑浊或变色时及时更换，并清洁、消毒容器。

（4）应配备清洁指甲用品，可配备手卫生的揉搓用品。如配备手刷，刷毛应柔软，并定期检查，及时剔除不合格手刷。

（5）手消毒剂应取得卫生部卫生许可批件，有效期内使用。

（6）手消毒剂的出液器应采用非手触式。消毒剂宜采用一次性包装，重复使用的消毒剂容器应每周清洁与消毒。

（7）应配备干手物品。干手巾应每人一用，用后清洁、灭菌；盛装无菌巾的容器应每次清洗、灭菌。

（8）应配备计时装置、洗手流程及说明图。

（四）洗手与卫生手消毒

1. 洗手与卫生手消毒应遵循的原则

（1）当手部有血液或其他体液等肉眼可见的污染时，应用肥皂（皂液）和流动水洗手。

（2）手部没有肉眼可见污染时，宜使用速干手消毒剂消毒双手代替洗手。

2. 下列情况，医务人员可根据上述原则选择洗手或使用速干手消毒剂

（1）直接接触每个患者前后，从同一患者身体的污染部位移动到清洁部位时。

（2）接触患者黏膜、破损皮肤或伤口前后，接触患者的血液、体液、分泌物、排泄物、伤口敷料等之后。

（3）穿脱隔离衣前后，摘手套后。

（4）进行无菌操作，接触清洁、无菌物品之前。

（5）接触患者周围环境及物品后。

（6）处理药物或配餐前。

3. 下列情况医务人员应先洗手，然后进行卫生手消毒

（1）接触患者的血液、体液和分泌物以及被传染性致病微生物污染的物品后。

（2）直接为传染病患者进行检查、治疗、护理或处理传染患者污物之后。

4. 医务人员洗手方法

（1）在流动水下，使双手充分淋湿。

（2）取适量肥皂（皂液），均匀涂抹至整个手掌、手背、手指和指缝。

（3）认真揉搓双手至少15秒，应注意清洗双手所有皮肤，包括指背、指尖和指缝，具体揉搓步骤如下。

①掌心相对，手指并拢，相互揉搓，见图5-44。

②手心对手背沿指缝相互揉搓，交换进行，见图5-45。

③掌心相对，双手交叉指缝相互揉搓，见图5-46。

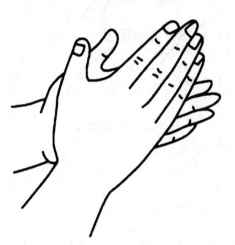 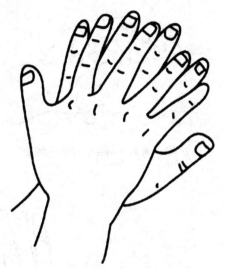

图 5-44　掌心相对揉搓　　　　　　　图 5-45　手指交叉掌心对手背揉搓

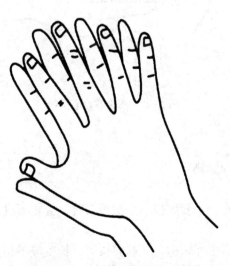

图 5-46　手指交叉掌心相对揉搓

④弯曲手指使关节在另一手掌心旋转揉搓，交换进行，见图5-47。

⑤右手握住左手大拇指旋转揉搓，交换进行，见图 5-48。

⑥将 5 个手指指尖并拢放在另一手掌心旋转揉搓，交换进行，见图 5-49。

（4）在流动水下彻底冲净双手，擦干，取适量护手液护肤。

5. 医务人员卫生手消毒方法

（1）取适量的速干手消毒剂于掌心。

（2）严格按照上述六步洗手法进行揉搓。

（3）揉搓时保证手消毒剂完全覆盖手部皮肤，直至手部干燥。

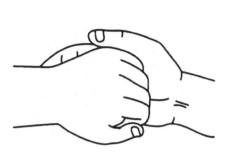

图 5-47　弯曲手指关节在掌心揉搓

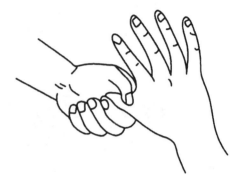

图 5-48　拇指在掌中揉搓

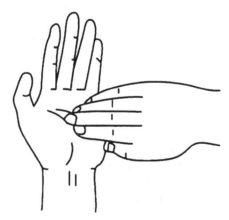

图 5-49　指尖在掌心揉搓

（五）外科手消毒

1. 外科手消毒应遵循的原则

（1）先洗手，后消毒。

（2）不同患者手术之间、手套破损或手被污染时，应重新进行外科手消毒。

2. 洗手方法与要求

（1）洗手之前应先摘除手部饰物，并修剪指甲，长度应不超过指尖。

（2）取适量的清洁剂清洗双手、前臂和上臂下 1/3，并认真揉搓。清洁双手时，应注意清洁指甲下的污垢和手部皮肤的皱褶处。

（3）流动水冲洗双手、前臂和上臂下 1/3。

（4）使用干手物品擦干双手、前臂和上臂下 1/3。

3. 外科手消毒方法

（1）冲洗手消毒方法：取适量的手消毒剂涂抹至双手的每个部位、前臂和上臂下 1/3，并认真揉搓 2~6 分钟，用流动水冲净双手、前臂和上臂下 1/3。无菌巾彻底擦干。流动水应达到 GB5749 的规定。特殊情况水质达不到要求时，手术医师在戴手套前，应用醇类手消毒剂再消毒双手后再戴手套。手消毒剂的取液量、揉搓时间及使用方法遵循产品的使用说明。

（2）免冲洗手消毒方法：取适量的免冲洗手消毒剂涂抹至双手的每个部位、前臂和上臂下 1/3，并认真揉搓直至消毒剂干燥。手消毒剂的取液量、揉搓时间及使用方法遵循产品的使用说明。

4. 注意事项

（1）不应戴假指甲，保持指甲和指甲周围组织的清洁。

（2）在整个手消毒过程中应保持双手位于胸前并高于肘部，使水由手部流向肘部。

（3）洗手与消毒可使用海绵、其他揉搓用品或双手相互揉搓。

（4）术后脱去外科手套后，应用肥皂（皂液）清洁双手。

（5）用后的清洁指甲用具、揉搓用品如海绵、手刷等，应放到指定的容器中；揉搓用品应每人使用后消毒或者一次性使用；清洁指甲用品应每日清洁与消毒。

（六）手卫生效果的监测

1. 监测要求　医疗机构应每日对手术室、产房、导管室、层流洁净病房、骨髓移植病房、器官移植病房、重症监护病房、新生儿室、母婴室、血液透析病房、烧伤病房、感染疾病科、口腔科等部门工作的医务人员手进行消毒效果的监测；当怀疑医院感染暴发与医务人员手卫生有关时，应及时进行监测，并进行相应致病性微生物的检测。

2. 监测方法

（1）采样时间：在接触患者、进行诊疗活动前采样。

（2）采样方法：被检者 5 指并拢，用浸有含相应中和剂的无菌洗脱液浸湿的棉拭子在双手指曲面从指跟到指端往返涂擦 2 次，一只手涂擦面积约 $30cm^2$，涂擦过程中同时转动棉拭子；将棉拭子接触操作者的部分剪去，投入 10mL 含相应中和剂的无菌洗脱液试管内，及时送检。

3. 手卫生合格的判断标准

（1）卫生手消毒，监测的细菌菌落总数应 $\leqslant 10cfu/cm^2$。

（2）外科手消毒，监测的细菌菌落总数应 $\leqslant 5cfu/cm^2$。

三、医疗废物管理

为规范医疗机构对医疗废物的管理，维护人类健康、安全，保护环境，国务院于 2003 年 6 月 16 日颁布并实施《医疗废物管理条例》，标志着我国医疗废物的管理进入法制化的管理轨道。

（一）医疗废物的概念及分类

医疗废物是指医疗卫生机构在医疗、预防、保健以及其他相关活动中产生的具有直接或间接感染性、毒性以及其他危害性的废物。按照《医疗废物分类目录》要求，我国将医疗废物分为五类，见表5-1。

表5-1　医疗废物分类目录

类别	特征	常见组分或者废物名称
感染性废物	携带病原微生物具有引发感染性疾病传播危险的医疗废物	1. 被患者血液、体液、排泄物污染的物品，包括：棉球、棉签、引流棉条、纱布及其他各种敷料 一次性使用卫生用品、一次性使用医疗用品及一次性医疗器械 废弃的被服 其他被患者血液、体液、排泄物污染的物品 2. 医疗机构收治的隔离传染病患者或者疑似传染病患者产生的生活垃圾 3. 病原体的培养基、标本和菌种、毒种保存液 4. 各种废弃的医学标本 5. 废弃的血液、血清 6. 使用后的一次性使用医疗用品及一次性医疗器械视为感染性废物
病理性废物	诊疗过程中产生的人体废弃物和医学实验动物尸体等	1. 手术及其他诊疗过程中产生的废弃的人体组织、器官等 2. 医学实验动物的组织、尸体 3. 病理切片后废弃的人体组织、病理蜡块等
损伤性废物	能够刺伤或者割伤人体的废弃的医用锐器	1. 医用针头、缝合针 2. 各类医用锐器，包括：解剖刀、手术刀、备皮刀、手术锯等 3. 载玻片、玻璃试管、玻璃安瓿等
药物性废物	过期、淘汰、变质或者被污染的废弃的药品	1. 废弃的一般性药品，如：抗生素、非处方类药品等 2. 废弃的细胞毒性药物和遗传毒性药物，包括：致癌性药物，如硫唑嘌呤、苯丁酸氮芥、萘氮芥、环孢霉素、环磷酰胺、苯丙氨酸氮芥、司莫司汀、三苯氧氨、硫替哌等 可疑致癌性药物，如：顺铂、丝裂霉素、阿霉素、苯巴比妥等 免疫抑制剂 3. 废弃的疫苗、血液制品等
化学性废物	具有毒性、腐蚀性、易燃易爆性的废弃的化学物品	1. 医学影像室、实验室废弃的化学试剂 2. 废弃的过氧乙酸、戊二醛等化学消毒剂 3. 废弃的汞血压计、汞温度计

说明：一次性使用卫生用品是指使用一次后即丢弃的，与人体直接或间接接触的，并为达到人体生理卫生或者卫生保健目的而使用的各种日常生活用品。

一次性使用医疗用品是指临床用于患者检查、诊断、治疗、护理的指套、手套、吸痰管、阴道窥镜、肛镜、印模托盘、治疗巾、皮肤清洁巾、擦手巾、压舌板、臀垫等接触完整皮肤、黏膜的各类一次性使用医疗、护理用品。

一次性医疗器械指《医疗器械管理条例》及相关配套文件所规定的用于人体的一次性仪器、设备、器具、材料等物品。

医疗卫生机构废弃的麻醉、精神、放射性、毒性等药品及其相关的废物的管理，依照有关法律、行政法规和国家有关规定、标准执行。

（二）医疗废物的管理

1. 医疗卫生机构在医疗废物管理中履行的职责

（1）法人为医疗废物管理的第一责任人。

（2）医疗卫生机构应当成立机构内医疗废物管理委员会。

（3）医院感染管理部门负责制订医疗废物管理各项规章制度，日常监督、技术指导及全员培训。

（4）总务部门负责医疗废物的日常管理工作。

（5）各科室有专人负责本科室医疗废物的管理工作。

2. 医疗废物管理的基本原则

医疗卫生机构应当根据《医疗废物分类目录》，对医疗废物实施分类管理。

（1）根据医疗废物的类别，将医疗废物分置于符合《医疗废物专用包装物、容器的标准和警示标识的规定》要求的包装物或者容器内。

（2）在盛装医疗废物前，应当对医疗废物包装物或者容器进行认真检查，确保无破损、渗漏和其他缺陷。

（3）感染性废物、病理性废物、损伤性废物、药物性废物及化学性废物不能混合收集。少量的药物性废物可以混入感染性废物，但应当在标签上注明。

（4）废弃的麻醉药、精神病药、放射性及毒性等药品及其相关废物的管理，依照有关法律、行政法规和国家有关规定和标准执行。

（5）化学性废物中批量的废化学试剂、废消毒剂和批量的含有汞的体温计、血压计等医疗器具报废时，应当交由专门机构处置。

（6）医疗废物中含有病原体的培养基、标本和菌种、毒种保存液等高危险废物，应当首先在产生场所进行压力蒸气灭菌或者化学消毒剂浸泡处理，然后按感染性废物收集处置。

（7）隔离的传染病患者或者疑似传染病患者产生的具有传染性的排泄物，应当按照国家规定严格消毒，达到排放标准后排入污水处理系统。

（8）隔离的传染病患者或者疑似传染病患者产生的医疗废物应当使用双层包装物，并及时密封。

（9）放入包装物或者容器内的感染性废物、病理性废物、损伤性废物不得取出；包装物或者容器的外表面被感染性废物污染时应对污染处进行消毒处理或者增加一层包装。

（10）盛装的医疗废物达到包装物或者容器的3/4时，应当使用有效的封口方式，使包装物或者容器的封口紧实、严密。

（11）盛装医疗废物的每个包装物、容器外表面应当有警示标识，在每个包装物、容器上应当系中文标签，中文标签的内容应当包括：医疗废物产生单位、产生日期、类别及需要的特别说明等。

（12）医疗卫生机构应当建立医疗废物暂时储存设施、设备，不得露天存放医疗废物；医疗废物暂时储存的时间不得超过2天。

（13）医院应当将医疗废物交由取得县级以上人民政府环境保护行政部门许可的医疗废物处置单位处置，依照危险废物转移联单制度填写和保存转移联单。

（14）不具备集中处置医疗废物条件的农村地区，医疗卫生机构应当按照当地卫生行政部门和环境保护部门的要求，自行就地处置其产生的医疗废物。自行处置医疗废物的，应当符合以下要求：

①使用后的一次性医疗器具和容易致人损伤的医疗废物应当消毒并作销毁处理。

②能够焚烧的，应当及时焚烧。

③不能焚烧的，应当消毒后集中填埋。

3. 医疗废物的交接、登记、转运以及运送工具、暂存地消毒原则

（1）运送人员在运送医疗废物前应当检查容器标识、标签及封口是否符合要求。每天将分类包装的医疗废物从产生地按规定时间及路线运送到暂存地。

（2）运送人员在运送医疗废物时防止包装物或容器的破损及医疗废物的流失、泄漏和扩散，并防止医疗废物直接接触身体。

（3）采用密闭的运送工具且每天运送工作结束后，应当对运送工具进行清洁、消毒。

（4）医疗卫生机构应当对医疗废物进行登记，登记内容包括医疗废物的来源、种类、重量或者数量、交接时间、最终去向以及经办人签字等项目。登记资料保存 3 年。

（5）医疗废物转出后，应对暂存地、设施即时清洁和消毒。

4. 医疗废物转运人员职业防护安全要求

（1）掌握在医疗废物分类收集、运送、暂时储存及处置过程中预防被医疗废物刺伤、擦伤等伤害的措施及发生后的处理措施。

（2）医疗卫生机构应当为从事医疗废物分类收集、转运等工作人员配备必要的防护用品，采取有效的职业防护措施，定期进行健康体检。必要时，对有关人员进行免疫接种。

（3）医疗机构的工作人员在工作中发生刺伤、擦伤的伤害时，应当采取相应的处理措施，并及时报告机构内的相应部门。

四、医务人员职业暴露与预防控制

由于医院的特定环境致使医务人员经常暴露于各种生物、物理、化学、社会心理以及与工作性质相关的危险因素之中。职业伤害已严重危害到医务人员的身心健康，特别是暴露性接触，医疗锐器损伤引起的血源性的感染日趋严重而受到国内外学者日益广泛的关注。

（一）职业损伤的医院感染

在医务人员的职业暴露中，血源性致病因子主要通过锐器损伤、针刺伤、黏膜或破损皮肤接触等方式传播，这是导致肝炎和艾滋病最危险的途径。医务人员因针刺伤或其他锐器损伤接触受污染的血后，感染乙肝的危险性为 2% ~ 40%，感染丙肝的危险性为 3% ~ 10%，感染艾滋病的危险性为 0.2% ~ 0.5%。近年来研究人员证实 HBV 感染率分别高于 HIV 55 倍、HCV 38 倍，医务人员因职业暴露感染 HBV 的危险性也明显高于 HIV 和 HCV。

1. 乙型肝炎（HBV）　乙型肝炎是医务人员面临传播危险性最大的血源性传播疾病。我国是世界乙型肝炎高发区之一，乙型肝炎病毒总感染率高达 60% 左右，乙肝表面抗原携带率为 9.75%。实验证明，HBsAg 阳性患者的血浆稀释 1 000 万倍给易感者注射后仍可引起 HBV 感染。医务人员中尤以口腔科、妇产科、内镜检查的医生、护士感染为多。

2. 丙型肝炎（HCV）　人类对 HCV 普遍易感。我国丙肝的感染率为 3%，受血者或接受血制品者、血液透析患者及接触患者血液的医务人员感染率高达 50% ~ 60%。国内外学者经研究认为：HCV 50% 可通过血液传播，10% 可通过接触传播，40% 传播途径仍不明确。医务人员在医院特殊的环境中，被感染的机会大大增加。

3. 艾滋病（AIDS）　与 AIDS 传播最密切的是静脉采血，容易被感染的是护士和临床检验人员。1997 年美国 CDC 报告 47 例医务人员由职业暴露感染 HIV 病例，其中 42 例有明确的皮肤损伤暴露史。更应引起医务人员高度重视的是：无症状的艾滋病病毒感染者的威胁更大，此类感染者无自觉症状，无阳性体征，医务人员对此要有更多的警惕。

（二）职业暴露损伤的预防与控制

1. 加强职业安全教育，提高自我防护意识　乙肝病毒感染的高发，艾滋病的蔓延，威胁医务人员的潜在因素日益增多，应加强医务人员对血源性传播疾病的自我防护意识的教育。开展全员培训，定期组织学习，掌握正确的操作技术，熟悉暴露后处理原则及报告流程；强化医务人员对职业暴露防护知识重要性的认识，树立全新防护理念，提高发生职业暴露后的应对能力，使职业暴露危害降到最小。

2. 加强个人防护措施

（1）当皮肤接触或可能接触血液、体液、组织液、血制品或污染的环境时应戴手套。

（2）在处理被血液污染的物品及进行大量血源性操作时应戴双层手套。

（3）如有血液、体液喷溅时应戴护目镜或防护面罩。

（4）接触患者前后要洗手，采用非手触式水龙头。

（5）皮肤或黏膜破损的医务人员不主张执行医疗操作，非其不可时应采取更加严密的防护。

（6）个人防护设施在离开现场时应立即去除，将所有的污染物放在特定的区域进行清洗去污或作其他处理；现场脱下的防护服应放在特定的区域或容器内保存、处置、清洗或去污。

（7）送洗的污染衣物标识明确，以警示洗衣房工作人员。

3. 加强锐器刺伤的防护管理、降低职业暴露风险

（1）不同锐器的正确使用：医务人员应清楚各种锐器的特点，并适当处理。打开安瓿时，注意各种安瓿的玻璃硬度，用力要均匀适当；对各种针头、刀片等小件锐器，使用完后及时装入锐器盒内，集中储存处理；禁止护士在操作后用双手回套针帽；禁止手持锐器随意走动；手术室工作人员应避免缝针、刀片等手术器械的损伤；日常工作中尽量避免徒手传递锐器。

（2）严禁用手抓取医疗废物：废弃物丢弃于医疗废物袋中，其中不免有锐利性废弃物，用手抓取难免造成损伤，因此，禁止用手抓取医疗废弃物，更不允许将手伸入医疗废物袋中按压。

（3）制订并不断完善职业防护的管理制度：医务人员面临严峻的职业暴露损伤的危险，制订并完善医务人员职业感染防护管理制度，加强锐器刺伤防护管理迫在眉睫。

①制订职业暴露管理制度：根据职业防护执行中存在的具体问题，制订职业暴露处理流程、职业暴露应急预案、职业暴露报告制度、医务人员职业暴露 HIV 的应急预案及预防措施等。

②建立医务人员锐器伤管理制度：制订医务人员锐器伤处理及上报流程，对医务人员进行安全注射技术培训。一旦发生锐器伤应及时上报相关部门，内容为：暴露时间，暴露部位，被什么器物所刺。暴露源（血液或其他），是否有 HBV、HCV、HIV 感染，量多少，伤口情况。暴露者是否接受乙型肝炎疫苗接种，抗体产生情况。处理记录。

③加强环节管理：加强对职业感染防护重点部门和环节的管理，与口腔科、检验科、手术室、供应室等高危科室医务人员签发防护措施及责任书，强制性提升重点部门医务人员职业防护意识和防护行为；将医务人员职业防护措施执行力纳入医院感染管理质控内容，定期监督检查；加强医疗废物的管理，正确处理医疗废物。

4. 医疗机构　应加大预防医护人员的职业感染资金的投入，提倡临床使用安全注射器、输液器、真空采血器、屏障隔离手术巾等系列产品；要求各病区使用锐器收集盒，消毒防护物资，保护医务人员的职业安全。

5. 职业暴露后的处理

（1）医务人员不慎被刺伤后受到患者血液、体液污染时，应立即局部用肥皂液和流动水冲洗被污染的皮肤，用生理盐水冲洗黏膜。

（2）如有伤口，应尽可能由近心端向远心端挤出血液，再用肥皂液和流动水进行冲洗。

（3）受伤部位的伤口冲洗后，应当使用75%乙醇或0.5%碘附进行消毒，并包扎伤口；被暴露的黏膜，应当反复用生理盐水冲洗干净。

（4）血样品和污水溅入眼内立即用生理盐水冲洗。

（5）追踪血清学病毒抗体或抗原检测结果。

（王昙如）

第三节　医院安全

医院安全不容忽视，是我们每个医务人员应尽的责任，不但要注重传统的消防、人身安全，而且要了解如何降低风险，如何应对各种突发性事件发生。所以我们需要熟知医院的各项安全措施，如消防设施放置位置和使用方法、各种突发事件的应急预案等。

一、消防安全

灭火器的使用方法：①干粉灭火器：拉下铅封拉环→打开喷嘴→一手持喷管，另一手下压手柄→对准火源根部喷洒干粉灭火。②壁式消火栓：打开或打碎玻璃门→按下消火栓报警按钮→接上水带，接水枪→拉至火源处，一人扶水枪，一人开启水阀门→放水灭火。

火灾紧急突发事件的处理：根据火源、火势大小、危险性进行处理。日间：当班护士应及时向护士长、科护士长、护理部、医务处报告。夜间及节假日：当班的医生、护士及时向总值班报告。护理部、医务处在接到重大紧急报告后，除积极组织人力实施救护工作外，立即向分管院长报告，实施逐级上报制度。

（一）火灾撤离时

1. 火势小时　用灭火器就近水源灭火。

2. 火势大时

（1）当班护士切断氧源、电源，撤离就近易燃易爆物品、贵重仪器，打开消防通道。

（2）安抚患者及家属，切忌跳楼、乱跑。

（3）轻患者由一位护士协助或指引患者用湿毛巾捂口鼻，保持低姿势经安全通道紧急撤离，停止使用电梯；重患者由责任护士负责将患者身上引流管妥善安置好，协助家属用大单或被套作为搬运工具，运送患者。

（4）有监护仪的暂时撤除或启用蓄电池；带呼吸机者更换简易呼吸器。

（5）一位护士保护患者资料安全转移。

（二）火灾无法撤离时

1. 大火或烟雾已封锁前后出口时，应退守病房，用毛巾、被子等堵塞门缝，并泼水降温，靠墙躲避，等待营救。

2. 指挥轻患者用应急逃生绳或被单、窗帘等结成牢固的绳索，牢系在窗栏上顺绳滑至安全区域（确保安全）。

3. 轻患者由主任及护士安排工作人员带领成批撤离。重患者由责任护士负责，调动病房所有人力（包括患者家属）用大单、被套、棉被护送。

4. 有监护仪的暂时撤除，吸氧者接氧气袋，带呼吸机者更换简易呼吸器。

5. 如在夜间，值班护士指导轻患者，另一名护士与值班医生负责转移重患者。

6. 转移到广场、空地时，注意维持秩序，安慰患者，减少患者的恐惧。

（三）注意事项

1. 撤离按照先轻患者后重患者的顺序。

2. 灾情出现时，护士应做好患者及家属的安抚工作，稳定大家的情绪。

3. 避免大声呼喊，防止有毒烟雾进入呼吸道。

4. 按部署有秩序地撤离。所有人员均要沿楼梯右侧行走，以免造成混乱、拥挤。

5. 带婴儿逃离时，可用湿布轻轻蒙在婴儿脸上，注意保持呼吸道通畅。

6. 病房如断电，主任、当班护士可以使用应急灯、手电照明引导患者撤离。

7. 离开房间，一定要随手关门，使火焰、浓烟控制在一定的范围内。

8. 科室日常准备应急逃生绳、简易防烟面具、应急灯或手电筒，放于固定位置并交班。

二、地震紧急突发事件

医护人员立即打开消防安全通道；关闭电源、气源、水源、热源。白天由科主任、病房护士长统一指挥。夜间由值班的医生、护士指导安全转移患者。

1. 轻患者 由护士指导其寻找有支撑的地方或狭小空间（如床旁墙角处或卫生间）蹲下或坐下，用枕头或软垫子保护头部。

2. 重患者 由责任护士负责，将患者身上引流管妥善安置好，迅速转移到床下，如带呼吸机患者应接简易R器，连床推到紧挨承重墙的墙根处，远离外墙。

3. 地震撤离时

（1）震后，组织患者有秩序从安全通道撤离，停止使用电梯。

（2）白天，由科主任、病房护士长指挥。

（3）轻患者由主任及护士安排工作人员带领成批撤离，重患者由责任护士负责，调动病房所有人力（包括患者家属）用大单、被套、棉被护送。

（4）有监护仪的暂时撤除；吸氧者接氧气袋；带呼吸机者更换简易呼吸器。

（5）夜间，值班护士指导轻患者，另一名护士与值班医生负责转移重患者。

（6）转移到广场、空地时，注意维持秩序，安慰患者，减少患者的恐惧。

三、医院感染暴发与预防控制

医院感染暴发事件已成为威胁患者安全、影响医疗质量和增加医疗费用的重要原因，对医院甚至社会造成重大不良影响。同时使医院感染管理面临巨大的挑战。在新的医疗形式下，医院感染管理工作必须由多部门、多类人员相互协作完成。认真研究不断出现的新问题，进一步加强各环节的管理，及时发现和控制医院感染暴发苗头，防范恶性事件的发生。

（一）医院感染暴发的概念

医院感染暴发指在医疗机构或其科室的患者中，短时间内发生 3 例以上同种同源感染病例的现象。

疑似医院感染暴发指在医疗机构或其科室的患者中，短时间内出现 3 例以上临床综合征相似、怀疑有共同感染源的感染病例；或者 3 例以上怀疑有共同感染源或感染途径的感染病例现象。

我国的医院感染以散发为主，但也常出现暴发。医院感染暴发流行的常见类型是败血症（20%）、胃肠道感染（18%）、皮肤感染（13%）、肺炎（12%）、手术切口感染（10%）、肝炎（7%）、泌尿道感染（5%）、脑膜炎（5%）、其他（10%）。不同国家和地区暴发流行的常见病原体有所区别，1984—1995 年美国发生 555 起医院感染暴发，其中细菌 71%（393）、病毒 21%（117）、真菌 5%（28）、寄生虫 3%（15）、不明 0.4%（2）。我国医院感染暴发流行微生物中，常见金黄色葡萄球菌、大肠埃希菌、铜绿假单胞菌、鼠伤寒沙门菌、克雷伯菌、结核分枝杆菌、柯萨奇病毒等。

（二）国内历次重大医院感染暴发事件回顾

1. 新生儿细菌性痢疾

事件回顾：1992 年 9 月 9 日—9 月 16 日，某医院发生一起由痢疾杆菌引起的新生儿医院感染暴发流行事件。该院 9 月共有住院、出院新生儿 214 例，其中 23 例新生儿发病，发病率 10.74%；10 例死亡，病死率 43.48%。23 例新生儿出现发热、拒乳，伴有不同程度的呕吐、黄疸、腹部胀气，皮肤不同部位出现出血点、四肢厥冷等症状。

事件分析：流行病学资料分析，所有病例在婴儿室有相同饮奶、饮水和洗浴史。首例病儿咽部分离到流行株——志贺氏痢疾杆菌 C 群 13 型，婴儿室奶粉中发现污染情况，加之发病集中、流行期短、病情凶险，无第 2 代病例等均提示本次流行可能为牛奶污染导致。从第一例病婴及其母亲大便中分离出流行株，考虑母亲系慢性带菌者，通过接触传给其婴儿，婴儿污染了操作台，进而污染了牛奶。因此本次暴发的传染源即为此母亲。

2. 某市妇儿医院发生医院感染事件

事件回顾：1998 年 4 月至 5 月，某市妇儿医院共计手术 292 例，发生手术切口感染 166 例，切口感染率为 56.85%，为一起严重的医院感染暴发事件，给患者带来痛苦和损害，造成重大经济损失，引起社会各界和国内外的强烈反响。

事件分析：20 份切口分泌物标本，培养出龟分枝杆菌（脓肿亚型）；医院环境和无菌物品细菌学检测合格；2% 戊二醛是杀灭龟分枝杆菌的常用消毒剂，但检测医院使用中和未启用的戊二醛，经作用半小时不能杀灭金黄色葡萄球菌、1 小时不能杀灭龟分枝杆菌，测定的戊二醛浓度为 0.137%。故得出结论本次手术切口感染的原因是由于戊二醛浓度错配，致使手术刀片污染了龟分枝杆菌。

3. 吉林省某市人民医院经输血传播艾滋病事件

事件回顾：2005 年 9 月 28 日，吉林省卫生厅接待了该省某市 1 名艾滋病患者，该患者称是在某市人民医院输血感染的。随后，省卫生厅立即进行了追踪调查。经查发现，给该患者提供手术输血的 3 名供血者中，有 1 名有偿供血者于 2005 年 10 月 20 日经省疾控中心艾滋病筛查实验室确认为艾滋病病毒感染者。该供血者曾于 2003 年 1 月至 2004 年 7 月期间在该医院中心血库有偿供血 15 次，接受其血液的受血者共有 25 人，其中 6 人于调查前死亡；18 人被确认为艾滋病病毒感染者（现已有两人死亡，16 人为艾滋病病毒携带者）；1 人艾滋病病毒抗体阴性。该供血者的两名性伴侣及其中 1 名性伴侣的丈夫也被确认为艾滋病病毒感染者。

事件分析：造成经输血传播艾滋病疫情的主要原因是：该市人民医院中心血库在开展采供血工作期间，存在短间隔采血、漏检、未按试剂说明书要求检测、未进行室内质控、工作记录不规范等严重违反有关法律、法规和技术规范的行为和问题，最终导致了此次医源性艾滋病感染事件。

4. 安徽省某市市立医院恶性医疗损害事件

事件回顾：2005 年 12 月 11 日，安徽省某市市立医院眼科为 10 名患者做白内障超声乳化手术。一个原本并不十分复杂的手术，却导致 10 名患者眼部全部被感染，9 位患者眼球被迫被摘除，给患者及家属造成了极大的痛苦和伤害。

事件分析：铜绿假单胞菌是本次感染的重要病原菌。此菌对眼部有严重的危害性，可致角膜溃疡、眼内炎、全眼球炎等，甚至导致失明，在眼部感染中居首要位置。这起严重的医源性感染事件主要是由于该院医院感染管理混乱，医护人员在手术过程中没有严格执行消毒灭菌制度等所造成的。

5. 陕西省某医院发生严重医院感染事件

事件回顾：陕西省某医院新生儿科 9 名新生儿自 2008 年 9 月 3 日起相继出现发热、心率加快、肝脾肿大等临床症状，其中 8 名新生儿于 9 月 5~15 日间发生弥漫性血管内凝血相继死亡，1 名新生儿经医院治疗好转。

事件分析：发生严重医院感染事件的新生儿科在建筑布局、工作流程、消毒隔离等方面存在明显缺陷。新生儿科建筑布局和工作流程不合理，人流与物流相互交叉；对部分新生儿使用的物品和器具采用了错误的消毒方法；医务人员没有规范地进行手卫生；用于新生儿的肝素封管液无使用时间标识等。据对部分医务人员的手、病房物体表面、新生儿使用的奶瓶和奶嘴、新生儿暖箱注水口等进行检测，发现细菌超标严重，有金黄色葡萄球菌、肺炎克雷白杆菌的明显污染。

以上医院感染暴发事件无一不触目惊心，并付出惨痛代价。通过这些医院感染暴发事件的回顾与分析，希望能警示我们树立牢固的医院感染管理意识和责任意识，将医院感染管理的细节渗透到医疗活动的每一环节，为构建和谐、平安、放心医院而护航。

（三）医院感染暴发的预防与控制

医院感染的暴发消耗医疗资源，致使日常工作的混乱，造成社会不良影响。预防是控制暴发最有力的手段，包括基本的医院感染控制措施；监测是识别暴发早期的问题，以及病例聚集的关键。一旦暴发被证实，应尽早控制传染源、切断传播途径，有效控制暴发。

1. 医院感染暴发的预防

（1）加强管理：依法加强医院感染的管理工作，包括建立和健全医院感染的管理体系，建立和健全医院感染预防的各项规章制度，按预防医院感染的要求设计医院的建筑和病室配置，加强对医护人员的教育，不断提高医院领导和医护人员预防医院感染发生的意识。

（2）加强监测：监测是医院感染暴发预防的重要的常规措施，目的在于早期发现医院感染暴发的苗头或潜在可能性，以便及时采取相应的预防措施，防止暴发的发生。医院感染监测一般包括对医院的消毒灭菌、各种医源性传播因素、各种常规预防措施的执行情况及医院感染发生率的监测。

（3）及时报告：《医院感染管理办法》对医院感染暴发的报告有具体规定。医院感染暴发是急危事件，及时报告、及时启动医院感染暴发调查和控制预案，能争取最大资源尽早控制事态的发展，最大限度的保障患者生命财产的安全。

（4）明确诊断：及时正确的诊断不仅可正确及时救治患者，而且可减少治疗的盲目性。同时对调查感染源和传播途径以及区分易感人群都起到重要作用。这就对医院感染管理专职人员及临床医护人员提出更高的要求：不断加强学习，完善各相关专业理论知识、熟练掌握各项操作规程，不断提高医院感染管理防控水平及诊治水平。

（5）落实措施：①严格分诊制度。②加强住院患者的管理，严格探视制度。③布局合理，避免因加床造成拥挤而致预防措施不到位。④健全隔离制度。⑤严格要求医务人员和探视人员洗手，配备并按要求使用快速手消毒剂。⑥认真做好无菌技术操作。⑦保持室内环境卫生和空气洁净。⑧加强临床使用一次性无菌医疗用品的购入、使用和销毁的管理。

2. 医院感染暴发的措施

（1）隔离患者：对已发生医院感染的患者需立即进行隔离，直至传染期结束方可解除隔离。

（2）检疫：已发生医院感染的相关科室应立即停止收治新患者，并做好随时和终末消毒，对接触者进行医学观察，直至超过该病的最长潜伏期为止。有条件的还可对接触者实施被动免疫，以增强其特异或非特异性抵抗力。

（3）筛查病原携带者：对许多感染性疾病而言，临床患者仅是全部感染者的冰山之巅。因此，要了解准确的感染状况，追查传染源，必须对隐性感染者和病原携带者进行筛查，筛查对象应包括患者、医院工作人员及一些常来医院陪护和探视的人员。尤其在深入的流行病学调查后仍不能找到传染来源时，更应抓紧筛查病原携带者。

（王昙如）

第四节　医院感染相关知识

医院感染管理是一门涉及面很广的综合性学科。近年来颁布了一系列国家法律、行政法规、部门规章及规范性文件，使医院感染管理沿着科学的、规范化的轨道迅猛发展。随着医疗新技术的发展，新病原体的产生，耐药微生物的冲击、医护人员职业安全等问题的出现，又使医院感染面临巨大挑战。控制医院感染、保证医疗质量受到卫生行政部门和广大医务人员普遍关注。控制医院感染首先是提高医务人员对医院感染认识水平，增强责任心，日常工作中主动树立预防医院感染的意识，其次是保证医疗用品的消毒灭菌质量，以及加强抗生素合理应用的管理。因此医院感染管理需要广大医务人员共同参与，共同努力。

一、医院消毒灭菌相关概念

（一）基本概念

灭菌：杀灭或清除传播媒介上一切微生物的处理。

消毒：杀灭或清除传播媒介上病原微生物，使其达到无害化的处理。

医院消毒：杀灭或清除医院环境中和媒介物上污染的病原微生物的过程。

消毒合格：消毒后媒介物携带的微生物等于或少于国家规定的标准。人工污染的微生物减少99.9%或消毒对象上污染的自然微生物减少90%，则为消毒合格。

灭菌保证水平（SAL）：指灭菌处理后单位产品上存在活微生物的概率。SAL通常表示为 10^{-n}。如，设定SAL为 10^{-6}，即经灭菌处理后在100万件物品中最多只允许有1件物品存在活微生物。

消毒剂：用于杀灭传播媒介上的微生物，使其达到消毒或灭菌要求的制剂。

高效消毒剂：指可杀灭一切细菌繁殖体（包括分枝杆菌）、病毒、真菌及其孢子等，对细菌芽孢（致病性芽孢菌）也有一定杀灭作用，达到高水平消毒要求的制剂。

中效消毒剂：指仅可杀灭分枝杆菌、真菌、病毒及细菌繁殖体等微生物，达到消毒要求的制剂。

低效消毒剂：指仅可杀灭细菌繁殖体和亲脂病毒，达到消毒要求的制剂。

灭菌剂：能杀灭一切微生物（包括细菌芽孢）使其达到灭菌要求的制剂。

菌落形成单位（cfu）：在活菌培养计数时，由单个菌体或聚集成团的多个菌体在固体培养基上生长繁殖所形成的集落，称为菌落形成单位，以其表示活菌的数量。

随时消毒：有传染源存在时对其排出的病原体可能污染的环境和物品及时进行消毒。

终末消毒：传染源离开疫源地后进行的彻底消毒。

（二）消毒因子作用的水平

根据消毒因子的适当剂量（浓度）或强度和作用时间对微生物的杀灭能力，可将其分为四个作用水平的消毒方法。

1. 灭菌 可杀灭一切微生物（包括细菌芽孢）达到灭菌保证水平的方法。属于此类的方法有：热力灭菌、电离辐射、微波、等离子灭菌方法以及用甲醛、戊二醛、环氧乙烷、过氧乙酸、过氧化氢等消毒剂进行灭菌的方法。

2. 高水平消毒法 指可杀灭各种微生物，对细菌芽胞达到消毒效果的方法。这类消毒方法应能杀灭一切细菌繁殖体（包括分枝杆菌）、病毒、真菌及其孢子和绝大多数细菌芽孢。属于此类的方法有：热力、电离辐射、微波、紫外线以及二氧化氯、过氧乙酸、过氧化氢、含氯、含溴消毒剂等进行消毒的方法。

3. 中水平消毒法 是可以杀灭和去除细菌芽孢以外的各种病原微生物的消毒方法，包括：超声波、碘类消毒液（碘附、碘酊等）、醇类、醇类和氯己定的复方制剂，醇类和季铵盐（包括双链季铵盐）类化合物的复方制剂、酚类等消毒剂进行消毒的方法。

4. 低水平消毒法 只能杀灭细菌繁殖体（分枝杆菌除外）、亲脂病毒的化学消毒剂和通风换气、冲洗等机械除菌法。如单链季铵盐消毒剂（苯扎溴铵等）、双胍类消毒剂如氯己定、植物类消毒剂和汞、银、铜等金属离子消毒剂等进行消毒的方法。

（三）医用物品对人体的危险性分类

医用物品对人体的危险性是指物品污染后造成危害的程度，可分为：

1. 高度危险性物品　是指在操作中要穿过皮肤或黏膜，进入无菌组织或器官内部的或密切接触破损的组织、皮肤、黏膜的器材和用品。例如，手术器械和用品、穿刺针、输血器材、输液器材、注射的药物和液体、透析器、血液和血液制品、导尿管、膀胱镜、腹腔镜、脏器移植物和活体组织检查钳等。

2. 中度危险性物品　只接触人体完整的皮肤、黏膜的物品。例如，体温表、呼吸机管道、胃肠道内镜、气管镜、麻醉机管道、压舌板、喉镜、便器、餐具、茶具等。

3. 低度危险性物品　是指不直接接触患者或只接触患者正常皮肤的物品。例如，床具、卧具、病室家具、室内物品表面、一般诊疗用品（听诊器、血压计）等。

（四）微生物对消毒因子的敏感性

一般认为，微生物对消毒因子的敏感性从高到低的顺序为：a. 亲脂病毒（有脂质膜的病毒），例如乙型肝炎病毒、流感病毒等。b. 细菌繁殖体。c. 真菌。d. 亲水病毒（没有脂质包膜的病毒），如甲型肝炎病毒、脊髓灰质炎病毒等。e. 分枝杆菌，如结核分枝杆菌、龟分枝杆菌等。f. 细菌芽孢，如炭疽杆菌芽胞、枯草杆菌芽孢等。g. 朊病毒（感染性蛋白质），如疯牛病病原体、克雅病病原体。

（五）选择消毒灭菌方法的原则

1. 根据物品污染后的危险程度选择消毒方法　凡高度危险性物品必须选用灭菌方法处理；中度危险性物品可选用中水平或高水平消毒法；低度危险性物品可用低水平消毒方法或只进行一般的清洁处理即可，如有传染病病原体污染时，必须采用高水平消毒方法。

2. 根据污染微生物的种类和数量选择消毒方法　对受到致病性芽孢、真菌孢子和抵抗力强、危险程度大的病毒污染的物品选用高水平消毒法和灭菌法。对受到致病性细菌和真菌、亲水性病毒、螺旋体、支原体、衣原体等污染的物品，选用中水平以上消毒法。对受到一般细菌和亲脂病毒污染的物品，可选用中水平或低水平消毒法。杀灭被有机物保护的微生物时，应加大消毒因子的使用剂量和（或）延长消毒作用时间；消毒物品上微生物污染特别严重时，应加大消毒因子的使用剂量和（或）延长消毒作用时间。

3. 根据物品性质选择消毒方法　耐高热、耐湿物品和器材，应首选压力蒸汽灭菌和干热灭菌；怕热、忌湿和贵重物品应选择环氧乙烷或低温蒸汽甲醛气体消毒、灭菌；器械的浸泡灭菌，应选择对金属基本无腐蚀性的灭菌剂；光滑物品表面选择紫外线近距离照射消毒或液体消毒剂擦拭，多孔材料表面可采用喷雾消毒法。

（六）其他相关概念

全身性感染：是指致病菌经局部感染灶进入人体血液循环，并在体内生长繁殖或产生毒素，而引起的严重的全身性感染症状或中毒症状。随着分子生物学的发展，对感染病理生理的进一步认识，感染的用词已有变化，当前国际通用的是脓毒症和菌血症，不再沿用"败血症"一词。

脓毒症：是指病原菌因素引起的全身性炎症反应，体温、循环、呼吸、神志有明显的改变，用以区别一般非侵入性的局部感染。

菌血症：是脓毒症的一种，即血培养检出病原菌者。但其不限于以往多偏向于一过性菌血症的概念，如拔牙、内镜检查时，血液在短时间出现细菌，目前多指临床有明显感染症状的菌血症。

抗感染免疫：是机体抵抗病原生物及其有害产物，维持生理稳定功能。抗感染能力的强弱，除与遗传因素、年龄、机体的营养状况有关外，还决定于机体的免疫功能。抗感染免疫包括非特异性免疫和特异性免疫两大类。

非特异性免疫：又称天然免疫，是机体在种系发育过程中形成的，经遗传而获得。其作用并非针对某一种病原体，故称非特异性免疫。非特异性免疫由屏障结构、吞噬细胞、正常体液和组织的免疫成分等组成。

特异性免疫：又称获得性免疫，是个体出生后，在生活过程中与病原体及其产物等抗原分子接触后产生的一系列免疫防御功能。其特点是针对性强，只对引发免疫的相同抗原有作用，对其他种类抗原无效；具有免疫记忆性，并因再次接受相同的抗原刺激而使免疫效应明显增强。特异性免疫包括体液免疫和细胞免疫两大类，分别由 B 淋巴细胞和 T 淋巴细胞所介导。

在抗感染免疫过程中，首先是非特异性的天然免疫执行防卫功能并启动特异性免疫。特异性免疫形成后发挥效应的同时，又可显著增强非特异性免疫功能，两者相互配合，扩大作用。

（王昙如）

第六章

护理教育

第一节　护理教育学概论

一、教育概述

（一）教育及教育学的概念

1. 教育的概念　教育是人类特有的一种社会现象，随着社会的发展而逐渐发展，在不同的历史阶段具有不同的特点。因此，不同时代、不同阶级对教育的本质及属性有不同的解释。"教育"一词在我国的古籍中，最早见于《孟子·尽心上》，其中谈到"得天下英才而教育之三乐也"。在此只说明了教育年轻一代是人生的一大乐趣，并未揭示教育一词的内涵。在此后的很多古代著作中，阐明教育内涵的，也只用了一个"教"字，如"中庸"中所说"修道之谓教"，即用社会道德去影响和培养年轻人，育人为善。我国古代的教育家普遍认为教育是一种培养人的活动，是向受教育者施教，要求受教育者学习经典，成为一个有社会道德的人。从社会需要出发，以教育及培养为主，是我国传统的教育思想。在西方，教育（education）一词来源于拉丁文"educare"，原意为"导出""引出"等，意指引导人发展的活动，强调教育不是将知识强迫灌输给学生，而是着力引导以最大限度地发挥学生的潜力。如法国教育家卢梭从个体发展的观点出发，提出了"自然教育"的理论。他主张以儿童内在的自然或天性为中心，帮助儿童发展其本能，通过儿童自己的活动，达到身心按自然规律发展及完善的目的。瑞士教育家裴斯泰洛齐也认为教育是按照自然法则，发展儿童的道德、智慧及身体各方面能力的活动。美国实用主义教育家杜威则直接提出"教育不是强迫人去接受或吸收外界的信息，而是如何使人与生俱来的能力得到发展及完善"。因此，西方教育家在解释教育时，多侧重于个性的解放、人的价值和个体的发展，认为教育是使个体身心得到全面发展的活动。尽管由于东西方的历史及文化传统背景不同，对教育的解释不同，但都将教育看成培养人、促进人身心发展的一种社会活动，认为教育是有目的、有计划、有组织地传递社会经验，培养社会所需人才的活动。教育作为一个特定的科学具有广义及狭义之分。广义的教育泛指影响人们知识、技能、身心健康、思想品德的形成及发展的各种活动，产生于人类社会初始阶段，存在于人类社会生活的各个方面；狭义的教育主要指学校教育，即由专门机构及专职人员所承担，根据一定的社会要求及受教育者的发展需要，有目的、有计划、有组织地对受教育者施加影响，以培养社会所需要人才的社会活动。狭义教育

的概念中隐含着三层意思:

(1)教育是一种社会现象:教育是人类有目的、有意识的实践活动,目的是将受教育者培养成社会所需要的人。因此,教育受一定的社会制约,反映社会对培养人的要求。

(2)教育是一种传递社会经验的手段:教育活动的基本形式是知识及经验的传递,是将人类在实践中积累起来的生产及生活经验传授给下一代,使之能够适应现存社会的生产及生活方式,依照一定的社会规范及要求来发展自己,推动社会前进。在此意义上,教育具有两种职能,一是传授生产及生活经验、知识与技能,为发展生产服务;二是传授社会思想意识、道德和生活规范,为维护一定的生产关系服务。

(3)教育是培养人的社会活动:教育是由教育者对受教育者所进行的一种影响活动。在这个活动过程中,学生掌握了一定的知识及技能,同时获得了一定的身心发展,形成了一定的思想品德。

2. 教育学的概念

(1)教育学的概念:教育学(pedagogy)一词来源于希腊文 pedgogue,本意为"教仆",意为照顾儿童的学问,后来引申为关注教育过程的应用艺术。《教育学大词典》对教育学的定义为:"研究人类教育现象及一般规律的学科。"其任务是研究培养人的社会教育活动,揭示教育的客观规律,论述适应社会需要、符合教育规律的教育理论以指导教育实践。现代教育学的主要研究内容是教育的本质,教育与社会发展的关系,教育与学生身心发展的关系,教育的目的,教育制度,教育工作的任务、过程、内容、方法、组织形式和原则,教师和学生及教育管理等。

(2)教育学的发展:教育学的发展经过了以下三个阶段。

①教育学的萌芽阶段:教育学思想起源于古希腊及中国的春秋战国时期。当时由于学校的建立,教育实践的发展,许多杰出的教育思想家以自己的哲学思想为基础,对教育实践中所积累的经验进行了概括性的总结,提出了许多有重要价值的教育观念及教育主张,如古希腊的苏格拉底、柏拉图、亚里士多德以及我国春秋战国时代的孔子、孟子等都在其著作中分别阐述了不同的教育思想及观念。但是,由于当时历史条件的限制,教育思想仍然与政治、宗教、哲学、伦理、文化等交织在一起,没有形成独立的、完整的体系。

②教育学体系形成阶段:从文艺复兴时期开始,教育学进入了一个新的历史发展阶段,开始从其他学科中分化出来,逐渐形成了独立的教育学理论体系。捷克著名的教育家夸美纽斯于 1632 年写成的《大教学论》标志着教育学已成为一门独立的学科。而最早以教育学命名的专著是德国教育家赫尔巴特于 1806 年出版的《普通教育学》。这些著作都具有完整的理论体系,对教育科学体系的形成有重大的影响。

③科学教育学建立阶段:二次世界大战以后,科学技术的发展呈现出高度分化的同时也出现了高度整体化的趋势,由于新的技术革命的到来,教育在提高劳动生产率和实现社会发展目标中的作用日趋明显。教育迅速发展,教育学理论研究的科学化水平进一步提高,教育学与心理学、社会学、经济学等学科的联系日益密切。科学的教育学体系不断完善,产生了许多新的交叉学科与分支学科,例如普通教育学、高等教育学、成人教育学等等,使现代教育学发展成了一个立体、交叉的学科网络结构及立体多维的研究格局。

(二)教育的意义及任务

1. 教育的意义　教育具有重要的意义,这主要是由教育在学校工作中所处的地位和它对人类社会的发展及个体的发展所起的作用所决定的。教育的意义主要体现在以下几个方面：

（1）教育是学校的中心工作：学校是培养人的专门场所，教育是学校培养人的基本途径，它在学校工作中所占的时间最多，涉及的知识面最广，对学生的发展影响最全面及深刻，对学校的教育质量的影响也最大。

（2）教育是促进社会发展的有力手段：社会的发展离不开教育。通过教育，个体可以在最短的时间内掌握人类历史经验的精华，将人类长期积累起来的科学文化知识转化为个人的精神财富，在此基础上从事各种社会实践，丰富及发展人类的知识及经验，以促进人类社会的发展及进步。

（3）教育是培养学生个性全面发展的重要环节：教育会直接而具体地影响个体发展的各个方面。通过教育，可以使学生突破时间、空间及个人直接经验的局限，扩大认识范围，赢得认识速度。教育可以使学生在较短的时间内用较少的精力获得人类经历几百年甚至几千年才获得的大量知识技能，并在掌握知识的过程中形成良好的世界观及道德品质，使学生的德、智、体、美等各方面得到全面的发展。

2. 教育的任务　教育的任务是学校目的的具体体现。不同的学校，有不同的教育任务，但总体来说，都具有以下几个方面的普遍任务：

（1）使学生掌握系统的文化科学知识及基本技能：教育的基本任务是向学生传授系统的文化科学基础知识，进行基本技能训练。文化科学知识是人类对客观世界的现象、事实及其规律的认识结果。基础知识是文化科学知识的基础部分，具有较强的概括性和相对的稳定性，是学生必须掌握的关于自然、社会及人类思维的基本知识。技能是指学生在已有知识经验的基础上，通过练习形成执行某种任务比较稳定的活动方式。技能一般分为两类：①智力技能是借助内部语言在脑内部进行智力活动的形式，如阅读、计算等。②操作技能指骨骼、肌肉和相应神经系统参与的，由外部操作活动所表现的技能，如运动技能等。

（2）发展智力，培养能力，促进学生个性的健康发展：随着现代科学技术的迅猛发展，现代社会对人的发展提出了更高的要求。要求学生不仅要掌握丰富的科学知识，具有较高的智力及能力水平，而且应具备完善的人格及健康的个性。因此，学校应该为充分发展学生的兴趣、爱好，释放内在潜能，养成良好的个性提供各种可能的条件。

（3）进行素质教育，为学生奠定科学的世界观、道德观、审美观及劳动观：学校是学生思想观念、道德品质形成及发展的最佳场所，学校必须挖掘各种教育性的因素，将品德教育融入各种教学实践中，以达到教书育人的目的。

（4）发展学生的体力，培养健康的体魄：健康的体魄不仅能保证学生在学校中顺利地完成学业，而且为终身事业的发展及生活幸福打下良好的基础。因此，学校教学中应注意培养学生的卫生习惯及健康意识，劳逸结合，促进学生体力的发展。

（三）教育的要素及特点

1. 教育的要素　教育活动由教育者、受教育者、教育内容及教学手段四个基本要素构成。

（1）教育者：一般指能对受教育者在知识、技能、思想品德等方面起到影响及教育作用的人。在正规的学校教育过程中，教师是主要的教育者。

（2）受教育者：指在各种教育活动中学习的人，既包括学校学习中的儿童及青少年，也包括成人教育中的学生。受教育者是教育的对象，是学习的主体。

（3）教育内容：是联系教育者与受教育者活动的中介。教育内容是根据教育目的经过精心选择及加工而形成的，它既要反映一定社会的要求，又要符合受教育者的年龄特点。

（4）教育手段：是指教育者将教育内容传递给受教育者时所采取的方法及手段。

教育活动的四个要素之间相互联系、相互依存、相互制约、缺一不可。在四种教育要素中，教育者及被教育者属于能动要素，教育内容及手段属于非能动要素。教育者通过教育内容和教育手段使受教育者按照社会所预定的方向发展。

2. 教育的特点　教育作为一种社会活动，具有以下几个特点。

（1）教育的永恒性：从教育的社会职能及存在价值来看，教育属于社会的永恒范围，如果没有教育这种传递社会经验及知识的手段及方法，社会就会停止发展。

（2）教育的历史性和阶级性：每个社会都需要教育，但教育随着社会的发展而变化，具有历史的烙印。当人类进入阶级社会后，教育又反映出明显的阶级性，成为统治者进行统治的工具。

（3）教育的相对独立性：教育不同于其他的社会因素，它具有一定的相对独立性，例如与一定政治及经济发展的不均衡性、教育自身的继承性、与其他社会因素的相关性等等。

（四）现代教育的发展趋势

不同的时代对人有不同的要求，教育必须适应时代的要求。随着经济市场化及全球化进程的加快，人们的生产及生活方式、社会关系、价值观念乃至文明形态都在发生着巨大的变化。由于科学技术的迅速发展，计算机技术、通讯技术的突飞猛进，使知识的资源得到了空前的开发，知识的内涵及目的发生了新的变化。对教育而言，除了传授现成的知识外，还应注意培养学生主动获取知识的能力，帮助学生发展智慧，促进学生形成良好的人格。现代教育的发展趋势主要体现在加强学生的全面素质教育，并重视综合教育，具体表现在以下几个方面：

1. 学校教育素质化　要求学校将素质教育放在首位，教书育人、管理育人、服务育人。要求学生不论学习何种专业，首先应明确自己对社会及国家应尽的义务，懂得怎样做一个对社会有益的人。

2. 课程设置交叉化　注重从本校所肩负的培养人才的层次、规格等具体情况出发，不同程度地向综合化方向发展。在专业技术教育中，普遍注重增设人文学科，而且着重阐述科学技术成就在伦理道德及社会生活中所产生的后果。

3. 教育体系网络化　建立学校教育与社会教育相结合的教育网络体系，将家庭教育、学校教育、社会教育、职业能力的开发、信息服务等教育活动与人的年龄阶段联合起来，形成立体、综合、有效、多层的教育协作网。

4. 教育途径多元化　不同类型人才的知识及能力结构既有共同之处，又有差异。因此，主张不同类型的人才应该通过不同的途径来培养，要求拓宽教育途径，培养多种类型的专门人才。

二、护理教育概述

护理教育担负着为社会培养合格护理人才的重要使命。它有助于社会发展，对社会具有促进和维护人们的健康的价值；它能发挥个体在社会中的主体作用，具有发展人的素质、发挥人的潜能、改变人的状态、丰富人的内心世界的作用。护理教育学是教育学中的一门分支学科，既具有护理的属性，也具有教育学的属性。

（一）护理教育及护理教育学的概念

1. 护理教育的概念　护理教育是为护理学科培养具有宽厚的医学、人文学、护理学等知识，并能为人类健康服务的护理专业人才的活动。护理教育立足于人的范畴，运用培养人、造就人的教育原理探讨护理教育的特殊活动，从而达到输送护理技术人才，传播护理成果的目的。护理教育的发展，一方面充实了教育学的内容，另一方面也推进着护理科学特殊规律的升华。

2. 护理教育学的概念　护理教育学是护理学与教育学交叉结合形成的一门边缘学科，是一门研究护理领域内教育活动及其规律的应用性学科。它根据社会卫生事业和护理科学发展的规律及特点，运用教育科学的基本原理及方法，研究护理教育活动的基本规律，论述培养符合社会需要的护理专业人才的理论及方法，并探讨护理院校的组织及管理活动的规律与方法。

（二）护理教育的特点

护理教育是建立在普通教育的基础上，以培养护理专业人才为目标的专业性教育。同其他的普通教育一样，护理教育具有教育的本质及属性，同时由于专业性质的不同及教育对象的特殊性，它又具有区别于其他学科的特点，具体体现为：

1. 人道性　高等护理教育活动是一种有计划、有目的的自觉行动，护理的对象是人，是以人的健康为中心的。护理教育的人道性要求培养具有高尚的护理道德，对人的健康认真负责，对技术精益求精，具有扎实的护理理论及精湛护理技术的人才。

2. 继承性　护理的工作对象是人，要求在护理工作中不能轻易以人为实验对象，就必须从前人的知识、经验及科学方法开始，继承这些成就，并在此基础上了解规律性及方法性的原则，以创造性地继承前人的经验及知识。

3. 周期性　护理教育的周期性长，因此必须着眼于未来的发展，从现有的科学技术水平出发，培养适应未来卫生发展的护理人才。应将教育的重点放在发挥学生的潜力上，以培养学生独立分析及解决临床护理问题的能力。同时在教育内容及方法的选择上，也应该以护理学的发展规律为依据。

4. 实践性　由于护理学是一门实践性很强的学科，要求学生掌握一系列操作规程及技术。护理教育是否成功，不在于单纯看学生掌握了多少书本知识，更重要的是能否解决病人及其他服务对象的实际问题。因此，在护理教育过程中需要重视实验室及临床实习等其他社会实践的机会，以培养学生的实践能力。

5. 整体性　护理教育的整体性主要体现为教育内容的综合性及整体性。随着整体护理思想的确立，要求护理工作者具有全新的知识结构。这就要求护理教育的内容不仅包括基础医学知识及护理学知识，而且必须包括心理学、伦理学、社会学、教育学、管理学等方面的综合知识。

（三）护理教育学的任务

护理教育学是一个年轻的学科，我国的护理教育学处于刚刚起步阶段。护理教育的目的是为社会输送高质量的优秀护理人才，为我国的医疗保健及公众的健康事业作出贡献，其任务可以归纳为以下几个方面：

1. 阐明及借鉴教育科学的基本理论及原则，并吸收心理学、社会学、管理学等其他自然与社会科学的理论及实践知识，分析研究护理教育现象的发生发展规律，进一步明确地阐述护理教育工作的一般原理及基本要求。

2. 研究国内外护理教育理论的历史与现状，借鉴发达国家的先进护理教育经验，结合中国实践，指导护理教育实践。

3. 认真总结中国的护理教育实践经验与教训，完善护理教育的内容，探讨适合的护理教育教学方法及策略。

4. 以教育学理论为依据，结合护理教育的特点，探讨护理教育的过程、教学原则、教学方法等。同时也应探讨护理学的学习规律及方法。

5. 根据教育的特点及规律，研究护理教育的组织领导及各项业务的管理问题，包括教学、科研、实习基地、图书资料、仪器设备以及经费等护理教育管理的原则与方法。

（四）护理教育的发展历史、现状及趋势

1. 国外护理教育的发展历史及现状

（1）国外护理教育的起源：在19世纪中叶以前，世界各国没有正规的护理专业，医院也很少，医疗与护理没有明显的分别，治疗与护理多由教会担任，由修女出于爱心及宗教意识对病人提供生活照料及精神安慰。因此，护理在当时没有科学的内容，也不必接受正规教育。直到1576年，法国的天主教神父圣·文森保罗在巴黎成立慈善姊妹会，培训为病弱者提供护理服务者。这种护理教育与宗教及医学教育没有截然地分开，且受教育者大多数是信徒。1798年，美国的席曼博士在纽约开办了一个有组织的护理课程，但并没有引起足够的重视。1836年，德国牧师西奥多·佛里德尔为教会的女执事在凯塞威尔斯城设立了一个短期护士训练班。

（2）近代正规护理教育的开始：人类历史上正规的护理教育是从南丁格尔时代开始的。南丁格尔于1860年用所得到的巨额奖金在英国伦敦的圣多马医院开办了第一所护士学校，为正规的护理教育奠定了基础。她对学员的入学标准、课程安排、实习及教学的评估、教学管理等都作了明确的规定，其办学宗旨是将护理作为一门科学的职业，采用了全新的教育体制及教育模式来培养护士。对于学生的训练，除了安排护理技术科学原理的讲授与实习之外，更注重学生精神纪律的培养，希望培养出具有正直品格、诚实善良、具有一定专业技术及能力的护理人员。圣多马护校的建立，开创了护理教育的新纪元，标志着护理从此成为一门科学的专业，其办学模式、课程设置及组织管理模式为欧亚大陆的许多护士学校的建立奠定了基础，促进了护理教育的迅速发展。

（3）现代护理教育的发展：现代护理教育学的发展历程，与各国的经济、文化、教育、宗教、妇女地位及人民生活水平的发展有很大的关系。护理教育的发展在世界各地很不平衡，总体来看，西方的护理教育发展较快。自1860年后，欧美许多国家的南丁格尔式的护士学校如雨后春笋般地出现。如在美国，1901年约翰霍普金斯大学开设了专门的护理课程。1924年耶鲁大学首先成立护理学院。学生毕业后取得护理学士学位，并于1929年开设硕士学位。1964年加州大学旧金山分校开设了第一个护理博士学位课程。1965年美国护士协会提出，凡是专业护士都应该有学士学位。其间，世界其他国家及地区也创建了许多护士学校及护理学院。使护理教育形成了多层次的完善的教育体制。

2. 中国护理教育学的发展历史及现状　自从有了人类社会，就逐渐出现了原始的医药、护理活动。早期的医药和护理是不分的，护理实践是与医药活动联系在一起的；医护教育也是通过口授和医书来传递医护知识和经验。

（1）中国近代护理教育的发展：1840年前以后，西方医学与护理学借助数量可观的传教士、医生及护士传入我国。当时的医院环境，护士的服装，护理的操作规程及护士学校的教科书等都带有浓厚的西方色彩。鸦片战争后，各国的传教士涌入中国，除建立教堂及传教外，还盖了一些医院和学校。1835年广东建立了第一所西医医院，2年后以短期训练班的方法培养护士。1884年，美国护士麦基妮（Elizabeth Mekechnie）在上海成立妇孺医院开发现代护理工作。1887年美国的布恩医师（Dr. Boone）在上海成立护士训练班。1888年，美国的约翰逊（Ella Johnson）女士在福州成立了中国第一所护士学校，但由于当时的社会风气及历史条件的限制，该校第一班仅有粗识文字的男女学员各一名。1900年，在汉口普爱医院正式设立护士学校。1895年和1905年，在北京成立护士训练班及护士职业学校。

1934年，教育部成立护士教育专门委员会，将护士教育定为高级护士职业教育，招收高中毕业生，学制为3~4年，北京协和医学院与燕京大学、金陵女子文学院、东吴大学、岭南大学、齐鲁大学等五所大学合办了协和高等护士专科学校。自1920—1953年，协和高等护理专科学校为国家培养了一批水平较高的护理师资和护理人才。

（2）中国现代护理教育的发展：1950年在北京召开的全国第一届卫生工作会议上对护理专业教育进行了统一规划，将护理专业教育列为中等专业教育之一，并规定了护士学校的招生条件，成立了教材编写委员会，出版了21本有关的中等护理专业教材，为国家培养了大批中等专业护士。

我国在1952年后取消了高等护理教育，其目的是为更快更好地培养护理人才，但结果却导致了护理学校教师、护理人员、护理管理人员、护理科研人员青黄不接甚至是后继无人的后果，严重地阻碍了我国护理事业，特别是护理教育的发展。

1966—1976年十年动乱期，护理教育形成断层，全国几乎所有的护士学校均被停办、解散或被迁往边远地区，校舍及各种教学仪器设备遭到破坏，护理教育基本停滞。

1978年恢复高等院校招生，各医学院校纷纷创办护理大专教育。1983年，教育部与卫生部联合召开会议，决定在全国高等医学院中增设护理专业及专修科，恢复了高等护理教育。1983年，天津医学院率先招收了首届护理学士学位的本科学生。此后，全国其他院校相继成立护理系或护理学院。

1993年北京医科大学开始招收护理硕士研究生。1994年在美国中华医学基金会的资助下，西安医科大学与北京医科大学、协和医科大学、上海医科大学、中国医科大学、华西医科大学、湖南医科大学及泰国清迈大学联合举办护理研究生班，至今已为中国各护理院校培养了84名护理人才。至目前为止，全国已有10多个护理硕士点。

3. 护理教育的发展趋势　护理是以人为主的专业，护理学是一个不断发展、不断创新的学科，特别是当前正处于一个成果与信息非常流通的时代。护理专业在社会文化、政治、经济及科技等因素的影响下不断地发生变化，护理教育必须作出适当的调整以配合这种变化。随着社会的进步，科技的发展，护理学的发展将更为迅速。生物-社会环境护理模式将全面主导护理实践。从而使护理工作模式发生一系列的转变，即以疾病为主导转变为以健康为主导，以单个病人为中心转变为以各种群体甚至全社会的人群为中心，从以医院为基础转变为以社区为基础,从以对疾病的治疗为重点转变为以预防保健为重点,从以基本防治与身心健康为目标转变为以身心健全及其社会环境的和谐一致为目标。这就向护理教育提出了更高的要求。护理教育的发展趋势主要体现在以下几个方面。

(1)教育理念的辩证统一:主要体现为发展高等护理教育与经济发展、医学及护理学的进步、社会医疗保健需求的增长相同步,重视专业教育与素质教育,人文教育与科学教育,共性教育与个性教育,知识教育与创造教育,理论教育与实践教育的辩证统一。这种护理教育发展的辩证统一观念将成为护理教育的理论基础。

(2)培养模式的不断改革:人才培养模式的改革是护理教育现代化的关键,其目的是培养知识面宽广,基础扎实,能力强,素质高的现代化护理人才。根据社会需求,形成基础宽厚,知识结构合理,能力较强,具有较高综合素质的护理人才培养模式。护理教育的重点将是发展学生提出问题的能力、自学能力、评论知识和护理文化的能力。

(3)多层次的培养体系:随着人口老化、疾病形态改变、家庭结构改变、以及民众对医疗保健需求的增加,迫切需要大量大学层次、能独立在各种机构中工作的护理人员。护理教育将向高层次、多方位的方向发展,形成以高等护理教育为主流,不断地完善和提高大专、本科、硕士、博士及博士后的护理教育。同时将更加重视各层次之间的衔接,强化学生的护理专业知识及临床技能,兼顾学生的未来发展及潜力的发挥,培养能符合社会护理需要的现代化的护理人才。

(4)课程体系不断完善:现代医学模式对护理教育的课程设置也提出了新的要求,要求课程设置中不仅注重医学基础知识,还应注重社会科学、人文科学、信息科学和行为科学方面的知识。先进国家的护理教育基本能体现现代护理模式的转变,并在一定的护理理论的指导下设置课程,将整体观和系统论运用于护理课程模式之中。如20世纪70年代早期产生了"以病人为中心"的课程设置模式。80年代初,美国北卡罗来纳大学护校创立了"以健康问题为中心"的课程模式。

在我国,护理教育还没有完全从生物医学模式转向现代医学模式,课程设置也偏向生物医学,而且没有自己独特的理论体系。目前各院校不断进行课程改革,在专业课程中增加了人文科学、预防医学、健康教育等课程,并加强了人际沟通技巧的学习和训练,更好地突出了护理专业的特点。

(5)社区护理教育不断强化:为了适应社会对护理专业的需求,美国于1965年率先开展了开业护士教育项目,一般为2年的硕士教育或几个月的硕士后教育,然后通过统一执照考试获得执业资格。开业护士的职责是帮助社区各年龄组的个人及其家庭,为他们提供医疗护理信息,指导他们选择正确的生活方式。开业护士能够独立诊断和治疗常见病,在一定范围内具有处方权。实践证明,开业护士提供的护理服务质量高、病人满意度高、花费低。目前我国也在大力发展社区工作,随着医疗制度改革的不断深入,社区卫生服务机构也将得到进一步的发展。社区护理作为社区卫生服务的重要组成部分,也将成为我国护理教育的发展方向,现在各高校都在加强社区护理的理论及实践的教育,并开设了相关课程。

(6)教育方法及手段多样化:随着教育改革的不断深入以及信息技术的迅猛发展,护理教育的方法和手段也将向多样化、现代化方向发展。将给学生提供更多的主动学习机会,培养具有自学能力、勇于创新的新型护理人才。现代教学手段将逐渐在教学过程中发挥主导作用,如多媒体、网络、训练模拟、虚拟现实技术等,将促进教学方式向全时空、远距离、交互式、个性化、大容量的方向发展。学校可通过电视网提供非临床课，开展座谈讨论、小组辩论、客座讲课、书面或口头测试，这将为更多的护理人员提供学习和深造的机会。

（7）学校教育的国际化及开放化：护理教育与国内外社会生活的联系与融合，日益成为教育的潮流。护理教育的开放性，不仅表现在办学过程中与社会实践、实习相结合，社会医院参与培养过程；还体现在国内外各种教育形式之间的沟通与联系，正规的学校教育可以进行实用性强、灵活多样的短期继续教育，也可以根据社会的需要，与有关的社会机构合作联合培养，以打开社会各界对护理教育的投入和参与的渠道，使护理教育机构能向有志于学习护理的人敞开，实现教育-社会一体化。

（8）教育制度标准化、法制化：护理教育制度不断地向标准化方向发展，如美国高等护理教育学会在 1996 年制定了"美国高等护理专业教育标准"，并经过几次修改，以规范护理教育。护理教育法制也将进一步完善，在护理法中将对护理教育机构的种类、教学宗旨、专业设置、编制标准、审批程序、护生的入学资格，护士学校的课程设置、考试方法等作出具体的法律规定。有些国家还在护理法中对在职护士进行专科培训的方式、学位授予的资格、继续教育等若干问题都有明确的规定。

三、护理教育的体系结构

（一）护理教育的层次结构

我国护理教育的总任务是建立主动适应我国国情的、有中国特色的护理教育体系；培养适应中国卫生事业发展需要的各级各类护理人才。从这个总任务出发，我国护理教育分为不同的层次结构，各层次的任务、学习年限、培养要求及毕业后的工作范围有一定的区别。目前护理专业教育的层次体系结构是：中等护理专科教育、高等护理专科教育、护理本科教育及护理研究生教育。

1. 中等护理专科教育　中等护理专科教育的任务是培养临床第一线的中级护理人员，招生对象为初中或高中毕业生。报考的学生必须经过国家统一入学考试，由各学校根据考生德、智、体三方面的全面衡量结果，择优录取。学习的年限一般为 3 年或 4 年。学生毕业时，必须掌握中等教育所必须的文化基础、专业基础知识及实际操作技能；具有对常见病、多发病及危重病人的观察、应急处理及身心护理的能力；具有基本的社会保健知识。毕业后通过国家的护理执业考试，并取得相应的执照后，能在各级医院独立从事临床护理、卫生宣教及疾病防治等方面的工作。

随着我国护理教育的不断发展及社会对护理专业需求的不断提高，当前的中等护理专科教育已经不能适应护理模式的要求及社会的需求，多数护理院校已逐步取消了中等护理专科教育，只有少数院校根据当地的需要保留了中等护理专科教育。

2. 高等护理专科教育　高等护理专科教育的任务是培养具有临床实际工作能力的高级护理人员。教育的办学形式多样，有独立的高等护理专科学校，有普通大学的护理学院内设立的专科，也有夜大学、职工大学、函授大学及自学考试等多种学科形式。一般招生对象为高中毕业生或同等学历的男女青年。学习年限一般为 2~3 年，毕业后发给专科毕业证书。学生毕业时，要求在掌握本专业的基础理论、基本知识及基本技能的基础上，提高专科护理理论及技能水平，掌握本专业的新知识、新技术，具有初级的护理管理、预防保健及护理教学的能力，初步掌握了护理科研知识，具有应用护理科研成果的能力。

3. 高等护理本科教育　高等护理本科教育是我国多层次护理教育体系中的一个重要的核心层次。其任务是培养既具有一定的临床实际工作能力，又具有一定的管理、教学及科研能力的高级护理人才。一般由各医科大学或普通大学的护理学院（系）实施高等本科教育。目前我国的本科高等护理教育具有两种形式，一是高中毕业后通过国家的统一入学考试，进入护理学院学习，学制一般为 4~5 年；二是取得高等护理专科文凭的护士通过自学考试或全日制专科转本科学习，学习年限一般为 2~3 年。学生毕业时要求能掌握医学基础、临床医学的基础知识、护理学的基本理论和技能，具有一定的教育、管理和科研能力，毕业后能从事临床护理、护理教育和护理管理等方面的工作。学生学习合格，毕业时发给毕业证书，并按照国务院学位管理条例的规定，授予医学学士或护理学学士学位。

4. 护理研究生教育

（1）硕士研究生教育：是护理研究生教育的第一阶段，其任务是培养掌握丰富的自然科学、基础医学、临床医学和护理学理论知识，能熟练掌握护理操作技能，有广泛的社会科学知识，有较强的护理教育、护理管理、护理科研能力的高级护理人才。学生毕业后能独立从事高等护理教育、护理管理、护理科研工作，也可成为临床护理、社区护理或预防保健等方面的护理专家。

我国实施护理硕士研究生教育的机构主要是高等医学院校或普通院校的护理学院（系）。招生对象是高等护理院校本科毕业或具有同等学历者。经过全国统一研究生考试录取，学习年限一般为 3 年。学习期间，由指导教师按照研究生的培养目标，制定本专业的培养计划及培养方案。方案及计划对研究生的素质、专业要求、研究方向、必修及选修课程、时间安排、指导方式、培养方法及考核和完成学位论文的期限等都做了明确、具体的规定。研究生经过硕士学位课程的学习，考试、考察合格，完成科研课程及学位论文，经过答辩委员会通过，报国家授权的硕士学位评定委员会审核批准，授予硕士学位，发给学位证书。

（2）博士研究生教育：是研究生教育的第二阶段，其任务是培养在本门学科上掌握坚实宽厚的基础理论和系统深入的专门知识，具有独立从事科学研究工作的能力，在科研或专门的技术上作出创造性成果的高级护理人员。博士研究生毕业后，一般能够培养成为学科带头人和各学科的技术骨干。入学对象是已经获得硕士学位或具有相当水平的护理人员，经过国家统一入学考试录取，学习年限一般为 2~3 年。学习期间必须完成所规定的博士学位课程，通过考试，成绩合格，在导师的指导下完成科研课题，写出博士论文，通过论文答辩，报国家授权单位的博士学位评定委员会批准，授予博士学位。

目前西方的护理博士研究生教育主要有两种形式：护理科学博士和哲学博士。护理科学博士注重培养高级临床护理实践者及临床护理专家，注重学生临床科学研究及解决临床实际问题能力的培养。护理哲学博士注重培养具有科学研究和发展护理理论的理论型研究人才。我国护理博士研究生教育尚在起步阶段，还有待进一步的研究。

（二）护理教育的类型

护理教育的类型，根据教育对象、办学形式及教育目标的不同有不同的分类方法。按照教育对象的不同，可以分为普通护理教育及成人护理教育。按照教育的形式不同，可以分为全日制护理教育、业余教育、函授教育、广播电视教育、自学考试、远程教育、进修教育、短期培训教育等形式。按照教育目标的不同，可以分为职业前专业基础教育、毕业后教育、继续教育等。以上各种分类方法并无严格的界限，相互之间既有区别，又有交叉及联系。综合以上分类方法，可以按照教育对象及目标的不同，可以将护理教育分为以下四种形式。

1. 普通高等护理教育　普通高等护理教育是建立在普通教育基础上的护理专业教育，教育对象为高中毕业的青年学生，完成教育的机构是国家或部属的全日制普通高等医学院及综合大学的护理学院（系），分为本科及专科两个层次。

2. 毕业后的研究生教育　毕业后教育是针对大学本科、专科教育的毕业后的在职人员所进行的专业培训，主要指护理研究生教育，目的是培养从事护理研究、教育、管理及高级临床护理的专门人才。

3. 继续护理教育　继续护理教育是毕业后继规范化专业培训后，以学习新理论、新知识、新技术、新方法为主的一种终身性护理教育。1996 年，卫生部继续医学教育委员会考虑到我国长期以来只有单一层次护理教育的实际情况，限定继续护理教育的对象是"毕业后通过规范或非规范专业培训，具有护师以上专业技术职务的正在从事护理专业技术工作的护理技术人员"。

4. 成人护理教育　成人护理教育是我国成人教育中的一种护理专业教育形式，是为了适应国家经济建设及社会发展的需要，对成人所进行的专业知识或文化科学知识教育。完成教育的单位是各种类型的成人学校，综合大学的护理学院或职业技术学院（系）。目前成人高等护理教育常见的形式包括：在职中等护理专业毕业护士通过成人自学考试、夜大、函授获得高等护理专科学历。在职的高等护理专科护士通过自学考试、夜大、函授获得本科学历或学士学位。本科毕业的在职护理人员还可按国家规定申请在职硕士学位等。

四、教育目的与护理教育培养目标

护理教育目的及培养目标体现着一定时期教育事业、医疗卫生和护理事业对护理教育工作的要求。护理教育目的对教育任务的确定，制度的建立，内容的选择及组织起着重要的作用。正确认识及理解护理教育目的与培养目标，对护理教育工作者具有重要的指导意义。

（一）教育目的的概念

教育目的是社会对教育所要造就的人才质量与规格的总体设想或规划。包含两个方面的内容结构。一是通过教育将受教育者培养成具有何种功能的社会成员，即培养什么样的专业人才；二是教育要培养的人应该具有什么样的素质，包括德、智、体、美等方面的发展。

制定教育目的的依据是社会发展需要及受教育者自身发展的规律。因此，必须以现实社会的政治、经济、文化等条件为前提，以社会对人的发展及对教育的要求为根据来规定教育目的。教育目的具有一定的阶级性，不同的社会制度及阶级，有不同的教育目的。

（二）教育目的和作用

教育目的是对一定教育价值和思想观念的选择与体现，是规定教育的方向性总目标或总要求，是一切教育活动的起点与归宿。

1. 规定教育对象的发展方向　教育是一项周期长且复杂的活动，明确了教育目的，教育活动才能有计划、有组织、有系统地向着预定的方向发展。要求教育工作者及社会通力配合，共同为实现教育目的而努力。

2. 指导及衡量教育实践活动　教育目的是一切教育活动的出发点及依据。教育制度、政策、内容及教育的组织形式，都是为了达到教育目的。教育目的是教育活动的归宿，是评价教育活动的主要客观依据，衡量教育质量高低的标准，检验教育措施是否恰当的准绳。

3. 促进教育管理系统化　教育目的不是盲目提出的，它以未来为导向，是教育活动预定的指标。因此，教育目的使教育活动的人力、物力、财力、时间、信息等资源得到合理地利用，防止教育活动的盲目性及偶然性，促进了教育管理的科学化、系统化。

4. 教学改革的依据　教育目的是培养人才的规格及标准，是进行教育改革的依据。一切教育改革方案与措施，都必须紧紧围绕教育目的进行，才不会偏离方向。

（三）我国社会主义教育目的

我国社会主义教育目的是马克思主义关于人的全面发展学说在我国的具体运用，它要求受教育者在德育、智育、体育、美育几方面都得到全面的发展，成为有独立个性的社会主义建设的合格人才。它包含了教育目的内容结构的两个方面："成为有独立个性的社会主义建设的合格人才"是培养什么人的问题；"在德育、智育、体育、美育几方面都得到全面的发展"是培养的人应该具有的素质。

1. 德育　是全面发展教育的方向，是通过社会主义政治思想教育及道德品质教育，提高受教育者的社会主义觉悟，培养其良好的道德品质，使其逐渐形成科学的世界观和为民族振兴、国家富强、人民富裕而艰苦创业、努力工作的品德。

2. 智育　是社会主义全面发展教育的核心，是授予学生系统的文化科学知识及基本技能，发展学生的智力、培养能力的教育。

3. 体育　它是指在学校中通过体育课及各种体育活动，卫生保健措施，使学生全面发展身体，增强身体素质，提高健康水平的教育。

4. 美育　美育是美学教育或审美教育，是学校通过有关艺术课程、艺术活动或其他方法，培养学生对自然美、社会生活美，文学艺术美的感受、鉴赏和创造能力，及正确的审美观点，使学生具有辨别美的能力。从而陶冶学生的情操，净化学生的思想，养成学生的文明行为。

5. 劳动技术教育　一般是通过劳动及技术两个方面的教育进行的。劳动教育的任务是培养学生正确的劳动观，养成正确的劳动态度及习惯；技术教育的任务是使学生掌握现代生产技术的基本知识及技能。

德育、智育、体育、美育、劳动技术教育是组成全面发展教育的主要内容，各有其独特的任务及作用。同时又相互依存、相互渗透、相互制约，形成全面发展教育的统一的整体。

（四）护理教育培养目标

培养目标又称教育目标，是教育目的的具体体现，是引导教育行为向预期教育目的前进的标志。教育目的决定着教育目标的状态、内容和方向。换句话来说，培养目标是教育目的在各级、各类教育机构中的具体化，是各级各类教育结构培养人的具体规格标准。

护理教育的培养目标是指护理院校培养人才的具体质量规格与培养要求。护理教育培养的总目标是必须以我国社会主义教育目的及专业教育的培养目标为依据，在政治思想方面，要求坚持社会主义方向，加强护理职业道德教育，将学生培养成为德、智、体、美全面发展的人才。

护理教育的根本任务是专业技术教育方面，要求必须符合我国的国情，适应社会主义现代化建设及科技、卫生事业发展的需要，体现医学及护理模式的转变及现代科学技术发展对护理教育提出的新要求，重视发展学生的智力，培养学生的能力。

我国护理教育现行的护理教育基本可以分为二个等级四个层次。二个等级是高等护理教育及中等护理教育，四个层次是硕士研究生教育、本科生教育、高等专科教育及中等专科教育。我国护理专业的培养层次目前正处于调整阶段，以发展高等护理教育，逐步压缩中等专科护理教育为方向。不同层次护理的培养目标仍然处于调整及完善阶段。

（周　燕）

第二节　护理教学过程与原则

一、护理教学概述

护理教学是护理教师有目的、有计划地指导学生积极主动地掌握系统的护理知识和基本技能技巧，发展能力、增强体力、形成一定的思想品德，培养良好素质的教育活动。护理教学是由教和学所组成的双边活动。

（一）护理教学的意义

护理院校是培养护理人才的专门场所，护理教学则是护理院校实现一定的教育目的和培养目标，培养合格护理人才的基本途径。

1. 护理教学是传授系统知识，促进护理人才成长的最有效形式　护理教学是一种组织严密的传授护理科学知识的活动。通过护理教学，学生能够较简捷有效地将人类积累的一部分科学文化知识转化为学生个人的精神财富，有力地促进他们的身心发展。使学生在相对较短的时间内，顺利地掌握系统的护理知识与技能，成为社会所需要的护理人才。

2. 护理教学是进行全面发展教育，实现培养目标的基本途径　护理教学能够有目的、有计划地将全面发展教育的各个组成部分包括德、智、体、美各育的基本知识综合地传授给学生，促使学生身心各方面协调统一地发展，与护理院校教育的其他途径相比，护理教学在完成多方面任务时，综合性最强。

护理教学工作的这些作用特点决定护理院校工作必须以教学为中心，并围绕这个中心，妥善安排好其他工作，建立稳定的教学秩序，全面提高教学质量。

（二）护理教学的任务

1. 引导学生掌握专业基础知识与基本技能　向学生传授专业基础知识与基本技能是护理教学的中心任务。

护理专业基础知识是护理学及其相关的各门学科中的基本概念、原理、公式、规律，是组成一门学科知识的基本结构，揭示学科研究对象规律性的知识。护理专业的基本技能是指运用护理专业知识完成基本护理工作的能力与活动方式。护理技能是通过练习获得的，当护理技能经过反复练习，达到熟练的"自动化"的程度，就形成技巧，技巧是技能的高级阶段。在护理教学中，要求通过严格训练，使学生掌握教学计划中所规定的护理工作基本技能。

2. 发展学生的认识能力，为他们终身学习和从事创造性活动创造条件　这是护理教学的另一项重要任务。人的认识能力包括观察力、记忆力、想象力和思维能力，其中主要是思维能力，是构成人类智力的主要方面。现代科学技术的发展日新月异，人类知识总量迅速增长，学生在有限的学校学习时间内，不可能掌握所有的知识。因此，发展学生的认识能力，就是要提高学生独立获取知识的能力，使他们善于学习和运用知识，善于独立地分析问题和解决问题，成为富有创造意识与才能的护理工作者，并能在任何时候独立地获取所需的知识，适应迅速发展的社会需要。

3. 形成学生共产主义道德品质，奠定科学世界观的基础　这一任务是社会主义国家护理院校培养目标所决定的，它体现了社会主义护理教学的性质与方向。在护理教学过程中，学生在接受科学文化知识的同时，必然受到内含于知识之中立场、价值观的影响。在教学过程中，教师的思想观点、情感态度、个性品质也必然会给学生带来一定的影响。所以说护理教学过程就是传授专业知识与进行思想品德教育、专业思想教育有机结合的过程。

护理教学的三个任务是有机联系、辩证统一的关系，其中传授知识是中心、是基础，发展能力，进行思想品德、世界观教育是在传授知识的过程中进行的。

二、护理教学过程

护理教学过程本质上是学生在护理教师指导下的一种认识过程。它是护理教师依据一定的教育目的和特定的培养目标，有计划、有目的地引导学生认识客观世界，把学生培养成合格的护理人才的过程。也是学生以所知为基础，知、情、意、行结合，德、智、体、美、劳几方面得到全面发展的过程。

（一）护理教学过程的概念和基本要素

1. 护理教学过程的概念　护理教学过程是由教师的教和学生的学所组成的双边活动过程，就是护理教师根据教学目的任务的要求和学生身心发展的特点，有组织、有计划地引导学生积极主动地进行认识的过程。

2. 护理教学过程的基本要素　教学过程围绕着完成教学任务，实现教育目的，主要由教师、学生、教学内容和教学手段等因素构成，这是任何完整的教学过程必不可少的。其中教师和学生是教学的两个最基本、最活跃的因素。

教学过程中，护理教师发挥主导作用，是教学过程的组织者和领导者。他们的作用是按照规定的目的、内容保证护理教学的正常进行。为此，护理教师必须明确教学任务，精通专业，熟悉教材，了解学生，善于处理好教材、教学手段和学生之间的关系，并善于发挥自己的特长。

学生是学习的主体，是教学效果和教学质量的体现者。在学生积极主动参与下，才能提高接受和加工信息的能力，实现知识和能力的转化。

教学内容是护理教师教和学生学的依据，也是衡量教学质量的依据，为此，它们的选择和编排必须合理，而且具有可传递性。

教学手段是连结教师、学生、教学内容三者的媒体，是提高教学效率的重要条件，是护理教师得以有效地传递信息，提高教学效率的保证。所以，它必须是行之有效的。

教学过程的四个基本要素之间是相互联系、相互制约而又互相促进的，为了教学过程的顺利进行，提高教学的效率和质量，以上各因素既要发挥各自独立的作用，又要相互联系，相互配合。缺少任何一个因素，教学过程将不复存在。

（二）护理教学过程的基本规律

护理教学过程是认识的一种特殊形式，即它除了具有一般认识过程的共同属性外，还具有特殊性。主要有以下三点。

1. 护理教学过程是教师和学生共同参与活动的过程　在护理教学过程中，护理教师依据一定的教育目的和特定的培养目标，引导学生系统地学习各种知识，发展创造能力，形成正确的世界观和良好的思想品质。与此同时，在护理教学过程中，护理教师又充分地考虑到学生的基础、身心发展的规律以及有效地学习的必要条件，借助于教材和专用的教学设备，通过各种教学手段为学生的学习认识提供帮助，从而使他们的学习效率比较高，智力发展比较快。

2. 学生的学习过程，主要是系统地学习间接知识的过程　护理学生的学习认识，一般地说主要是系统地学习间接知识的过程。这种知识是前人长期护理实践总结的认识成果，主要是以书本知识和间接经验的形式体现出来的。这一特性也使护理教学过程绕过人类在探索这些客体时已走过的弯路，在较短的时间内掌握大量的知识。

3. 教学过程，不仅是知识、技能的传递过程，也是护理学生的世界观、价值观、道德品质、心理素质的形成与发展的过程。一方面，知识本身含着世界观、价值观以及伦理道德、思想政治方面的内容，当学生接受教师所传授的知识时，也同时接受了种种思想观念；另一方面，教师的信念、态度、作风、行为等等，无时不在起影响作用。学生在掌握护理科学知识的同时，他们的世界观、价值观、道德品质和个性心理特点也在形成与发展中。所以，护理教学过程，不仅是学生的认识过程，而且是学生个性心理素质培养和发展的过程，是以认识为基础的德、智、体、美全面发展的过程。

（三）护理教学过程的基本阶段

护理教学过程的基本阶段是根据教学过程的基本规律划分的。教学过程应按照规律围绕着学生的认识活动分步骤分阶段进行。苏联教学论研究者根据马克思主义认识论原理，吸收历史成果，总结教育经验，提出了一个比较完备的教学过程模式。它包括五个基本阶段：激发动机-领会知识-巩固知识-运用知识-检查学习效果。

1. 激发学习动机　学生的学习动机是推动人去学习的内部动力。学生只有具备强烈的学习动机，才能增强学习的自觉性和求知欲。学生的学习动机有两个方面，一是因学习活动本身或学科内容的吸引而产生的直接动机，二是学生在理解了学习的社会意义后所产生的间接动机。这种间接动机较直接动机更具有稳定性和持久性。学生学习动机的培养和激发，主要可通过学习护理目的的教育，增强学生学习的责任感，再辅之以丰富的教学内容和良好的教学方法及其他一切有效手段来进行。培养和激发学习动机应贯穿整个教学过程的始终。

2. 领会知识　领会知识就是引导学生感知和理解教材。感知教材是领会教材的起点。学生的学习主要是掌握书本知识，为了理解和把握这种知识，学生必须有感性认识作基础。虽然感知阶段是整个教学过程的基础，但在教学过程中，并不是要求学生事事亲自实践。感知具有多种形式，有直接感知，也有间接感知。教师在教学过程中应根据教学的需要和学生的实际情况，引导学生亲自观察或利用学生已有的感性经验，或利用教师的直观语言，以引起学生想象，达到理解教材的目的。

引导学生感知教材，获得与教材内容有关的感性认识的方式有：提供直观的感性材料，如直观教具、实验、演示、参观等；向学生提出问题和要求，引导学生有目的地观察，培养观察力；复习已学过的基础知识，促进新旧知识连接，引发丰富联想，产生新的表象。

学生理解教材，是个复杂的思维过程。教师要善于帮助学生运用分析、综合、比较、抽象、概括等逻辑思维方法和归纳、演绎等逻辑推理方式来掌握书本中的概念、原理和法则等，从而认识事物的本质和规律，达到理解教材、领会知识的目的。

3. 巩固知识　巩固知识是使学生把所学知识牢固地保持在记忆中，当实践需要时能正确及时地提取。学生学习的主要内容是书本知识，这些知识没有经过学生的亲自实践，容易遗忘，所以，护理教师应引导学生在理解的基础上记忆。知识的巩固贯穿于教学的全过程，知识巩固的方式也各种各样，主要有作业、练习和复习等。

4. 运用知识　掌握知识的最终目的是应用知识解决实际问题，学生通过运用知识于实际中，形成技能、技巧。这对于他们进一步理解知识和牢固掌握知识、提高分析问题和解决问题的能力是具有重要意义的。学生运用知识主要是通过教学实践完成的，如完成各种作业、练习、实验、见习、实习等。

5. 检查评定学习结果　检查学习效果是根据一定的标准对护理教学过程的结果进行测试评估。通过检查评定，可以获得反馈信息，了解教学及学习情况，并据此来调节教与学的活动。借助学习效果的检查，还可以激发和强化学生的学习动机。如果没有检查评定，教学工作就失去了监督，教学质量就无法保证。

激发动机-领会知识-巩固知识-运用知识-检查学习效果这一教学过程的基本模式，能使学生比较迅速地在单位时间内掌握较多的科学知识，便于教师发挥主导作用。其主要缺陷是不利于充分发挥学生的积极性。

三、护理教学原则

护理教学原则是根据护理教学目的、教育对象身心发展的特点，反映护理教学过程的客观规律，从教学实践中总结出来，并用以指导护理教学工作的基本原理。同时，教学原则又是学校组织教学，制定教学计划，编写教学大纲、教科书的准则；是教师合理组织教学，运用教学方法与教学手段，完成教学任务，提高教学质量的指南；也是教育部门各级领导指导教学、检查评估教学质量的依据。护理教学作为一种专业教学，具有本学科的特点和特殊规律，下面介绍适应护理教育领域教学的几个主要教学原则。

（一）科学性与思想性统一的原则

这一原则是指，教学既要授予学生科学知识，保证教学的科学性，又要结合科学知识的教学对学生进行思想品德及正确人生观和科学世界观的教育。

科学性主要是指护理教学向学生传授的知识必须是正确、科学的知识，反映当代最先进的科学思想。思想性是指无论教材内容的安排还是教师讲授过程都应注意对学生进行辩证唯物主义与共产主义思想品德教育，使学生形成马列主义的基本观点和共产主义世界观。

在护理教学中要达到科学性与思想性的统一教师应做到：

1. 保证护理教学的科学性　科学性是搞好护理教学的基本前提，也是对整个教学过程的基本要求。教学中教授的知识必须是正确的、系统的、定论的。教师要及时了解本学科的最新动向。能随时把本学科最新的科学成果反映在有关的教学内容中。在教学过程中概念的表达要准确，原理的论证要严密，资料的引用要可靠，技能的演示要规范。

2. 要充分利用学科特点和教材内在的科学性和思想性 教学中的科学性、思想性是主要通过教材的讲授和学习来体现的。在护理教学过程中要充分挖掘内在的思想性，有的放矢地向学生进行思想教育，就能达到感染学生、收到潜移默化的教育效果。

3. 教学中注意科学性与思想性的自然有机结合 在护理教学过程中通过知识传授和技能的掌握过程中，对学生进行思想品德教育一定要体现得尽量自然和随意一些，教师尽量利用教学内容自然地对学生进行思想品德的教育，培养学生认真负责的学习态度，关心他人、富有爱心、乐于奉献的职业品质。同时教师要不断提高自己的专业水平和思想修养，以身作则、言传身教，在教学中对学生进行思想品德教育，一靠真理的力量，二靠人格的力量，使自己成为学生效仿的优秀榜样。

（二）传授知识与培养能力相统一的原则

这一原则指的是，在护理教学中不但要向学生传授知识，更要重视培养其能力，既要获得知识，又要使其增长智慧和才能。能力是在对一定知识融会贯通的基础上形成的，丰富的知识为开展创造性思维提供了必要的条件。因此，我们在护理教学过程中既要重视知识的传授，又要注意学生知识的积累，不忽视促进学生能力的发展。

教师要做到传授知识与培养能力相促进，需做到：

1. 教师备课时，要深入钻研教材，掌握知识的逻辑体系、重点、难点和关键，同时也要深入全面地了解学生，了解学生能力的发展规律，并有意识地在教学过程中有计划地促进学生能力的发展。在授课过程中注意使学生的注意力、观察力、记忆力、想象力都处于积极的状态。另外教学内容可带点探索性，要留下让学生独立思考的余地，促进学生积极思维，培养独立地分析和解决问题的能力。

2. 利用多种教学组织形式，经常组织学生在自学的基础上展开讨论，以促进学生独立地获得知识的能力的发展，同时根据护理教学的特点，积极鼓励学生借助现代的教学资源进行自学及动手能力的培养，从而帮助学生逐步地形成科学地评价他人的工作能力。

3. 应用启发式教学，要鼓励学生的好奇心和创造精神，勤于思考，善于发现问题，敢于提出问题，勇于解决问题。使学生在教学中经常处于积极思考、主动探索的状态。并引导学生开动脑筋，学会学习方法、思维方法，提高观察、想象和思维的能力，成为知识的发现者。

（三）理论与实际相结合的原则

这一原则是指护理教学要以学习基础理论知识为主导，并联系实际理解知识，运用知识去分析问题和解决问题。让学生在掌握基本知识与技能的同时，通过各种教学的实践活动，使学生达到学懂、会用、学以致用的目的。

护理教学中贯彻理论和实际相结合的原则，要求做到：

1. 要充分认识实践性教学环节在护理人才培养中的重要地位，根据本学科的特点，通过学习、练习等教学环节适当安排学生参加必要的护理实践活动。在理论教学中，在讲清基本理论的同时，也要注意讲清它的实践基础以及它们在实际中有何作用以及如何运用。

2. 要注意把各种实践性的教学活动与理论教学紧密结合起来，使实践性的教学环节成为运用和检验理论学习，加深对理论知识理解的重要途径和有效方法，以期不断提高教学质量。

（四）直观性与抽象性相统一的原则

这一原则是指在护理教学中要使学生运用各种感官去具体感知客观事物和现象，对所学的内容形成清晰的表象。同时要引导学生以感性材料为基础，进行抽象思维，形成正确的概念、判断和推理。

在护理教学过程中，护理教师应注意：

1. 教学中要注意通过实物直观、模型直观和语言直观，为学生理解抽象知识和掌握基础理论提供必要的感性材料。同时，教师要注意从护理教学任务、学科特点和学生年龄特征、生活经验出发，恰当选择直观手段，应具有典型性、代表性，能有效地使学生形成清晰表象。

2. 要遵循学生的认知规律：教学中要注意引导学生的认识从表象到概念，从具体到抽象，从感性认识到理性认识。所以，教师必须选择具有典型性的感性材料，引导学生从这些感性材料出发，去掌握抽象的概念和原理。

（五）统一要求因材施教相结合的原则

这一原则是指在护理教学中要从社会的需要出发，面向全体学生，保证统一的培养规格。所以，护理教学就必须根据国家统一规定的教育方针、培养目标、课程计划和教学大纲或课程标准实施教学，保证学生德、智、体、美等诸方面的全面发展。另外也要从学生的实际出发，尊重个别差异，切实做到因材施教。

护理教学中贯彻统一要求与因材施教相结合的原则应注意做到：

1. 在教学制度上要提供更多的选修课程，让学生选择，发挥各自的特长。在教学中，坚持按照大纲的要求，使教学进度和深度符合大多数学生的情况，不随意迁就学习上有困难的学生，也不能任意地增加课程的深度和难度。

2. 了解每一个学生的特点，从实际出发进行教学。可以通过各种途径有针对性地帮助学生找到恰当的学习方法，要针对他们的问题，进行必要的思想教育、学习辅导，帮助他们找到困难的关键，以利于他们能迅速改变学习上的被动状态，赶上大多数同学的学习进度。

（六）系统性与循序渐进相结合的原则

这一原则指的是，教师应当按照护理学科知识的内在逻辑顺序和学生认识能力发展的顺序进行教学工作，使学生逐步地、系统地掌握知识、技能和发展能力。贯彻系统性与循序渐进相结合的原则应做到：

1. 研究教学计划　护理教师首先应认真地研究教学计划，按教材的系统性进行教学。依据课程计划、教学大纲或课程标准以及教科书，进一步加强各门学科教学的联系，避免脱节。同时掌握护理学科全部教材的逻辑体系和每个单元或章节之间的系统性和连贯性，使教学按一定的顺序、系统和各部分的相互联系来进行。

2. 突出重点与难点　要求在教学过程中区别主次、难易，有详有略地教学，做到突出重点，突破难点。突出重点，就是要把较多的精力放在重点上，即教材中的基本概念和基本技能上，围绕重点对学生进行启发诱导。突破难点就是针对学生的困难所在采取有效措施，如加强直观教学增强学生的感性知识；增加操练练习的次数和时间使学生操作达到要求等。

3. 要遵循学生的认识顺序　教学过程中应遵循由已知到未知、由易到难、由简到繁、由近及远的教学规律。同时兼顾教材的系统性和学生认识的循序性，按照教学进度循序渐进地教学，学生的基础打好了，认识能力提高了，学习进度自然会加快，效率自然会提高。

四、教学管理制度

学年制和学分制是当今世界高等学校采用较为广泛的教学管理制度。学分制诞生于19世纪末期的美国，20世纪初期在世界诸多国家的高等学校中推广。学年制是原苏联和东欧国家普遍采用的教学管理制度。我国自50年代起学习苏联，实行学年制，进入80年代以后，相当一批高校开始实施学分制。

（一）学年制

学年制是按学年或学期排定的课程进度进行教学，以学年规定学生达到的水平的教学制度。学年制也利于保证教学秩序的稳定和一定的教学质量。

学年制的优点是：根据教学目标有较统一的、严密的教学计划及课程规划，各课程有一些较统一的教学大纲和教材，整齐划一；还有一套较具体的规章制度，同一年级的学生统一入学，达到要求，同时毕业，便于教学管理，有利于稳定教学秩序和保证教学质量；也便于国家对毕业生按计划统一分配。我国实行学年制已有几十年的历史，积累了不少好的经验。

学年制的主要弊端是：划一要求，统得过死，不利于"因材施教"，影响学生学习的主动积极性；不利于新的学科较快地进入高校，也不利于学生按其不同的发展水平、兴趣和专长主动地进行学习。

（二）学分制

学分制按照专业培养目标，把课程分为必修和选修两类、规定每门课程的学分作为计算学生学习进程或学习份量的单位，以修满所规定的最低学分数作为学生毕业标准的一种教学计划和教学管理制度。

学分计算方法，一般以某门课程的学时数为依据，原则上以每周上课1学时，读满一学期并经考试及格者为1学分，实验（实习），以每周上课2或3学时为1学分。临床实习、入学教育、社会实践等，每周为1学分。毕业学分的最低限视各专业而定。

学分制的主要特点是：

1. 学分制能较好地体现因材施教的原则　学分制允许学生在保证专业基本课程前提下，根据人才市场的需求和自己的基础，允许学生在一定范围内根据各自的基础、特长、兴趣选修一些课程，自主安排学习进程，以求在本专业内选择不同的发展和专攻方向，有利于因材施教，多出人才，早出人才，同时为优秀学生早日脱颖而出，创造条件。

2. 有利于充分调动教师的积极性　学分制的实施，要求学校和教师能够开出大量的选修课，为师生提供了竞争的舞台。由于学生可自主选择课程和教师，因此对教师开设课程的质与量提出较高的要求，这将促使教师不断更新教材和教学内容，开设新的为社会实际所需的课程，并且还不断改进教学方法和施教能力，有利于调动教师的教学积极性，为学校引入竞争机制和激励机制。这有利于教师业务水平和教学质量的提高，另一方面也有利于学科的发展和新兴学科的建立。对学生来说，学分制可调动其学习的主动性和积极性，特别是可使优秀学生的学习潜力得到充分发挥。

3. 有利于复合型人才的成长　学分制允许学生跨专业、跨系选修课程，有利于学生的知识结构趋于多样化，也利于学科之间的渗透及边缘学科的发展，有利于培养复合型的人才。

学分制的特点就是灵活性好，但容易造成教学秩序的混乱和教学资源的浪费是学分制最大的缺点；另外，学生在选课时出现避主选次，避难选易，凭个人喜爱，不顾社会需求等偏向，以至脱离专业培养的基本要求。有的低年级学生对全面课程缺乏了解，选课有一定的盲目性；也有的学生为凑够学分，单纯追求学分数量。

当前，在完善学分制的过程中应注意：一是完善学分制必须在如何适应市场经济发展需要上做文章，二是学分制改革必须与高等教育管理体制改革的深入发展相适应，逐步建立校际间相互承认学分的制度和按学分收费的制度等；三是完善学分制必须与其他教学改革相配套，逐步建立学分制与主辅修制、双主修制、双学位制及工读交替制等教学制度相结合的教学管理制度。

（周　燕）

第三节　护理教学基本环节与教学技能

一、护理教学活动的主要环节

从教师教的角度看，护理教学活动有以下几个主要环节组成：备课、编写教案、上课、布置与批改作业、课外辅导、教学评价等，其中任何一个环节如果脱离了整体或与整体不相协调，都会削弱整体的效果。

（一）备课

备课是教师在课堂教学之前进行的准备和设计工作，即教师根据教学大纲的要求和课程的特点，结合教学对象的具体情况，选择合适的教授方法和规划教学活动，全面规划教学的活动。它是上好课的前提和基础，是决定课堂教学质量高低的重要一环，也是课堂教学艺术的重要组成部分。

备课必须做好以下三方面的工作：

1. 钻研教材　包括钻研教学大纲、教科书和阅读有关参考书。

教学大纲是教师备课的指导性文件，钻研教学大纲可以明确本课程的教学目的、教材体系和基本内容以及教学的基本要求。钻研教科书是指教师要熟练掌握教科书的重点章节和内容、教学难点和每个知识点。钻研有关参考书，可以帮助教师更好地组织和充实教材的内容。

教师钻研和掌握教材的目的是要掌握教材的基本结构，在教学活动中自如地分析和处理教材，使教材的思想性和科学性有机地融合。

2. 了解学生　教师要了解学生的知识基础、学习态度、理解能力、思想状况、兴趣、爱好、个性特点、学习方法及学习中存在的问题等。在了解学生的基础上分析、概括出全体学生的共性和个别差异，预见学生学习中可能出现的问题和应该采取的措施，提高备课的针对性。

3. 设计教学方案　在钻研教材、了解学生的基础上，还要考虑如何把教材内容传授给学生。包括如何组织教材，如何安排每一节课的活动，如何把各种教学方法相互配合，灵活多样地加以运用及如何指导学生的课内外作业等。教学方法的确定，一般要考虑教学任务、教学内容和学生的年龄特征等三方面的因素。

教学方案设计一般包括以下的内容：

（1）学期（年）教学进度计划（教学日历）：这种计划是根据教学大纲和教学内容、学生特点及教学时数确定的学期（年）教学工作总的要求。它规定了课程及章节的教学时数、教学进度及教学过程中所要采取的教学手段、组织形式等。还对复习、考试等做出安排。它一般在学期（年）开始前制定。

（2）单元（课题）计划：上课前，教师须制订出单元计划，其内容包括课题的名称、教学目的、任务、课时划分及各课时类型、主要的教学方法、必要的媒体与教具等。

（3）课时计划（教案）：教案是指教师实施教学活动的具体计划。通常以一节课为单位编写，是教师实施教学活动的具体方案。是教师对自己组织每一节课的教学活动的时间和空间结构的规范和优化过程，它是备课工作的最后一步也是也是最深入、最具体的一项工作，教案是教师上课的最直接依据，教案的设计直接关系到授课的质量。

教案的规格、式样、详略等均没有统一要求，可根据本人的教学经验确定。常用的传统格式主要有两种一种是表格式，即根据表格中的各种栏目的提示或要求来设计课程教学的进程；另一种是文字式，即以文字叙述的形式来进行课堂教学进程的设计。教案虽无统一格式，但是，一份完整的教案通常应包括下述内容：①授课班级。②学科科目。③课题名称。④课题教学目标。⑤教学重、难点。⑥课的类型。⑦教学方法、教学媒体与教具的选择。⑧教学进程（步骤）。⑨授课时间。⑩板书设计。⑪课后练习等。教案的主体是教师对教学进程（步骤）的设计，这是教师根据教学内容的逻辑线索和学生认知特点，对如何运用有关的教学方法、手段进行授课，以实现课堂教学目标的精心安排，相对简略、灵活——是教案。设计和安排详尽、具体——是讲稿。在教学工作中，教师是采用讲稿案的形式还是采用教案的形式，主要视教师的教学经验和水平而定。

教案是教师上课最直接的依据，教案无论详略，均对教学活动具有引导作用。因此，教师一定要重视教案设计的训练，不断提高自己教案设计的技能水平。写出教案后，教师还要熟悉教案，对教案内容运用自如，上课尽量做到不看教案，这样，可观察学生对授课内容的接受情况，随时调整自己的教学，达到最佳的教学效果。

（二）上课

上课是整个教学工作的中心环节，是教师教和学生学的活动最直接的体现。其他的教学环节都为上课服务，并以上课为中心展开。上课的效率和质量，直接影响学生对教学内容的掌握，进而影响到下一次课的质量。因此，上课的质量是提高教学质量的关键。

要上好课，应符合下列要求。

1. 目标明确　教学目标既是课堂教学的出发点，也是教学活动的归宿。确定教学目标有三层含义：首先要注意体现教学大纲要求，也要切合学生的实际情况。其次注意教学目标的全面性和统一性，即教学目标需包括学生应掌握的知识、技能，应发展的能力和应该形成的思想品德。第三是制定切实可行的教学目标，教学目标师生双方均应明确，教师授课要围绕教学目标授课，学生也为实现教学目标而集中精力学习，使整个教学活动能在教学目标指导下有序地进行。

2. 重点突出　教师上课时要把主要精力和时间放在重要的和关键的教学内容上，同时也要让学生了解哪些教学内容是一定要掌握的，哪些教学内容是熟悉和了解的。

3. 内容正确　内容正确主要是要保证讲课内容的科学性和思想性，教学内容反映客观事实和规律，不要出现科学性的错误。

4. 语言规范，板书工整，仪表大方　讲、写、画、演是教师必须具备的基本功，是上好一堂课的必要条件。"讲"，即讲话，教师应说普通话，语音清晰、流畅，语调抑扬顿挫；语言要准确精练，生动形象，通俗易懂，富于感染力、启发性和含蓄性；言语的速度要适合学生的可接受程度。"写"即教师的板书。板书内容上应简明扼要，形式上要整齐、美观，使学生一目了然。"画"，即讲课过程中能快速准确画出符合教学内容图表等。"演"，即演示，能正确运用各种教学手段、教具进行动作演示。

5. 结构紧凑，方法恰当　教师要合理安排课的结构，组织好教学的每个环节，课的进程要安排得当，环环紧扣、张弛有致，使课堂教学有条不紊地进行。教师应根据教学目标、教材内容及学生特点，选择最佳的教学方法，高质量地完成教学任务。

6. 教学基本功好　教学基本功是教师上好课的个人素质及能力。教学基本功主要指教师的学科知识要扎实、有娴熟的学科思维方法、有良好的语言表达能力，教学组织得当。只要有扎实的教学基本功，才能保证设计好的教学方案能够准确地实施。

以上几条是衡量一节课的主要要求及标准，也是取得良好教学效果的课所必不可少的条件，教师只有按照上述要求上课，才能提高每一堂课的教学质量。另外，教师上完课应及时进行教学效果反馈，如进行课后的评议分析，剖析优缺点，找出改进的办法，以便进一步改进教学。总之，上好一堂课并非一朝一夕之功，需要教师有意识地长期实践锻炼和经验积累。

（三）作业的布置与批改

作业的布置与批改是教学活动的有机组成部分。学生通过对作业内容的独立思考、作业时间的独立分配和安排以及对作业质量的自我检查等活动，可以使独立学习的能力得以训练。对培养学生慎思明辨、科学利用时间等良好学习习惯和勤学苦练、克服困难的意志品质都有重要意义。

作业有两种：课内作业和课外作业。作业内容包括：口头作业如朗读、阅读、背诵、复述、答问、口头解释和分析等；书面作业如作文、演算习题、绘制图表等；实践活动作业如实验、测量、调查、制作等。

（四）课外辅导

课外辅导是课的补充和延伸，是使教学适应学生的个别差异，贯彻因材施教原则的重要措施之一。课外辅导主要包括以下几个方面的工作：①给学生解答疑难问题，指导学生作业。②辅导基础差的学生，使之跟上集体的教学进度。③指导学生应用正确的学习方法。④为学习有余力的学生供课外活动的指导，如开展护理科研、社区服务等活动，培养学生独立钻研的能力。总之课外辅导的内容不局限于学科领域，还要广泛涉及世界观、人生观的培养，人际关系处理与心理问题的辅导等多方面。课外辅导的气氛应是轻松愉快的，以不要增加学生的负担为原则。

（五）教学评价

护理教师的教学是否有吸引力，教学效果如何，与护理教师的个人素质、知识的掌握及教学技能有直接关系。在整个教学过程中，从备课开始直至教学评价，教师需要在教学实践中不断地总结提高，才能不断提高授课的质量。

二、护理教学技能

教学技能是在课堂教学中教师运用专业知识及教学理论促进学生学习的一系列教学行为方式等等。具体是指教师在教学中顺利地达成教学目标的一系列有效的行为方式，是智力技能与动作技能的综合体现。这种行为方式是依据教学理论转化而来的、具有特定的操作规程和技术要领的操作行为，具有很大的可视性、程序性和可测量的特点。按照护理教学的特点，本节主要介绍护理教学过程中的导入技能、课堂讲授技能、课堂提问技能、教学板书技能、课堂体态技能。

（一）导入技能

导入，是教师新的教学内容活动的开始，是引导学生进入学习的一种行为方式。作为课堂教学重要的一环，导入是一堂课的开始，有时也贯穿在课堂教学之中。

做任何事情都有个开头问题，头开得好对以后的发展至关重要。常言道："良好的开端是成功的一半"。精彩的导入会为课堂教学的顺利进行奠定良好的基础。因此，作为护理教师了解并熟练地掌握导入的技能是非常重要的。

1. 导入的意义　护理教学的每一节课对于学生来说都是一个新的开始，怎样才能把学生学习的注意力的转移到课堂上呢？关键在于教师的导入，精彩的导入能激发学生的兴趣，并怀着一种期待、迫切需要解决问题的心情期待着新课的讲授。

2. 导入的类型　每位护理教师的素质、个性及教学风格不同，教学导入的方法也就各不相同。一般来说，下述几种方法较为常见。

（1）衔接导入法：这是一种最常用的导入方法。它主要是根据教学内容知识点之间的先后联系与逻辑顺序，找准新旧知识点的联结点，以温旧引新复习导入。护理实践教学中的技能操作导入均可应用这种方法。教师运用此法要注意重要的是找准新旧知识点的联结点。可以采用复习、练习、提问等手段进行。

（2）设疑导入法：疑是学习的起点，有疑才有问、有思、有究，才有所得。在护理教学中，教师精心构思，利用问题，产生疑惑，也是有效导入新课的方法。设疑，一般会引起学生对那些疑而未果的问题和现象的关切心情，造成学生心理上的渴望和兴奋，可以达到激发学生学习兴趣，启发学生自动思维的目的。教师运用设疑导入教学时须注意的是，问题的设置要从学生的所学知识的实际出发，问题新奇、难易适度，让学生根据所学知识积极思考才能激发学生的学习兴趣，收到较好的教学的效果。

（3）情境导入法：情境导入法就是利用语言、设备、场境的活动或其他手段，制造一种符合护理教学需要的情境，使学生身临其境的感觉，以激发学生的学习兴趣，诱发思维，从而在潜移默化中接受教育，获得知识的方法。教师运用情境导入法应善于从教学内容出发，精心构思，创设良好的符合教学需要的情境。同时设置情境应启发和诱导学生的思维，达到教学目标的要求。

（4）演示导入法：演示导入，是指教师通过各种教具及媒体的演示，引导学生观察，提出新问题，从解决问题入手，自然地过渡到新课学习的方法。演示导入教学给学生直观的形象，有利于形成学生生动的表象，在护理机能教学中常采用。运用演示导入法时应当注意：直观演示的内容必须与即将讲授的新内容有密切的联系；另外要指导学生观察演示的过程，明确演示目的。

（5）实例导入法：学生的学习以书本知识为主，而书本知识对学生来说一般比较抽象和概括，因此，从临床实践中选取一些典型的病例进行引入不仅能激发学生的兴趣，而且有助于学生具体生动地理解知识。这种方法，在护理临床专业课常常采用。但运用时要注意：选材要典型、生动、具体，并且紧扣教材、引证准确。

3. 导入的基本要求

（1）具有趣味性：主要是指教师的语言要风趣幽默、生动形象；教师具有一定的激情来感染学生。

（2）具有启发性和迁移性：主要是激发学生的思维，通过创设情境、巧妙设疑、现象演示等手法来达到目的。同时导入时注意以旧引新。教师的导入应建立在联系旧知的基础之上，找准新旧知识的联结点，顺利实现过渡。

（二）课堂讲授技能

讲授技能是教师通过语言系统地为学生传授知识，培养能力的方法。是护理教学过程中常用的教学方法，也是护理教师最重要的教学技能之一。

讲授技能包含讲述技能、讲解技能、讲读技能和讲演技能。讲述的方式是叙述和描述事实，护理教学过程中各学科教学都有讲述；讲解的方式是说明、解释或论证概念、原理规律和法则；讲读是讲述、讲解和阅读教材（包括教师读和学生读）交叉进行，在外语教学中常用；讲演是深入分析教材，揭示其内在联系，论证事实并作科学结论，与讲述、讲解、讲读不同的是：涉及的问题较广，需要的时间较长。比如"护理美学与礼仪""新形势下护理人员法律意识的培养"等等。

为了取得较好的讲授效果，教师要注重以下三点。

1. 保证讲授的科学性　科学是关于自然、社会和思维的知识体系，是对主客观世界的本质和规律的认识，是人类实践经验的总结并被实践证明了的真理。教师讲授的每个概念、原理和原则、结论的内容都应是完全正确的，是经得起实践检验的真理；是吸收现代科研成果的比较先进而不陈旧落后的知识，是学术界已有共识或已成定论的观点。同时在讲授时要采用科学的语言。师讲授本学科的知识，要运用本学科的专业术语，因为专业术语是一定学科范围的共同语，有其确切的内涵和外延，用它讲授才能准确地传递信息。

2. 讲授要有艺术性　教学是一门特殊的艺术。就讲授的语言来说，既要科学发声，字正腔圆；又要根据课程、课型的特点和不同层次学生的特征点，合理运用讲授的语言艺术。主要注意以下两点。

（1）正确运用语言：现代教学手段不管多么先进和复杂，都无法代替教师的语言，语言仍然是最基本、最有效的教学手段。课堂教学如此，参观、实验、电化教学等等也如此。掌握好教学语言是教师一切基本功中的最重要的基本功。

语言应达到两方面的要求：首先，从语音上保证学生听得清。语言高低适度，快慢适中，使听力差的学生也能清晰感知；其次从语义上保证学生听得懂，应用通俗语言；第三，教师讲课注意语言的逻辑性，讲授思路清晰、简捷明了；第四，注意语言的情感性。讲授的情感是教师真情实感的自然流露，教师应做到语言形象生动，打动人心，给学生深刻的印象，以至终生难忘。

（2）结合教学体态语言的应用：教师讲课不能只用语言而没有动作。做好教学动作对于正确表达教学内容、建立师生之间的联系、引起学生的注意、渲染情感气氛等，都有语言所不能替代的重要作用。因此，教学动作被称为教学的副语言，副语言对课堂教学具有辅助、互补作用。体态语言包括面部表情、眼神、动作姿态、手势、外表修饰等。在课堂教学过程中，它或者伴随师生言语活动，或者代替言语活动，进行信息传递。教师在应用教学体态语言时应注意表达准确。对于教师的每一个教学体态语言动作，不同的学生感受不同，理解可能不一样。因此，教师在运用教学体态语言时，应当尽量让学生充分地、精确地理解其表达的含义，达到师生沟通和交流的目的。

3. 讲授要有教育性　讲授的教育性是在课堂传授科学知识的同时，有机地结合进行思想教育和道德教育，培养学生良好的心理素质，发展个性，完善人格，这在护理教学中非常重要的。护理教师根据学科及本课程特点，挖掘教材内在的德育因素，联系实际，因势利导。在传授知识的同时，渗透护理职业道德。这就要求护理教师在讲授过程中以身示范，身教与言教结合，在各方面做到为人师表。

（三）课堂提问技能

课堂提问是指在课堂教学中，教师试图引出学生言语反应的任何信号。教师在课堂引起学生言语反应的信号除了语言刺激以外，还包括面部表情，手势语言等其它发问信号。

1. 课堂提问的功能　学习的过程实际上是一种提出问题，分析问题，解决问题的过程。高水平的提问能够引导学生通过思维探索获得知识，养成善于分析思考的习惯和能力。它在护理教学中使用广泛。它的主要功能是：

（1）集中注意、启发学生思维：课堂提问使得学生在好奇心理支配下，很快把心理活动集中在教师提问的某个问题上，有的教师还常运用提问来维持课堂秩序。教师的提问可以引导学生思考方向，扩大思维广度，提高思考层次。教学时，教师提问等于给学生制造问题，教师的每一次提问都给学生提供一次思考机会，通过思维得出结论，这样经过不断地提出问题，解决问题，学生的思维也得到启迪，智力才能得到发展。

（2）反馈评价，调控教学过程：通过提问，可以了解学生对授课内容是否掌握，以检查教学目标达标的程度，并根据具体情况不断调整、补充原先的课堂设计，以取得最佳的教学效果。

（3）参与教学，发展表达能力：在课堂提问中，教师为学生创造表现自己观点的机会，有助于学生表达能力的提高，也有利于学生之间相互启发，共同提高。

2. 提问的方式　按课堂教学结构及提问在教学中所起的作用，提问可有不同的类型。在教学中，学生学习的知识类型多种多样，如事实、现象、过程、原理、概念和法则等；其思维方式也有不同的形式和水平。这就要求教师提出的问题不能千篇一律，应包括多种类型。

（1）回忆水平的提问：这类提问是要求学生根据记忆来回答问题，一般不需要学生做深入的思考，只需回忆已学过的事实、概念等，对教师提出的问题回答"是"或"不是"；"对"或"不对"即可。所回答的句子一般要求是和教材上相同的。

这种提问是最基本的知识回忆过程，没有更多的时间让学生思考来他们表达自己思想的机会。因而，在课堂上，教师不应过多地把提问局限在这一等级上。可在课的开始或对某一问题的论证初期应用，可以考查学生对一些简单的陈述性知识的掌握情况。

（2）理解水平的提问：这类提问可帮助学生进一步了解所学知识，通过理解后重新组织语言阐述问题。理解水平的提问可分为三种：①要求用自己的话对事实、事件等进行重新描述，以便了解学生对所学知识的理解。②也可用自己的话讲述中心思想，了解学生是否抓住了问题的关键与本质。③对事物进行对比，区别其本质的不同，达到对知识深层次的理解。

一般来说，多用于讲解新课之后或课程结束时。学生要回答这些问题，必须对已学过的知识进行回忆、解释或重新组合，因而，这是一种较高级的提问。

（3）运用水平提问：运用水平提问可以帮助学生运用所学知识来解决实践问题，在回答问题的过程中，学生需要运用所学的概念或规则给出对问题的解答。

3. 课堂提问的技巧

（1）设问恰当：当教师设计问题时，应服从教学的目标，考虑使学生学到什么，思考什么，形成何种能力和品质。可紧紧抓住教材的关键，于重点和难点处设问，以便集中精力突出重点，突破难点；提问要符合逻辑，不能有知识性错误；提问具有针对性。即在学生已有知识基础上发问，问题的难易要适度，才能达到激发学生的思维的目的。同时要注意安排好提问顺序，即按学生认识发展的顺序，由浅入深，由易到难，由近及远，由简到繁循序渐进地提问。

（2）巧妙发问：教师提问时要求每位学生都要主动参与，一般情况下，先叫中等水平的，同时提醒全班同学包括差生注意听，然后再请好的学生补充。一般避免先叫名字，后提问题，这样其他同学就会觉得"反正和我不相干"而不去思考。问题提出后要有适当的停顿时间，即给学生思考的时间。回答问题时若某一学生回答不出来，不必等他回答，可另行指定其他学生回答。

（3）启发诱导：当学生回答问题不流畅或卡壳时，或者学生各执己见，莫衷一是时，教师要及时给予启发诱导。可采用重复提问，或给予适当提示，或修正补充达到提问的目的。

（4）提问态度：教师要创设良好的提问环境，消除学生的紧张心理，使其大胆发言积极参与。对回答不出问题的学生不能表现出不耐烦、训斥、责难的态度；在学生回答问题时教师要认真倾听，并给予积极回应。

（5）归纳总结：学生回答问题后，教师应对其发言予以分析评价，使问题有明确的结论，强化他们的学习。

（四）教学板书技能

板书，又称为教学书面语言，在目前现代教学媒体逐渐增多的时代，板书有着快捷、灵便、经济的特点，可增强语言的效果。在护理课堂教学过程中，板书仍为不可少的教学手段，也是教师的基本功之一。

良好的教学板书，是一门独特的艺术。一个设计得好的板书，往往可以把事物的本质及其与其它事物的区别与联系形象地表达出来，能从视觉上强化对学生的刺激，有利于学生对知识的理解和记忆。由于板书一般用在讲解重点、难点教学内容时，也可以在关键的地方圈圈点点，或用不同颜色的粉笔书写和绘画，以提醒注意，因此，它能突出教学重点、关键，解决教学难点，而且，板书的内容往往就是学生课堂笔记的主要内容，对学生的课后复习起引导、提示作用。

1. 教学板书类型　教学板书从不同的角度进行分类有很多种类，选择最佳的板书形式是增强教学效果的重要一环。下面我们介绍护理教学两种常用的板书类型。

（1）主板书与副板书：根据教学板书的地位进行的分类，可分为主板书与副板书两种。

主板书也叫要目板书，主要是表达本节课教学重点与关键内容及难点，是能够反映教学内容的结构及其表现形式的板书。主板书是整个课堂板书的骨架，一般保留于课堂教学的全过程。

副板书也叫辅助板书。副板书是反映教学内容中有关字音、词义和例句的板书，是表现有关个别知识的板书，是根据课堂教学需要，根据学生反馈随机出现的板书。副板书对基本板书的具体补充或辅助说明，一般随教学进程的发展可随写随擦或保留。

（2）主导型板书、主体型板书和合作型板书：这是根据教学板书的主体进行的分类。

主导型板书是由教师亲自完成的板书，也是护理教学板书的常用类型。这类板书可以事先根据教学内容的要求进行精心设计，因为是由教师亲自完成，所以可以保证准确。

主体型板书是体现学生的主体地位，由学生在教师指导下独立完成的板书。这样可以调动学生的学习积极性、锻炼文字书写与表达能力。

合作型板书是由师生合作书写而成的板书。它是建立在充分调动师生两者积极性的基础之上的，它有益于师生活动的默契及其合作精神的培养。

在护理教学过程中可根据具体情况选择应用板书的类型。

2. 教学板书的基本要求　板书的内容必须是经过教师精心选择与设计的，一般应是教学的重点和关键点，要求学生必须理解和掌握但又难于理解和掌握的基本概念、原理及其推导与论证等内容。在应用过程中应注意：

（1）准确精炼、重点突出：由于黑板的面积及课时的限制，不能容纳所有的教学内容，所以教师必须在课前对教学板书进行设计。首先教学板书要用最精炼的文字或简明的图形、符号准确地反映教学的主要内容；其次是要反映教学的难点与重点。

（2）条理清晰，布局合理：根据教学内容的主次分成几层次性构建教学板书，内容排列整齐、标号统一，层次分明。各层次之间通过特殊的板书语言符号而形成一个整体。布局合理是指板书布局对称、均匀、平衡、匀称，给人以美感。一般主板书，通常使用黑板左侧部分，在黑板的右侧写辅助板书或画板图。

（3）书写规范、示范性强：主要是指粉笔字体要工整、结构匀称、大小适宜、板面清洁整齐。不写自造简化字。字的大小以后排学生能看清为宜。

（4）板书与讲解相结合：教学主要是运用说和写两种手段来完成的，二者有机结合，才能较好地传递教学信息。板书一般是在讲授过程中按步骤、分阶段地逐步呈现在黑板上。板书与讲授结合的形式有先写后讲、先讲后写、边讲边写等几种，但常综合使用。

①先写后讲：教师在讲课时先板书本堂课的目标或本节要讲的几个主要问题，然后再一步一步地分讲。这种板书比较适合复习课，有利于学生对全课内容的整体认识。

②先讲后写：通常在教师利用板书帮助学生回忆所学过的内容要点或学生观察、讨论新内容后归纳总结时使用。这种板书能加深学生对所学知识的印象，起到巩固、强化的作用。

③边讲边写：这是一种最常用的形式。尤其适合于图示式、表格式、板图式板书。这种形式能较好地控制学生的注意力，便于学生使用教科书和记听课笔记。但要求教师事先在黑板上确定好书写、绘图的位置。

教学板书是一项综合艺术，教师要根据课堂教学需要，从教材出发设计教学板书。巧妙处理板书能生动地体现教师对教材的深刻理解，也显示出教师自己的教学思路和独特风格。

（五）课堂体态技能

体态语言（态势语言）是一种以教师的表情、手势、动作等身体各部位的变化所呈现的形态来传递语言信息的方式。课堂教学中教师的体态变化也称为教态，主要包括面部表情、眼神、动作姿态、手势、外表修饰等。

1. 体态语言的作用　护理教学活动是师生双边共同的活动，教师和学生之间信息沟通主要是通过口头语言和体态语言两种方式进行的。体态语言是口头语言的辅助、补充和完善，有着口头语言不可取代的重要作用，具体体现在以下几个方面。

（1）教育作用：体态行为是教师身教的一个重要部分。教师通过站立姿势、手势、眼神、发型、服装等方面所展示的气质和修养，以及在护理技能操作过程中对患者的态度和情感，都对学生产生潜移默化的影响。教师展现的仪态美可让学生在轻松、愉快的情绪中投入到学习及技能练习中去；充分发挥学生的积极性和主动性。

（2）传递信息的作用：在课堂教学中，教师应用体态语言教学来吸引学生的注意力，能更为生动、准确地传递信息，交流情感。如在课堂上，教师只用眼神、表情就可传递肯定或否定的意思。在护理技能操作中，更多的是靠教师身体语言来准确传递教学信息的。教师在教学过程中应用语言和体态语言结合教学，会使讲述变得生动、具体、形象，加深了学生对教学内容的理解和记忆。

（3）强化信息的作用：美国心理学家艾帕尔·梅拉列斯认为人接收信息的效果是7%的文字、38%的音调与55%的面部表情之和。应用视听两种途径接收的教学信息的效果比单一听觉效果的要好。所以，教师体态行为对于强化教学信息具有重要的作用。

2. 体态语言的主要类型及要求

（1）身体动作：在教学过程中，教师的身体动作主要指在教室里身体位置的移动和身体的局部动作。身体的动作包括教师的走动、手势、身姿、走姿和坐姿。

①走动：如果一个教师一节课不变姿势地站在一个位置授课，课堂就会显得单调而沉闷。如果教师适时地在学生面前走动，而又没有分散学生注意力的动作，课堂就会变得有生气，还能激发学生的兴趣，引起注意，调动学习的积极性。在学生做技能操作练习、讨论和实验时，教师从讲台上走到学生中间，这种空间距离缩小，同时，在走动中教师可进行个别辅导，解答疑难，督促学生完成学习任务。

教师在应用走动时的要求：

①走动要有控制：以不分散学生的注意力为原则。一是控制走动的次数，不能整节课不停地来回走动；二是要控制走动的速度，在课堂上教师应该是缓慢地、轻轻地走动，但走动身体如果突然地运动或停止也会分散学生的注意力，影响对教学内容的思考。三是走动时姿势要自然大方，协调稳健，不做分散学生注意的与教学内容无关的动作。

②走动的位置要方便教学：讲解主要教学内容时，在讲台周围学生正面以前的范围走动为宜；提问讨论时，可走近同学或同学座位中稍靠前的方位；监考时，最佳位置是教室的后边；只有在进行辅导、检查时，才在学生中间走来走去，尽可能解答每一位学生的问题。

②站姿：教师的站姿应该是庄重、文雅、自然、挺拔。良好的站姿可以更为准确地体现一种精神状态和教学风度。站姿的基本要求是：

头要平抬，颈要直，肩稍向下压躯干部分要挺胸收腹立腰，双脚直立时可并拢，可自然分开，也可两脚前后自然分开，以免呆板、僵直之感。根据教学需要应有适当的站姿变化，或侧向部分学生，或侧向黑板，或间歇略可再走动。但上课时一般是站在黑板与课桌之间。绝大多数时间应与全体学生保持相对稳定、避免一些不应该有的站姿，如忸怩作态，双手支撑在讲桌上一直不动，或双手插腰，双脚交叉，单脚抖动等等。

③手势：手势是指人的手指、手掌和手臂的动作姿态之总称。适时地应用手势可增强语言的表现力和感染力，也是强化教学效果的重要方式，使学生听起课来有一种无形的吸引力，调动学生的学习的积极性，活跃课堂气氛。

教学中运用手势的要求：

A. 明确：每一个手势，都力求简单、明了、干净、利落，不可琐碎，拖泥带水。

B. 运用适当：教师手势的多少要适当。如手势过多，会喧宾夺主，分散学生注意力；手势过少，则显得呆板，不能吸引学生的注意力。

C. 协调自然：教学手势幅度的大小要与说话、表情、形体姿态相协调。同时手势的形状、速度与语言的内容和节奏相协调。应用手势时要注意动作规范，自然优美，以肘关节为轴，自然弯曲伸出手掌，手掌的拇指伸开，四指并拢；课堂的手势一般不宜伸得过长、过高，手势的活动范围一般在腰部至肩的部位；不要过分单调地重复某个手势，同时也要注意避免一些不文明不文雅的手势在课堂上出现。

（2）面部表情：是指教师通过自己的口、鼻、眼等器官和脸部肌肉运动来表达或辅助表达有关课堂教学内容的信息活动。教师可以以多种不同的表情向学生发出教学信息，所以，教师要善于利用面部表情的变化，表达自己的情感。

教师的面部表情，关键是把握眼神和微笑。

①教师在走进教室时带着微笑，学生会从教师的微笑中感受到关心、爱护、理解和友谊。同时，教师的情感也会激发起学生相应的情感。

②在课堂教学中，教师讲话要面对全班学生，有较长时间的目光接触，学生喜欢听此教师讲课。同时，教师也可从学生的目光中去发现他们对课程的反应。在对书、图表、幻灯、投影等进行说明时，教师注意并控制学生的目光焦点是非常重要的。

③应用眼神时注意多用亲切和蔼、柔和热忱、鼓励赞扬、坦荡自如的眼神。还应根据教学内容的需要，有意识、有目的地适当变化眼神，或坚定自信、智慧幽默，或沉默悲伤，或惊喜万分，以自己的爱憎感情，使学生产生共鸣，深化对教材情感、论点的体验。

（3）适宜停顿：停顿也是一种语言，是引起注意的一种有效方法。在讲述一个重要事实之前教师做一个短暂的停顿，能有效地引起学生的注意。

在停顿中，教师要注意掌握时间的长短。停顿在三秒钟内可引起学生的注意，长时间的停顿则会使人难以忍受。如教师在提出一个问题后，停顿一会儿让学生思考，做好回答的准备。当学生回答完问题之后再次停顿，给学生进一步思考的时间，促使其把问题回答得更全面。另外，在对一个新知识点进行分析之后，或对一个问题演绎、推理之后，教师也要有一个适当的停顿，以使学生消化和巩固所学的知识。

（4）教师的外表修饰：教师的外表修饰，是指在教学过程中的服装、发型、配饰、美容化妆等。外表修饰体现教师内心修养、品格与气质。教师的服装、发型、头饰、眼镜等饰物打扮的外表状况给学生留下的第一印象是非常重要的，它能给学生以良好的示范意义和美的享受，让学生肃然起敬。但也是影响护理教学活动和教学效果的一个潜在的、不可忽视的因素。

护理教师上课时应做到：

①服饰协调和谐：选择适合自己体形、年龄及性格的服装及服饰。

②发型选择：课堂上的发型一般可选择生活中通常保持的发型，或选择适合自己的，最能表现自己文化气质和精神风貌的发型。上护理操作课时按要求整理好自己的头发，戴好工作帽，做到端庄大方。不要因发型特别或佩带的饰物而分散学生的注意力。

③护理教师的化妆：护理教师可适当的化淡妆，做到自然清雅，有助于教师在课堂教学中保持良好的精神状态和积极情绪来吸引学生。

身教重于言教、教师的身教反映在许多方面，而体态行为是身教的一个重要部分。教师在与学生的交流接触中，通过各种姿势、手势、眼神甚至服装、发型等方面所展示的态度、情感、气质和修养，会对学生产生潜移默化的深远的影响，教师在护理教学中应注意体态语言的应用，使自己的体态语言动作自然、生活化，注意不要不断地重复某个动作，也要力求避免一些下意识的体态语动作。总之，教师所有的教学体态语言动作必须准确明了、大方得体、和谐统一，符合课堂教学环境的要求。

（周　燕）

第七章

临床护理教育制度与职责

第一节　护理人员继续教育制度

为不断提高护士的知识和技能水平，适应快速发展的医学需要，提高综合服务能力，满足人民群众日益提高的健康服务需求，护理人员需按照有关制度要求参加继续教育。

1. 护理继续教育的对象是在护理岗位的注册护士。

2. 护理继续教育是护士继毕业后规范化专业培训之后，以学习新理论、新知识、新技术、新方法为主的一种终生性护理学教育。既是护理人员应享有的权利，也是应尽的义务。

3. 护理人员参加继续教育取得的学分作为年度考核、职称晋升、聘任和执业再注册的重要依据。

4. 护理部负责护理人员的继续教育管理。护理部结合护士工作年限和所在科室专业特点，与各科室共同制定护理人员的学习、培训和进修计划。并按照业务培训计划，定期进行考试考核，并将成绩记入个人技术档案。

5. 各级护理管理人员和业务骨干应积极申报开展继续教育项目，护理部负责项目的初审、申报。

护理人员的继续教育应兼顾专业知识、思想道德和人文素质教育。

6. 新入院护士岗前培训合格后方可上岗。对低年资护士着重进行各项规章制度的落实及巩固专业思想的教育，业务培训以"基本理论、基础知识、基本技能"为重点。高年资护士着重加强专科理论技术和新技术新项目的钻研学习。

7. 继续教育工作列入科室工作目标和主要负责人考核目标，作为科室和个人年终考核和绩效考核的内容之一。

附件1：护理人员继续医学教育学分授予范围及标准

一、学分分类

继续医学教育学分分为Ⅰ类学分和Ⅱ类学分两类。

（一）Ⅰ类学分授予范围

1. 全国继续医学教育委员会、中医药继续教育委员会审批认可的或国家级继续医学教育基地举办的国家级继续医学教育项目。

2. 省继续医学教育委员会审批认可的或省级继续医学教育基地举办的省级继续医学教

育项目。

3. 各医疗、科研、教学单位和学术团体报经全国或省继续医学教育委员会批准举办的继续医学教育专项备案项目。

4. 在省级以上刊物发表论文和综述。

5. 市（厅）级以上科研项目立项、奖励。

（二）Ⅱ类学分授予范围

1. 市继续医学教育委员会审批认可的市级继续医学教育项目。

2. 自学、外出进修等。

3. 出版专业著作、译著，在市级以下刊物发表论文等。

4. 其他形式的继续教育活动。

二、学分规定

1. 继续医学教育对象每年都必须参加继续医学教育，其任职期内平均每年取得的继续医学教育学分不得少于 25 学分，当年所获学分不得少于 20 学分。

2. 不同医疗卫生机构中的继续医学教育对象任期内平均每年应取得的Ⅰ类学分规定如下：三级医院、一等防保机构、省级医疗卫生单位不低于 10 学分；市级医疗卫生机构人员不低于 7 学分；县级医疗卫生机构人员不低于 5 学分。对乡镇级医疗卫生机构人员的Ⅰ类学分暂不作规定。

3. 继续医学教育对象取得Ⅰ类学分可替代Ⅱ类学分，但Ⅱ类学分不能替代Ⅰ类学分。

4. 经单位批准，参加在职学历（学位）教育的，在规定学制年限内，年度学习成绩合格者，视为完成当年的 25 学分。

5. 经单位批准，凡到外单位进修（含出国进修）满 6 个月及以上，经考核合格者，视为完成每年规定的 25 学分。

三、学分授予标准

1. Ⅰ类学分

（1）参加国家级继续医学教育项目活动，学员经考核合格，3 小时授予Ⅰ学分；讲课人每小时授予 2 学分。

（2）参加省级继续医学教育项目活动，学员经考核合格，按 6 小时授予 1 学分，讲课人每 2 小时授予 1 学分。

国家级、省级继续医学教育项目由主办单位按规定授予学分，并颁发由省继续医学教育委员会验印的国家级、省级继续医学教育项目学分证书。每个项目所授学分数，最多不超过 25 学分。

（3）在省级以上刊物发表论文或综述，按以下标准计算学分

第一作者、第二作者、第三作者分别为国外刊物记 10、9、8 学分；具有国际标准刊号（ISSN）和国内统一刊号（CN）的刊物记 6、5、4 学分；省级刊物记 5、4、3 学分。

（4）市（厅）级及以上科研项目在立项当年按以下标准授予学分

第一承担者至第五承担者（余类推）

国家级课题 15、13、11、9、7 学分

省（部）级课题 10、8、7、6、5 学分

市（厅）级课题 8、6、5、4、3 学分

（5）获得市（厅）及以上科技成果奖的当年按以下标准授予学分

国家级奖：一至三等奖前五位均授予 25 学分，六位以后授予 20 学分

省（部）级奖：按获奖者排序授予以下学分

第一至第五位（余类推）

一等奖 20、19、18、17、16 学分

二等奖 15、14、13、12、11 学分

三等奖 10、8、7、6、5 学分

市（厅）奖：按获奖者排序授予以下学分

第一至第五位（余类推）

一等奖 10、8、7、6、5 学分

二等奖 9、7、6、5、4 学分

三等奖 6、4、3、2、1 学分

科技成果奖的计分按最高奖项计，不重复计分。

上述 3~5 项经省、市继续医学教育委员会审核有关原始资料后授予相应学分，并出具学分证明。

2. Ⅱ类学分

（1）参加市级继续医学教育项目，学员经考核合格，每 6 小时授予 1 学分，讲课人每小时授予 1 学分。每个项目最多不超过 25 学分。

（2）自学是继续医学教育的一种重要形式：凡自学与本学科专业有关的知识，并写出综述，经单位评审后每 2 000 字可授予 1 学分，但每年最多不超过 5 学分。

（3）学习由全国或省继续医学教育委员会制定或指定的有关"四新"的自学资料，杂志、音像教材等，经本单位考核合格后，可按委员会规定的学分标准授予学分。

（4）到外单位（含国外）进修 6 个月以上者，经考核合格，由接收进修单位或派出单位每 1 个月授予 3 学分。

（5）在市级及内部刊物发表论文和综述，按以下标准计算学分

第一作者至第三作者（余类推）

市级刊物 4、3、2 学分

内部刊物 3、2、1 学分

（6）正式出版专业著作、教材，于出版当年按每编写 10 000 字授予 1 学分；译著按每 1 500 汉字授予 1 学分。该类学分最多不超过 25 学分。

（7）撰写出国考察报告、国内专题调研报告，每 3 000 字授予 1 学分，最多不超过 10 学分。

（8）由单位组织的学术报告、专题讲座、技术操作示教、手术示范、新技术推广等，每次主讲人可授予 2 学分，参加者授予 0.5 学分。参加者每年获得的该类学分，最多不超过 10 学分。

（9）参加临床病理讨论会、多科室组织的案例讨论会，大查房，每次主讲人可授予 1 学分，参加者授予 0.2 学分。参加者每年获得的该类学分，最多不超过 10 学分。

上述Ⅱ类学分除市级继续医学教育项目由市继续医学教育委员会颁发学分证书外，其余均由本单位继续医学教育主管部门负责审查并授予学分。

3. 参加现代远程继续医学教育项目活动，按该项目的规定学分授予标准记分。

（周　燕）

第二节　各类护理人员培训管理制度

一、新毕业护士在第一年内的培训

1. 培训目标　重点培训"三基"（即基础理论、基本知识、基本技能）与临床实践相结合。工作中要求了解各种工作职责与程序，熟练掌握基础护理操作技术，了解专科护理理论与技能。

2. 培训类型

（1）全院性岗前培训。

（2）护理部岗前及入院后培训。

（3）部门岗前及临床实践培训。

3. 具体要求

（1）全院性岗前培训：按照医院统一安排执行。

（2）护理部岗前培训

①新护士进院前，必须接受护理部组织的岗前培训：内容包括：CPR 的理论和操作，MOCK CODE 的理论和操作，护理工作相关法律法规，护理核心制度，护理程序，患者健康教育技能，疼痛管理，优质服务，护士行为规范，规范化的护理文书书写，基础专业知识考核，药理知识考核。

②制定转科培训计划，并付诸实施。

③新入院护士在三个月内完成护理部技能操作考核；第三个月和第十二月进行二次床边综合能力考核，并将成绩记入个人培训档案中。

④参加护理部及所在科室组织的各项业务学习。

⑤新毕业的护士应不断加强自身素质修养（包括思想素质、业务素质和身体素质）。工作时，要仪表端庄、态度和蔼、工作认真、遵守劳动纪律、服从领导指挥、尊敬教学老师、勤奋好学、搞好团结。

⑥年终时，由个人写好总结，所在科室给予考核并签署意见，经各科及护理部批准后方可转正。

（3）部门岗前及临床实践培训

①各科室由护士长做好环境、规章制度与各类工作职责的介绍。

②护士长结合每个护士制定出具体培训和考核计划：内容包括：专科疾病护理常规，基础护理操作技术，常见专科护理操作技术，常见并发症及护理，常用药物药理知识及禁忌证，危重症征象识别及应急处理，应急预案演练。

③护士长经常组织召开新护士座谈会，了解其工作情况有何困难，并对其工作进行评议，以求不断克服缺点，尽快成长。

二、工作 2~5 年护士的培训

1. 培训目标

（1）具有熟练的基础护理技能。

（2）熟悉各专科护理理论、护理要求及护理技术。

（3）掌握各专科治疗仪器（如心电图机、除颤器、起搏器、人工呼吸机、腹膜透析装置、监护仪、输液泵等）的操作方法。

（4）掌握各专科疾病的病情观察要点。

（5）掌握各专科疾病的主要治疗药品的给药方法、常用剂量及毒性反应。

（6）巩固和提高英语水平，要求掌握医学术语、各专科用药的英语名称及简单的专业英语会话。

2. 培训方法

（1）安排工作计划：以临床护理为主，熟悉各岗位工作的职责与程序。

（2）实习基础护理操作：如晨晚间护理、口腔护理、表格书写等操作。

（3）实习专科护理技术操作项目

①护士长有计划地安排护士实习机会，并在操作前组织讲座与示范。

②护士每次操作后要登记考核表，由护士长或教学老师检查完成情况，并签名。

（4）理论考核：每年按护理部的部署，组织基础护理操作考试、专科理论知识与技能考试等。护理部将各项成绩分别记入各护士的个人档案内。

科室考核：每月一次，由护士长根据科室理论学习内容出题，护士以笔答的方式回答，护士长将考试成绩记入科室护理人员档案内。

（5）记录工作表现与患者满意度情况

①对政治素质诸如服务态度、仪表、组织纪律、团结互助精神、出勤情况、患者满意度等都记录于考核表内。

②调离本科时，除将在科内的各项考核登记转至下一科外，还要做出自我鉴定。

三、护师的培训

1. 培训目标　具有综合护理能力和专科护理技能（如监护、康复等），属于定向培养。可结合工作需要与个人特长，使之发挥教学、科研或管理才干，达到主管护师的任职水平。

（1）具有较坚实的基础医学理论和专科理论知识及熟练的护理技能。

（2）熟悉对重危患者的观察方法，并掌握急救技能。

（3）掌握本专业新知识、新技术，能运用护理理论，技术和护理程序，对患者进行身心整体护理。

（4）具有一定的护理管理、预防保健及教学的能力。

2. 培养方法

（1）所在科室多安排参加危重患者抢救的配合工作，做好抢救记录，并不断总结抢救经验。

（2）担任护士及进修护士的带教工作。

（3）参加护理科研课题设计及完成工作。

四、主管护师的培训

1. 培训目标

（1）具有坚实的基础医学理论并精通专科护理理论及技术，能解决本科护理业务上的疑难问题，指导危重、疑难患者护理计划的制订与实施，不断更新知识，能在管理、教学、科研中发挥骨干作用（如担任护士长以上行政领导工作、护理学术组成员、科研课题的负责人等）。

（2）具有课堂教学、编写教材及临床带教能力，能组织本科各病房护理会诊、护理查房及参加全院性护理会诊。

（3）能写出一定水平的论文。

（4）逐步达到副主任护师的任职条件。

2. 培养方法

（1）护理部组织系统讲课，聘请院内外专家讲授新业务、新技术及各科新进展。并有计划地安排讲授各科常见病预防、治疗、康复、护理等知识。

（2）每年写出 1~2 篇护理经验总结性文章，凡有文章在杂志上发表者，年终予以奖励。

（3）每月结合院内及科内的学习内容进行考试，并将成绩记入个人技术档案。

五、副主任护师及主任护师的培训

1. 培养目标

（1）在护理部领导下，能够负责指导全科护理、科研、教学工作。

（2）指导本科疑难患者护理计划的制订，组织指导疑难病例的护理会诊及危重患者的抢救和本科护理学术讲座。

（3）组织并指导主管护师的查房，并担任主讲，以不断提高护理人员的业务水平。

（4）了解国内外本科护理的发展动态，努力引进先进的技术用于临床实践，从而发展护理学科。

（5）拟订教学计划，编写教材，胜任本科生及大专生的讲课与临床带教工作。

（6）组织制订本科护理科研计划和监督实施，并写出较高水平的科研论文或译文。

（7）向护理部主任提出对全院护理工作的领导、护理队伍建设、业务技术和组织管理等各方面的意见。

2. 培养方法

（1）安排病房护理查房，并指导主管护师组织的查房，以不断提高护理水平。

（2）组织主管护师的业务学习，拟订教学计划，编写教材，并负责讲授。

（3）负责组织本科护理学术讲座和护理病案讨论。

（4）负责或参与本科生、大专生的护理教材编写、课堂讲授及临床带教工作。

（5）协助护理部做好主管护师与护师的晋职、晋级的业务考核工作。

（6）参与市内医院护理论文评审，以及新业务、新技术的成果鉴定工作。

（7）参加护理部安排的院外学习。

（周　燕）

第三节　护理人才管理制度

护理人员是医院人员的重要组成部分，一般约占医院职工总数的 1/3 以上，占医院卫生技术人员的 1/2。一个医院护理质量的高低，很大程度上取决于护理人员的素质。因此，做好人才管理，对提高护理工作效率和工作质量起着极为重要的作用。

护理人才管理，是为了实现护理总体目标，以行政为主的手段，运用科学的理论和方法，对护理人才进行有效的管理活动，实质上是创立并维护一个医院良好的内部环境，使在这个环境中工作的护士群体中的每个成员，都能够有效地发挥群体协作功能，以最佳的身心状态去为人民服务，以达到管理群体的共同目标。

人才学是研究人才、揭示人才成长和发展规律的科学。它借助于哲学、经济学、社会学、心理学、创造学、伦理学、生理学、逻辑学、教育学、行为科学等知识，研究人才发现、培养、发展、使用和管理问题，是一门社会科学与自然科学综合交叉的学科。人才管理方面包括社会的人才结构、人才选择方法与制度、人才使用制度和具体方法、人才考核制度与方法、人才流动制度和人才终生培养开发等方面的内容。

人才的才能结构和体系结构：人才的才能结构包括人才构成因素的分类、人才的结构方式、人才的才能性质以及人才结构因素的内在矛盾运动规律等问题。人才的总体结构可分为宏观人才学和微观人才学，前者研究人才成长的社会因素，后者研究人才成长的内在因素。也有人从理论和应用角度来研究人才学体系结构。

人才环境优化及流动问题：人才环境优化包括人才环境的构成因素、各因素之间的结构关系以及它们涉及的人才政策、人才制度等，人才流动是社会发展中常见的现象，是社会发展、科学技术生产发展的需要，要做到人尽其才，才尽其用，爱才之心，用才之道。

一、临床护士人才管理

1. 对护士长的人选进行全面的考察　护士长的选任不但要考察其思想品德和业务能力，更要考察管理能力和领导工作魄力。业务能力强的人不一定是最理想人选。选用人才是为了选择与岗位要求相适应的人，是为了办事，只有能将事情办好的人才是最理想的人选。护理部主任、护士长的选任都应根据这样的原则，选择能使群体效能得到正常发挥和提高的人才。

2. 注意护理人才管理原则　用才之道，因人而异，量才所用。护理管理者要了解每一位护士，加强与护士的互相沟通，要发现每个护士的不同特点，对他们进行深入全面了解。注意护士在年龄、资历、气质、学习积极性、学历等方面的情况因人而异，量才所用。

3. 提高护士的动口、动手及动笔能力　急需让护士参加学术交流会和培训班得到锻炼和提高。现在，形势逼人，不更新知识就会被淘汰，只凭过去的经验来管理难以胜任。当今的护理管理工作，尤其是医学技术飞速发展的今天，要求广大护理人才不仅要具有娴熟的护理操作技术，还要善于总结经验，把实践上升为理论，写出高水平的护理论文来，使护理这门学科更具独立性、科学性、系统性。

4. 护士群体的动态调节　护理人员在科室形成群体，共同的目的结合在一起形成一个整体，作为一名护理管理者应全面地考虑，不能在少数护士的思想情绪不稳定时出现无序的管理或混乱的管理。

二、人才管理要点

1. 要知人善任　人才的合理使用是人才管理的重要内容。人的主动性、积极性、创造性发挥不出来，任何管理系统都不可能收到预期的成效。护理管理者，首先要善于发现人才，重视人才。可运用代表比较法、评分法等对护理人员专业知识、学识和智能以及运用这些知识的能力进行考察和判定。同时对本专业之外有关学识及个人素质也要进行了解和掌握。如某院实施护士长竞聘上岗时，先采用评分法对候选人进行考评，然后通过业务考试、演讲答辩、民主测评几个途径进行综合考评。一旦选用，给予充分信任，放手重用，充分发挥其能力。实践证明，这部分竞聘上岗的护士长均表现突出，在各自的岗位上发挥着积极的作用。

2. 重视人才的培养　包括对人才的培养和教育，使之能适应变化的形势，特别是注重业务骨干的培养和提高。由于医院目前护士基础学历较低，专科学历占大多数，继续教育就显得更为重要。因此，护理部对新护士、护师、主管护师、副主任护师等按不同要求，制定了培养目标及计划。除院内培训外，根据人才的特点，选送骨干护士分别到上级医院等相关医院进修学习；组织护理人员参加全国性护理新技术、新业务学习班和学术会议。通过学习先进经验，了解本学科的进展情况，开阔眼界，提高自身素质，同时也促进医院护理新技术、新业务的开展，使专科护理水平和护理质量明显地提高，对医院护理质量的提高起到决定性的作用。

三、运用能级原理，合理使用人才，充分挖掘潜力，做到人尽其才

护理部根据平时工作中的考察，结合学历、科研论文的发表等情况进行评比，把一些学历高、具有一定科研能力，工作突出的护士选拔为"护理学术、技术带头人"，以点带面，带动医院护理学术、技术、教学、科研的发展。为调动她们的积极性和竞争意识，对这些人员给予浮动半级工资，并且每年给予一次外出学习的机会。根据工作表现、科研的开展以及论文的发表等情况，对她们制定了相应的考核方案和考核办法，实行动态管理，三年进行一次滚动，优胜劣汰。同时根据期望值理论，在培养人才进程中，还设置一些目标，但这些目标必须是通过努力预期能达到的，这样才会使她们有信心，从而激发内在的工作、学习动力，发挥她们的主观能动性，当她们做出成绩时，及时予以物质与精神奖励。

四、定期考核测评

每年对全院护士进行年终考核、测评，考核内容包括"三基"成绩、护理质量、出勤率、夜班数、论文发表情况、新技术新业务开展情况、科研的立项及获奖情况，通过测评了解每个护理人员的专业水平、学识智能及道德修养等，将考核结果纳入技术档案，作为培养使用的依据。

（周　燕）

第四节　护理教育组织与岗位职责

一、护理部主任岗位职责

1. 在院长的领导下，负责领导全院的护理工作，组织制定全院各科室护理人员配置方案，批准后组织实施与协调，适时调整；是医院护理质量与安全管理和持续改进第一责任人，应对院长负责。

2. 根据医院的计划，负责拟订全院的护理工作计划及目标，批准后组织实施。定期考核，按期总结汇报。

3. 深入科室了解掌握护理人员的思想工作情况，教育护理人员改进工作作风，加强医德医风建设，改善服务态度。督促检查护理制度、常规的执行和完成护理任务的情况，检查护理质量，严防差错事故的发生。

4. 组织护理人员三基三严培训、学习业务技术，定期进行技术考核，开展护理科研工作和技术革新，不断提高护理技术水平。

5. 指导各科护士长搞好病房和门诊的科学管理、消毒隔离和物资保管工作。

6. 组织检查护士、进修生的实习工作，指导各级护理人员严格要求学生，做好传、帮、带。

7. 确定全院护理人员的工作时间和分配原则，根据具体情况对全院护士做院内或临时调配。

8. 审查各科室提出的有关护理用具使用情况的意见，并与有关部门联系协同解决问题。

9. 主持和召开全院护士长会议，分析全院护理工作情况，并定期组织全院护士长到科室交叉检查，互相学习，不断提高护理质量。

10. 提出对护理人员的奖惩、晋升、晋级、任免以及调动的意见。

11. 教育全院各级护理人员热爱护理专业，培养良好的作风，关心他们的思想、工作、学习和生活，充分调动护理人员的积极性。

12. 作为医院质量管理组织主要成员，承担相关工作。

13. 护理部副主任协助主任负责相应的工作，主任外出期间代理主任主持日常护理工作。

二、护理部副主任岗位职责（分管护理质量管理）

1. 在护理部主任的领导下，负责全院的护理质量管理工作。

2. 负责对医院护理质量进行分析评价，加强质量关键环节控制，持续改进护理质量。

3. 负责拟定、修改和完善护理规章制度、护理常规、技术操作规程、岗位职责、护理工作质量标准，建立、健全维护患者应有权利的告知文本及护理应急预案，并负责检查、督促落实。

4. 定期、不定期开展多种形式的护理质量管理活动，将护理质量控制的信息传达到科室、传递至各级各类护士。

5. 经常检查护理各项规章制度和护理技术操作常规的执行情况，强化护理安全教育与防范，对护理缺陷、事故进行认真调查、分析、处理，不断改进工作。

6. 运用现代管理理论，进行护理质量全程控制，抓环节质量管理、缺陷管理，减少差错、杜绝事故、确保患者安全。

7. 协助主任定期召开全院科护士长、护士长会议，分析讲评护理质量，制定持续改进措施。并通过护士长关心、爱护各级护理人员，充分调动护理人员的积极性。

8. 关注国内外护理专业发展动态，注意信息分析与利用。

三、护理部副主任岗位职责（分管护理教育与护理科研管理）

1. 在护理部主任的领导下，负责护理教育和护理科研工作。

2. 根据医院计划和护理工作的实际，拟订全院护理教育工作计划，并组织实施。经常督促检查，按期总结汇报。

3. 制定各级护理人员的岗前培训、继续教育及梯队建设计划，抓好基础理论、专科理论及各项护理技能培训及考核。

4. 组织全院护理人员业务学习、业务查房和专业培训，定期进行业务技术考核并建立技术档案。

5. 做好来院进修护士的管理工作，制定护士派出进修计划和审批工作，向人事科提出护士晋升、考核意见。

6. 根据教学目标，负责组织领导护理临床教学及进修培训工作。负责完成护理专业学生及进修人员的临床教学任务，修订与完成实习计划，组织落实护士计划。

7. 负责制订在职护士培训计划及落实措施，组织全院护理人员的业务技术训练，定期进行业务技术考核，有计划地培养不同层次的护理人才。

8. 负责全院护理教育和护理科研计划的制订和实施，收集国内外护理专业发展动态，及时引进、推广护理新业务、新技术，促进护理专业发展。

9. 教育护理人员热爱专业，了解并掌握全院护理人员思想、工作、学习动态，协同有关部门抓好政治思想工作和职业道德教育，不断提高护理服务水平。

四、护理部干事岗位职责

1. 在护理部主任领导下，分工负责临床护理、护理教学和护理科研工作。

2. 负责制订工作计划和总结，承办日常事务。

3. 做好经常性的管理工作，制订并落实护理质量标准，深入临床一线，督导病区管理和各项护理工作质量，定期分析、讲评护理质量。广泛征求患者意见，发现问题，及时解决，提高患者满意度。

4. 经常检查护理各项规章制度和护理技术操作常规的执行情况，强化护理安全教育与防范，对护理缺陷、事故进行认真调查、分析、处理，不断改进工作。

5. 承办全院护理学术活动，组织全院护理人员技术培训与考核，具体落实进修、实习护士的教学计划。

6. 发挥助手和参谋作用，做好协调管理工作，积极完成临时性、突发性任务。了解护理学科发展动态，向主任提供信息资料和管理建议。

7. 负责护理人员技术档案资料的收集、整理和各种登记、统计工作。

8. 负责护理部有关文件的打印、复印、分发等工作，协助护理部主任完成一些文字书写工作。

9. 负责接待护理服务投诉，做好记录，及时汇报。

（周　燕）

第五节　护士管理制度

一、护理部工作制度

1. 护理部有健全的领导体制，实行三级管理，对科护士长、护士长进行垂直领导。

2. 护理部负责全院护理人员的聘任、调配、奖惩等有关事宜。

3. 护理部定期讨论在贯彻医院护理质量方针和落实质量目标、质量指标过程中存在的问题，提出改进意见与措施，并有反馈记录文件。

4. 护理部有年计划、季度计划、月工作重点，并认真组织落实，年终有总结。

5. 建立健全各项护理管理制度、疾病护理常规及各级护理人员岗位责任制度。

6. 健全科护士长、护士长的考核标准，护理部每月汇总科护士长、护士长月报表，发现问题及时解决。

7. 全面实施以患者为中心的护理服务。

8. 护理质量控制工作

（1）由主管临床的护理部副主任负责，年有工作计划，月有检查重点，有记录，并有改进措施及奖惩制度。

（2）护理部深入科室查房，协助临床一线解决实际问题。

（3）每季度进行住院患者、出院患者、门诊患者满意度调查。

（4）坚持夜班督导查岗制，不定期检查，每周检查不少于2次，并有记录。

（5）建立护理不良事件报告体系，以促进护理质量、安全管理体系的持续改进。

9. 定期、不定期组织开展多种形式的护理质量管理活动，将护理质量控制的信息传达到科室、传递至各级各类护士。

10. 定期、不定期组织召开相关工作会议，如护理部例会、夜班督导交班会、护士长例会、全院护士大会等。

11. 护理教育与科研工作

（1）有各类人员（护士、进修生、在职护士等）的教学计划，有考核，有总结；各病房设临床教学老师。

（2）组织全院业务学习、护理查房与会诊、护士技能培训、新护士岗前培训等活动。

12. 定期对护理人员岗位技术能力进行评价。

二、护理会议制度

1. 每年召开两次全体护士大会，进行半年或全年工作总结，部署下半年或下一年度工作计划。

2. 每两周召开一次科护士长会议，部署工作重点，讨论护理工作中存在的问题及解决办法、改进措施。

3. 每月召开一次护士长会议，由护理部主任（副主任）总结本月护理工作，公布质量检查情况，交流先进经验，指出存在的问题，研究改进措施，布置新的工作任务，学习管理知识及护理发展新动态等内容。

4. 各护理单位每天上午召开晨会，由护士长主持，进行护理交接班，护士长传达会议精神和安排护理工作计划，进行护理教学提问等。

三、午夜、节假日护理质量管理督导制度

1. 执行护士长夜查房制度。

2. 由护理部主任、副主任和科护士长组成督导组，对各科室进行不定期抽查。

3. 加强中午班、大小夜班及节假日的督导力度，保证护理安全。

4. 重点科室如急诊科、手术室、ICU 等高风险科室要重点检查。

5. 根据科室特点检查　检查人员在岗情况，抢救药品、物品、器材的配备，抢救程序及措施落实，基础护理及服务质量的到位情况等。

6. 督导过程中发现的问题要及时反馈，并以质量改进建议书的形式反馈到本科护士长，限期改正，达到持续改进的目的。

四、护理人员奖惩制度

（一）奖励制度

1. 助人为乐，在社会上受到好评、为医院赢得荣誉。

2. 见义勇为，为保护医院财产、病区安全及患者安全做出贡献。

3. 服务态度好，经常受到患者、家属、周围同志及领导好评。

4. 及时发现问题，有效地杜绝差错、事故、护理并发症及护理纠纷发生。

5. 认真带教，同学普遍反映好的。

6. 带病坚持工作、主动加班加点、积极想办法为患者解决实际困难。

7. 全年全勤，全年上夜班多于 120 天。

8. 每年在正式期刊、报纸上发表专业文章，积极参与科研、著书成绩显著。

9. 为医院或科室发展提出合理化建议，并采纳后产生一定效果的。

10. 凡在市级以上单位活动中，团队精神好，为医院赢得荣誉者。

凡符合以上内容之一者，均酌情分别给予口头、通报表扬或绩效奖励等。

（二）惩戒制度（分为劝导、警告、停职、免职处罚）

1. 有下列情况之一者给予劝导批评

（1）上班浓妆艳抹、佩戴醒目首饰。

（2）违反护士仪表规范。

（3）在病房中扎堆聊天、大声说笑；工作时间干私活、看小说、睡觉；长时间打私人电话、聊天；迟到、早退、无故不按时交接班；上班使用电脑玩游戏。

（4）穿工作服到院外、食堂、会议室。

（5）对意外事故或重大事件未及时报告。

（6）在医院内喧吵或辱骂，干扰医院正常秩序。

2. 有下列情况之一者给予警告处分

（1）未经许可在工作时间内擅离职守。

（2）散播错误的、恶意的信息或谣言。

（3）未按请假规定无故缺勤。

（4）违反公共道德或礼仪标准。

（5）护理人员在进行护理操作过程中违反操作规程。

（6）不服从调配。

（7）不能完成正常工作任务。

（8）临时送假条，致使护士长无法调班。

（9）不虚心接受批评、检查、指导。

（10）对上级交代的工作任务不按时完成。

3. 有下列情况之一者给予停职检查处分

（1）由于工作疏忽、责任心不强，发生护理差错、纠纷、护理并发症（缺陷）及发生上述情况后隐瞒不报。

（2）在护理操作过程中违反操作规程，给患者带来痛苦，给医院造成不良影响者。

4. 有下列情况之一者给予免职处分

（1）伪造医疗护理记录且情节严重；或私自将病历记录内容等信息透露给他人，造成不良后果。

（2）偷窃或有意毁损医院或他人的财物。

（3）工作期间自行注射麻醉药物或非法倒卖毒、麻、限、剧药。

（4）以任何方式殴打或伤害患者及他人。

（5）护理工作中出现严重过失，给医院造成不良影响或重大经济损失。

（6）拒绝主管及上级领导的指导或工作安排。

（7）值班时脱岗造成严重后果者。

（8）索要、接受患者或家属财物，对医院声誉造成不良影响。

5. 说明

（1）停职指暂停一周以上，停职期间停发劳务费。

（2）出现差错、事故而发生护理纠纷扣发当事人一月绩效奖励，并扣发护士长一半绩效奖励。

五、护理执业人员准入制度

1. 从事临床护理工作的人员，必须遵守《中华人民共和国护士管理办法》。护理人员必须持有效护士执业注册证上岗。

2. 护理人员必须按规定每五年注册一次，学分达到要求。

3. 凡无注册证者，不允许从事临床护理工作。

六、护理人力资源调配制度

1. 因工作繁忙而人员紧缺时，护士长向科护士长报告，由科护士长在本系统内调配，及时替代。

2. 若本系统内不能解决，由科护士长汇报护理部进行全院调配，及时替代。

3. 所调人员应具备一定的工作能力，并完成替代科室的各项工作任务，保证护理质量。

4. 在夜间或节假日值班时，值班人员因特殊原因不能继续工作，或遇有疑难操作不能完成时，要立即向护士长或主管部门汇报，及时安排人员完成工作任务。

5. 遇突发事件紧急状态下，护理部立即集合急救小分队人员进行抢救及护理。

七、护理人员排班制度

1. 满足患者需要，均衡各班工作量，配备不同数量的护士。

2. 保证护理质量，适当搭配不同层次护理人员，最大限度发挥不同年资、不同职称护理人员的作用。

3. 公平的原则，保证护理人员休息，在不影响工作的前提下，尽量满足护理人员的学习时间及特殊需要。

4. 节约人力，排班具有弹性，紧急情况时适当调整。

八、护理投诉管理制度

1. 凡在工作中因服务态度、服务质量及自身原因或技术因素而发生的护理工作缺陷，引起患者或家属不满，并以书面或口头方式反映到护理部或由其他部门转回护理部的意见，均为护理投诉。

2. 护理部设专人接待护理投诉，认真倾听投诉者意见，耐心做好安抚工作并做好记录。

3. 护理部设有《护理投诉登记本》，记录投诉事件的原因分析和处理经过、整改措施等。

4. 护理部接到投诉后，及时反馈给科护士长、护士长，督促有关科室认真核对事情经过，分析事发原因，总结经验、接受教训，并制定整改措施。

5. 根据事件情节严重程度，给予当事人相应的处理

（1）给予当事人批评教育。

（2）当事人认真做书面检查，在科内备案。

（3）向患者及家属赔礼道歉，取得谅解。

（4）根据情节严重程度给予相应的经济处罚。

6. 因护士违反操作规程给患者造成损失或痛苦，按《医疗事故处理条例》规定处理。

7. 护理部定期总结分析护理投诉并在全体护士长会上公布，将有无投诉作为评选优秀科室的重要依据。

九、危重患者护理质量管理制度

1. 对于特别护理和一级护理的患者，护理工作要责任到人。

2. 及时、清晰、准确地做好每位危重患者的护理记录并有责任护士签名。

3. 随时旁床巡视，观察患者病情。发现病情变化应及时通知医生并给予相应处理。

4. 危重、躁动患者的病床应有床档防护。

5. 严格执行查对制度和抢救工作制度，采取积极有效的防范措施，防止差错事故的

发生。

6. 保持患者全身清洁无异味，无血、痰、便、胶布痕迹，保持患者卧位舒适。

7. 保持患者床单位整洁，及时为患者更换被服。

8. 掌握患者的病情和治疗护理计划，包括患者的姓名、性别、年龄、诊断、手术时间、手术名称、治疗用药、饮食、护理问题及护理措施、重要的阳性检查结果。

9. 保证各种管道通畅并妥善固定，避免脱出。

10. 采取相应的措施，保证患者的医疗护理安全，避免压疮、坠床、外伤、烫伤等情况发生，严格执行不良事件上报制度。

11. 熟练掌握急救仪器的使用，并了解使用目的及报警的排除，仪器报警时能及时判断处理。

12. 患者发生紧急情况时，护士应沉着熟练地应用紧急状况下的应急预案。

13. 做各种操作前后应注意洗手，患者使用的仪器及物品要专人专用，采取有效的消毒隔离措施，预防医源性感染。

十、病房管理制度

1. 病房管理由护士长负责，医护人员共同参与。

2. 保持病房整洁、舒适、安静、安全，工作人员做到走路轻、关门轻、说话轻、操作轻。

3. 统一病房陈设，室内物品和床位要摆放整齐，固定位置，精密贵重仪器有使用流程并专人负责，不得随意变动。仪器性能定期检查，并挂"完好""待修"标识牌。

4. 医务人员必须按要求着装，佩戴胸牌上岗。

5. 患者必须着病员服，携带必要生活用品。

6. 护士长全面负责保管病房财产、设备，并分别指派专人管理，建立账目，定期清点，如有遗失及时查明原因，按规定处理。

7. 患者被服、用具按计数配齐，出院时清点收回。

十一、病房工作人员守则

1. 主动向新入院的患者介绍医院的有关制度和病房环境，进行入院评估，了解患者的要求，使他们尽快适应环境，积极配合治疗。

2. 工作认真负责，语言文明，态度诚恳，避免恶性刺激。对个别患者提出的不合理要求应耐心劝解，既要体贴关怀又要掌握原则。

3. 注意保护性医疗制度，有关病情恶化、预后不良等情况，由负责医师或上级医师向患者进行解释。

4. 尊重患者，在进行特殊检查和治疗时，注意保护患者隐私。

5. 在检查、治疗和处理中要严格遵守操作规程，耐心细致解释，选用合适的器械，尽量减少患者痛苦。

6. 条件允许时，对危重和痛苦呻吟的患者应分别安置。患者死亡和病情恶化时应保持镇静，尽力避免影响其他患者。

7. 对手术患者，术前应做好心理指导工作，以消除患者的恐惧心理；术后要告知患者转归情况，使其安心休养。

8. 保持病房安静整洁。合理安排工作时间、避免嘈杂。早6：00前、晚9：00后（夏季时间晚10：00后）及午睡时间，尤其应保持病房安静，不得大声喧哗。在不影响医疗效果的情况下，有些处置可待患者醒后施行。

9. 重视患者的心理护理，对其治疗、生活、饮食、护理等各方面的问题，应尽可能设法解决，并定时向患者征求意见，改进工作。

十二、病房管理要求

1. 病房保持空气新鲜，安静整洁，有消防疏散图及标示。

2. 病室内床单位无杂乱物品，无悬挂衣物；桌面、窗帘保持清洁、无破损、无污迹；床号、门号按规定位置粘贴。

3. 仪器存放整齐、清洁、有专人保管，设有操作流程、性能检查及维修记录本，定期检查保持完好并挂"完好"标识牌。

4. 各室内家具摆放整齐、固定、整洁无灰尘。

5. 各种护理盘位置固定，盘内有用物名称卡片及操作流程，并有专人管理。

6. 护士站台面及周围环境干净、整齐，无食物及私人用品。

7. 各抽屉、柜内物品按要求放置，干净整齐。

8. 配膳室水池中不要随意堆放饭盒、碗筷。

9. 病房走廊清洁，无多余物品。

10. 禁止随便粘贴宣传画、广告画、告示、通知及便条等。

11. 紧急通道及公共阳台不堆放杂物，保证通道畅通。

12. 护士休息室和更衣室整洁美观，床褥叠放整齐，个人用物放在柜内。

13. 垃圾筒及时清理，无溢出。

十三、晨间交接班规范及流程

（一）晨间交接班规范

1. 科主任，护士长对科室人员仪表进行岗前监测。

2. 全体医护人员参加交接班，站位：医护人员分成两行，科主任、护士长分别站在前，交班者站于两排首中央。

3. 夜班护士、夜班医生口述交班（掌握患者情况，讲普通话）。

4. 科主任、护士长点评（内容：针对夜班患者情况和病房情况，提示应注意的事项，特别是急危重症患者情况和有纠纷苗头患者的处理。具体安排到人，如仍有困难，上报到医务处或护理部，同时安排当天或近日工作）。

5. 床头交接班站位 交班者在前、下级护士在后站于患者左侧，护士长在前、接班者在后站于患者右侧，其他人员站于患者床尾或两侧。

6. 交班者重点交接患者夜间病情变化、采取的措施及效果，下一班需注意的问题。

7. 交接班顺序，每个病室全到，突出重点，体现个性化交班。

8. 交接班应以夜班护士与接班护士为主，认真交接，护士长可重点询问及交代有关内容。

9. 交接班时不做与交接班无关内容的工作。

10. 床头交接时须带快速手消毒剂，检查两个患者之间须进行手消毒。

11. 床头交接后，护士长对交接工作进行点评。

（二）晨间交接班程序

岗前监测→夜班人员口述交班→科主任、护士长点评→床头交接班→点评。

十四、交接班制度

1. 值班人员必须坚守岗位，履行职责，保证各项治疗、护理工作准确及时进行。

2. 每班必须按时交接班，接班者提前 10～15 分钟到病房。阅读交班报告、护理记录。在接班者未接清楚之前，交班者不得离开岗位。

3. 值班者必须在交班前完成本班的各项工作，写交班报告及各项护理记录，处理好用过的物品，并为下一班做好必要的准备工作。遇到特殊情况应详细交代，与接班者共同做好交接班工作方可离去。因特殊原因造成本班工作无法完成须移交下一班时，除口头交班外，应当有书面记录。

4. 交班中发现患者病情、治疗及护理器械等不符时，应立即查问。接班时间发现问题应有交班者负责。

5. 交班内容

（1）交清住院患者总数，出入院、转科（院）、手术（分娩）、病危、病重、死亡人数，以及新入院、手术前、手术当日、分娩、危重、抢救、特殊检查、留送各种标本完成情况等，患者的诊断、病情、治疗、护理，写出书面护理交班报告。

（2）床头交班查看危重、抢救、昏迷、大手术、瘫痪患者的病情，如：生命体征，输液滴速、周围有无红肿渗漏、皮肤有无发红、皮疹、破损、压疮等，各种引流管有无脱出、是否畅通、观察引流液的颜色、性状和量，敷料包扎、渗出情况，专科需特殊观察的内容。

（3）交、接班者共同巡视、检查病房清洁、整齐、安静、安全的情况。

（4）接班者应清点急救药品和其他医疗器械，若数量不符应及时与交班者核对。

十五、护理差错上报管理制度

1. 各科室建立差错、事故登记本。

2. 发生差错、事故后，要积极采取补救措施，以减少或消除由于差错、事故造成的不良后果。

3. 当事人要立即向护士长汇报，护士长逐级上报发生差错、事故的经过、原因、后果，并登记。

4. 发生严重差错或事故的各种有关记录、检查报告及造成事故的药品、器械等均应妥善保管，不得擅自涂改、销毁，以备鉴定。

5. 差错、事故发生后，按其性质与情节，分别组织本科室护理人员进行讨论，以提高认识，吸取教训，改进工作，并确定事故性质，提出处理意见。

6. 发生差错、事故的单位或个人，如不按规定报告，有意隐瞒，事后经领导或他人发现，须按情节轻重给予严肃处理。

7. 护理部定期组织有关人员分析差错、事故发生的原因，并提出防范措施。

十六、护理安全（不良）事件报告制度

1. 凡患者在住院期间发生跌倒、用药错误、走失、误吸或窒息、烫伤以及其他与患者安全相关的护理意外事件，均属于护理不良事件。

2. 鼓励主动报告，坚持非处罚性原则，但因草率、专业行为疏忽者除外。

3. 及时报告护理不良事件，积极采取措施，避免事态发生。

4. 发生护理不良事件未报告或未在规定时间内报告的科室，根据《护理差错评定标准及措施》进行处理。

5. 护理不良事件已经造成不良后果者，根据《护理差错评定及措施》查证原因，予相应就轻处罚。

6. 发现护理不良事件后，及时查证根本原因，整改措施积极有效，且在全院范围内有推广价值的，经护理安全管理委员会讨论后给予适当奖励。

7. 护理部每月组织一次不良事件讨论会，总结经验，吸取教训，全院护士长参加，以达到防微杜渐的目的。

十七、各种查对制度

（一）医嘱查对制度及程序

1. 医生录入医嘱后，护士进行审核，正确后打印在执行单上。

2. 医嘱做到"五不执行" 口头医嘱不执行（严格规定除紧急抢救急危重症患者外，不得使用口头医嘱）、医嘱不全不执行、医嘱不清不执行、用药时间剂量不准不执行、自备药无医嘱不执行。

3. 抢救患者执行口头医嘱时，护士应向医生复述一遍，双方确认无误后，方可执行，同时将抢救时执行口头医嘱的药物名称、剂量用法及各项紧急处置的内容和时间记录在《抢救用药记录本》上，保留空安瓿、用品、输血空袋，经两人核对后方可弃去。抢救结束后医生据实补记医嘱，护士将执行情况记录在护理记录单中。

4. 在执行有双重检查要求（尤其是超常规用药）医嘱时，医护双方采取主、被动复述方式，双方核查无误后执行并记录在护理记录单中。

5. 护士执行临时医嘱时，要及时填写执行时间并签全名。

6. 医嘱做到班班核对、护士长每周总查对一次，并签名。当日白班医嘱由主班护士与治疗班护士核对，小夜班护士核对白班医嘱，大夜班护士核对小夜班医嘱，大夜班医嘱由翌日主班核对，发现问题及时补救。

程序：

1. 医生常规医嘱录入→护士审核→正确打印执行单→护士执行。

2. 抢救时医生口头医嘱→护士复述→双方确认无误→护士执行→记录在抢救用药记录本→保留安瓿用品→抢救完医护核查→补记医嘱→书写护理记录。

3. 有双重检查要求医嘱（尤其超常规用药）→医生主动复述→护士复述→双方核查无误→护士执行。

（二）输血查对制度

1. 取回血制品后，检查采血日期、血液有无凝血块或溶血及血袋有无破裂。

2. 查对输血单与血袋标签上患者与供血者的血编号、血型及血量是否相符，交叉配血报告有无凝血。

3. 输血前首先核对医嘱单，由两人核对患者床号、姓名、住院号；患者与供血者、血编号、血型及交叉配血报告，无误后方可输入。

4. 输血后再次查对以上内容，并将血袋标签取下粘贴在配血单上保存。

5. 输血完毕无反应，将血袋放入黄色袋子放入冰箱冷藏室中，保留 24 小时后，按医疗废物处理。有反应，按规范上报、送检。

6. 输血完毕后，填写输血记录单，在临时医嘱单上签名及执行时间，在护理记录单中记录输血起止时间及过程中的情况。

（三）手术查对制度

术前查对确认制度与程序。

1. 手术室护士依据手术通知单　到病房接患者，首先到护士站和病房护士查对患者病历：患者姓名、性别、年龄、病案号、诊断、手术名称、手术部位、化验单、药物、医学影像资料等。

2. 接患者之前　手术室护士与病房护士查对；还必须与清醒的患者交谈查对，进行"患者姓名、性别、年龄、手术名称、手术部位"确认。

3. 接入手术室后　晨间接入的患者夜班护士查对，日间接入的患者由护士站值班人员查对，夜间接入的患者由夜班护士查对。

4. 进入手术间之前　巡回护士、洗手护士查对。

5. 进入手术间之后　麻醉医生查对。

6. 麻醉之前　手术医生与麻醉师还必须共同与清醒的患者交谈查对进行"患者姓名、性别、年龄、手术名称、手术部位"的再次确认。昏迷及神志不清患者应通过"腕带"进行查对。

7. 手术者切皮前　由手术室巡回护士提请施行手术"暂停"程序，由手术者、麻醉师、巡回护士、患者（清醒的患者）进行四方核对，确认无误后方可手术。

程序：手术室护士与病房护士、患者共同查对→手术室值班护士查对→巡回护士、洗手护士查对→麻醉师再次查对→手术医生、麻醉师、巡回护士、患者四方查对，确认无误方可手术。

（四）手术物品查对制度

1. 清点内容　手术中无菌台上的所有物品。清点时机：手术开始前、关闭体腔前、体腔完全关闭后、皮肤完全缝合后。

清点责任人：洗手护士、巡回护士、主刀医生。

2. 清点时，两名护士对台上每一件物品应唱点两遍，准确记录，特别注意特殊器械上的螺丝钉，确保物品的完整性。

3. 手术物品未准确清点记录之前，手术医生不得开始手术。

4. 关闭体腔前，手术医生应先取出体腔内的所有物品，再行清点。

5. 向深部填入物品时，主刀医生应及时告知助手及洗手护士，提醒记忆，防止遗留。

6. 严禁将与手术相关的任何物品随意拿离、拿入手术间。

7. 进入体腔内的纱布类物品，不得剪开使用，引流管等物品剪下的残端不得留在台上，应立即弃去。

8. 手术过程中增减的物品应及时清点并记录，手术台上失落的物品，应及时放于固定位置，以便清点。

（五）操作查对制度

1. 严格执行"三查十对"（操作前、操作中、操作后查；对床号、姓名、性别、年龄、药名、剂量、用法、时间、浓度和有效期）。

2. 操作前严格查对药品质量，名称、标签是否清楚，有无变质、过期，瓶口有无松动，安瓿有无破裂，查对执行单与医嘱是否相符。

3. 严格执行操作规程，按医嘱时间给药。

4. 药品备好后，须由两人核对后使用。有"未核对""已核对"的标牌。

5. 使用易过敏药物前，详细询问过敏史，多种药物同时应用时，注意配伍禁忌。

6. 使用毒麻药品应两人核对，用后保留安瓿，以备查对，并做好记录。

7. 使用溶酶时，瓶签上要注明开瓶日期和时间，超过 24 小时后不再使用。

8. 抽血前应严格查对患者的床号、姓名、抽血化验种类，抽血后将标本注入试管中，同时将试管上的标识码贴于化验单空白处。

十八、分级护理制度

1. 分级护理是指患者在住院期间，医护人员根据患者病情、身体状况和生活自理能力，确定并实施不同级别的护理。

分级护理分为四个级别：特级护理、一级护理、二级护理和三级护理。

2. 临床护士根据患者的护理级别和医师制订的诊疗计划，为患者提供基础护理服务和护理专业技术服务。

3. 确定患者的护理级别，应当以患者病情、身体状况和生活自理能力为依据，并根据患者的情况变化进行动态调整。

4. 护士遵守临床护理技术规范和疾病护理常规，并根据患者的护理级别和医师制订的诊疗计划，按照护理程序开展护理工作。

护士实施的护理工作包括：

（1）密切观察患者的生命体征和病情变化。

（2）正确实施治疗、用药和护理措施，并观察、了解患者的反应。

（3）根据患者病情和生活自理能力提供照顾和帮助。

（4）提供康复和健康指导。

5. 特级护理

（1）具备以下情况之一的患者，可以确定为特级护理。

A. 病情危重，随时发生病情变化需要进行抢救的患者。

B. 重症监护患者。

C. 各种复杂或者大手术后的患者。

D. 严重外伤和大面积烧伤的患者。

E. 使用呼吸机辅助呼吸，需要严密监护病情的患者。

F. 实施连续性肾脏替代治疗（CRRT），需要严密监护生命体征的患者。

G. 其他有生命危险，需要严密监护生命体征的患者。

（2）对特级护理患者的护理包括以下要点

A. 严密观察患者病情变化，监测生命体征。

B. 根据医嘱，正确实施治疗、给药措施。

C. 根据医嘱，准确测量出入量。

D. 根据患者病情，正确实施基础护理和专科护理，如口腔护理、压疮护理、气道护理及管路护理等，实施安全措施。

E. 保持患者的舒适和功能体位。

F. 实施床旁交接班。

6. 一级护理

（1）具备以下情况之一的患者，可以确定为一级护理。

A. 病情趋向稳定的重症患者。

B. 手术后或者治疗期间需要严格卧床的患者。

C. 生活完全不能自理且病情不稳定的患者。

D. 生活部分自理，病情随时可能发生变化的患者。

（2）对一级护理患者的护理包括以下要点

A. 每小时巡视患者，观察患者病情变化。

B. 根据患者病情，测量生命体征。

C. 根据医嘱，正确实施治疗、给药措施。

D. 根据患者病情，正确实施基础护理和专科护理，如口腔护理、压疮护理、气道护理及管路护理等，实施安全措施。

E. 提供护理相关的健康指导。

7. 二级护理

（1）具备以下情况之一的患者，可以确定为二级护理。

A. 病情稳定，仍需卧床的患者。

B. 生活部分自理的患者。

（2）对二级护理患者的护理包括以下要点

A. 每 2 小时巡视患者，观察患者病情变化。

B. 根据患者病情，测量生命体征。

C. 根据医嘱，正确实施治疗、给药措施。

D. 根据患者病情，正确实施护理措施和安全措施。

E. 提供护理相关健康指导。

8. 三级护理

（1）具备以下情况之一的患者，可以确定为三级护理。

A. 生活完全自理且病情稳定的患者。

B. 生活完全自理且处于康复期的患者。

（2）对三级护理患者的护理包括以下要点

A. 每 3 小时巡视患者，观察患者病情变化。

B. 根据患者病情，测量生命体征。

C. 根据医嘱，正确实施治疗、给药措施。

D. 提供护理相关的健康指导。

9. 护士在工作中应当关心和爱护患者，发现患者病情变化，应当及时与医师沟通。

十九、执行医嘱制度

常规流程：阅读→查对→确认→打印医嘱执行单→执行（操作前、操作中、操作后）→疗效及不良反应观察。

1. 医嘱处理护士接医生下达的医嘱后，认真阅读及查对。

2. 查对医嘱无质疑后确认医嘱。

3. 打印医嘱执行单。

4. 医嘱处理护士按医嘱执行要求的缓急分配给护士执行。

5. 医嘱执行护士按医嘱执行单后，认真查对，严格按照医嘱的内容、时间等要求准确执行，不得擅自更改。

6. 医嘱执行后，应认真观察疗效与不良反应，必要时进行记录并及时与医生反馈。

二十、抢救工作制度

1. 提高医护人员的抢救意识和抢救水平，临床抢救工作必须有周密、健全的组织分工。参加抢救的医护人员要以高度的责任感，全力以赴、紧密配合开展抢救。抢救患者时，做到人员到位、行动敏捷、有条不紊、分秒必争。遇有重大抢救事件，根据病情立即启动应急方案。凡涉及法律纠纷，要及时报告有关部门。

2. 抢救器材及药品要力求齐全完备，定人保管，定位放置，定量储存，用后及时补充。值班人员必须熟练掌握各种器械、仪器性能及使用方法，做到常备不懈。抢救室物品一般不外借，以保证应急使用。

3. 护士紧密配合医生参加抢救。医生未到前，护士应根据病情采取应急措施如吸氧、吸痰、测量血压、建立静脉通道、人工呼吸、胸外心脏按压、配血、止血等，并及时向医师提供诊断依据。

4. 密切观察病情变化，保持呼吸道和各种管道通畅，准确及时填写《危重患者护理记录》，记录时间精确。

5. 抢救患者过程中，正确执行医嘱。在执行口头医嘱时，必须复述一遍，两人核对后方可执行；保留安瓿，核对无误后弃去。抢救结束6小时内据实补写医嘱并签名。

6. 特别护理患者需做辅助检查时，必须医护人员陪同。

7. 认真做好患者的各项基础护理及生活护理，烦躁、昏迷及神志不清者，加床档和保护性约束，确保患者安全。

8. 做好抢救后的清理、补充、检查及家属安抚工作。

二十一、护理安全管理制度

1. 认真落实各级护理人员的岗位责任制，工作明确分工，团结协作，结合各科情况，制定切实可行的防范措施。

2. 安全管理有专人负责，定期组织检查，发现事故隐患及时报告，采取措施及时处理。

3. 严格执行交接班制度、差错事故登记报告制度与分级护理制度，按时巡视病房，认真观察病情变化。

4. 严格执行查对制度和无菌技术操作规程，做好消毒隔离工作，预防院内交叉感染。

5. 对危重、昏迷、瘫痪患者及小儿应加强护理，必要时加床档、约束带，以防坠床，定时翻身，防止褥疮。

6. 贵重药品专人保管，加锁，账物相符。

7. 抢救器材做到四定（定物品种类、定位放置、定量保存、定人管理）三及时（及时检查、及时维修、及时补充），抢救器械做好应急准备，一般不准外借。

8. 抢救器材及用物保持性能良好，按时清点交接，严防损坏和遗失。

9. 做好安全防盗及消防工作，定期检查消防器材，保持备用状态。

10. 对科室水、电、暖加强管理，保证不漏水、漏电、漏气，如有损坏及时维修。

11. 内服药和外用药标签清楚，分别放置，以免误用。

二十二、患者识别制度与程序

1. 来院就医患者，应提供真实的身份信息，在办理住院手续时打印腕带，腕带注明患者所在病区、床号、姓名、住院号、性别、年龄、诊断等信息。

2. 到达病区后，护士为患者系上腕带，并告知腕带为患者住院期间识别患者身份的重要标志，不得随意摘下。

3. 进行各种护理操作前，应用两种方式对患者身份进行核对，（腕带及床尾牌）准确无误后方可执行。

4. 对患者进行输血、特殊用药、特殊治疗时，须两名护理人员共同认定患者身份后执行并签字。

5. 保证患者手术部位正确，在手术前一天，护士对手术患者进行床号、姓名、性别、年龄、手术名称、手术部位的查对，手术医生对患者的手术部位进行标识；进入手术室后，在麻醉前，医生、麻醉师和护士一起核对患者的姓名、住院号、手术名称、部位等，无误后方可手术。

程序：患者住院→打印腕带→入病区，系上腕带，告知注意事项→各种操作前，两种方式核实患者身份→特殊操作两人核对患者身份→手术患者严格执行手术查对制度。

（周　燕）

第八章

门诊护理管理

第一节 门诊就诊服务流程

一、分诊

门诊服务人员做好预检分诊工作，帮助病人正确选科，应做到非传染病与传染病分开，防止门诊范围内的交叉感染，从而提高门诊工作效率和质量。

二、挂号

1. 门诊病人就诊时必须挂号。
2. 凡就诊病人应持门诊病历就诊。

三、候诊

1. 病人挂号后到相应门诊科室候诊。
2. 就诊人员较多的科室门诊护士要维持好候诊室的秩序，告诉病人等候次序，安排病人依次就诊。
3. 对病情较重较急的病人及时安排优先就诊，回答病人提出的相关问题，需进行特殊检查或转科转院的病人进行指导和处理帮助，对可疑传染病人采取及时措施，对病人进行健康宣教，保持门诊环境的有序、安静和卫生。

四、就诊

1. 门诊护士按挂号顺序把病人依次分配到诊室就诊，注意保护病人的隐私权。
2. 诊室要求每位医师每次就诊一位病人，允许一位家长陪同，其他病人不得入内。
3. 医师接待病人前以及诊治完每一门诊病人后都要洗手；要耐心听取病人的病史陈诉和进行认真的体检，必要时作相应的检验和特殊检查。
4. 医师根据病情和检查作出初步诊断；要认真书写门诊病历，做到简明扼要、明确清楚、内容规范、项目齐全。
5. 医师提出的治疗意见应向病人清楚而如实地说明，在征得病人同意后才能予以治疗（包括手术），或开出处方到药房取药，或到药店购药。

6. 医师对疾病诊断有疑问，可嘱病人复诊复查，或请上级医师会诊，或进行疑难病例讨论直至转科转院。

7. 凡病情复杂或较重，门诊难以作出有效处理者，应收入住院。

8. 凡需出具疾病诊断证明书者，应由门诊部统一盖章，以保持诊断书的严肃性。

五、医技科室检查和治疗

1. 凡需要作化验检查、放射超声影像检查、心电、脑电检查、门诊小手术、注射、清创换药等检查治疗时，医师必须开出检查或治疗申请单。

2. 医师应嘱咐检查或治疗前的准备及注意事项，对个别要预约登记者应予说明，并告诉上述检查单的报告出具时间和取单地点、手续等。

六、取药

1. 门诊医师必须严格执行处方制度，处方内容齐全，书写端正清楚，不得涂改（有涂改时医师要在涂改处签字）。

2. 药剂科不得擅自修改处方，凡毒、麻、限剧药物处方要严格按照毒、限剧药管理制度和麻醉药管理办法执行。门诊医师要嘱告病人所开处方药物内容和用途。

3. 药剂科发药前要认真查对，并向病人说明用法和注意事项。

七、离院、留院观察、入院或转院

1. 病人经诊治后，大多数人取药后离院回家，但病情较重或诊断不明需进一步观察病情变化者，可根据病情程度和住院病床情况，作出转门诊观察室观察或住院的处理决定，开出住院通知单，办理入院手续。

2. 对应转院治疗者，要开具转院意见书，并提出转向何院的建议。

（贾晋萍）

第二节　门诊部护理管理制度

一、门诊部护理工作制度

1. 在护理部主任及门诊部主任的领导下开展工作，严格执行医院的各项规章制度，认真履行岗位职责，做好各项工作。

2. 护理人员上班时要衣帽整齐，佩戴胸卡，做到文明服务、礼貌待患态度和蔼。

3. 做好各诊室的消毒隔离工作，预防医院感染的发生。协助做好传染病疫情报告。

4. 对于危重患者做到简化手续，优先安排就诊，须住院者及时与病区联系并护送至病房，再补办手续。

5. 维持就诊秩序，加强对候诊患者的巡视，发现病情变化及时报告医生并协助处理。

6. 保持就诊环境的清洁整齐，对候诊病人进行健康教育和卫生知识宣教。

二、门诊护理工作管理制度

1. 门诊管理工作受护理部、门诊部双重领导，护理人员院内调动由护理部决定，并及时与门诊部沟通、协商，科内调动由科护士长与护士长协商解决。

2. 护理人员必须着装整齐，仪表端庄，佩戴工号，准时上岗，自觉执行各项规章制度，恪守职业道德，设高度的责任心、同情心，耐心诚恳、态度和蔼地接待每位患者，实行首问负责制。

3. 认真做好各诊室开诊前的准备工作和结诊后的整理、清洁、消毒工作，候诊患者根据电脑挂号顺序就诊，做到一人一室，维持好就诊次序。

4. 严格执行卫生局有关规定和就诊须知，对老弱病残、70 岁以上老人及重症、劳模、离休干部、行动不便的患者，优先照顾，提供方便，确保安全。

5. 认真做好就诊患者预检分诊工作，严格执行预检程序，疑似传染患者或不明原因发热患者护送至感染科就诊，并做好接待处的消毒工作。

6. 严格执行消毒隔离制度，诊室空气每日消毒 1~2 次，桌椅、电脑、诊疗床、轮椅等每日用消毒水擦拭 1~2 次，有效控制院内感染。

7. 就诊环境保持清洁、整齐、安静、舒适，做好患者就诊前、中、后的指导，定时开放电视健康教育屏幕，实施健康宣教。

8. 积极参加护理部、科室组织的业务学习，按时完成继续教育目标，不断学习新技术、新理论，努力提高专业技术水平。

9. 做好各诊室医疗器械、药品、消毒剂的管理工作，备好急救用品、药品，一旦遇到患者病情突变，及时做好应急处理。

10. 护理人员必须熟练掌握突发事件的应急处理流程，如火灾、食物中毒、停电等，能有效地疏导和急救，控制风险和危害。

11. 下班前整理好各诊室办公用品，关好水、电及门窗意外事件发生。

三、服务台工作管理制度

1. 提前上班，挂牌上岗，仪表端庄，着装规范，态度和蔼，礼貌用语。

2. 坚守岗位，不得擅自离岗。保持预检服务台安静，无喧哗。

3. 熟练掌握业务知识及服务流程，熟悉公费医疗、医保政策及门诊专科、专家出诊等信息，解答问题耐心细致，准确预检、导诊，执行首问负责制。

4. 维持门诊大厅秩序，主动为患者提供各类咨询服务和便民措施（为残疾人、老年患者提供轮椅、协助就诊，保管寄放物品、提供雨伞、一次性茶杯、纸巾等）。

5. 熟练掌握突发事件的应急处理流程和汇报流程，处理好各种应急事件（负责转运送患者等）。

6. 负责门诊健康教育咨询工作，发放健康教育处方，按时、按序更换宣传板，并做好记录。

7. 保证轮椅、投币电话等正常使用，损坏及时报修。

8. 接待患者的反馈意见，记录备案，并及时汇报领导。

9. 接待病假盖章时，必须严格核对医生签名、图章、病历和病假日期，相符后再盖章。

10. 保持服务台环境整洁，每日 2 次用 500mg/L 含氯消毒剂擦拭工作台、桌面。每次接触传染患者后，及时用 1 000mg/L 含氯消毒剂擦抹桌面，并消毒双手。

11. 下班前负责大厅空调、电脑、大屏幕的关闭检查工作。

四、门诊消毒隔离制度

1. 认真执行医院消毒隔离制度。

2. 护理人员上岗必须衣帽整洁，进入治疗室、换药室、无菌室必须带好口罩、帽子，治疗操作前后均应按要求洗手，做到一针一管一消毒。

3. 体温表消毒执行"三杯法"。血压计、听诊器用 75% 乙醇或有效氯消毒剂擦拭。直接接触患者脏器组织而不能高压灭菌消毒的器械均用 2% 戊二醛消毒液浸泡消毒或环氧乙烷灭菌消毒。定期做好灭菌消毒效果检测。

4. 各种治疗室、手术室、无菌室、换药室、特殊换药室、封闭室，每日空气消毒 2 次，每周清洁紫外线灯管 1 次，每周彻底清扫 1 次。

5. 各种无菌包必须专柜放置，放置位置高于地面 20cm，距离墙壁 5cm，无菌包必须保持干燥，无破损，标识清楚、醒目，开口处封有起止日期和操作者签名。一般有效时间为 7 天。

6. 持物钳干燥保存，有效时间为 4 小时。

7. 生理盐水棉球每日更换。无菌物品、无菌液体标明日期、时间和签名，只限于有效期内使用。

8. 备用干燥氧气湿化瓶、吸引瓶每周清洁、消毒 1 次，患者用毕及时终末消毒，吸引瓶瓶盖无霉点，瓶壁、管壁清洁无污垢。雾化器每天清洁消毒、换水 1 次，咬口、螺旋管患者用毕及时终末消毒。

9. 一次性物品专柜放置，放置位置高于地面 20cm，距离墙壁 5cm，柜子保持清洁，一次性物品使用后按规范处理。

10. 各类物品按清洁、污染分别放置，各诊室应保持清洁、无积灰，台面、地面用消毒液湿擦和湿拖。

11. 对特殊菌种如绿脓杆菌、厌氧菌、结核杆菌等感染的伤口，更换下的敷料应焚烧，器械必须特殊消毒处理。发热门诊、肠道门诊、肝炎门诊、性病门诊医疗废弃物应按特殊消毒处理。

12. 肠道科病床用消毒液湿扫，一床一刷一巾。刷巾套用后常规消毒处理晾干备用。患者床头柜一桌一抹消毒液湿擦，擦后抹布消毒处理。床架、桌椅每日消毒液湿擦，抹布专用。病房地面应用消毒液湿拖，患者出院床单位应进行终末消毒。

13. 医用垃圾与生活垃圾要加盖分别放置，医用垃圾要有标识。

五、发热门诊工作管理制度

1. 环境管理　诊区应安置在医院大门附近，通风良好，远离急诊和病房区域，标志清晰，诊区周围设有隔离带。诊区内设备齐全，就诊流程合理，有完善的就诊患者追踪登记管理制度。

2. 人员管理　及时传达和学习目前流行病的发展动态及预防、治疗措施，举办相关知识的学习班和技能培训（如 SARS、禽流感知识讲座等），同时为运送患者入院、转院的卫生员、司机讲授消毒隔离知识及自我防范的预防措施（如穿脱隔离衣等）。

3. 发热患者就诊流程管理

（1）3.1 发热患者就诊，先测体温，并督促戴好口罩，引导至发热诊室就诊，排除 SARS 等传染病后再到专科就诊。

（2）3.2 若疑似 SARS 等传染病，做好 X 线胸片、血常规等检查后，请院内专家会诊。

（3）3.3 若未排除 SARS 等传染病，通知市 CDC 专家来院进一步采样、确诊。

（4）3.4 根据市、区疾病控制中心（CDC）在 48 小时内的检验报告，如明确疑似病例或确诊病例，由区 CDC 负责转至市内指定医院。

（5）3.5 凡与疑似病例接触的工作人员和场所，必须严格按消毒隔离规范进行彻底消毒。

4. 发热门诊工作制度

（1）4.1 隔离诊室、输液室、病房通风良好，独立设区，设有 2 个入口，做到工作中与患者进出口分开。发热患者的就诊、检查、治疗等都在诊区内完成。

（2）4.2 发热门诊应严格划分清洁区、半污染区和污染区，各交界处必须设有擦脚垫，并用消毒液浇湿，保持脚垫湿润。

（3）4.3 进入病区应戴 16 层棉纱口罩、帽子、鞋套、手套，穿隔离衣。

（4）4.4 当班医务人员应坚守岗位，不得随意离岗，并负责隔离患者的所有治疗工作，严禁无关人员入内。

（5）4.5 隔离患者均须戴口罩，严格隔离，严格管理，不得离开隔离病房。

（6）4.6 严格探视制度，不得陪护，不得探视，严格做好个人防护。

（7）4.7 严格执行报告制度，详细填写发热门诊有关日报表，发现问题及时上报。

六、门诊换药室管理制度

1. 门诊换药室是为非住院患者进行伤口治疗性换药的重要场所，非换药人员不得入内。不得大声喧哗，不得存放私人物品。

2. 保持换药室空气流通，光线充足，环境必须清洁整齐，每日做空气、物品表面、地面消毒，并有记录。

3. 严格执行消毒隔离制度和无菌技术操作规范，进入换药室要衣帽整齐、戴口罩。换药时做到 1 人 2 碗（盘）2 钳及 1 份无菌物品。先换无菌伤口，后换感染伤口，特殊感染者不得在换药室换药。

4. 换药室清洁区、污染区分区明确并贴有标志，设清洁换药台与污染换药台。清洁伤口与污染伤口分开换药，换药时戴手套。为 SARS、HIV/AIDS 等特殊感染性疾病病人换药时戴手套，必要时戴护目镜。

5. 无菌物品按灭菌有效期摆放和使用，定期检查，防止过期。无菌干罐每 4 小时更换 1 次，无菌瓶、罐每周高压消毒 1 次。置于无菌贮槽中的灭菌物品（棉球、纱布等）一经打开，使用时间不超过 24 小时，尽量采用小包装。

6. 各种外用药品、器械应固定放置，分类保管，标识清楚，用后归还原处。

7. 可循环使用的物品用后按要求进行初步清洗消毒后，再交消毒供应中心进一步处理、灭菌。使用后的敷料及一次性物品置入黄色医用垃圾袋内并粘贴标识由专人回收处理。

8. 了解患者伤口情况，如发现伤口有异常，应立即通知主管医师处理。

9. 室内物品由专人负责保管，定期清点、维修、及时补充。换药室固定的器械物品一般情况下不得外借，必要时经护士长批准方可，用后及时归还。

七、各诊室工作管理制度

1. 护理人员必须着装整齐、仪表端庄、佩戴工号、准时上岗。

2. 护理人员提前做好各种物质准备（有的科室还要准备好消毒器械设备）开诊前检查、清点物品并登记（急救物品、药品、氧气袋、血压计、轮椅等）保持其良好的备用状态。

3. 严格执行消毒隔离制度，做好体温表、诊室、诊疗台、电脑等清洁消毒工作，做好无菌物品的清洁、消毒、灭菌、规范放置工作有效控制院内感染。

4. 按疾病轻、重、缓、急及病种有序地排号分诊，安排危重患者考虑优先诊治，并做好危重患的护送工作。做到一人一诊室。

5. 做好诊室内医疗器械、药品、消毒剂、麻醉药类和精神药类处方的管理工作，备好急救用品、药品，一旦遇到患者病情突变，及时做好应急处理。

6. 做好胃镜、骨穿、TCT 等各种病理报告的登记和签收工作，及病检单的登记工作。

7. 严格遵守护理操作常规，做好本诊室患者的各项治疗工作。

8. 认真做好接诊后整理工作，包括添置好各类申请单、化验单，统计当天的工作量，做好诊室的清洁卫生、通风和消毒，保持环境整洁，关好水、电及门窗，防止意外事件发生。

八、门诊手术室护理工作制度

1. 门诊手术室一般接纳小手术治疗的患者。

2. 手术室工作人员，必须严格遵守无菌操作原则，进手术室必须穿戴手术室的手术衣、鞋、帽和口罩，保持手术室内肃静和整洁。

3. 手术室的药品、物品须有专人负责管理，放置位置相对固定，以保证手术正常进行，毒、麻、剧药应有明显标志，专人、专柜、专本登记管理。

4. 严格执行门诊手术室消毒隔离制度，每月做微生物学检测一次（包括空气、医务人员手、使用中的消毒液、无菌物品、物表等），环境卫生学监测符合要求。

5. 手术通知单至少提前 1 小时交门诊手术室，接到手术单后，认真核对，并合理安排。接手术患者时，应仔细核对病人姓名、性别、年龄、手术名称和部位，防止差错。

6. 所有门诊手术患者术前必须签署手术知情同意书。

7. 无菌手术与感染手术应分开进行，先做无菌手术，后做感染手术。

8. 手术完毕，所用过的器械物品及时清洁、消毒、灭菌后备用。

9. 用后物品严格按医疗垃圾分类办法进行处置。

10. 手术室护理人员应详细登记手术患者，按月上报。

（贾晋萍）

第三节 门诊护理工作相关制度

一、门诊护理管理制度

1. 护理人员必须着装整齐，仪表端庄，佩戴胸牌，准时上岗，自觉执行各项规章制度，恪守职业道德，以高度责任心、同情心、耐心诚恳、态度和蔼接待每位病人，实行首问责任制。工作时间除紧急情况外不外出，不办私事，不会客。

2. 认真做好各诊室开诊前的准备工作和接诊后的整理、清洁、消毒工作，候诊病人根据电脑挂号顺序就诊，做到一人一室，维持好就诊秩序。

3. 认真做好就诊病人预检分诊工作，严格执行预检程序，将疑似传染患者或不明原因发热患者护送至感染科就诊，并做好接待处的消毒工作。

4. 严格执行消毒隔离制度，诊室空气每日消毒 1~2 次，桌椅、电脑、诊疗床、轮椅等每日用消毒水擦拭 1~2 次，有效控制院内感染。

5. 就诊环境保持清洁、整洁、安静、舒适、做好病人就诊前、中、后的指导，定时开放电视健康屏幕，实施健康宣教。

6. 做好各诊室器械、药品、消毒剂的管理工作，备好急救用品、药品，一旦遇到患者病情突变，及时做好应急处理。

7. 护理人员必须熟练掌握突发事件的应急流程和上报流程，如：火灾、食物中毒、停电等，能有效的疏导和急救，控制风险和危害。

8. 积极参加护理部、科室组织的业务学习，按时完成继教目标，不断学习新技术、新理论、新业务、努力提高专业技术水平。

9. 凡发生差错、事故，须上报并及时组织讨论。

二、门诊注射室工作制度

1. 凡各种注射治疗应按处方和医嘱执行，对可能引起过敏的药物，必须按规定做过敏试验。严格执行查对制度，注射前必须两人核对药物和注射证。

2. 密切观察注射后的情况，发生注射反应或意外，应及时进行处置，并报告医师。

3. 严格执行无菌操作规程，操作时应带好口罩、帽子。器械要定期消毒（无菌包每周消毒一次），保持消毒液的有效浓度，注射时应做到每人一针一管。

4. 抢救药品、器械要定点放置，定期检查，用后及时补充，过期更换。

5. 严格执行消毒隔离制度，防止交叉感染。

6. 室内每天消毒，每月采样培养，结果要有记录。

三、门诊换药室工作制度

1. 严格执行无菌管理制度，无关人员不得入内。

2. 一切换药物品需保持无菌（固定敷料除外），并注明灭菌日期。超过有效期者，需重新灭菌。

3. 灭菌溶液（生理盐水和呋喃西林等）启用超过 24 小时，要更换。

4. 对清洁和污染伤口，要分先后，特殊感染不得在换药室处理，并在规定位置处理。

5. 室内紫外线消毒每日二次，每季做一次细菌培养。

四、门诊手术室工作制度

1. 手术室工作人员，必须严格遵守无菌原则。严格执行手术室各级各类人员职责、无菌操作及消毒常规、急救抢救制度、查对制度、防止交叉感染处理原则、特种感染处理原则、防止差错事故制度、安全制度、药品及物品器械管理制度、值班制度，保持室内整洁，进入手术室时必须穿戴手术室的鞋、帽、手术衣及口罩。

2. 室内必须保持肃静，禁止喧哗。

3. 进手术室见习、参观，需经科主任及手术室护士长同意。见习和参观者，应接受手术医护人员的指导，不得任意走动及出入。

4. 手术室的药品、器材、敷料，应由专人负责保管放在固定位置。各项急症手术的全套器材，电气和蒸汽设备应经常检查，以保证手术的正常进行。手术室器械一般不得外借，如外借，须经手术室护士长同意、经护理部并报业务院长批准方可办理暂借手续。麻醉药与剧毒药有明显标志，加锁专人保管，按医嘱并经过仔细查对方可使用。

5. 无菌手术与有菌手术应分室进行，避免交叉感染，手术前后手术室护士应详细清点手术器械、敷料等数目，并及时处理被血污染的器械和敷料，一切物品用后必须进行清洁和检查工作并归还原处，若无条件时，应先做无菌手术，后做有菌手术，节假日应专人值班，以便随时进行各种紧急手术。

6. 手术室应常规准备急诊专用器械、敷料等。如用完时，可动用其他择期手术器械、敷料等，如无特殊情况，任何人不得以任何理由拒绝或拖延接急诊手术。

7. 手术室应对手术病人作详细登记，按时统计上报。

8. 手术室应每周彻底清扫一次，每月做细菌培养（包括空气、洗过的手、消毒后的物品）如有感染应协同有关科室研究感染的原因并及时纠正。

9. 手术室工作人员暂离手术室外出时要更换外出衣、鞋、帽。

10. 急性呼吸道感染人员原则不准进入手术间，特殊情况可戴双层口罩方可进入。

11. 手术室内严禁吸烟，值班人员须在指定地点就餐。

12. 手术者上台后除特殊紧急情况外，一律不传私人电话。

13. 爱护一切器械仪器，严格按操作规程使用，避免损坏，一旦损坏应及时报告设备科酌情处理。

14. 精密仪器要设专人保管，定期保养。

15. 手术采取的标本，应与病理科严格交接手续，有专人负责送检。

五、雾化吸入室工作制度

1. 热情接待患者，严格按处方和医嘱配置药液

2. 严格执行查对制度，严防差错事故。

3. 加强病人的巡视，密切观察患者吸入时的反应，如发生意外，应及时进行处理，并报告医生。

4. 物品摆放规范齐全，保持治疗室干净整齐，非本室工作人员不得进入操作室。

5. 严格执行消毒隔离制度,吸入用具一人一套,保证消毒液的有效浓度,室内空气、地面每天消毒。

6. 备齐抢救药品器械,做到五定。

六、导诊台工作制度

1. 提前 10 分钟挂牌上岗,仪表规范,态度和蔼,使用礼貌用语。

2. 熟练掌握业务知识及服务流程,熟悉各专科、专家出诊的信息,解答问题耐心细致。

3. 热情主动接待就诊患者,按先后次序就诊,保持诊室一室一医一患,必要时协助医师进行预检,遵医嘱给患者进行处理。

4. 随时观察候诊患者的病情变化,遇有高热、剧痛、呼吸困难、出血、休克等患者应立即安排提前就诊或送急诊科处理,对病情较重或年老体弱者适当调整就诊顺序。

5. 熟练掌握突发事件的应急处理流程和汇报流程,处理好各种应急事件。

6. 保持候诊大厅、导诊台、诊室环境整洁,每日 2 次用 500mg/L 含氯消毒液擦拭工作台、桌面。每次接触感染病人后,及时用 1 000mg/L 含氯消毒液擦抹桌面,并消毒双手。

7. 负责空调、电脑等的关闭检查工作。

七、急诊室护理工作制度

(一)急诊室护理管理制度

1. 急诊室工作人员应以高度的人道主义和责任心,严肃、认真、迅速、准确地救治病人,急诊护理人员应具有 2 年临床经验,应掌握急症病人的抢救基本技术、胸外心脏按压术、人工呼吸等基础复苏技术及各种抢救仪器和药品的使用。

2. 急诊科各类抢救物品及器材要准备齐全,实行"五定"(定数量品种、定点放置、定人保管、定期消毒灭菌、定期检查维修)制度,急救车必须保持车况良好,定期保养维修,保证随时可用,药品要保证充足,急诊科一切物品特别是急救器材、药品一律不得外借。

3. 急诊人员必须坚守岗位,不得擅离职守。

4. 急诊护士听到救护车铃声应主动出门迎接,安排就诊位置和接诊,与医师一起立刻投入抢救。接诊危重病人时必须要测量体温、呼吸、脉搏和血压。

5. 急症病人到院后,有分诊护士根据病情安排就诊,执行首问负责制,不得无故拒绝接诊。

6. 危重病人到院后,急诊医生必须立刻开始处置,如医生不能及时赶到,护士应做好初步处理,如吸氧、开辟静脉通道、止血等。

7. 遇到危及生命的急诊,必须分秒必争,最短时间内集中医疗力量进行抢救,同时报告上级,任何部门均不允许任何理由延误抢救时间。

8. 病情较重的病人应有急诊医师决定收留观或收住院,相关科室不得拒收病人,急诊留观病人观察时间一般不超过 3 天,并做好留观记录。

9. 严格执行交接班及查对制度,急诊及留观患者应在床边交班,急诊病人及抢救病人的抢救经过都应及时详细的做好记录,做到项目完整、字迹清楚、准确无误。

10. 护理人员应认真执行医嘱,严格执行"三查七对"等制度。值班护士交接班时,应检查一切急救用品的性能、数量及放置位置。如有缺损或不适用应及时补充更换，并随时做好一切抢救病人的准备工作，保证急需。

11. 危重病人入院、转院或直接进入手术室时，必须事先与转入的部门联系，并准备应急抢救措施和物品，有护理人员亲自护送，与病区医护人员做好交接班并填写转运单。

12. 对传染病患者或疑似传染病患者，应做好登记及报告工作，并按常规做好消毒隔离。

13. 遇有交通事故、吸毒、自杀等患者涉及公安、司法情况时，应报告总值班，同时通知警署和有关部门。对服毒患者，须将患者呕吐物、排泄物留下送毒物鉴定。

14. 凡来历不明的急诊病人，接诊护理人员必须在登记本上注明陪送人员姓名、单位、地址及发现病人的地点、时间等，必要时报警，请警方协助查找家属。

15. 任何部门或人员不容许以任何理由延误危急生命的抢救及拒收病人，违者承担相应责任。

16. 如涉及法律纠纷的病人，在积极抢救的同时，要及时向院领导及上级有关部门报告，并做好各种详细记录和保管。

（二）清创室管理制度

1. 无菌包的有效期应按顺序排列，保持整洁、干燥。

2. 无菌持物钳每四小时更换一次，消毒储物罐每天更换一次（盐水棉球缸、酒精棉球缸、酒精纱布缸、雷佛诺尔纱布缸）。

3. 清创室清洁整齐，及时添加物品。

4. 保持地面清洁，协助外科医生清创，对外科病人需做初步处理后再做检查。

5. 缝合包应初步清洁后，再与供应室更换。

6. 每月的 12 日做无菌包细菌培养，每月的 25 日做清创室空气培养。

7. 每日用含有 500mg/L 健之素牌消毒液擦洗桌面及治疗车。

（三）输液室管理制度

1. 输液室环境必须保持整洁，空气流通，禁止吸烟，严格执行消毒隔离制度，防止交叉感染，每日用消毒液擦试桌椅子及拖地一次。

2. 有必备的抢救设施（氧气、吸引器、呼叫系统等）呈备用状态，和方便病人的设施（饮水、厕所等）呈安全、卫生状态。

3. 热情接待病人，严格执行查对制度，凡各种注射应按医嘱执行，如有疑问及时与医师联系，对过敏性药物，必须按规范做好注射前的过敏试验。

4. 严格执行无菌操作技术规范，医务人员操作时必须戴口罩、帽子，做到一人一针一管一带制，用过的针筒、针头、皮条按规定集中处理。

5. 急诊输液必须按轻重缓急处理，急救用物、药品和设备呈备用状态，遇到过敏反应做到分秒必争，就地抢救。

6. 合理安排护士人力，输液流程合理，尽量缩短病人等候时间。主动巡视、关心病人，及时更换液体。经常巡视和观察输液患者，及时发现渗漏、肿胀和输液反应等，并给予妥善处理。

7. 输液室每班空气消毒机消毒 2 小时，用消毒液擦拭操作台及周围的环境一次。每季度进行空气培养及无菌物品采样一次。

（贾晋萍）

第四节　优化门诊护理服务流程提高门诊护理质量

门诊是疾控中心的一个重要组成部门和窗口单位，其服务质量如何，不仅在某种程度上体现和反映了疾控中心的综合服务水平，而且也将给患者以最直观和深刻的印象叫我中心是一个皮肤病防控为主的单位，门诊年就诊量近1万5千人次。由于皮防门诊地处老城区，交通不便利，给初诊患者尤其外地患者就诊带来一定困难。门诊分诊和健康教育等门诊护理工作对于提高门诊就诊效率和患者就诊满意度，从而提升疾控中心服务质量和整体形象有着极为重要的作用。为此，我们对门诊分诊工作和健康教育的程序和内容进行了优化和质量管理的探讨，具体做法如下：

一、门诊分诊工作程序优化和质量管理

（一）增设分诊工作清晰化、透明化

在原有的工作流程基础上，增设分诊工作提高就诊效率。加强分诊护士礼仪培训和素质教育，提高分诊护士分析判断能力和组织协调能力，保障工作质量，可以更好地组织有序的候诊，提高就诊效率，也减少了等待过程中的医患矛盾。

（二）对护理工作的质量管理

1. 端正仪表，文明用语　按护理部要求统一护士的仪表，淡妆上岗，长发盘起，对护士进行定期礼仪培训，使护士的服务更亲切，更加人性化。在与患者的交流中良好的语言可以消除患者的紧张、不安的情绪，更多地了解病情，给患者以心理上的慰藉，促进其主动配合诊治。因此，我们非常重视对护士工作用语和语态的规范，根据不同科室的特点制定了常用语和忌语，并进行交流训练。提高了分诊护士的亲和力和交流能力。

2. 提高分诊护士分析判断能力和组织协调能力　随着医学事业的发展，现代医学分科越来越细，这就对护士的素质提出了更高的要求，护士不仅要有优良的服务态度，还要具备丰富的理论和实践知识，对就诊者做出准确地病情判断，及时分诊到相关科室，减少因不正确分诊而导致患者多处就诊，收稿日期延误诊治的几率。因此，不断加强护士业务知识的学习和培训显得尤为重要。为了使分诊护士掌握本科常见病、多发病以及部分少见病的症状和体征、化验指标和临床意义等，科室每周组织业务学习一次，并要求护士及时了解各科室开展的新业务、新技术、新设备，提高自己的业务水平，每季度结合三基理论及操作考核对相关的专科理论知识也进行考试。积极鼓励护士参加大专及本科段的学习，丰富了护士的理论知识，使护士的分析判断能力得到提高，分诊质量大大提高。

分诊护士在分诊工作中，时常会遇到不少危重患者或就诊患者人数多而又集中的情况，这就要求分诊护士要具有较强的组织协调能力，能够及时有效地疏散转诊危重患者到相应的医院进行及时的治疗和护理。为此，我们制定了相应的应急预案和工作流程，定期组织分诊护士进行学习。并组织中心科室进行实战演习，模拟突发公共卫生事件，训练护士的组织协调能力。提高分诊护士对此类情况的应急处理协调能力，提高其整体素质。

3. 健全规章制度，落实岗位职责　根据各科室分诊的特点，制定各科分诊工作规章制度和岗位职责。定期组织分诊护士学习，并进行考核。每月护理部对分诊工作进行定期和随

机抽查，确保制度的实施。

定期对各科分诊单元进行业绩量化考核，考核内容包括基本素质（仪表、语言、行为等）、设施管理（工作场所及诊室卫生，物品管理）、意见簿和投诉反馈等。通过考核评分情况，将量化考核成绩与月奖金、年终评优、职称晋升等挂钩，促进护理措施切实、高效地实施。

二、健康教育模式和实施的管理

（一）采用嵌合式和独立式两种健康教育模式

门诊患者具有流动性大，病种多，患者和家属文化层次差异大等特点，而大多数患者非常渴望懂得更多健康知识。为此我们将健康教育护理路径嵌合到分诊、候诊、诊室就诊、各种检查治疗过程中及就诊后等五个流程中，形成五段式门诊健康教育护理路径并针对不同的流程制定了相应的健康教育方式和内容，提升了门诊护理服务流程的内涵。另外针对专科特点和患者需求开展了一系列独立式健康教育包括：疾病健康教育讲座和科普健康宣传资料、特别病种联谊会（如麻风之家、银屑病联谊会等）和专家义诊咨询等。通过这两种模式的健康教育的实施，既满足了患者对健康知识的需求，又密切了护患关系，提高了患者对门诊工作的满意度。

（二）健康教育实施的质量管理

1. 影响健康教育质量的因素　影响门诊健康教育质量的因素主要来自护理人员和患者两方面。

护理方面：许多护士仍然觉得健康教育不是她们的职责，缺少主动进行健康教育的意识，缺少必要的方法和技巧；护理人员相对不足，近一半的护士认为缺乏健康教育时间；门诊护士专业知识缺乏及护理程序运用较差。

患者方面：患者地域、文化层次等背景情况的多样化和需求的不同给健康教育的开展带来困难；由于就诊量过大，造成护士相对不足，患者与护士接触时间太少使健康教育的实施流于形式。

2. 管理措施针对以上的问题，我们采取了一些管理措施　①明确护理人员的健康教育职责，组织护士学习相关知识，并指定专人负责监督学习。②门诊低年资护士实行轮转制，安排其到不同科室门诊和病区轮转工作，从而拓宽专业知识面和锻炼工作能力。③鼓励护士参加学历和人文教育，定期组织专家讲座，提高护士的人文素质和宣传、沟通技巧。④通过定期的问卷调查，评估健康教育开展效果。

三、小结

通过对分诊工作和健康教育这两个门诊护理服务流程的重要环节的程序优化和质量管理，建立了良好的护患关系，减少了不必要的医患矛盾，提升了门诊护理服务质量，使得患者对门诊服务的满意度大大增加。同时也拓宽了护士的专业和人文知识，增强了护士的语言沟通能力，提高了门诊护士的整体素质。然而我们仍需不断地评价效果，进一步总结经验，探索更新更好的护理途径，从而为患者提供更加科学、优质的服务。

（贾晋萍）

第九章

门诊技术管理规范

第一节　发热与发热门诊

一、发热

发热是指病理性体温升高，是人体对致病因子的一种全身反应，是临床上最常见的症状，亦是疾病进展过程中的重要临床表现。发热，占接受医疗服务患者的 36%，占所有住院患者的 29%。体温升高分为生理性的和病理性的，生理性的多为暂时性升高，无重要临床意义；病理性的原因众多，其中以各种病原体引起的传染病、全身性或局灶性感染占首位。因此发热成为众多传染病特别是急性传染病的突出症状，也是多数传染病的共同特征。

正常成人体温保持一定的恒定水平，个体之间存有差异。一般认为舌下温度 37℃，腋窝温度 36.5℃，直肠温度较舌下温度高 0.3~0.5℃，一日之间体温相差不超过 1℃ 为正常值。在体温调节中枢的控制下，人体体温的正常范围保持在 36.2~37.2℃。当舌下温度高于 37.5℃，腋窝温度高于 37.4℃，直肠温度高于 37.8℃，或一日之内体温相差在 1℃ 以上称为发热。

（一）病因

引起发热的疾病很多，根据致病原因不同可分为两类。

1. 感染性疾病　在发热待查中占首位，包括常见的各种病原体引起的传染病、全身性或局灶性感染。以细菌引起的感染性发热最常见，其次为病毒等。

2. 非感染性疾病

（1）血液病与恶性肿瘤：如白血病、恶性组织细胞病、恶性淋巴瘤、结肠癌、原发性肝细胞癌等。

（2）变态反应疾病：如药物热、风湿热。

（3）结缔组织病：如系统性红斑狼疮（SIE）、皮肌炎、结节性多动脉炎、混合性结缔组织病（MCTD）等。

（4）其他：如甲状腺功能亢进、甲状腺危象。严重失水或出血、热射病、中暑、骨折、大面积烧伤、脑出血、内脏血管梗死、组织坏死等。

（二）分期

发热过程可分为三个时期，各期持续时间因病而异。

1. 体温上升期　发热开始阶段，由于调定点上移，原来正常的温度成为"冷刺激"，体温调节中枢调温指令使骨骼肌颤抖（节律性收缩），皮肤血管收缩皮肤温度下降，排汗抑制，病人发冷或恶寒，寒战，如立毛肌收缩，皮肤出现"鸡皮疙瘩"。此期热代谢特点是产热大于散热。

2. 高热持续期　体温升高到调定点新水平，不再继续上升，而是在这个与新调定点相适应的高水平波动，称为高热持续期。此时寒战停止并开始出现散热反应。皮肤血管较为扩张，血量增加，皮肤温度上升，加强皮肤水分蒸发，因此皮肤、口唇比较干燥，此期热代谢特点是产热与散热在高水平上保持相对平衡。

3. 体温下降期　由于发热激活物、内生致热源（EP）等消除，体温调节中枢的调定点返回正常水平。此时血温高于调定点，体温调节中枢通过交感神经使皮肤血管进一步扩张，散热增强，产热减少，体温开始下降，汗腺分泌增加，可能会大量出汗，严重者引起脱水，最后体温恢复到与正常调定点相适应水平。

（三）发热原因的鉴别

根据热程、热型与临床特点，可将发热分为急性发热（热程小于 2 周）、长期发热（热程超过 2 周，且多次体温在 38℃ 以上）和反复发热（周期热）。

1. 急性发热

（1）呼吸道病毒性感染：本组疾病占急性呼吸道疾病的 70%~80%。临床特点为多种表现，上呼吸道感染症状大多较轻，而细支气管炎和肺炎的症状较重。

（2）甲型 H1N1 流感：甲型 H1N1 流感的早期症状与普通流感相似，包括发热、咳嗽、喉痛、周身疼痛、头痛、发冷和疲劳等，有些还会出现腹泻或呕吐、肌痛或疲倦、眼睛发红等。部分患者病情可迅速进展，来势凶猛、突然高热、体温超过 39℃，甚至继发严重肺炎、急性呼吸窘迫综合征、肺出血、胸腔积液、全血细胞减少、肾衰竭、败血症、休克及 Reye 综合征、呼吸衰竭及多器官损伤，导致死亡。患者原有的基础疾病亦可加重。

（3）严重急性呼吸综合征（SARS）：一种由冠状病毒引起的以发热、呼吸道症状为主要表现的具有明显传染性的肺炎。重症患者易迅速进展为成人型呼吸窘迫综合征（ARDS）而死亡。

（4）肾综合征出血热。

（5）传染性单核细胞增多症：由 EB 病毒引起，全年均可散发，见于青少年。特点是发热、咽峡炎、颈后淋巴结肿大、肝脾大。

（6）流行性乙型脑炎：有严格季节性，特点为起病急、高热、意识障碍、惊厥、脑膜刺激征、脑脊液异常等。

（7）急性病毒性肝炎：甲型、戊型肝炎在黄疸前期可出现畏寒、发热，伴有上呼吸道感染症状，类似流行性感冒。

（8）斑疹伤寒：主要表现是起病急、高热、剧烈头痛。

（9）急性局灶性细菌性感染：此类疾病共同特点是高热、畏寒或寒战。

（10）败血症：在患有原发性感染灶时，出现全身性脓毒血症症状，并有多发性迁徙性脓肿时有助于诊断。

2. 长期高热

（1）感染性疾病

①结核病：原因不明的长期发热，如白细胞计数正常或轻度增高，甚至减少者，应考虑到结核病。

②伤寒、副伤寒：以夏秋季多见，遇持续性发热1周以上者，应注意伤寒的可能。

③细菌性心内膜炎：凡败血症（尤其金黄色葡萄球菌所致）患者在抗生素治疗过程中，突然出现心脏器质性杂音应考虑到本病的可能性。

（2）非感染性疾病

①原发性肝癌：临床特点是起病隐匿，早期缺乏特异症状，一旦出现典型症状则多属晚期。

②恶性淋巴瘤：包括霍奇金病和非霍奇金淋巴瘤，临床无症状或有进行性淋巴结肿大、盗汗、消瘦、皮疹等。

③恶性组织细胞病：本病临床表现复杂，发热是常见的症状。

④急性白血病：可有发热，经血涂片、骨髓检查可以确诊。

⑤血管-结缔组织病：SLE；长期发热伴有两个以上器官损害，血象白细胞减少者应考虑到本病；结节性多动脉炎：表现为长期发热，伴肌痛、关节痛、皮下结节、肾损害、高血压、胃肠症状等；类风湿关节炎：可有畏寒、发热、一过性皮疹，关节痛不明显，淋巴结增大，肝脾大等。

3. 长期低热

腋窝温度达 37.5~38℃，持续4周以上为长期低热，常见病因有以下几种。

（1）结核病：为低热的常见病因，以肺结核多见。

（2）慢性肾盂肾炎：为女性患者常见低热原因。

（3）慢性病灶感染：如副鼻窦炎、牙龈脓肿、前列腺炎、胆管感染、慢性盆腔炎等。

（4）获得性免疫缺陷综合征（AIDS）：是由人免疫缺陷病毒（HIV）侵犯和破坏人体免疫系统，损害多个器官引起的全身性疾病。表现为长期不规则发热，慢性腹泻超过1个月，对一般抗生素治疗无效，消瘦，原因不明全身淋巴结肿大，反复细菌、真菌、原虫等感染。

（5）甲状腺功能亢进：表现早期低热伴心悸、脉搏快、多汗、食欲亢进、消瘦、手颤、甲状腺肿大、局部杂音等。

（6）恶性肿瘤：中年以上者有不明原因低热，血沉增快，应注意肿瘤检查。如原发性肝癌、肺癌、肾癌及结肠癌等。

（7）感染后低热：急性细菌性或病毒性感染控制后，仍有低热、乏力、食欲缺乏等。

4. 反复发热

（1）布氏菌病。

（2）疟疾：以间日疟、三日疟较常见。

（3）淋巴瘤。

（4）回归热。

5. 超高热病

（1）中暑或热射病。

（2）中枢神经系统疾病：如病毒性脑炎、脑出血及下丘脑前部严重脑外伤等。

（3）细菌污染血的输血反应。

（四）发热性疾病的诊断程序

发热很少是单一病理过程，原因不明的发热诊断原则是对临床资料的综合分析和判断，根据热程、热型、病史、临床表现与实验室及辅助检查的结果进行诊断。

1. 问诊与查体　详细的询问病史，如起病的缓急，发热持续时间与体温的高度和变化，发热的伴随症状特别是定位的局部症状有重要的参考价值。询问流行病学史如发病地区、季节、年龄职业、生活习惯、旅游史与密切接触史、手术史、输血史、外伤史及牛羊等家禽、家畜接触史等，根据问诊的情况有针对性地进行查体。

2. 分析热型　临床上各种感染性疾病具有不同的热型，在病程进展过程中热型也会发生变化，因此了解热型对于诊断、判断病情、评价疗效和预后均有一定的参考意义。

（1）按温度高低（腋窝温度）：分为低热型（<38℃）、中热型（38~39℃）、高热型（39~40℃）、超高热型（>40℃）。

（2）按体温曲线形态分型：如稽留热、弛张热、间歇热、双峰热、消耗热、波状热、不规则热等热型的形成机制尚未完全阐明。大多认为热型与病变性质有关。决定病变性质的因素为内生致热原产生的速度、量和释放入血的速度，这些均影响体温调定点上移的高度和速度。

3. 区别感染性发热与非感染性发热

（1）感染性发热：感染性发热多具有以下特点。①起病急伴有或无寒战的发热。②全身及定位症状和体征。③血常规：白细胞计数高于 $1.2×10^9/L$，或低于 $0.5×10^9/L$。④四唑氮蓝试验（NBT）：如中性粒细胞还原 NBT 超过 20%，提示有细菌性感染，有助于与病毒感染及非感染性发热的鉴别（正常值<10%），应用激素后可呈假阴性。⑤C 反应蛋白（CRP）测定：阳性提示有细菌性感染及风湿热，阴性多为病毒感染。⑥中性粒细胞碱性磷酸酶积分增高：正常值为 0~37，越高越有利于细菌性感染的诊断，除妊娠、癌肿、恶性淋巴瘤者更有意义，应用激素后可使之升高或呈假阳性。

（2）非感染性发热：非感染性发热具有下列特点。①热程长超过 2 个月，热程越长，可能性越大。②长期发热一般情况好，无明显中毒症状。③贫血、无痛性多部位淋巴结肿大、肝脾大。

4. 实验室检查和辅助检查　要根据具体情况有选择地进行结合临床表现分析判断。如血常规、尿常规、病原体检查（直接涂片、培养、特异性抗原抗体检测分子生物学检测等）、X 线、B 型超声、CT、MRI、ECT 检查，组织活检（淋巴结、肝、皮肤黏膜）、骨髓穿刺等。

二、发热门诊

2003 年传染性非典型肺炎（又称严重呼吸综合征，SARS）在我国一些地方流行，并具有极强的传染性和较高的死亡率，引起严重的社会恐慌，为了防治传染病的传播，以达到保护其他患者和家属乃至社会的安全，卫健委要求各地医院设立发热门诊，集中对发热性疾病进行诊治。发热门诊就在这样的情形下应运而生了。它是国家卫健委指示启动的预防、预警机构之一，主要任务是负责发热患者的首次诊疗和对传染性疾病的排查工作。

发热门诊管理规定，发热门诊要最大限度地减少医院内交叉感染的发生。设立发热门诊，使前来就诊的发热患者集中就诊、检查，为防治传染病及烈性传染病，做到早发现、早报告、早隔离、早治疗奠定基础，将发热患者和非发热患者分开诊治，避免非发热患者与传染性疾病患者的交叉感染，最大程度保护就诊患者。发热门诊的功能有：监测 SARS、禽流感、甲型 H1N1 流感等急性烈性传染病疫情；为普通发热患者提供医疗护理服务；一旦出现传染病疫情，发热门诊的设置就会起到隔离防护功能。

发热门诊应设立在与住院部和门诊大楼有一定距离且相对独立的区域内，采取全封闭的就诊流程并有明显的就诊行进路线标识，通风良好。发热患者就诊后交费、检查、住院、出院均在门诊内完成，减少患者在医院内的流动，避免了发热患者及传染病患者的交叉感染，保护了大多数就诊患者。

发热门诊分为 3 个功能区：一是门诊接诊区，设有分诊、挂号、收费、处置、化验、X线摄影、洗片、诊室和消毒室，为患者提供一条龙服务。二是隔离留观病区，内设半污染区和污染区，在半污染区设医、护办公室，治疗室和消毒室；污染区设有独立卫生间的隔离病房，病房内有呼叫系统，配备患者独立使用的处置、消毒、保洁等专用物品。房门设锁，窗户安装排风扇和护栏，户外设防护隔离带，确保患者隔离期间不与外界接触。三是医护工作室，内设清洁区和半污染区，清洁区设有会诊室、休息室、库房、消毒室、卫生间和清洁更衣室。半污染区按脱衣程序依次设更衣室及沐浴室，半污染区与清洁区之间设紫外线消毒防护门。并按传统病房的功能分区，严格划分清洁区、半污染区、污染区，区间有缓冲地带。发热门诊应规划醒目的地面标识和空间指示牌，工作人员和患者从不同的路径出入发热门诊。明确、规范的分区管理，利于消毒隔离。

对前来就诊的患者体温>37.5℃者均应到发热门诊就诊，分诊台为发热患者实行实名制登记，详细登记个人资料、询问流行病学史，常规体格检查、测量体温、化验血、尿、粪常规及胸部 X 线片检查，无指征者离院或转科；有指征者做进一步相关专科检查，并留在发热门诊科观察，留观患者一人一间病房，无特殊检查时不得出病房更不准互相串病房及进入清洁区；排除者则离院或转科，确诊传染病者则入定点医院或科室进行治疗。

发热门诊一般需要从临床中选取思想积极进步，身体素质好，没有器质性疾病，心理素质好的医、护、技、药等工作人员，常规培训医务人员对职业的认识程度，牢固掌握发热性疾病的临床相关知识，熟悉掌握急救知识，穿脱防护用具，认识并能应用心理学等方面的知识。

发热门诊的建立任重而道远，它不仅承担着防控和救治的双重职责，还是采集传染病防治工作基础数据的重要环节。实践证明：根据数量适当、布局合理、条件合格、工作规范的原则而设立在医疗机构内的发热门诊，是按照流行病学的规范和传染病防治法要求，从整体上规划了发热患者的诊断、排查工作，在发热患者的处理中，发热门诊是其中一个重要环节，其建立无疑将有利于疾病的诊断、疫情的控制、人类的生存。

（苏 杏）

第二节 易感人群的预防接种管理

接种疫苗是预防和控制呼吸道传染病的主要措施之一。在呼吸道传染病流行季节之前对人群进行疫苗预防接种，可以减少接种者的感染机会或者减轻症状，可以降低因呼吸道传染病流行引起的人群超额住院率和超额死亡率，减少流行病造成的危害，减轻疾病负担。目前，呼吸道传染病的关键是预防，而预防最简便、有效的方法是接种呼吸道传染病疫苗。根据世界卫生组织的估计，从最初识别出呼吸道传染病毒株到第一剂疫苗上市，通常需要5~6个月时间。

一、疫苗预防接种原则

1. 疫苗预防接种应遵循自愿的原则。各级卫健委门要加强宣传和健康教育，使公众了解呼吸道传染病疫苗接种的有关知识。

2. 呼吸道传染病疫苗预防接种应遵循安全、有效的原则，严格按照有关部门关于生物制品和预防接种的有关规定和要求进行管理和操作。

二、疫苗预防接种的目的

1. 减少接种疫苗者感染呼吸道传染病和感染呼吸道传染病后发生并发症的机会，降低呼吸道传染病相关住院率、死亡率。

2. 保护老年人、幼儿、慢性病患者、体弱多病者等人群，避免与上述人群接触机会较多者感染呼吸道传染病病毒后，传播给这些人群。

三、呼吸道传染病疫苗使用建议

（一）疫苗接种对象

所有希望减少患呼吸道传染病可能性、没有接种禁忌、年龄在6个月以上者都可以接种呼吸道传染病疫苗。

1. 重点推荐人群

（1）60岁以上人群。

（2）慢性病患者及体弱多病者。

（3）医疗卫生机构工作人员，特别是一线工作人员。

（4）小学生和幼儿园儿童。

2. 推荐人群

（1）养老院、老年人护理中心、托幼机构的工作人员。

（2）服务行业从业人员，特别是出租车司机，民航、铁路、公路交通的司乘人员，商业及旅游服务的从业人员等。

（3）经常出差或到国内外旅行的人员。

各级卫生行政部门可以根据本地区本部门实际情况对重点推荐人群和推荐人群进行适当调整。

3. 慎用人群　怀孕3个月以上的孕妇。

（二）禁止接种呼吸道传染病疫苗的人群

1. 对鸡蛋或疫苗中其他成分过敏者。

2. 吉兰-格雷综合征患者。

3. 怀孕3个月以内的孕妇。

4. 急性发热性疾病患者。

5. 慢性病发作期。

6. 严重过敏体质者。

7. 12 岁以下儿童不能使用全病毒灭活疫苗。

8. 医生认为不适合接种的人员。

（三）接种疫苗的时间选择

由于接种疫苗后人体内产生的抗体水平会随着时间的延续而下降，并且每年疫苗所含毒株成分因流行优势株不同而有所变化，所以每年都需要接种当年度的呼吸道传染病疫苗。

在呼吸道传染病流行高峰前 1~2 个月接种呼吸道传染病疫苗能更有效发挥疫苗的保护作用。可根据当地流行的高峰季节及对疫情监测结果的分析预测，确定并及时公布当地的最佳接种时间。

（四）疫苗接种反应

全病毒灭活疫苗、裂解疫苗和亚单位疫苗的成分都没有感染性，不会引起呼吸道传染病，但是接种疫苗后有可能发生与疫苗无关的偶合性呼吸道疾病。

1. 局部反应　注射部位短暂的轻微疼痛、红肿。

2. 全身反应　接种后可能发生低热、不适。一般只需对症处理，不会影响疫苗效果。对鸡蛋蛋白高度过敏者可发生急性超反应。

（五）疫苗使用注意事项

严格按照产品使用说明书操作。

四、疫苗预防接种的组织管理

呼吸道传染病疫苗的预防接种应严格按照国家关于生物制品和预防接种的有关规定和要求管理。开展呼吸道传染病疫苗的群体性预防接种，必须经省级卫生行政部门批准，由县级以上卫生行政部门组织实施。认真做好呼吸道传染病疫苗预防接种不良反应或事故监测、报告和调查工作，发现问题要迅速采取有效措施认真妥善地处理好。发现群体性预防接种不良反应或事故要及时上报卫健委。

如果一种呼吸道传染病已经流行，而疫苗尚未研制出时，预防呼吸道传染病的主要方法是要坚持正常的饮食休息，经常锻炼身体，提高自身的免疫力，以及开窗通风、避免去人多的公共场合、勤洗手等。

（苏　杏）

第三节　常见发热疾病门诊治疗管理

发热是人体对致病因子的一种全身性病理反应，也是一种常见的症状。发热原因分为感染性、非感染性两大类，而病毒所致的发热则是导致感染性发热的原因之一。

一、急性上呼吸道感染、咽炎、化脓性扁桃体炎

（一）临床表现

起病初期可伴有发热、咽干、咽痛、咽痒或喷嚏、鼻塞、流鼻涕等。体检发现鼻腔黏膜水肿充血、咽轻度充血、扁桃体、颌下淋巴结肿大，肺部无异常体征。

（二）实验室检查

血常规：病毒感染时白细胞计数正常或偏低；淋巴细胞比例升高；细菌感染时，白细胞计数增多，中性粒细胞增多和核左移现象。

（三）治疗原则

1. 急性上呼吸道感染　清开灵 30mg+5% 葡萄糖液 500mL，静脉滴注，每日 1 次，对症治疗。必要时阿莫西林 500mg，每日 3 次。热退后 1~2 天后停用。多饮水，避免着凉。

2. 急性咽炎、化脓性扁桃体炎

（1）头孢呋辛：0.25g+生理盐水 100mL，静脉滴注，8~12 小时/1 次。或头孢曲松 2g+生理盐水 100mL，静脉滴注，每日 1 次。

（2）青霉素过敏者：可用左氧氟沙星 300mg 静脉滴注，12 小时/1 次。或其他喹诺酮类如依诺沙星、帕珠沙星等。

（3）对症处理：热退 1~3 天后停药。

二、急性支气管炎

（一）临床表现

起病较急，常为先有急性上呼吸道感染症状，当炎症累及气管、支气管黏膜，则出现咳嗽、咳痰，先为干咳或少量黏液性痰，后可转为黏液性脓痰，痰量增多，咳嗽加剧，偶可痰中带血。

（二）实验室检查

白细胞计数和分类多无明显改变。细菌性感染较重时白细胞计数可增高。痰涂片或培养可发现致病菌。

（三）X 线检查

支气管肺炎主要依靠 X 线检查，大多数正常或肺纹理增粗。

（四）治疗原则

1. 头孢呋辛 0.25g+生理盐水 100mL 静脉滴注，12 小时/1 次。或头孢曲松 2g+生理盐水 100mL 静脉滴注，每日 1 次。

2. 阿奇霉素 500mg 口服，每日 1 次，连续 5 天。或阿奇霉素 500mg 静脉滴注，每日 1 次，连续 5 天。

3. 或左氧氟沙星 300mg 静脉滴注，12 小时/1 次，连续 3~5 天。

4. 对症处理。

三、肺炎（细菌性、病毒性、支原体、衣原体、SARS)

根据不同病因进行肺炎的鉴别诊断。

1. 细菌性肺炎

（1）年轻体壮者

①青霉素480万U+生理盐水100mL静脉滴注，12小时/1次，疗程10~14天。

加哌拉西林3g+生理盐水100mL静脉滴注，12小时/1次，疗程10~14天。

②青霉素过敏者可用左氧氟沙星300mg静脉滴注，12小时/1次，疗程10~14天。

③目前耐青霉素的肺炎链球菌增多，可选用二代、三代头孢类抗生素。

（2）年老体弱者

①青霉素480万U+生理盐水100mL静脉滴注，12小时/1次。

注射用头孢曲松钠2g静脉滴注，每日1次，疗程视病程而定。

②青霉素过敏者可用左氧氟沙星300mg静脉滴注，12小时/1次，疗程视病程而定。

③青霉素耐药者可选用二代、三代头孢类抗生素或红霉素类，疗程视病程而定。

④对症处理。

2. 病毒性肺炎　可选用更昔洛韦、利巴韦林等，抗生素治疗无效。

3. 支原体肺炎

（1）大环内酯类抗生素治疗效果较好，如阿奇霉素0.5g+生理盐水250mL静脉滴注，每日1次，连续5天。

（2）还可选用呼吸喹诺酮类，疗程2~3周。

4. SARS

（1）一般性治疗。

（2）抗病毒治疗

①达菲（磷酸奥司他韦）：75mg口服，每日2次，服用5天。

②利巴韦林（病毒唑）：200~300mg口服，每日3次，疗程5~6天。或静脉给药每日1次，每次500mg。

重组干扰素α：每日1次100万U，肌内注射。

（3）抗生素的应用

①阿奇霉素：每次500mg口服，每日1次，或静脉滴注500mg，每日1次，连用3~5天。

②左旋氧氟沙星：每次200mg口服，或静脉滴注200mg，每日2次。

（4）激素的应用：①甲泼尼龙1mg/（kg·8h）静脉注射1次，连用5天。②甲泼尼龙1mg/（kg·12h）静脉注射1次，连用5天。③甲泼尼龙0.5mg/（kg·次），每日2次，连用5天。④甲泼尼龙0.25mg/（kg·次），每日2次，连用3天。⑤甲泼尼龙0.125mg/（kg·次），每日2次，连用3天后停用。

（5）免疫调节的应用：①胸腺素：100~300mg/kg体重，连续2~3天静脉滴注。②丙种球蛋白：重症感染每日200~300mg/kg体重，连续2~3天静脉滴注。

（6）氧疗。

（7）并发症的处理。

四、甲型 H1N1

(一) 临床表现

潜伏期 1~7 天，表现为流感样症状，包括发热（腋温≥37.5℃）、流涕、鼻塞、咽痛、咳嗽、头痛、肌痛、乏力、呕吐和（或）腹泻。可发生肺炎等并发症。少数病例病情进展迅速，出现呼吸衰竭、多脏器功能不全或衰竭。患者原有的基础疾病亦可加重。

(二) 实验室检查

1. 甲型 H1N1 流感病毒核酸检测阳性。

2. 分离出甲型 H1N1 流感病毒。

3. 血清甲型 H1N1 流感病毒的特异性中和抗体水平呈 4 倍或 4 倍以上升高。

(三) 治疗原则

1. 一般治疗　嘱患者休息，多饮水，密切观察病情变化；对高热病例可给予退热治疗。

2. 抗病毒治疗　应及早应用抗病毒药物，利巴韦林等。

奥司他韦应尽可能在发热 48 小时内使用（36 小时内最佳），疗程为 5 天。奥司他韦的成人用量为 75mg，每日 2 次。

3. 其他治疗

（1）如出现低氧血症或呼吸衰竭的情况，应及时给予相应的治疗措施，包括吸氧、无创机械通气或有创机械通气等。

（2）出现其他脏器功能损害时，给予相应支持治疗。

（3）对病情严重者（如出现感染中毒性休克合并急性呼吸窘迫综合征），可考虑给予小剂量糖皮质激素治疗。不推荐使用大剂量糖皮质激素。

（4）合并细菌感染时，给予相应抗菌药物治疗。

五、急性胃肠炎及急性细菌性痢疾

(一) 胃肠炎

1. 临床表现　多为急性发作，常有上腹部疼痛、腹胀或不适、嗳气、恶心、呕吐、反酸等症状，甚至出现呕血和（或）黑粪，常于进食数小时（多在 24 小时内）发病，伴有发热、腹痛、腹泻、黏液糊状便，量不多，严重者出现脱水、电解质紊乱、酸中毒等。

2. 实验室检查　血常规高，便常规有白细胞，有或无红细胞。

(二) 细菌性痢疾

1. 临床表现　发病多在夏、秋季，往往形成大、小流行。潜伏期多为 1~2 天，可长达 7 天，病人常以畏寒、发热和不适感急骤起病，并伴有腹痛、腹泻，排便每日十余次至二三十次，里急后重、恶心、呕吐与脱水。粪便初呈水样，以后排出脓血样或黏液样血便。

2. 实验室检查　镜检可见大量红、白细胞，痢疾杆菌呈阳性。

3. 对症治疗

（1）有腹痛者可选解痉药，如山莨菪碱 10mg 或颠茄 10mg 或阿托品 0.5mg，每日 1~3 次。

（2）腹泻次数多者可选用复方地芬诺酯 5mg，每日 3 次。发热者予以药物与物理降温。

（3）液体疗法：口服补液盐治疗，用法：1 袋（13.95g）兑水 500mL，每日 2 次；严重腹泻、已有明显脱水者，应采取口服加静脉补液法，同时禁食。根据情况酌情补液 2 500~3 000mL/d，并注意电解质平衡。如有酸中毒情况，可静脉滴注 5% 碳酸氢钠或乳酸钠。

（4）抗感染治疗

①黄连素 0.5g，每日 3 次；诺氟沙星 0.2g，每日 3 次。

②复方新诺明 2 片 12 小时/1 次（过敏者禁用）。

③若口服药无明显效果，可静脉滴注抗生素，如庆大霉素 16 万 U，每日 1 次，依替米星 0.15g 静脉滴注，每日 2 次，三代喹诺酮药，如环丙沙星、左氧氟沙星等 100mL（0.2g），每日 2 次。

（5）胃肠道黏膜保护药：思密达 3g，口服，每日 3 次。

（苏 杏）

第四节　急性呼吸道传染病发热门诊处置管理

一、概述

急性呼吸道传染病是一组由病原体感染人体后引起具有传染性的疾病。由于多数急性呼吸道传染病具有起病急、病情危重、变化快、传播范围广、并发症多等特点，同时具有传染性，故做好急性呼吸道传染病的护理是防治工作的重要组成部分。有效减少并控制呼吸系统传染病的播散，除了一般的治疗外，尚需从三个方面进行：控制传染源，切断传播途径，保护易感人群。

二、急性呼吸道传染病

（一）潜伏期

潜伏期是病原体在体内繁殖、转移、定位、引起组织损伤和功能改变，导致临床症状出现之前的整个过程。潜伏期的长短与病原体的种类、数量、毒力及人体的免疫反应有关。短的数小时，长的可达数月或数年。了解潜伏期有助于传染病的诊断，确定检疫期和协助流行病学调查。因疾病在潜伏期没有临床症状，而有些传染病在潜伏期末已具有传染性，因此潜伏期成为某些疾病播散的主要传染源。对于一旦确诊的病例，应立即隔离治疗，其接触者亦需进行隔离观察。

（二）隔离期

从起病到出现明显症状至症状体征消失、体力恢复期间为隔离期。

1. 一旦发现传染病患者或疑似患者，应立即隔离治疗，并立即上报卫生防疫部门。隔离期限由传染病的传染期或化验结果而定，应在临床症状消失后做 2~3 次病原学检查，结果均为阴性方可解除隔离。

2. 隔离要求相同病种可同住一室，床间距至少 2m，必要时隔屏风；一般不允许外出，如必须外出，应戴口罩。患者的呼吸道分泌物需先消毒再弃去，痰具每日消毒。工作人员接近患者应戴口罩，穿隔离衣，戴手套。接触不同患者应更换手套。

3. 消毒切断传播途径的重要措施。呼吸道传染病需每日进行空气消毒。一般病室选用紫外线消毒，每日 2 次。地面、物品表面用含氯消毒剂擦拭，被褥、书籍等在烈日下暴晒 6 小时。

4. 保持病室通风 病室每日通风至少 3 次，每次半小时，保证室内空气新鲜，提供良好的休息环境。同时保证病室适当的温度和湿度。保证充足的睡眠和休息，避免劳累和重体力劳动。

5. 饮食方面 为患者制订全面的饮食营养摄入计划。鼓励患者进食高蛋白、高热量、富含维生素、易消化的食物，增强机体的抗病能力和修复能力。对于昏迷不能进食者，可通过胃管注入营养液或静脉补充能量。

6. 密切观察病情变化 监测生命体征，观察呼吸道分泌物的色、质和量，昏迷患者注意保持呼吸道通畅，观察意识状况、瞳孔、肢体活动，留置管路通畅否及治疗药物的效果及不良反应。发现异常，及时报告医生予以处理。皮疹患者注意观察皮疹的消长情况。

7. 做好患者的解释工作 讲解疾病相关知识，介绍配合治疗、护理的方法。了解患者的心理状况，尽量解除病人因隔离而产生的恐惧、孤独、自卑心理。对隔离观察期者讲述此做法的必要性和重要性，指导其积极配合医护人员的工作。

8. 做好健康教育 加强个人卫生管理，严禁随地吐痰，不可面对他人咳嗽或打喷嚏。在咳嗽或打喷嚏时，用双层纸巾遮住口鼻，然后将纸放入污物袋中焚烧处理。餐具煮沸消毒或用消毒液浸泡消毒。勤洗手，避免去人多密集的场所。保持乐观稳定的心态，养成良好的生活习惯。

（三）观察期

曾经和传染源发生过接触的人，可能受到感染而处于疾病的潜伏期，有可能是传染源，必须进行医学观察。

对接触者采取检疫措施。检疫期限由最后接触之日起，至该病最长潜伏期。分别采取医学观察、留验或卫生处理，也可根据具体情况进行紧急免疫接种或药物预防。对观察期的患者应做好相应的解释工作，取得其积极配合。同时每天进行必要的诊察，以了解有无早期发病的征象。

（苏 杏）

第五节　发热门诊急救技术流程管理

一、发热患者抢救流程图（图9-1）

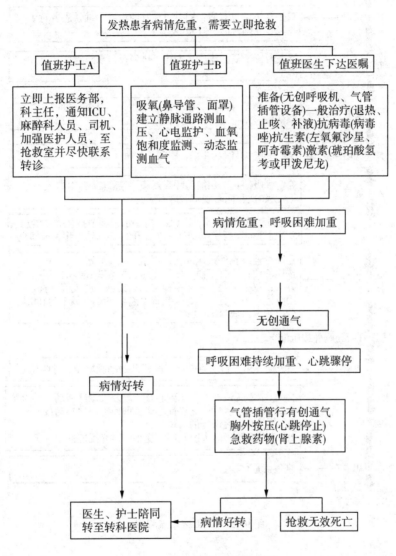

图9-1　发热患者抢救流程图

二、CPR 技术流程图（图 9-2）

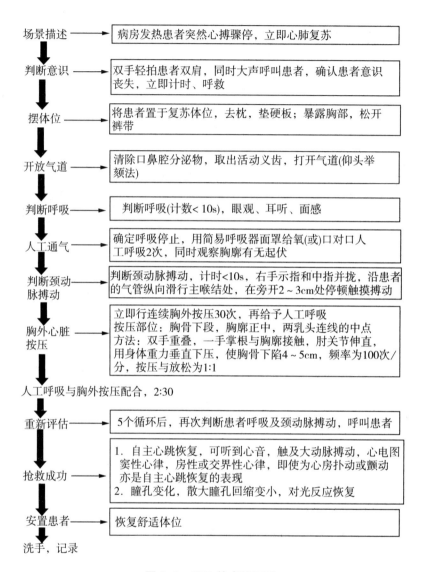

场景描述 —— 病房发热患者突然心搏骤停，立即心肺复苏

判断意识 —— 双手轻拍患者双肩，同时大声呼叫患者，确认患者意识丧失，立即计时、呼救

摆体位 —— 将患者置于复苏体位，去枕，垫硬板；暴露胸部，松开裤带

开放气道 —— 清除口鼻腔分泌物，取出活动义齿，打开气道(仰头举颏法)

判断呼吸 —— 判断呼吸(计数 < 10s)，眼观、耳听、面感

人工通气 —— 确定呼吸停止，用简易呼吸器面罩给氧(或)口对口人工呼吸2次，同时观察胸廓有无起伏

判断颈动脉搏动 —— 判断颈动脉搏动，计时<10s，右手示指和中指并拢，沿患者的气管纵向滑行主喉结处，在旁开2～3cm处停顿触摸搏动

胸外心脏按压 —— 立即行连续胸外按压30次，再给予人工呼吸
按压部位：胸骨下段，胸廓正中，两乳头连线的中点
方法：双手重叠，一手掌根与胸廓接触，肘关节伸直，用身体重力垂直下压，使胸骨下陷4～5cm，频率为100次/分，按压与放松为1:1

人工呼吸与胸外按压配合，2:30

重新评估 —— 5个循环后，再次判断患者呼吸及颈动脉搏动，呼叫患者

抢救成功 —— 1. 自主心跳恢复，可听到心音，触及大动脉搏动，心电图窦性心律，房性或交界性心律，即使为心房扑动或颤动亦是自主心跳恢复的表现
2. 瞳孔变化，散大瞳孔回缩变小，对光反应恢复

安置患者 —— 恢复舒适体位

洗手，记录

图 9-2 CPR 技术流程图

三、电除颤操作流程图（图9-3）

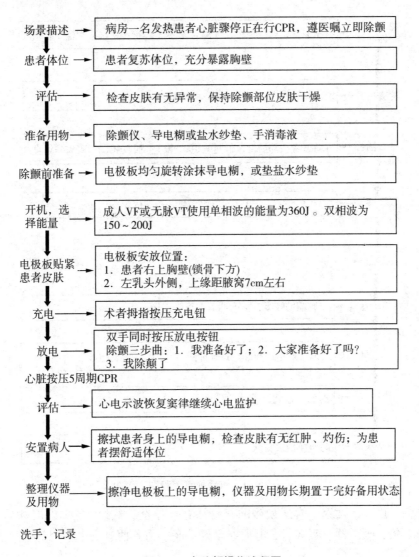

场景描述 →	病房一名发热患者心脏骤停正在行CPR，遵医嘱立即除颤
患者体位 →	患者复苏体位，充分暴露胸壁
评估 →	检查皮肤有无异常，保持除颤部位皮肤干燥
准备用物 →	除颤仪、导电糊或盐水纱垫、手消毒液
除颤前准备 →	电极板均匀旋转涂抹导电糊，或垫盐水纱垫
开机，选择能量 →	成人VF或无脉VT使用单相波的能量为360J。双相波为150～200J
电极板贴紧患者皮肤 →	电极板安放位置： 1. 患者右上胸壁(锁骨下方) 2. 左乳头外侧，上缘距腋窝7cm左右
充电 →	术者拇指按压充电钮
放电 →	双手同时按压放电按钮 除颤三步曲：1. 我准备好了；2. 大家准备好了吗？3. 我除颤了
心脏按压5周期CPR
评估 →	心电示波恢复窦律继续心电监护
安置病人 →	擦拭患者身上的导电糊，检查皮肤有无红肿、灼伤；为患者摆舒适体位
整理仪器及用物 →	擦净电极板上的导电糊，仪器及用物长期置于完好备用状态
洗手，记录

图9-3 电除颤操作流程图

四、气管插管流程图（图9-4）

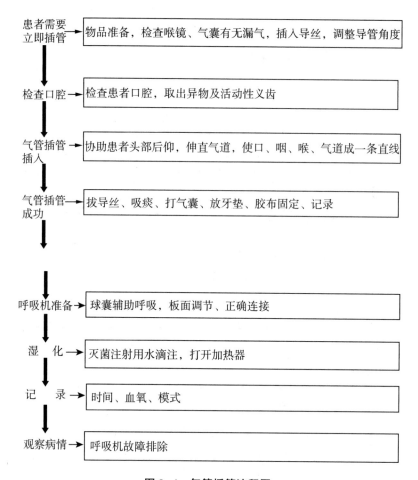

患者需要立即插管 → 物品准备，检查喉镜、气囊有无漏气，插入导丝，调整导管角度

检查口腔 → 检查患者口腔，取出异物及活动性义齿

气管插管插入 → 协助患者头部后仰，伸直气道，使口、咽、喉、气道成一条直线

气管插管成功 → 拔导丝、吸痰、打气囊、放牙垫、胶布固定、记录

呼吸机准备 → 球囊辅助呼吸，板面调节、正确连接

湿化 → 灭菌注射用水滴注，打开加热器

记录 → 时间、血氧、模式

观察病情 → 呼吸机故障排除

图9-4 气管插管流程图

物品准备：皮球、面罩、合适型号的气管插管、导丝、喉镜、5~10mL注射器、牙垫、撕好的胶布2条、吸引器、吸痰管，必要时备好手套、力月西、利多卡因等药品。

五、呼吸机操作流程图（图9-5）

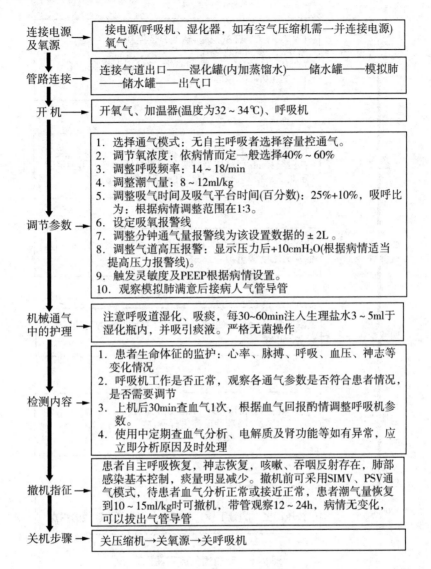

连接电源 及氧源 → 接电源(呼吸机、湿化器，如有空气压缩机需一并连接电源) 氧气

管路连接 → 连接气道出口——湿化罐(内加蒸馏水)——储水罐——模拟肺 ——储水罐——出气口

开机 → 开氧气、加温器(温度为32～34℃)、呼吸机

调节参数 →
1. 选择通气模式：无自主呼吸者选择容量控通气。
2. 调节氧浓度：依病情而定一般选择40%～60%
3. 调整呼吸频率：14～18/min
4. 调整潮气量：8～12ml/kg
5. 调整吸气时间及吸气平台时间(百分数)：25%+10%，吸呼比 为：根据病情调整范围在1:3。
6. 设定吸氧报警线
7. 调整分钟通气量报警线为该设置数据的±2L。
8. 调整气道高压报警：显示压力后+10cmH$_2$O(根据病情适当 提高压力报警线)。
9. 触发灵敏度及PEEP根据病情设置。
10. 观察模拟肺满意后接病人气管导管

机械通气 中的护理 → 注意呼吸道湿化、吸痰，每30～60min注入生理盐水3～5ml于 湿化瓶内，并吸引痰液。严格无菌操作

检测内容 →
1. 患者生命体征的监护：心率、脉搏、呼吸、血压、神志等 变化情况
2. 呼吸机工作是否正常，观察各通气参数是否符合患者情况， 是否需要调节
3. 上机后30min查血气1次，根据血气回报酌情调整呼吸机参 数。
4. 使用中定期查血气分析、电解质及肾功能等如有异常，应 立即分析原因及时处理

撤机指征 → 患者自主呼吸恢复，神志恢复，咳嗽、吞咽反射存在，肺部 感染基本控制，痰量明显减少。撤机前可采用SIMV、PSV通 气模式，待患者血气分析正常或接近正常，患者潮气量恢复 到10～15ml/kg时可撤机，带管观察12～24h，病情无变化， 可以拔出气管导管

关机步骤 → 关压缩机→关氧源→关呼吸机

图9-5 呼吸机操作流程图

六、无创通气流程图（图9-6）

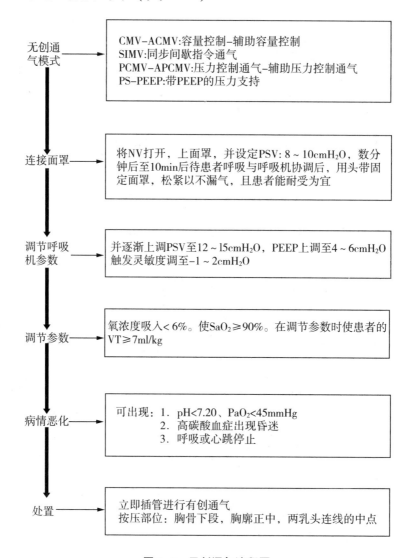

无创通气模式	→	CMV-ACMV:容量控制-辅助容量控制 SIMV:同步间歇指令通气 PCMV-APCMV:压力控制通气-辅助压力控制通气 PS-PEEP:带PEEP的压力支持

连接面罩 → 将NV打开，上面罩，并设定PSV：8～10cmH₂O，数分钟后至10min后待患者呼吸与呼吸机协调后，用头带固定面罩，松紧以不漏气，且患者能耐受为宜

调节呼吸机参数 → 并逐渐上调PSV至12～15cmH₂O，PEEP上调至4～6cmH₂O，触发灵敏度调至-1～2cmH₂O

调节参数 → 氧浓度吸入<6%。使SaO₂≥90%。在调节参数时使患者的VT≥7ml/kg

病情恶化 → 可出现：1. pH<7.20、PaO₂<45mmHg
2. 高碳酸血症出现昏迷
3. 呼吸或心跳停止

处置 → 立即插管进行有创通气
按压部位：胸骨下段，胸廓正中，两乳头连线的中点

图9-6　无创通气流程图

七、环甲膜穿刺术流程图（图9-7）

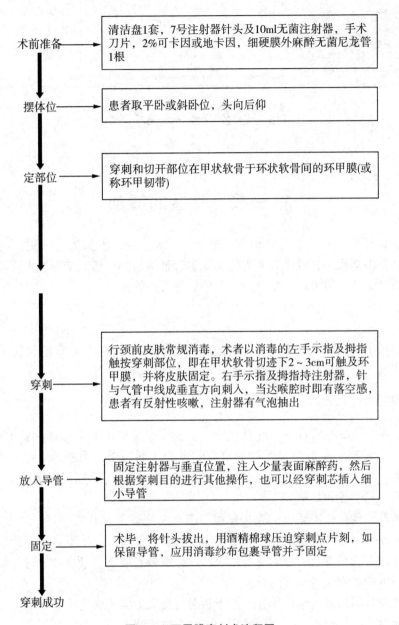

术前准备	清洁盘1套，7号注射器针头及10ml无菌注射器，手术刀片，2%可卡因或地卡因，细硬膜外麻醉无菌尼龙管1根
摆体位	患者取平卧或斜卧位，头向后仰
定部位	穿刺和切开部位在甲状软骨于环状软骨间的环甲膜(或称环甲韧带)
穿刺	行颈前皮肤常规消毒，术者以消毒的左手示指及拇指触按穿刺部位，即在甲状软骨切迹下2～3cm可触及环甲膜，并将皮肤固定。右手示指及拇指持注射器，针与气管中线成垂直方向刺入，当达喉腔时即有落空感，患者有反射性咳嗽，注射器有气泡抽出
放入导管	固定注射器与垂直位置，注入少量表面麻醉药，然后根据穿刺目的进行其他操作，也可以经穿刺芯插入细小导管
固定	术毕，将针头拔出，用酒精棉球压迫穿刺点片刻，如保留导管，应用消毒纱布包裹导管并予固定
穿刺成功	

图9-7 环甲膜穿刺术流程图

备注：行环甲膜切开时，可在环甲膜上方做1.5～2.0cm的皮肤横切口，然后用尖刀将环甲膜切开，并用血管钳将切口稍行扩大，置入尼龙管或气管套管。

（苏 杏）

第十章

气道管理与护理

第一节 气道的解剖

气道（又称呼吸道）由上气道和下气道组成，鼻、咽、喉部为上气道，气管、支气管为下气道。麻醉中需采用各种工具和方法确保患者气道通畅，因此麻醉护士应熟练掌握呼吸系统解剖特点及评估气道方法，配合麻醉医师做好气道管理。

一、鼻

成人鼻道长 10~14cm，由鼻中隔分隔为左、右两腔，每个鼻腔有前和后两个鼻孔。鼻前孔与外界相通，鼻后孔与鼻咽腔和口腔相通。

二、咽

咽是一个漏斗状肌性管腔，上起自颅底，下至第 6 颈椎体下缘（环状软骨水平），与食管相连，全长约 12cm。咽腔是鼻呼吸和口鼻呼吸的共同通道，咽腔的后壁扁平，贴附于 6 个颈椎体前面；前壁由上而下分别与鼻腔、口腔和喉腔相通，分别以软腭与会厌上缘为界，命名为鼻咽腔、口咽腔和喉咽腔。

鼻咽腔是鼻腔鼻后孔向后方的直接延续，上达颅底，下至软腭平面，长度约为 2.1cm，左右径约为 1.5cm。鼻咽腔侧壁上有咽鼓管咽口，呈三角形，位于下鼻甲平面后方约 1.0cm 处。鼻咽腔的前方、上方、后方均有明显隆起，称咽鼓管圆枕。经鼻插管时，如果导管过硬或弯度不够，可能被隆起的圆枕阻挡。

口咽腔是口腔向后方的延续部分，位于软腭与会厌上缘平面之间，经咽峡与口腔或鼻咽腔相通。咽峡由软腭的游离缘、两侧的腭舌弓和舌根围绕而成。其前壁不完整，主要由舌根构成。舌根后部正中有一矢状面黏膜皱裂连至会厌，称为舌会厌正中裂，该裂的两侧凹陷处称会厌谷，该谷是异物易滞留处。舌会厌正中裂也是使用弯型喉镜片显露声门时的着力点。

喉咽腔位于喉口及喉的后方，是咽腔的最下部比较窄的部分，上起于会厌上缘平面，下至第 6 颈椎体下缘平面，与食管相连。喉咽腔向前经喉口与喉腔相连。喉向后膨出于喉咽腔中央位，由此在喉口的两侧各形成一个深窝，称梨状隐窝。由于喉上神经的内支在梨状隐窝的黏膜下方经过，因此将局部麻醉药涂布于梨状隐窝表面，可产生声带以上的喉表面麻醉，适用于喉镜和支气管镜检查。喉咽腔的后下方与食管上括约肌之间形成了漏斗状的下咽部，一些解剖学者将下咽部和喉咽腔合为一体，称为喉咽部。

三、喉

喉位于颈前部、喉咽腔的前方，上与喉咽腔相通，下与气管相通。成人喉的位置上界处于第4、5颈椎体之前，下界平对第6颈椎体下缘；女性略高于男性，小儿比成人高，随年龄增长，喉的位置逐渐下降。

喉以软骨作为支架。喉软骨包括3块单个软骨（甲状软骨、环状软骨和会厌软骨）及3块成对的软骨（杓状软骨、小角软骨和楔状软骨）。

1. 甲状软骨　前面由2块板状软骨拼成，其前角的上端向前突出，称为"喉结"；喉结上端的中央呈凹陷状，叫甲状软骨切迹，是重要的解剖标志。

2. 环状软骨　在甲状软骨下方，是气管的开口，前部较狭扁，叫环状软骨弓；后部较宽，叫环状软骨板。环状软骨弓的位置平对第6颈椎体，是颈部重要的体表标志。环状软骨板的上缘有一对小关节面，与杓状软骨相连。环状软骨的下缘与气管相连，是气管软骨支架中唯一完整的软骨环，对支撑气管上口的张开起着重要的作用，若受到损伤，可引起气管上口狭窄。麻醉快诱导辅助环状软骨压迫法（Sellick手法）是预防误吸的常用方法。由于环状软骨的完整性，向后压迫时气道不会塌陷，而食管上端和下咽部受压密闭，可有效地防止或减少胃内容物的反流。

3. 会厌软骨　是上宽下窄呈叶片状的软骨，下端狭细部称会厌软骨茎。会厌舌面的上部与舌根正中的黏膜形成位于中线的舌会厌正中裂，与舌根两侧的黏膜形成舌会厌外侧裂。

4. 杓状软骨　一对略呈三角形的软骨，与环状软骨板下缘构成环杓关节。气管插管可引起杓状软骨脱位，症状主要是声音嘶哑、咽喉痛及不适或进食呛咳等。

5. 小角软骨　一对细小的软骨，位于杓状软骨尖端，包在杓状会厌襞内。

6. 楔状软骨　一对小棒状软骨，也包在杓状会厌襞内，表面膨隆成楔状结节。

四、气管及支气管

1. 气管　气管的上端从环状软骨下缘（第6颈椎体平面）开始，下行进入胸腔，抵达第4胸椎体下缘（胸骨角）水平时分叉为右主支气管、左主支气管。成人气管的长度为10~14cm，平均为10.5cm，内腔横径约为1.6cm。小儿气管较细，新生儿声门至气管隆嵴的长度仅4cm。气管的分叉部称"气管叉"，相当于胸骨角水平，或第2肋软骨平面，其末端的内面呈向上隆起，称气管隆嵴。气管隆嵴的黏膜下有丰富的迷走神经末梢，极为敏感，遇吸痰管或支气管导管刺激易导致剧咳、支气管痉挛，或迷走心脏反射引起血压下降、心动过缓甚至心搏骤停。只有深麻醉或完善的黏膜表面麻醉才能使气管隆嵴反射消失。

2. 支气管　气管下端至气管隆嵴部分为右主支气管及左主支气管。右主支气管短而粗，走向陡直，气管导管插入过深（或异物）较容易进入右主支气管。右肺上叶的支气管开口距气管隆嵴很近，仅1.0~1.5cm。因此，若右支气管插管很深，可能阻塞右肺上叶支气管的开口而引起右肺上叶不张。左主支气管较细长，走向稍斜，开口距气管隆嵴较远，故异物或气管导管相较不易进入。

（王妍妍）

第二节　气道评估指标与方法

术前气道评估的主要任务是确定患者是否由于先天或后天获得性解剖异常，或气道疾病而"不能插管、不能氧合"（CICO）。掌握相关气道评估方法，对做好充足气道准备及协助麻醉医师进行气道管理有重要作用。气道评估可通过病史回顾、人工通气史，参考正常的气道结构和活动度检查，以及相关实验室及放射线检查等进行，临床上常用的气道评估指标及方法如下。

1. 张口度　指最大张口时门齿间的距离，正常为 3.5~5.6cm，平均为 4.0cm。如果小于 3cm，提示插管可能遇到困难；小于 1.5cm，提示无法进行直接喉镜检查，显露声门。

2. 颈部后仰度　指仰卧位时最大限度仰颈，上门齿前端至枕骨粗隆连线与身体纵轴线相交的角度。把手指放在颈后凹陷处，以此处为起点向头顶方向移动，第一个突起的最高点就是枕骨粗隆。颈部后仰度大于 90° 为正常。

3. 甲颏距离　指颈部完全伸展时甲状软骨切迹至颏突的距离，大于 6.5cm 时，不会发生插管困难；处在 6.0~6.5cm 之间时，插管会有困难；小于 6.0cm 时，一般不能经喉镜插管。

4. 下颌骨水平距离　从下颌角至颏突的长度，大于 9.0cm 时，插管困难概率很小；小于 9.0cm 时，插管困难概率很高。

5. Mallampati 张口度分级　通过评估咽峡、扁桃体和腭垂的可见度预测直接喉镜显露声门时的困难程度，该评估容易受患者的体位、发音及观察者主观因素影响。

6. Cormack 分级　用直接喉镜观察喉头结构，对喉暴露程度进行分级。Ⅰ级：声门完全显露；Ⅱ级：声门部分显露，见后联合；Ⅲ级：显露会厌或其顶，不见声门；Ⅳ级：声门和会厌均不能显露。Mallampati Ⅳ级和 Cormack Ⅲ级及以上，几乎无法用直接喉镜完成插管。

困难气道常见原因见表 10-1。

表 10-1　困难气道常见原因

分类	具体原因
解剖特征	颈部短粗，颈部活动受限，上颌门齿突出，牙齿不规则，缺齿，窄口腔伴有长、高弓形腭，张口受限，下颌后缩
先天性综合征	Klippel-Feil（短颈、颈椎融合、后发际线低）综合征、Pierre Robin（小颌、腭裂、舌下垂）综合征、Treacher Collins（下颌面骨发育不良）综合征
内分泌疾病	肥胖、肢端肥大、甲状腺功能减退、甲状腺肿、巨舌
感染	咽峡炎、扁桃体周围脓肿、咽喉部脓肿、会厌炎
其他病变	过敏性气道水肿，颈椎、颞下颌关节炎和僵直，纵隔占位，烧伤瘢痕或放射性瘢痕，表现为肌强直或牙关紧闭的肌病，创伤和血肿，肿瘤和囊肿，躯体石膏、颈环固定或颈圈，气道异物

（王妍妍）

第三节　人工气道管理常用工具与使用方法

维持患者足够的通气和氧合是气道管理的根本目的。人工气道管理工具能够对患者进行气道管理，维持气道通畅，保证患者氧供。麻醉护士应熟悉各种人工气道管理工具，常用的人工气道管理工具有如下几种。

一、鼻导管

鼻导管是常用的低流量供氧装置，患者耐受性好。

使用方法：两个或单个尖端插入患者两个或单个鼻孔进行供氧。原理是以鼻咽部作为储氧腔，只要患者鼻腔通畅，即便患者用口呼吸也可提升吸入氧气浓度。气体流量设定范围可以在 $3 \sim 5L/min$。

二、面罩

1. 种类　面罩有不同种类，如简易吸氧面罩、经鼻持续气道正压面罩、麻醉通气面罩等。麻醉时常用麻醉通气面罩以密封患者气道，输送混合气体，预充氧、通气或麻醉。

2. 使用方法　选择合适的面罩，患者口腔微微张开，操作者拇指和示指向下用力扣紧面罩，其余三指将患者下颌角及下颌体托起，使患者伸直气道，下牙床超出上牙床，形成"地包天"形态，勿压迫眼球和鼻翼。通气需使胸廓起伏明显，挤压球囊无阻力。

三、口咽通气管

1. 原理　改善口咽部通气空间，保持气道通畅，防止舌后坠，便于吸痰，也可作为牙垫使用。

2. 型号选择　合适的口咽通气管应该是末端位于上咽部，将舌根与口咽后壁分开，使下咽部到声门的气道通畅。因此，选择口咽通气管应遵循"宁长勿短，宁大勿小"的原则。

3. 使用方法　可利用压舌板压迫舌体，将口咽通气管按外口指向足的方向置入口咽部。也可不用压舌板置入，先将口咽通气管按外口指向头的方向（即弯面向上）插入口腔，一边旋转口咽通气管180°，一边推进口咽通气管直至咽腔。此时，舌背应恰好躺卧于口咽通气管的弯度之中。

4. 操作注意事项

（1）清醒或浅麻醉的患者使用口咽通气管可能出现恶心、呕吐、呛咳、喉痉挛和支气管痉挛等。因此口咽通气管适用于非清醒患者和麻醉深度恰当的患者。

（2）不恰当安置口咽通气管会将舌根推至咽腔而加重阻塞，或引起喉痉挛，或引起牙、舌体和咽腔损伤。对于长时间安置口咽通气管的患者，需定时检查安置是否妥当。

（3）如果患者不能开口，又不宜使用鼻咽通气管，可先将两压舌板置入后臼齿之间，利用杠杆作用撬开口腔，再置入口咽通气管。

四、鼻咽通气管

鼻咽通气管是用塑料或软橡胶等材质制成的不同长度和内径，柔软而弯曲的筒形通气管道，置入鼻腔后刺激小，患者更容易耐受。使用方法及注意事项如下。

1. 检查患者的鼻孔大小、通畅性，以及是否有鼻息肉和明显的鼻中隔偏曲。

2. 合适型号的鼻咽通气管插入长度为鼻尖至外耳道的距离，使通气管前端恰好在会厌的上方。

3. 鼻咽通气管表面需先涂利多卡因油膏润滑。插入前可向鼻腔内滴入血管收缩药（麻黄碱或可卡因）以减少鼻腔出血。

4. 鼻咽通气管沿下鼻道插入，即鼻咽通气管的插入方向必须与面部保持垂直，严禁按指向鼻顶部方向（筛窦 Little 区）插入，否则易引起鼻出血。

5. 插入动作宜轻巧、柔和、缓慢，遇阻力不强行插入，可轻柔旋转鼻咽通气管至无阻力感后再继续推进。

6. 如果鼻咽通气管全部插入后患者有咳嗽或刺激反应，退出 1~2cm，防止鼻咽通气管尖端刺激会厌或声带。

7. 鼻咽通气管插入的并发症包括鼻出血、鼻咽部损伤和胃内容物误吸，疑有颅底骨折的患者禁用鼻咽通气管，其可能插入颅腔或引起颅腔感染。

五、喉罩

喉罩是安置于咽喉腔，封闭食管和咽喉腔，经喉腔通气的人工气道。

1. 型号　选择合适型号的喉罩。普通喉罩的型号、选择标准及建议最大充气量见表10-2。

表 10-2　普通喉罩的型号、选择标准及建议最大充气量

型号	选择标准［患者体重（kg）］	建议最大充气量（mL）
1	新生儿（<5）	4
1.5	婴儿（5~10）	7
2	儿童（10~20）	10
2.5	儿童（20~30）	14
3	成人（30~50）	20
4	成人（50~70）	30
5	成人（70~100）	40
6	成人（>100）	50

2. 使用方法

（1）调整头部/颈部位置：取头后仰而颈椎向胸部屈曲的嗅物位，舌体和会厌抬离咽喉壁。

（2）操作者戴无菌手套，左手使患者口腔张开，右手握笔式夹住喉罩。

（3）置喉罩的背尖部于患者前牙齿的后部。

（4）用左手示指辅助喉罩沿患者硬腭、软腭向后进入。

（5）把喉罩延伸到患者下咽部，直到感到稍有阻力。

（6）在移开左手示指前，右手轻轻压住患者喉部，防止喉罩移位。

（7）喉罩充气，固定位置，保持通气。

3. 喉罩放置位置　通气罩远端占据整个下咽部，正对食管上括约肌，紧靠在环状软骨后方。通气罩的侧边对着梨状隐窝，近端的前表面在舌根后方、扁桃体水平以下。

六、气管导管

气管插管和支气管插管常用气管导管，是麻醉气道管理的主要手段。

1. 气管插管 通过口腔/鼻孔，经喉把气管导管插入气管。气管导管是最经典、可靠、常用的人工气道。

2. 支气管插管 将气管导管插入单侧支气管，使左右肺隔离的插管技术。现有三类气管导管用于临床支气管插管，即双腔支气管导管（DLT）、支气管封堵导管和单腔支气管导管。

（王妍妍）

第四节　气管插管和支气管插管的管理与护理

气管插管有多种方法，大致有三种分类方法（表 10-3），临床上常用明视经口气管插管法。

表 10-3　气管插管方法分类

分类	插管方法	
根据插管途径	经口气管插管法	明视经口气管插管法
	经鼻气管插管法	明视经鼻气管插管法
	经气管造口插管法	
根据患者意识状态	诱导气管插管法	慢速诱导气管插管法
		快速诱导气管插管法
	清醒气管插管法	清醒明视经口或经鼻气管插管法
	半清醒气管插管法	安定半清醒状态明视气管插管法
根据是否显露声门	明视气管插管法	直接喉镜明视气管插管法
		纤维光导喉镜引导气管插管法
	盲探气管插管法	经鼻盲探气管插管法
		经口手指探触引导气管插管法
		经气管逆行细导管引导气管插管法

一、明视经口气管插管法

经口气管插管法是将气管导管通过口腔、咽腔与声门插入下气道的气管内而建立人工气道的一种方法。明视经口气管插管解剖路径为口腔→咽峡→口咽部→会厌→声门裂→气管。

1. 插管前准备

（1）专业辅助耗材：正压通气氧源、麻醉机、口咽或鼻咽通气管、气管导管、喉镜、喉镜片、吸引装置、吸痰管、管芯、胶带、喷雾器、插管钳、面罩、牙垫、润滑剂等。检查一次性物品效期，包装有无破损，导管套囊有无漏气。

（2）患者：协助麻醉医师摆好患者体位，操作者在患者头部，抬高患者枕部（嗅物位），监护患者。

（3）静脉通路：开放静脉通路，做好液体管理。

（4）局部麻醉：遵医嘱给予局部神经阻滞、局部麻醉药喷洒、喉气管喷雾，经环甲膜注射局部麻醉药，舌用软膏局部麻醉。

（5）麻醉前用药及诱导药：遵医嘱给予镇静药/麻醉药、肌肉松弛药、血管活性药。

（6）困难气道车：对非预期困难气道，应准备的工具包括喉罩、各种导管、各种可视化辅助插管设备及通气氧合工具等。

（7）气管导管型号：成年男性一般选内径7.5~8.5mm的气管导管，而成年女性一般选内径7.0-8.0mm的气管导管。儿童根据年龄大小和发育状况来选择，也可利用公式进行初步估计：选择内径（mm）＝4.0+年龄÷4（适合1~12岁儿童）。另外需常规准备上下各一号的气管导管，根据具体情况选定最适合的气管导管。若是加强型气管导管，由于其外径较粗，宜选择内径小约0.5cm的气管导管。

2. 气管插管操作与护理配合流程（图10-1）。

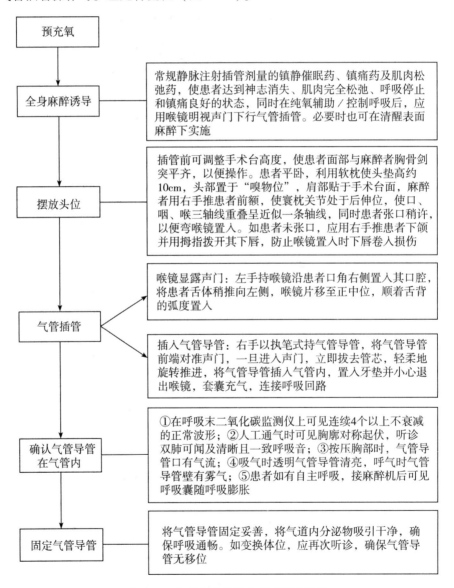

图10-1 气管插管操作与护理配合流程

3. 气管插管深度 气管插管深度是指从门齿至气管导管尖端的距离，成年女性为20~

22cm，成年男性为 22~24cm。儿童（1~12 岁）按公式计算：气管导管深度（cm）= 12+年龄-2，并根据儿童发育状况再调整。

二、明视经鼻气管插管法

明视经鼻气管插管解剖路径为前鼻孔→鼻腔→后鼻孔→鼻咽腔→口咽部→会厌→声门裂→气管。

1. 插管前准备

（1）用物：除经口插管用物外，应准备呋麻滴鼻液、经鼻异型气管导管或加强型导管等。将气管导管前端及气囊外侧涂抹润滑剂或 2% 利多卡因凝胶，以降低鼻腔沿途插入的阻力及损伤。

（2）鼻腔：尽可能选择较通畅的一侧鼻腔进行操作。插管前两侧鼻腔务必应用血管收缩药与表面麻醉药，一方面，可使鼻腔空间扩大，有利于置入直径较粗的气管导管，并降低插管摩擦阻力；另一方面，可减少或避免黏膜损伤出血。

（3）气管导管型号：成年男性一般选内径为 6.5~7.0mm 的气管导管，成年女性则选内径为 6.0~6.5mm 的气管导管。

2. 操作方法与护理配合　协助患者使头后仰，操作者右手持气管导管，沿与患者面部垂直的方向将气管导管插入患者鼻腔，沿患者鼻底部经下鼻道出鼻后孔至咽腔。切忌将气管导管向头顶方向推进，以免引起严重的出血。当气管导管推进至咽腔后，用左手持喉镜置入患者口腔暴露会厌。当显露声门后，右手在鼻腔外握持气管导管继续前行，并调整气管导管尖端方向，以便对准声门，如需使用插管钳，应协助麻醉医师将导管顺势插入。提醒麻醉医师听诊双肺呼吸音，固定气管导管。

三、支气管插管方法

支气管插管解剖路径为口腔→咽峡→口咽部→会厌→声门裂→气管→气管隆嵴→一侧支气管。

1. 插管前准备

（1）用物：除常规经口插管用物外，还需准备双腔支气管导管（简称双腔管），检查两个套囊是否漏气；使用水溶性润滑剂充分润滑导管前端及套囊，以减轻插管损伤并保护套囊免受牙齿损伤。

（2）支气管导管型号：使用适合型号双腔管，以降低通气阻力并利于吸痰操作及纤维支气管镜检查。一般成年男性选 39Fr/37Fr 号，成年女性选 37Fr 号，矮小女性则选用 35Fr 号。

2. 插管操作与护理配合　麻醉诱导、喉镜暴露与单腔管气管插管相似。对于左侧双腔管，暴露声门后，将双腔管远端弯曲部分向前送入声门，当双腔管前端通过声门后，协助麻醉医师拔出管芯，轻柔地将双腔管向左侧旋转 90°，继续送管至感到轻微阻力。

3. 支气管插管深度　身高 170cm 患者的平均支气管插管深度是 29cm，身高每增加或减少 10cm，支气管插管深度增加或减少 1cm，固定前或摆放体位后应听诊或行纤维支气管镜检查，以确定患者最佳导管固定位置。

（王妍妍）

第五节　困难气道的管理与护理

一、困难气道的定义

困难气道是指经过 5 年专业麻醉培训的医师所经历的预期或意外困难或失败的临床情况。困难气道是患者自身、临床环境及操作者的管理技术三方面因素作用的结果。

二、困难气道的评估

（一）了解病史

术前访视时，了解患者一般情况、现病史和既往史，有助于识别困难气道。

1. 困难面罩通气　研究发现，年龄大（>55 岁）、肥胖（BMI>26kg/m²）、打鼾病史、蓄络腮胡和无牙是困难面罩通气的 5 项主要独立危险因素；Mallampati 分级Ⅲ级或Ⅳ级、下颌前伸能力受限、甲颏距离过短（<6cm）也是困难面罩通气的独立危险因素。当具备 2 项及以上危险因素时，提示困难面罩通气的可能性较大。

2. 喉镜暴露困难和插管困难　喉镜暴露困难和插管困难的患者特征包括年龄大（>55 岁）、肥胖（BMI>26kg/m²）、牙齿异常、睡眠呼吸暂停综合征和打鼾病史。某些先天性或后天性疾病也会影响喉镜暴露和插管，如强直性脊柱炎、类风湿关节炎、退化性骨关节炎等。

（二）体格检查

术前气道评估时进行的体格检查内容及提示困难气道表现见表 10-4。

表 10-4　术前气道评估时进行的体格检查内容

体格检查内容	提示困难气道表现
上门齿的长度	较长
自然状态下闭口时上下切牙的关系	上切牙在下切牙之前
下颌前伸时上下切牙的关系	不能使下切牙伸至上切牙之前
张口度	<3cm 或小于两横指
改良的 Mallampati 分级	Ⅱ级以上
上颚的形状	高拱形或非常窄
下颌空间顺应性	僵硬、弹性小或有肿物占位
甲颏距离	<6cm 或小于三横指宽度
颈长	短
颈围	粗
头颈活动度	下颌不能接触胸壁，或不能颈伸

（三）辅助检查

对疑似困难气道者，可行超声检查、X 线检查、CT 检查和 MRI 检查等辅助诊断，或在表面麻醉下行可视喉镜检查、纤维支气管镜检查，或利用三维成像技术。

三、困难气道的管理

（一）基本原则

对术前已预料的插管困难的患者，应在镇静和局部麻醉后其保持自主呼吸的情况下行气管插管。原则上，无成功气管插管把握者不得轻易做全身麻醉诱导，如呼吸困难（面罩/声门上通气）者；误吸风险增加；患者可能无法忍受短暂的呼吸暂停；预计紧急采取有效方法建立气道存在困难等。而已全身麻醉无自主呼吸的患者插管困难时，应在面罩通气保证满意气体交换的前提下选用各种插管技术；紧急情况下应及时采用应急措施，如经气管喷射通气、喉罩通气等。

不合作或儿科患者可能会限制困难气道管理方式的选择，特别是涉及清醒插管的选择，对于该类患者需要采取适用于不合作患者的方法（如全身麻醉诱导后的插管尝试）。另外，在适当和可用的情况下启动体外膜肺氧合（ECMO）。困难气道管理流程见图10-2。

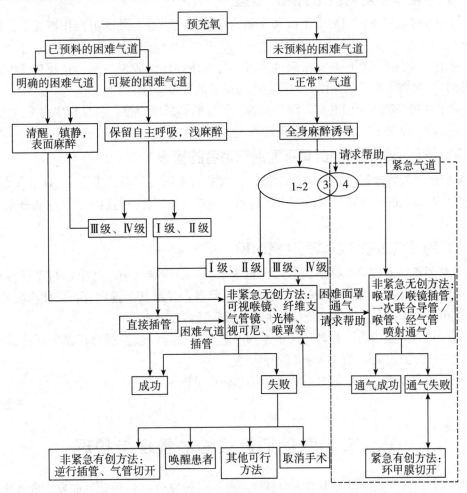

图10-2 困难气道管理流程

注：TTJV，经气管喷射通气。

（二）全身麻醉诱导气管插管的管理

1. 患者及家属知情同意　麻醉医护人员告知患者（或其家属）困难气道的危险和管理方案，取得其积极配合，保证其知情权。

2. 困难气道管理用具和设备　确保房间内有可用的气道管理用具和设备，如供氧装置、吸引装置等；确保能立即提供便携式的专用设备，包含用于困难气道管理的，如环甲膜穿刺置管、经气管喷射通气（TTJV）装置、经气管高频喷射通气装置等。

3. 人员　对已预料的困难气道进行术前讨论，在有经验医师或助手在场的情况下进行插管操作；出现非预料困难气道时，应立即求助。

4. 反流、误吸高风险患者　术前常规禁食、禁饮；使用药物降低胃内 pH 值。对严重胃排空延迟或肠梗阻的患者，应放置胃管，麻醉处理同饱胃患者。

5. 用药　静脉诱导药品、抢救药品。

（三）术前未预料的困难气道的管理

1. 对于直接喉镜下声门显露Ⅰ级和Ⅱ级的患者，在采取喉外压迫操作情况下，可进行气管插管。

2. 对于直接喉镜下声门显露Ⅲ级的患者，可采用弹性橡胶引导管、光纤和纤维内镜等行气管插管；如果需要反复操作，须注意维持患者的气道通畅。

3. 对于直接喉镜下声门显露Ⅳ级的患者，气管插管极度困难，且操作中存在巨大危险。如果试插失败，应立刻插入喉罩或面罩进行人工通气，直至患者清醒。

（四）气管插管失败且面罩不能通气患者的管理

若麻醉患者气管插管失败，又不能进行有效的面罩通气，即发生了 CICO 的紧急情况，必须立即采取有效的紧急肺通气措施，包括利用喉罩、经气管喷射通气、气管切开术或环甲膜切开术等。

（五）困难气道患者麻醉后注意事项

1. 麻醉科医师对围手术期遇到的已预料或未预料的困难气道，在手术结束后将其发生及详细处理情况以公开书面的形式告知患者及其家属，并嘱其妥善保存，以便再次就医时，为气道管理相关医护人员提供有价值的困难气道管理信息。

2. 对于困难气道患者，在转运出手术间时也应做好标识或在医疗记录中标注，提醒随后进行诊疗的医护人员注意这类患者的特殊性。

3. 对困难气道者，还应做好后续的随访和处理工作。

（王妍妍）

第六节　气管插管拔管的管理与护理

气管插管拔管是麻醉过程中的一个高危阶段。尽管拔管时各种并发症发生的概率很低，但是仍有不少致伤或致死的情况发生。麻醉医护人员需严格掌握拔管适应证与禁忌证，且拔管操作应在麻醉科医师指导下进行。

气管插管拔管主要分为拔管计划制订、拔管准备、拔管操作、拔管后监护几个阶段。

一、拔管计划制订

麻醉前制订拔管计划，包括对气道和整体危险因素进行评估。大体上气管插管拔管分为低危和高危两大类，又可分为清醒拔管或深麻醉下拔管两种方法。

二、拔管准备

1. 评估并优化气道情况

（1）拔管前需评估上气道梗阻出现的可能性。

（2）喉套囊放气试验可以用来评估声门下口径，以套囊放气后可听到明显的漏气声为标准。如果在合适的导管型号下听不到漏气的声音，需警惕气道水肿的发生。

（3）下气道外伤、水肿、感染及分泌物等，也会限制拔管的实施。

（4）胃胀气可压迫膈肌，影响呼吸。行面罩或声门上高压通气时，需经鼻或经口进行胃肠减压。

2. 评估并优化患者的一般情况　患者肌力恢复，有足够的潮气量，气道保护性反射恢复，血流动力学稳定，体温正常，电解质、酸碱平衡，凝血功能正常，术后镇痛效果满意。

3. 评估并优化拔管的物资准备　拔管时应准备与插管时相同水平的监护、设备及人员。

三、拔管操作

（一）气管插管拔管常规操作

1. 提前纯氧吸入，适当地过度通气，必要时给予膨肺以利于充分扩张可能存在的肺小叶不张。

2. 使用吸引装置清除口咽部分泌物，建议在直视下操作。

3. 置入牙垫，防止气管导管梗阻。

4. 采取合适的体位，减少头部和颈部的运动。

5. 松开套囊，在患者吸气末对呼吸囊施以 $20\sim30cmH_2O$ 正压通气下，轻柔拔管。

6. 拔管后提供纯氧，确保气道通畅且呼吸充分。

7. 持续面罩给氧，直到完全恢复。

（二）低危深麻醉拔管

1. 纯氧吸入。

2. 维持足够麻醉深度。

3. 取合适的体位。

4. 清除口咽部分泌物，建议在直视下操作。

5. 松开套囊。

6. 正压通气下拔除导管。

7. 呼吸道通畅，胸廓起伏对称且通气量满足需求。

8. 持续面罩给氧，继续监测，直到患者完全清醒。

（三）高危患者拔管

拔管前的关键是评估拔管后患者是否安全，是否应该保持气管插管状态。如果考虑无法安全拔管，应该延迟拔管或者实施气管切开（图10-3）。

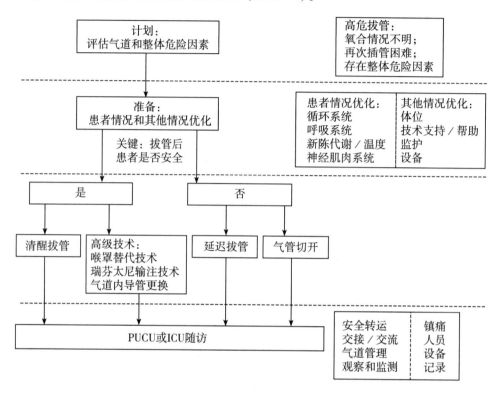

图10-3　高危患者拔管流程

四、拔管后监护

1. 患者气道反射恢复、生理情况稳定前需要麻醉医护人员持续关注。

2. 麻醉恢复期监测患者意识、呼吸频率、心率、心律、血压、SpO_2、体温和疼痛程度。需关注一些早期气道问题和手术问题，如喘鸣、阻塞性通气症状和躁动常提示气道问题，而引流量多、游离皮瓣血流供应、气道出血和血肿形成，常提示手术问题。

3. 拔管后同样应配置困难气道车、监护仪、麻醉机或呼吸机等。

4. 转运患者达到出PACU标准后，由麻醉护士送至病房；存在气道风险的患者转运过程中，应由有经验的麻醉医师与手术医师共同护送，应配置相关抢救物资。

5. 对存在气道危险的患者可给予湿化的氧气，同时监测$PetCO_2$。鼓励患者深呼吸或者咳出分泌物，阻塞性睡眠呼吸暂停综合征患者最好保留气管导管进入ICU监护。术后第一个24小时内，应高度警惕创面出血和呼吸道梗阻的可能性，术后第2天拔管是较安全的选择。拔管后，鼻咽通气管可改善上气道梗阻；头高位或半坐位能减轻膈肌上抬所致功能残气量降低；皮质激素能减轻气道损伤所致的炎症性水肿，但对于颈部血肿等机械性梗阻无效。

6. 良好的镇痛能使术后呼吸功能达到最优化，但要避免或谨慎使用镇静药。

7. 气管插管拔管常见并发症有高血压，心动过速，心律不齐，咳嗽，屏气，发绀，困难气道，喉痉挛，支气管痉挛，喉及气管水肿，误吸，呼吸抑制，咽喉痛，血肿，出血，喉气管软化，双侧麻痹，单侧麻痹，声带功能障碍，发音障碍、失声，杓状软骨脱位，喉气管狭窄。

（王妍妍）

第十一章

手术室护理质量管理

国际医院管理标准（JCI）认为医院的工作精髓是"质量与安全"。手术室护理质量是医院总体质量的重要组成部分，对于现代医疗护理服务的效果也起着关键的作用。因此手术室护理质量管理必须引进科学的管理模式，建立完善的管理体系、使用科学的管理方法，在术前、术中和术后对护理质量进行全面管理和控制，把手术安全和患者满意作为第一目标和最终结果。

第一节　手术室护理全面质量管理体系的建立

手术室是医院对患者实施手术治疗、检查、诊断并承担抢救工作的关键场所，是一个高风险部门。源于其特殊的工作性质和工作环境，任何工作环节的疏忽都可能对手术患者造成严重的伤害，影响手术的效果和成败，甚至危及患者的生命安全。因此，手术室的护理质量管理应遵循全面质量管理这样一种预先控制和全面控制的原则，进行持续质量改进。

一、相关概念

1. 手术室护理质量管理　手术室护理质量管理是指为达到手术室质量管理目标，按照质量形成的过程和规律，对其构成要素进行计划、组织、领导和指导，协调和控制，以保证护理服务达到规定的标准并满足服务对象需求的活动过程。质量管理是手术室护理工作的核心，是为患者提供优质、安全医疗服务的重要保证。

2. 持续质量改进　持续质量改进是指在现有水平上不断提高服务质量、过程及管理效率的循环活动。通常有两种方式促进持续质量改进，一是出现护理质量问题后的改进，针对护理质控检查、不良事件中呈现的问题，调查、分析原因，采取纠正措施，予以改进；二是尚未发现质量问题时的改进，主要是指主动寻求改进机会，识别患者服务过程中潜在风险，在与国内外同行比较中寻求改进方向和目标，并予以落实。

3. 全面质量管理　全面质量管理是指一个组织以质量为中心，以全体全员参与为基础，目的在于通过让患者满意和本部门所有成员及社会受益而达到长期成功的管理活动。

4. 质量管理体系　质量管理体系指为实施质量管理所构建的组织结构、实施程序和所需资源的总和。

二、手术室质量管理体系

完善质量管理体系，对于提升护理质量至关重要。手术室护理工作是对患者直接或间接提供护理服务，在护理过程中所涉及的各项工作内容均按系统的管理方法进行规范管理，从而使得手术室的护理工作目标明确，责权分明。其基本要素包括：一是手术室护理工作过程中的各种安排必须为特定目标而设立；二是分析护士的工作程序，优化工作流程，减少变动；三是加强与患者的沟通，了解患者对服务质量的需求。

根据层次管理原则，手术室全面质量管理的组织架构体系通常分为四级，即决策级、管理级、执行级、操作级。层级越高责任越大，反之则相对较小。每一层管理都有自己管辖的内容和范围，强调管理的职能作用。

三、手术室全面质量管理

手术室全面质量管理首先是要设立必需的组织结构，并配备一定的设备和人力；要制定并落实管理者职责、工作制度、规范流程、质量标准和实施质量持续改进；要建立护理质量管理体系并有效运行，使各种影响护理质量的因素都在控制范围内，以杜绝和减少护理不良事件的发生。只有这样护理质量才能有保证、才能满足服务对象需求。

手术室质量管理中，体现三级护理质量管理，即手术前、手术中、手术后的过程管理，也反映了基础护理质量、专业护理质量及护理服务质量全方位管理的内容。

1. 基础质量管理 作为科室硬件、软件和支撑条件，是手术室护理工作的基础，具有较强的稳定性，包括规章制度、人员配置、设施环境、业务技术、物资药品供应、仪器设备、手术时间安排及科室文化等。以"患者满意、手术医生满意"为中心，制定以手术安全为核心的工作职责、标准、内容和流程，健全以专科护士培养为基础的全员培训计划和内容，建立以质量效益为持续改进的绩效考核与用人管理机制等，满足专业、快捷、有效、安全的护理保障。

2. 环节质量管理 是指护理过程中的质量管理，针对动态性最强、最易出现质量问题的环节进行重点防控。具体表现在对护理过程中执行制度和操作规程的依从性、规范性、准确性和舒适性进行监管。如考核规章制度和操作流程、手术环境、手术物品与设备、消毒隔离技术、无菌技术操作、手术配合、护理文件书写等的完成情况是否符合质量管理的要求。

3. 终末质量管理 最常用的是病案质量、统计质量和管理指标，它代表科室管理水平和技术水平。手术室终末质量主要反映在质量指标上，如护理指标的检查结果、手术患者的安全、护理缺陷与投诉、器械物品、环境消毒灭菌效果、感染控制、服务满意度等。

四、手术室护理质量管理的原则

1. 管理人性化 护理质量管理必须强调管理的人性化，坚持以人为本。尤其对于手术室这样高强度高风险的工作来说，更需要护理人员的坚守和配合。因此在确定管理计划时，要听取护理人员的心声，考虑护士的实际情况和需求，借此提升护理人员对工作的热情和责任心。同时也要考虑患者和医生的不同需求，提供更高水平的护理服务。

2. 管理标准化 护理质量管理的基础工作首先是要制定护理工作质量标准。手术室护理质量管理应以完善的规章制度、规范的操作流程、健全的岗位职责及完善的质量检查标准为前提，使一切管理始于标准且忠于标准。这是检验护理质量管理水平的主要依据，同时可以将此作为护理工作的指导。

3. 事实数据化　数据是现代护理质量管理的依据，可分析判断护理质量水平的高低。在实际工作中，通过对数据的收集、整理和分析，来发现护理质量出现的问题，为管理者提供具体、客观、准确的动态数据，便于制定出精准的解决方案。

4. 预防常态化　手术室是高风险科室，任何的疏忽大意都可能会造成严重的不良事件，给患者造成严重后果。所以，在手术室护理质量管理过程中必须贯彻手术风险预防常态化的意识，日常工作中积极排查可能的风险，并制定工作规范和指南，避免安全事故的发生，保障手术室工作顺利开展，保证患者的安全。

（南东梅）

第二节　手术室常用的护理质量管理方法

本节主要介绍手术室护理管理中最常用、最实用的几项管理方法和分析技术，包括基础的 PDCA 循环、深入且系统的根本原因分析以及用于过程管理的流程重组等方法，以帮助护理管理者即学即用，学以致用，使护理管理的质量、效果和效率等得到改善和提高。

一、PDCA 循环

1. PDCA 循环简介　PDCA 循环又称戴明循环，美国著名统计学家沃特·阿曼德·修哈特率先提出"计划-执行-检查"的概念，后由美国质量管理专家戴明发展成计划-执行-检查-处理（plan-do-check-action）的 PDCA 模式，又被称为"戴明环"。PDCA 循环是计划、执行、检查、处理四个阶段的循环反复的过程，是一种程序化、标准化、科学化的管理方式，是发现问题和解决问题的过程，目前在质量管理领域已经得到了认可，现已成为医院护理管理体系中最基本的科学工作方式。

PDCA 的特点是细节量化、环节控制、全程启动。每循环一次，质量提高一步，不断循环则质量不断提高：①大环套小环，相互促进。如果把手术室的工作作为一个大的 PDCA 循环，那么各个部门、小组还有各自小的 PDCA 循环，就像一个行星轮系一样，大环带动小环，一级带动一级，有机地构成一个运转的体系。②螺旋上升模式，在这个循环过程中，必须解决一些问题，才能推动管理质量的提高，下一阶段又会出现新问题去解决，从而质量不断提升。③PDCA 循环的最重要阶段是"A"，在这个阶段要把循环中成功和失败的经验教训加以总结，并将其规范化和系统化，成为日后工作的指南，从而推动护理质量水平的不断提高。

PDCA 循环的优点是：①适用于日常管理，既适用于个人的管理，也适用于组织或团队管理。在手术室的护理管理中应用 PDCA 循环法，既可以提高手术室护士个人的职业技能和基本素质，又可以加强手术室护士与手术医生及麻醉医生在手术过程中的配合，引导护理管理工作逐渐标准化和规范化。②PDCA 循环是发现问题、解决问题的过程，会随着一个问题的解决，随之产生新的变化，演变出新的问题，有助于临床持续的改进和提高。③适用于项目管理，在护理管理中特别适用于护理专项管理工作的改进，包括护理质量管理、护理人力资源管理等方面。④适用于护理管理服务的改进或护理新技术的研发和应用，如护理服务流程等的不断改进，不断提高护理服务质量。

2. PDCA 循环的主要内容 PDCA 循环是一个质量持续改进模型，包括持续改进与不断提高的 4 个阶段 8 个步骤。

（1）计划阶段（plan）：确定质量提高目标。通过分析问题出现的原因，寻找出发生问题的主要因素，据此制订出计划。手术室护士应在术前访视的基础上针对每个手术患者的疾病特点和手术问题制订护理安全计划，保证实施的各种措施有效并在手术后得到反馈。

（2）实施阶段（do）：正确的执行可保证各项工作严格按照计划实施，确保工作在可控制范围内有条不紊地开展。无论多么完美的计划，如果没有执行，终究是一堆废纸。因此，执行过程中发现问题要及时解决，未按标准执行或执行中发生的各种问题都应及时记录，并将问题归类、分析，理清是人员、物力还是沟通协调等方面的原因。

（3）检查阶段（check）：按照已经制订的计划，对于实际工作的流程和情况展开检查，对比计划和实际工作之间的差别，从而发现问题，更正问题。检查的目的在于找出问题，分析原因，解决问题，促进各项工作达到质量标准。检查中将影响质量标准的问题进行记录、归类和分析，找出解决阻力和困难的办法。

（4）处理阶段（action）：对检查结果进行分析、评价和总结，分析经验和不足之处，通过记录未解决和新出现的困难，帮助下阶段开展计划，提供信息。

3. 注意事项

（1）PDCA 循环模式作为科学的工作程序，是一个有机的整体，缺少任何一个环节都不可能产生预期效果。护理质量管理是医院质量管理的子循环，手术室护理质量管理又是护理质量管理的子循环，这些大小循环相互影响，相互作用，带动起整个医院质量管理，而这些子循环、各个部门和环节又必须围绕医院总的质量目标协同行动，因此，医院作为大循环是子循环的依据，子循环又是大循环的基础，PDCA 循环将医院各系统、各部门、各项工作有机地组织起来，彼此影响和促进，持续改进和提高。

（2）PDCA 循环是持续改进型，需要不断改进和完善。每次循环的结束，都意味着新的循环的开始，使管理的效果从一个水平上升到另一个水平。

（3）应用 PDCA 循环解决问题时，需要采用科学的方法收集和整理信息，用数据、事实说话，使 PDCA 循环建立在科学可靠、直观坚实的问题提出和分析的基础上。最常用排列图、因果图、直方图、分层法、相关图、控制图及统计分析表七种统计方法。

二、根本原因分析

1. 根本原因分析简介 根本原因分析（RCA）是系统化的问题处理模式，它主要的流程是确定问题，研究问题产生的因素，提出解决方案并且确定具体的方式。这种分析法可以针对严重的安全事件，发现其根源问题，并且通过系统性检讨等科学手段，分析出真正的原因，了解事件发生的过程和根源，从而针对该根源提出解决方案，也就是找出造成潜在执行偏差的最基本或有因果关系的程序。

2. 根本原因分析的主要内容 根本原因分析是一种回溯性医疗不良事件分析工具，在分析的过程中，它主要是针对如何改善工作流程来进行的，也就是说，根本原因分析法强调的是改善整个系统，通过对事件根源的分析来帮助工作流程的规范化，并不是为了找出某个人的过错。根本原因分析法的目的就是要努力找出问题的作用因素，并对所有的原因进行分析。这种方法通过反复问一个为什么，能够把问题逐渐引向深入，直到你发现根本原因。RCA 执行的基本方法包括如下步骤：①组成 RCA 团队，一般由具有与事件相关专业知识并能主导团队运作的人员构成。②问题描述，帮助 RCA 团队在分析问题及制定改善措施时能够清楚地关注重点。③收集相关资料，回执时间序列图、标识导致事件发生因素。④针对每个导致事件发生因素，采用根本原因决策图识别根本原因；针对根本原因制定改进建议和行动计划。⑤对根本原因制定改进建议和改动计划。⑥对根本原因分析结果进行汇总，将报告分给所有与被分析事件相关的人员或可能分析结果中受益人员。⑦效果评价，判定纠正性行动是否存在解决问题方面有效、可行。

3. 注意事项

（1）国内根本原因分析法常常被用在护理不良事件讨论分析过程中，如根本原因分析法在住院患者压力性损伤管理中的应用、在减少输液外渗中的应用、在预防患者跌倒中的应用等。除此，根本原因分析法还应用在手术室、消毒供应中心、新生儿室及血液净化中心等重点部门的护理质量管理过程中。

（2）RCA 方法并不只是针对某一个单一的事件，而是可以帮助医院发现存在于现有系统和流程当中的问题，并采取正确的行动。强调发现根本原因后优化流程，可以解决根本问题。此外，在运用 RCA 方法的时候，还可以在过程中总结经验和教训，建立完整的数据库，作为案例来提示和预防其他相似不良事件的发生。最重要的是，在进行 RCA 方法的时候，有助于在医院当中树立安全文化，提高安全意识，为患者营造一种安全环境。

三、全面质量管理

1. 全面质量管理简介　在 20 世纪 50 年代末期，美国通用电气公司的费根堡姆和质量管理专家朱兰提出了全面质量管理（TQM），全面质量管理应用于医疗机构的目的，就是促使医院构建一个"以患者为中心的安全有效并令人满意的医疗环境"，同时可提高管理效率，降低医疗成本，改善服务态度，美化整体环境，提升医院品质，从而使医院获得持久的竞争能力。

在 20 世纪 60 年代初，美国有一些医疗机构通过分析和研究行为管理学，在医疗机构的质量管理中开展自我控制等活动，日本在工业医疗机构中开展质量管理小组活动，使全面质量管理活动迅速发展起来。1978 年，与改革开放同步，全面质量管理引入国内，这一种管理方式是以质量为中心，保证全员的参与，目标是保障所有人员都能够满足自身的需求，并实现长期的成功管理。

2. 全面质量管理主要内容　全面质量管理把患者的需求放在首位，强调全员参与，并力争形成一种文化，帮助所有护理人员提高质量管理意识，不断改进业务水平和服务质量，更加高效地反馈和解决出现的问题。此管理方式主要组成要素为：结构、技术、人员和变革推动者，这四者是缺一不可的。其三个主要特征为：一是全员参与，二是贯穿全过程，三是全面管理。

（1）全员参与，指的是手术室护理工作中的所有工作人员，不管是管理层，还是普通的护理人员，都必须参与到质量改进活动中。这是全面质量管理方式的主要原则之一。

（2）全过程的质量管理必须在护理服务提供的各个环节中都把好质量关。

（3）全面质量管理，指的是运用全面的方法来统筹管理全面质量。全面的方法包括科学的管理方法、数理统计的方法、信息学技术等。全面的质量包括服务质量、工作质量、工程质量和服务质量。

全面质量管理实施以后，医院应该成为一个以医疗服务为主，集科学研究、医学管理、人文教育为一体的为百姓健康保驾护航的机构，人民群众也将把医院当作一个医疗、保健的场所，享受更高品质的医疗服务和保健服务。

3. 注意事项

（1）树立服务对象第一的理念，不将问题留给服务对象。

（2）提高防范意识，也就是说在服务过程中要避免可能会造成严重后果的安全隐患。

（3）建立定量分析的观点，通过量化来明确质量控制的标准和目标。

全面质量管理有助于服务质量的不断提升，同时优化服务流程，提高效率，增强工作人员的责任意识，从而提高患者对护理服务的满意度，避免投诉和责任事故。所以，全面质量管理与其他管理方式的差别在于，其管理的宗旨是满足患者的要求，最终达到患者满意。

四、流程重组

1. 流程重组简介　1993 年美国学者创造性地提出了"企业流程重组（BPR）"的概念，这一理论是把企业的业务流程作为研究核心，旨在帮助公司找出内部结构存在的问题，并进行重新的设计。

BPR 一经产生便受到管理学者及企业界的普遍关注，在 20 世纪 90 年代中期首次引入中国，逐渐被国内医疗机构所熟悉。其管理方式通过优化医院的业务流程，提高工作效率，提高患者满意度。

2. 流程重组主要内容　流程指的是多项不同的过程，但是相互之间有连接关系，也就是说在同一个目标的指导下，通过这些多项进行来达到预定目标。流程包括输入资源、活动、活动的相互作用（即结构），输出结果、顾客和价值等要素。流程可以创造价值，是由一系列相互关联但又相对独立的活动组成的，应是精心设计的，在为顾客创造价值的同时实现组织价值的增加。

BPR 模式是以作业流程为中心，打破金字塔状的组织结构，逐渐改为"扁平化"模式。通过改革现有的组织结构，把医院的各个部门和各个环节有机的进行重新整合，各部门之间要互相协调和配合，建立一个更加完善的管理体系，使医疗机构能适应信息社会的高效率和快节奏，有较强的应变能力和较大的灵活性。鼓励护理人员参与到管理流程，帮助分析工作当中存在的缺陷，进而改善流程方法。提高他们的参与感和责任意识。

3. 注意事项　BPR 对医疗机构的改造是全面、彻底的。业务流程是一种为患者创造价值的相关活动，主要特征是协同，而不是按职级顺序。流程式管理强调管理面向业务流程，流程决策机构。管理以流程为中心，将决策点定位于业务流程执行的部门。在业务流程中建立控制程序，压缩管理层次，建立扁平式管理组织，以提高管理效率。作为一种极其前卫的管理思想，业务流程重组具有管理理念更新、管理思想解放和流程模式创新的意义。

五、五常法

1. 五常法简介　"五常法"（5S）最早是在日本开始使用的，后来为世界各国广泛接受，20 世纪 90 年代初，中国香港引进了这一方法，并在医院开始推广使用。包括常组织、常整顿、常清洁、常规范和常自律。因其日文相应第一个字母均为"S"，故又称"SS"管理法。

五常法管理思路简单、易懂，管理定位明确，它能充分发挥医护人员的创造性和能动性，有效地提高工作质量，改善工作环境，合理利用资源，是改善品质、确保安全、提升形象、减少工作差错的一种有效管理手段。

2. 五常法主要内容

（1）常组织：是"五常法"管理的第一步，目的是避免凌乱、节约空间。例如将物品分类，判断物品的使用频率。

（2）常整顿：目的是解决问题、实现目标、节约时间。如将物品定位放置，要求 30 秒内能取出或放回。或者是弹性排班安排休假，合理调配现有人员和知识结构。

（3）常清洁：确保环境的干净整齐。

（4）常规范：健全体系，避免事故的发生。

（5）常自律：提高个人工作水平和能力，加强责任感。

3. 注意事项　"五常法"的逻辑是工作现场的"常组织""常整顿""常清洁""常规范"和"常自律"，是生产高品质产品、提供高品质服务、减少或杜绝浪费和提高生产力的最根本要求。任何工作场所都可能存在物品摆放凌乱、设备放置不当、设备保养不良、工具摆放不当、现场通道不畅、工作人员仪表不整等不良现象。"五常法"是改善工作程序及环境的工具。其原则要求手术室全员参与，自行管理，人人互相监督、互相检查，护士既是决策者又是管理者，将每位工作者的责、权、利联系起来，充分调动手术室全员的积极性和创造性，保证各项工作制度的落实和各项操作规程能正确规范执行，实现人、物、场所在时间和空间上的优化组合。

六、目标管理

1. 目标管理简介　目标管理是由单位管理人员和工作人员共同参加目标的制定，在工作中实行自我控制并努力完成工作目标的管理方法。这种管理方式能够调动和激励成员的积极性，通过目标来指导他们的工作，将个人的需求和整体的目标相结合起来。

目标管理是组织内管理人员与下属在具体和特定的目标上共同协商，并写成书面文件，定期（如每月、每年）以共同制定的目标为依据来检查和评价目标是否达到的一种管理方法。

2. 目标管理主要内容

（1）护理部设定工作目标：这是一个暂时的、可以改变的目标预案。这个目标要通过大家的共同努力来制定。管理者要按照目前医院的总体计划和未来的发展计划，同时考虑到客观环境所带来的影响，了解并考虑到每个工作人员的个体差异，从而制订出切实可行的目标。

（2）各层级管理者责任、分工分明：对于每个分目标都要确立责任主体。因此在目标预订之后，要确定责任人是否能够承担起责任或者工作是否能够兼顾，如果不能应及时调整。

（3）设定科室目标：在护理部和科内的总体目标指导下，结合实际情况制订相应的具体目标。并制订出明确的实现目标的时间期限。制定目标时应注意目标的可考核性和目标合理性。

3. 注意事项　目标管理的主要特点就是方向明确。统一的目标可以帮助整个团队实现高度统一，这样能够保证手术室护理工作效率更高，质量也会不断提升。

（1）各层级目标统一：目标管理中新目标的制订，包括实现目标的措施及目标的评价方法，让目标的实现者同时成为目标的制订者。

（2）全员参与、自我管理：目标管理是一种民主的、强调员工自我管理的管理制度，即"自我控制"。科室可以采取更适合自己科室特性的措施进行自我管理和自我控制，这样可以提高科室员工的工作热情、工作积极性和创新性。

（3）关注结果、强调反馈：目标管理关注结果，关注目标是否能达到。护士长可以权力下放，在实施目标管理的过程中，各层级管理人员要定期评价，通过检查、考核反馈信息，在反馈中强调护理人员自我检查，并制订绩效考核制度和措施，促进护理人员更好地发挥自身作用。

（4）目标管理具有整体性：目标管理是将总目标聚集分解，各分解目标要以总目标为依据，方向要一致，每个部门、每个成员需要相互合作、共同努力、协调一致，才能完成总体目标。

七、品管圈

1. 品管圈的简介　品管圈（QCC）是由日本石川馨博士于1962年所创，是由在相同、相近或有互补性质工作场所的人们自动自发组成数人一圈的活动团队，通过全体合作、集思广益，按照一定的活动程序，活用科学统计工具及品管手法，来解决工作现场、管理、文化等方面所发生的问题及课题。通过轻松愉快的现场管理方式，使工作人员参与管理活动，在工作中获得满足感与成就感。

品管圈的优点：

（1）促进工作人员间的人际关系，提高工作士气。

（2）培养工作人员积极的工作态度，改善工作现场。

（3）在品管圈活动中发掘领导与执行人才，并培养其规划、统领能力。

（4）培养工作人员的问题意识，具有独立改善作业的能力。

（5）提升工作人员满意度。

（6）提升组织服务质量、降低组织成本。

品管圈的推动适用于各类组织，推行于医疗机构也能获得相同益处，如提高患者满意度、节约医院成本、提高工作效率、优化流程等，若品管圈活动推行成效卓著，亦可成为医院同行标杆，提升医院知名度，更重要的是能提升医疗质量，为患者提供更多的优质服务。

2. 品管圈的主要内容

（1）组圈：由工作目标相同、场所相同、性质相同的3~10人组成品管圈，选出圈长。圈长通常由班、组长或部门主管、技术骨干担任。圈名由圈员共同商讨决定，最好选择富有持久性及象征性工作性质和意义的名字。如HOPE圈（寓意希望，我们全方位护理工作给患者带来希望）、轱辘圈（意为性能良好的运送患者，隐喻加强患者转运安全）等。

（2）选定主题：在充分了解、掌握部门工作现场问题的基础上。工作现场的问题大致有效率问题、服务问题、品质问题等。选定主题应该慎重，要考虑其共通性，是圈能力可以解决的，可以数据量化，可以收到预期效果并且符合主要目标方针的主题。明确的主题应具有具体性及用来衡量的指标，一般而言，明确的主题应包含三项元素：动词（正向或者负向）+名词（改善的主体）+衡量指标。例如："降低+病理标本+管理缺陷发生例数""降低+手术室器械+遗失率""缩短+手术+衔接时间""提高+手术室环境+清洁合格率"等。

说明衡量指标的定义及计算公式，如选出的主题为"提高手术室环境清洁合格率"，需针对衡量指标"清洁合格率"计算方式加以说明。

计算公式：　合格率＝合格检查点数/检查点总数×100%

（3）拟定活动计划主题选定后，应拟定活动计划，事先拟定计划表对品管圈活动能否顺利推行并取得显著成效具有十分重要的作用。活动计划表一般绘制甘特图，可以以周为单位来拟定，一般用虚线表示计划线，用实线表示实施线，且计划线应在实施线之上。在实施过程中，如发现实际与计划有出入或停止不前，应立即找出问题所在并及时加以改进。在拟定计划表时应明确各步骤具体负责人在活动推进过程中，需明确标注实施线。拟定活动计划时，可按下列规则分配时间。①Plan（步骤一至六，从主题拟定到对策拟定）：30%的时间。②Do（步骤七，对策实施与检讨）：40%的时间。③Check（步骤八和九，效果确认和标准化）：20%的时间。④Action（步骤十，检讨与改进）：10%的时间。⑤也可根据实际情况和圈的经验及能力做适当调整。最后是成果发表。

（4）现况把握与分析：对工作现场进行调查分析，分析需用数据说话，这种数据的客观性、可比性、时限性，通过数据整理，分层分析，找到问题的症结。针对存在的问题进行原因分析，对诸多原因进行鉴别，找到主要原因，为制订策略提供依据，并画出流程图。

（5）制订活动目标并解析：设定与主题对应的改善目标，目标要明确，最好用数据表示目标值并说明制定目标值的依据。可以依下列公式或方式来制订，目标值＝现况值±（现况值×改善重点×圈能力）。其中：①改善重点是现况把握中需要改善的特征的累计影响度，数值可根据柏拉图得到。②目标需根据医院或单位的方针及计划并考虑目前圈能力，由全体圈员共同制订。

此外，在解析中以头脑风暴、名目团体法或问卷调查的方式找出要因。某一项结果的形成，必有其原因的存在，应设法把原因找出来，可绘制成鱼骨图，其他解析的方法还有系统图（树图）和关联图等，可根据实际情况选用。

鱼骨图的绘制方法为：①列出问题，即需要分析的原因或需要拟定的对策。②决定大要因（4M1E）。方法（method）、人员（man）、材料（material）、设备或工具（machine）、环境（environment），可根据流程中包含的项目来选取相应的大要因（大骨）。③决定中小要因（中骨和小骨），可通过小组讨论来归纳。④选出重要的原因（要因）。⑤填写鱼骨图制作的目的、日期及制作者等基本资料。

（6）检查对策确定对策：用5W2H做法，具体为做什么（what）；为什么做（why）；谁来做（who）；何地进行（where）；何时（when）；如何做（how）；成本如何（how much）。讨论出的改善计划内容包括：改善项目主题、发生原因、对策措施、责任人、预定完成时间。

（7）实施对策：实施前召集相关人员进行适当培训。实施过程中，负责专项责任的圈员应该负责担起教导的责任，并控制过程的正确做法。小组成员严格按照对策表列出的改进措施计划加以实施。每条对策实施完毕，应再次收集数据，与对策表中锁定的目标进行比较，检查对策是否彻底实施并达到要求。

（8）确认成效：把对策实施后的数据与实施前的现状以及小组制定的目标进行比较，计算经济效益，鼓舞士气，增加成就感，调动积极性。此成果分为有形成果和无形成果。

有形成果是直接的、可定量的、经过确认的效果。目标达成率与进步率的计算：①达成率＝［（改善后数据−改善前数据）／（目标设定值−改善前数据）］×100%。②进步率＝［（改善后数据−改善前数据）/改善前数据］×100%。目标达成率高于150%或低于80%者应提出说明。有形成果的效果确认可用柱状图、推移图、柏拉图来直观表示。

无形成果是间接的、衍生的、无形的效果。无形成果的效果确认可以用文字条例的方式表示，也可以用直观的雷达图评价法表示。

（9）标准化评估活动效果：优秀或良好者应保持下去，并将实施方案标准化，写成标准操作程序，并经有关部门确定。已经标准化的作业方法，要进行认真培训，并确定遵守，确保活动收获成效。

（10）检讨与改进：据实评价活动开展过程中每个步骤的实施效果，分析其中优缺点，总结经验，探讨今后应努力的方向，为下一圈活动的顺利推行提供经验。

3. 注意事项

（1）品管圈已广泛应用于病房管理、专科护理、健康教育等护理质量管理的层面，实现了护理质量管理以物为中心的传统管理模式向以人为中心的现代管理模式的转化，体现并强调了全员、全过程、全部门质量控制的全面质量管理理念，对促进护理人才队伍发展亦有重要实践意义。

（2）推行以单位为主的品管圈是护理人员作为改善护理工作问题常用策略，通过活动的不断改进，提升医疗护理水平。品管圈方法的应用，提高了圈员质量意识，充分调动了基层护理人员的积极性，开发了管理潜能，引导他们在临床工作中以护理质量为核心，能满足患者需求为向导，发现及寻求方法解决工作中的一些实际问题，包括工作流程的改进、相关制度的落实、质量监控的方法、护理程序的应用、护理表格的制作等。通过品质改善活动，提高管理效益和执行力，提高护理质量。

（3）在护理质量管理过程中成功推行品管圈活动的关键是准确把握问题点。来自临床一线工作现场的问题点往往很多，以手术室护理质量管理为例，常见的护理质量相关问题，手术体位安全摆放、术后标本正确处置等，当圈员从不同角度提出问题后，如何准确把握关键问题，确保品管圈活动能顺利推行并收获实效，需要把问题整理分类，从各个角度加以分析，确定上述哪些是将来可能解决的，哪些是当下亟须解决的，哪些是潜在问题；其次是要考虑问题的共通性；同时要兼顾圈能力，对上述问题的把握能定量化，可用数据表示；并且要评估项目实施的预期效果。只有通过这样严谨的流程确定的问题点，才是关键问题点，只有准确把握好关键问题点才能为品管圈活动顺利推行打下坚实基础。

八、六西格玛质量管理

1. 六西格玛质量管理简介　六西格玛（6δ）质量管理的说法是从20世纪80年代开始的，是品质管理理论的一部分，已成为全世界上追求管理卓越性的医疗机构最为重要的战略举措。西格玛代表的是和平均值的标准偏差，将这个概念放在这里是要解释和阐述管理流程中如何规避缺陷，避免造成意外状况，提升服务水平。6δ在以下方面表现出极大优势。

（1）六西格玛质量管理在医院业绩改善中的应用。6δ 管理是可以帮助医院改善经营状况，在最大限度内提升业务能力和水平，有助于医院更进一步发展。经营业绩的改善包括：①医疗服务市场占有率的提高。②患者回头率的提高。③成本降低。④周期缩短。⑤缺陷率降低。⑥服务质量和效率的提升。

（2）六西格玛质量管理在护理组织文化建设中的应用。在研究分析和对比成功案例后发现，优秀的医院在制定战略措施的时候，不仅从改变服务质量的角度出发，而且更上升到文化的高度，进而确保全体医护人员的信念、价值观能够保持高度的一致，从而创造出高水平的护理质量。

（3）六西格玛质量管理在质量提升中的应用。运用六西格玛质量管理模式，改革是自上开始的，需要领导层来带头确立新的改革目标、资源和时间要求。6δ 模式的改进流程可用于以下 3 种基本改进计划：① 6δ 与服务实现过程改进。② 6δ 业务流程改进。③δ 服务标准设计过程改进。

2. 六西格玛质量管理主要内容　主要是通过统计评估法来追求完美服务，将此作为目标。为达到目标而不断规避风险，减少成本，使患者收获满意的服务，最终目的是改善经营状况，提高业绩。这种管理方法可以帮助服务水平和质量的提高，除此之外还可以对原有的管理方法进行改革，这种改革主要针对医院的服务流程。流程执行的能力用西格玛来表示，如果数值越大，表示流程的意外情况越少，那么成本、时间周期和患者满意度都能达到最理想的程度。这样的管理模式可以帮助医院实现科学管理的规范化流程。

6δ 质量管理是一种以数据为说明方式，它以客户的满意为目标，以关注客户需求为特征，是一个强调持续改进的过程，将其融入医院管理对提高医疗护理质量具有很大价值。研究发现，6δ 质量管理方法适合用于手术室护理管理。手术室护理质量的高低不仅反映医院整体医疗护理水平，而且还会影响患者的生命安全，在护理质量管理中起着非常重要的作用。

3. 注意事项

（1）运用这一方法可以帮助医院改变固有思想，强调管理要随着科学和社会的发展进行改革，可以帮助医院更好地提高自身的能力和水平。

（2）六西格玛质量管理模式包括下列几个不同的阶段：①界定，在这个时期，要确定管理目标和改革的进程，这样才可以通过目标来指导工作，通过进度来规范流程。②测量，这一过程指的是对各项数据进行对比分析，了解当前的状况和实际操作流程，确立存在的各种不同问题。③分析，通过运用不同的工具和方法，对流程展开研究和分析。④改进，通过上述过程中查找出来的问题，对现有的流程进行改进。⑤控制，在改进阶段完成后，要监控新的流程和方法发挥作用。

（南东梅）

第三节　手术室护理全面质量管理的实施

手术室护理全面质量管理的实施是通过成立质量小组，各小组确立标准，采用定期检查与随机抽查相结合的方式，对手术室环境、消毒隔离、物资、仪器设备管理等各个方面进行检查评估，针对存在的质量缺陷，提出整改措施，跟踪效果，再评估，实现手术室的持续质量改进。

一、建立手术室护理质量管理组织

1. 建立质量管理组织及质控内容 手术室质量管理小组成员包括科护士长、护士长、护理骨干及质量控制人员等，组成质量管理体系，体现做到人人有事做，事事有人管。

2. 制定质量管理的计划、目标 在制定工作计划和目标时注意以下几点。

（1）明确目标：要具体到人员、时间、内容、达到的标准等，即 Why（为什么做）、What（做什么）、Who（谁去做）、When（何时做）、Where（何地做）、How（怎么做）。

（2）目标要适度：必须是经过努力或极大努力 90% 以上可达到的目标。若经过努力达到目标率不足 85%，说明标准定过高，易流于形式；反之目标过低，质量无法提高。

（3）强调时间和人员职责：要明确规定完成任务的时间节点，提高效率。小组成员必须明确各自的分工，做到各司其职，并且要定期进行工作总结汇报工作，让全组人员了解工作进度。

（4）突出重点：质量管理的重点要找出薄弱环节及关键问题，重点防控。

（5）用数据说话：数据能客观反映出护理的质量，使质量管理可以定性定量，更具有科学性，是质量控制重要的基本观点和方法。包括计量数据（如量杯配制消毒液、手术脏器测量）、计数数据（如手术例数、手术时数）和比例数据（如手术部位感染率、体位摆放合格率、患者和手术医生满意率）。统计数据时要客观、真实、实事求是，这样才能为质量控制提供依据。

二、制定手术室工作质量评价标准

手术室护理质量评价标准是实施全面质量管理的工具，也是规范护理人员行为的依据。使护理人员在日常工作能够有据可依、自我控制，降低质控人员的盲目性和随意性。只有建立完整的护理质量评价标准体系，才能保障在护理工作开展的过程中各种影响质量因素不会失控，实现手术室标准化管理，并定期结合新规范、条例进行适时的修订和补充使其具有可操作性和有效性。

三、定期组织培训，掌握手术室工作质量评价标准

1. 基础知识培训 根据不同岗位要求、不同层级和不同年资的人员情况选择不同的培训内容和方式，重点是新入职、轮转或进修的护士。培训内容包括工作职责、规章制度、手术配合、输血输液、手术核查、体位安置、物品清点、标本管理、设备设施使用、应急处理、职业防护、患者转运、污染物品处理等。培训方式可以采用早交班、小讲课、操作演示、业务查房、学习园地等，适时、定期、随机培训，以强化学习效果，提高工作执行力。

2. 新知识培训 随着外科手术技术的更新及手术室学科发展动态等，及时开展专题培训，帮助护士掌握新知识和提高技能。手术室新增加的专业设备，请专业人员培训使用方法和注意事项，使每项操作流程都有章可循。

3. 专科护士培养 建立长效培训与考核机制，提升专科护士职业内涵。

四、质量检查与评价

为促进各项工作达到质量标准，必须进行质量检查，从中发现问题，分析原因，找出解决的措施。

1. 定期完成质量检查　可通过护士长的巡查、护士自查或互查等环节，了解护士工作情况，如手术间物品准备是否齐全、手术器械性能是否正常、种类数量是否够用、清洗灭菌是否彻底和达标等，针对日常工作中的问题，及时进行记录，定期归类、分析和报告。

2. 专项工作考核　根据手术室岗位职责及考核标准进行考核。可在工作中进行，实行过程管理。例如，考核巡回护士包括三部分：①术前准备。着装是否规范、用物准备是否齐全、核查患者信息是否准确。②术中配合。建立静脉通路、协助麻醉、正确安置体位、执行无菌操作、清点用物、连接各种仪器、保持术间整洁、清除无用物品、监管无菌操作等。③术后整理。安置各种管道、护送患者到复苏室、与复苏室人员做好交接工作、物品归位。考核洗手护士手术配合包括三部分：①对手术器械和手术配合的熟悉。手术器械准备齐全适用，配合医生操作熟练。②手术器械与敷料清点规范。清点清晰完整、无遗漏。③操作过程中的无菌技术。包括从手术器械台准备到手术无菌区域的建立以及整个手术过程中的无菌技术。

3. 实施绩效考核制度　绩效考核是实施质量控制和提高工作效率的工具，也是测量每个被考核者的"尺"，它所反映出的数据是客观、公平的，以数据说话让人心服口服，提高工作质量及工作人员的积极性。绩效考核应依据本医院护理部评价体系，结合手术室人员和工作特点及要求列出人员和工作相关的关键指标，按照不同人员，不同责任细化和设计各项关键指标的客观衡量标准。体现科学、合理、动态及客观。通过绩效考核，使护士一方面加强自身建设，通过个人价值自发提高促进科室团队整体价值的提升，为科室长远发展打下坚实人才基础；另一方面护士通过持续改进工作，实现科室目标同时得到相应绩效奖励。

质量控制小组成员应按照计划完成检查工作，针对存在或隐患问题、不良事件、问卷调查结果等，每月组织召开质量安全分析会，从人机料法环来分析查找原因，并针对问题提出预防措施或预案。每月或每季度通过召开工作例会，开展护理培训及安全教育，不断提高护理质量。

五、持续质量改进

持续质量改进，是质量管理的灵魂，是提高护理质量的根本动力。它强调的并不是一次性的活动，而是需要长期坚持的过程。手术室持续质量改进由护士长、护理骨干负责，体现全员参与。包括了解现状，建立目标，对有关数据进行分析、总结、改进，把改进的项目纳入文件等。并检测和评估过程中的不足，发现问题及时进行调整。

科室质量小组开展的品管圈（QC）活动，是全面质量改进的一种表现形式，遵循 PDCA 管理法，是针对护理存在的难点问题、重点问题，开展有效推进护理质量持续改进的措施。

六、建立护理质量督查制度

手术室护理质量控制管理分为三级，即科护士长负责的一级质控、护士长负责的二级质控、各专科组长负责的三级质控。上一级质控组织应对下一级质控组织进行业务指导和帮带，形成人人是管理者，人人又都是被管理者。通过巡查和考核等，了解护士对规范和标准的执行与掌握程度，并通过质量查房、小讲课、演示等手段推进制度和规范的落实。

要做好质量控制，就要保证每个措施和制度落到实处。尤其对于刚入职的护士，首先加强规章制度的培训，使他们能够自觉将规章制度、操作规范当作自己的工作指南，避免和减少差错的发生。一旦出现问题，应及时查找原因。属违反规章制度的要认真对待、严肃处理，引以为戒；属制度不完善的，要及时修改和补充；属管理方法欠缺的，护士长要承担起责任，完善管理方法。

七、加强危机意识教育，建立危机快速反应的处理办法

手术室的工作特点决定了其护理安全的高风险性，任何的疏忽大意都可能造成严重的后果。因此要加强护理人员的危机意识教育，提高预见性，对现存的或潜在的护理危机进行原因分析、制订对策，在工作中防患于未然。首先教育全员要对工作高度负责，要养成良好的自查行为。其次提高护理人员应对危机的能力。正确处理危机的态度是临危不乱、处变不惊，要以患者利益为原则。一旦发生不良事件，首先要采取积极补救措施将损失减少到最小，避免事态扩大，同时保护现场，留存证据；其次是调查研究，组织会议分析原因，吸取经验教训、建立警示制度、健全各种预案；最后是及时主动向护理部上报，听取职能部门意见和建议，进一步做好危机管理。

（南东梅）

第四节　手术室护士长在全面质量管理中的作用

手术室护理质量是医院整体护理质量重要的组成部分。手术室护士长是一线的管理者，也是手术室质量管理的核心及直接责任人，对于护理质量管理起到至关重要的作用。护士长的管理水平直接影响着护理质量的高低。随着新的医院管理标准、手术室建设规范和手术室安全目标管理等新内容的出台以及护理管理模式的转变，对手术室护士长提出了更高的要求。因此，手术室管理者必须思路清晰、与时俱进、勇于创新、履职尽责，才能带领手术室全体成员实现护理质量最终的目标，将手术室护理工作全面质量管理落实到位。

一、注重内涵建设，提高管理水平

护士长作为临床一线管理者，首先是学科的带头人，并能在临床实践中率先垂范，以过硬的业务本领、严格的工作标准做到以身作则。同时，手术室护士长要加强前馈控制的行为，要具备敏锐的洞察能力，能够发现他人未曾注意的潜在的各种危机，提前做好防控危机出现的准备，使控制变得积极而有效或在危机发生时能够得到及时的处置。护士长要有较强的掌控能力，在繁杂的护理工作中确保护理秩序的正态维持，在紧急情况下能够准确判断，沉着、冷静、果断地进行处置，避免伤害的发生。护士长也要有良好的沟通能力承上启下上传下达协调医护、护护、医患、护患关系。护士长只有不断地学习，努力提升自身的专业水平，同时注重综合能力的提升，才能有信心有能力做好护理管理工作。

二、落实培训计划，提升护士专业能力

护士长要根据科室护理人员现状以及手术专科护理要点，针对性地对护理人员分层级、

分岗位的培训。对于培训后的效果要进行评价，使培训工作真正达到预期效果，从而提升护士的专业护理服务技能。尤其要重视新护士临床带教以及在职护士的继续教育，帮助护士们不断成长进步，并把素质教育与专业教育结合起来。可采取多种教育方式，如小组讨论、模拟操作、知识竞赛等，还可以通过走出去、请进来的方法达到全员参与、共同提高的目的。总之，通过系统、规范、有针对性的教育把护士们培养成为合格的护理人员。

三、发挥专业组长作用

随着外科手术技术的迅速发展，手术种类繁多，使用的仪器设备也越来越多，尤其是随着微创技术和医疗信息技术的快速发展，大量精密复杂的手术器械的涌入以及光学技术、摄影成像技术和机器人手术、杂交手术室的启用，使得手术室护理工作难度越来越高。因此，需要根据各医院手术专业建立不同的工作小组，如普外、泌尿外科、妇产科、脑外科、胸科、五官科等。可按工作性质分为教学组、感控组、仪器设备组、物资供应组等，并赋予其权限职责。

四、打造高素质的专业团队

手术是一项团队合作性的工作，要维持高水平的工作质量，仅有好的制度、优化的流程是远远不够的，关键还要有一支高素质的护理骨干队伍。

管理者在团队中扮演着"教练"的角色，除了要强化自身专业素养外，还要关注团队里的每一位队员的成长，发现她们的闪光点，发挥每一个人的潜能，增强职业认同感和归属感，将科室目标管理变成每个人的工作准则和努力方向，人人参与管理，发挥集体智慧，竭力提高团队的凝聚力，营造一个爱业、敬业、乐业、专业的工作氛围。同时，密切协调科室间关系，增强团队服务意识，提高应急能力和综合协调处理能力，善于听取意见和建议，不断改进工作，让追求卓越的质量管理深入人心。只有这样，才能将全面质量管理进行到底。

五、持续开展优质护理服务活动

在深化医药卫生体制改革的今天，强调优质护理服务为主的护理改革，已经获得社会及患者的认可，也让护理队伍进入了生机勃勃、快速发展的不平凡历史时期。作为临床一线最基础的护理管理者，护士长既是改革的亲历者与受益者，也是改革探索者与推动者。这对手术室护士提出了更高的要求，护士不仅仅要配合手术的完成，还要利用专业知识为患者提供优质的护理服务。

手术室实现优质护理服务，具体表现在：①制度、标准、流程的制定。除了体现以患者为中心，强调安全、规范等原则，还要满足医生和患者家属的需求。②手术配合专业化。熟悉掌握每位医生的手术习惯、操作特点，为各科医生提供专业化，个性化的服务，使手术配合更加默契。③加强人员培训。内容包含护理理念、礼仪规范、沟通技巧和健康教育等，提高护士的综合素质和能力，让所有成员在与患者的交往中都能表现出礼貌、体贴和关心。④实施有效、规范的访视，尽量为每个患者提供个性化的服务。⑤尊重病患并保护病患隐私。⑥手术团队合作，能共同对患者负责。⑦对患者提出的意见、建议甚至投诉迅速做出反应。

（南东梅）

第十二章

手术室物品护理管理

手术室物品的管理是手术室管理的重要组成部分。手术室器械多、仪器设备多、易耗物品多，物品管理的好坏直接影响到手术的成败，也与经济利益相关。有效管理手术室的物品，充分发挥它们的作用，减少浪费是手术室管理的一项重要任务。

第一节　手术室敷料的管理

手术敷料是指盖在伤口上、有保护作用的覆盖物，有协助控制出血、吸收分泌物、加速伤口愈合及防止感染的作用。手术敷料包括棉纱类易耗品及布类敷料，一般由手术室护士负责加工、制作、包装及灭菌。但目前已有厂家制作出成品直接供应，使用非常方便，减少了护士的重复劳动。

一、手术敷料的管理制度

（一）易耗品的管理制度

1. 手术敷料一律由手术室负责请领、保管，统一提供使用。

2. 手术敷料品种繁多，使用量大，应由专人管理，定期清点，及时补充。

3. 凡接触伤口的物品必须经高温高压或环氧乙烷灭菌后方可使用。

4. 一次性物品的领取必须制定合理的领物计划，避免浪费；高耗物品应加锁登记。

5. 使用一次性物品时应检查有效期、包装袋是否密封；如有过期、外包装破损（漏气）或物品标志不清楚，一律不得使用。

6. 一次性物品不得重复使用。

（二）布类敷料的管理制度

1. 手术布类应由专人保管，定期清点、报损和补充，制定领取计划，并做到账物相符。

2. 新领手术布类应先洗涤一次再使用，凡手术所用的布类均需高温、高压灭菌后方可使用，过期或打开后未使用的布类也需再次洗涤后才可使用。

3. 手术布类送洗前，应检查有无夹带手术物品及器械；包布上的化学指示胶带和手术切口膜应及时清除干净，以免影响洗涤效果；折叠布类时应清除一切杂物，如有发现破损，应及时缝补，如布单破损严重或变得稀薄应立即报废，不再使用。

二、易耗品管理

手术易耗物品包括敷料、特殊敷料、导管、刀片、手套、缝针、缝线及其他物品。

(一) 纱布类

纱布类敷料的质地应为柔软的脱脂纱布,以吸水力强、纤维不易脱落为佳。纱布敷料可制作成各种大小、形状来使用,其形状不同,作用也不同。具体名称、规格及作用如下:

1. 显影纱垫　常用规格为 30cm×40cm×4 层、12cm×30cm×4 层。用于手术时保护切口、深部拭血及保护手术显露的内脏,防止损伤和干燥,有利于充分显露手术野。

2. 纱布　常用规格为 8cm×10cm。用于手术时拭血和覆盖切口。

3. 纱布球　用纱布折成 5cm×5cm。用于消毒皮肤。

4. 纱布条　分大、小两种。大纱条规格为长 30cm,宽 5cm,常用于脊柱、腹腔镜手术。小纱条规格为长 15cm,宽 4cm,用纱布裁剪,折成 4 折,卷成团,用于鼻腔、上颌窦手术填塞止血。

5. 纱布剥离子("花生米")　由纱布包裹棉球成球状,直径约为 0.6cm,有一定硬度。将(花生米)持夹,盐水浸湿后做钝性分离。

6. 小纱布　常用规格为 5cm×5cm。用于胃肠道手术空肠脏器的消毒。

7. 阻断带　采用精细鞋带面料,截成长 40~45cm 的带子。

8. 普通绷带　常用规格为 600cm×8cm、600cm×4.8cm。用于四肢、脑科手术切口包扎。

(二) 棉花类

棉花类敷料的作用与规格如下:

1. 棉球　小棉球直径约 1cm,大棉球直径约 3cm。小棉球用于眼科手术时保护角膜和拭血。大棉球用于扁桃体手术止血、消毒手术区或黏膜、洗涤皮肤伤口。

2. 棉签　棉签长短可根据临床需要而定。取小片棉花,紧卷在细签上,顶端略大。用于采取培养标本,或蘸消毒液涂擦消毒皮肤。

3. 脑棉片　用脱脂棉制成。根据需要做成 30cm×90cm、20cm×90cm、15cm×30cm,一端缝有1 条黑线,长约 10cm。用于脊柱、脑科手术拭血、吸引时保护脑组织及脊髓。

4. 烧伤棉垫　由两块纱布中间夹一层厚度为 1~2cm 原棉制作而成。用于植皮、乳腺、断指再植手术覆盖伤口、吸收分泌物、固定体位时保护骨隆突。

5. 眼垫　常用规格为 7cm×4cm 纱布,中间垫棉片。

(三) 特殊敷料

特殊敷料的作用与规格如下:

1. 弹性绷带　弹性绷带可用于四肢、胸部手术切口加压包扎、指端包扎。弹性绷带能均匀地对受压部位产生一定的压力,有利于对手术创伤部位及组织加压止血,有预防和治疗术后静脉血栓的功效,并可防止皮下血肿形成。常用规格为 100cm×10cm。

2. 凡士林纱布(条)　纱布可根据需要做成不同大小。纱布去掉周边松纱头,将纱布叠好,每层各折起一角(以便取用),置于容器内,加入适量凡士林油膏、灭菌后备用。用于植皮手术创面的覆盖和痔疮手术后肛门的填塞。凡士林纱条常用规格为 15cm×4cm 纱条。用于填塞鼻腔止血。

3. 碘仿纱条　常用规格为 15cm×4cm，用于耳、鼻窦、腭裂修补手术腔内填塞。具有止血、引流、防腐、消炎等作用。

纱布、棉花类敷料一律采用高压蒸汽灭菌，油脂类的应高温高烤灭菌。除手术包内已有的敷料外，平时备用的基数应充实，每种敷料独立包装。采用包装纸封口后高压灭菌，可保存 6 个月。

附：碘仿纱条的制作方法

（1）用物准备：纱条 250g、锤子 1 把、治疗碗 2 个、敷料缸 2 个，打包灭菌。另备碘仿 250g、95% 酒精 250mL、软皂 250g。软皂需干热灭菌后使用。

（2）操作（需 2~3 人协同完成）：在手术间打开无菌包，铺好无菌台；1 人洗手、穿手术衣、戴手套；将碘仿磨成粉末，加入软皂搅拌成糊状（1:1）。将纱条放入另一碗中，加入适量 95% 酒精混合、浸透；将含有酒精的纱条放入碘仿糊中，用手搅拌、揉搓；将纱条卷好放入灭菌好的敷料缸内，密封、避光保存；注明制作时间，使用期限为 1 年；制作后，碘仿纱条剪一小段送细菌培养。

（四）引流物及引流导管类

引流物名称及其用途如下：

1. 橡皮引流膜　规格为 15cm×1.5cm，用医用手套制作而成。用于浅层组织引流。采用高压蒸汽灭菌。

2. 橡胶引流管　内径分粗细 2 种，长约 40cm。用于普外手术体腔引流。采用高压蒸汽灭菌。

3. 硅胶引流管　成品，常用型号 10F、12F、14F、16F、18F、20F、22F、24F、26F。用于骨科、泌尿外科，根据手术使用不同型号。

4. 胸腔引流管　成品，用于胸腔闭式引流、胸科手术。

5. 胃管　成品，常用型号 18F、20F。用于胃肠道手术、腹腔镜手术胃引流。

6. 单腔导尿管　成品，常用型号 8F、10F、12F、14F。用于胆总管手术胆道通水，也用于手术组织牵引。

7. 气囊导尿管　成品，常用型号 8F、10F、16F、18F 为双腔，20F、22F、24F 为三腔。用于导尿、膀胱造瘘、前列腺手术后压迫止血。

8. 蕈状导尿管　成品，常用型号 18F、20F、22F。用于膀胱造口。

9. T 型引流管　成品，常用型号 12F、14F、16F、18F、20F、22F、24F、26F。用于胆道手术。18F 用于甲状腺手术，22F 用于脑科手术切口引流。

10. 输尿管导管　成品，常用型号 4F、5F。用于肾盂逆行造影、输尿管镜手术、暂时性尿引流。

11. 吸引管　成品，两端连接吸引器头和吸引袋。用于手术中吸引。

12. 婴儿吸痰管　成品，用于新生儿吸痰。

以上物品均为单独包装，可采用高压蒸汽灭菌、环氧乙烷或低温等离子灭菌。

（五）医用手套（成品）

1. 用途　遮盖参加手术人员双手，阻隔细菌，自我防护。

2. 规格　6 号、6.5 号、7 号、7.5 号、8 号等 5 种。

（六）手术布类

手术布类是用来遮盖手术野四周皮肤、患者肢体的屏障材料，使无菌区和有菌区分隔开来，以防止发生切口感染。手术室的布类用品，应选择质地细柔、厚实的纯棉布，颜色采用绿色为宜。具有防湿、不易被液体浸透、可经受 30 次以上洗涤和高压灭菌处理的优点。

一次性手术衣和手术布巾为成品，使用方便，污染后处理较彻底。

现将手术室各种布类制品介绍如下：

1. 手术衣

（1）用途：用于遮盖参加手术人员未消毒的衣服和手臂，以免细菌侵达手术野。

（2）规格：身长 140cm，腰身 70cm，袖长 80cm，袖口有松紧，胸前为双层。后背开口有 5 对系带。

（3）折法：手术衣后两叶反向前折，衣袖包在里面，对折，再对折，将衣长两端对折，再对折。

2. 洗手衣、裤

（1）用途：用于进入手术室的工作人员。

（2）规格：分为大、中、小码。V 领，外有口袋。

3. 参观衣

（1）用途：供进入手术室参观人员使用，同时加穿手术裤。

（2）规格：同手术衣，前胸做参观衣标记。

4. 无菌巾

（1）用途：用于手术切口周围消毒后的皮肤遮盖。

（2）规格：双层，70cm×100cm。

（3）折法：两边做扇形折叠，两端对折，再对折。

5. 中单

（1）用途：用于遮盖手术野。

（2）规格：单层，220cm×140cm。

（3）折法：两边做扇形折叠后反向折叠，两端向中部扇形折叠至中线，再对折。

6. 剖腹单（孔被）

（1）用途：遮盖患者切口以外的所有部位，用于腹部、四肢手术。

（2）规格：单层，440cm×250cm。距上端 160cm，正中间开 40cm 的孔，孔口上端做一红色箭头标记，孔周为 45cm×7cm 双层。

（3）折法：以孔为中心呈扇形折叠，先两端，后左右，对折，再对折。

7. 剖胸单

（1）用途：用于开胸、乳腺手术。

（2）规格：同剖腹单，其孔长 60cm，做一黄色箭头标记。

（3）折法：同剖腹单。

8. 开颅孔被

（1）用途：用于开颅手术。

（2）规格：315cm×250cm。距上端 118cm 正中间开一孔，直径为 20cm，两边约 10cm 处各缝一 20cm×25cm 的口袋，在口袋上方缝一 30cm 系带，用于系手术台上电刀与吸引管。

（3）折法：同剖腹单。

9. 眼科孔巾

（1）用途：用于眼科手术。

（2）规格：单层，90cm×90cm。正中间开一孔，直径为 10cm。

（3）折法：同无菌巾。

10. 扁桃体孔巾

（1）用途：用于扁桃体手术。

（2）规格：单层，100cm×130cm。距上端 30cm 正中开一孔，直径为 15cm，孔两边缝一 30cm 系带，用于系手术台上电刀与吸引管。

（3）折法：同剖腹单。

11. 包布

（1）用途：包装各类器械和布类。

（2）规格：分大、中、小 3 种。大 150cm×150cm，中 120cm×120cm，小 50cm×50cm，均为双层。

12. 器械布

（1）用途：用于包器械，铺于手术器械台。

（2）规格：双层，150cm×220cm。

13. 脚套

（1）用途：用于会阴、直肠、泌外腔镜截石位手术。

（2）规格：双层，90cm×35cm。双层，袜型，脚长 35cm。

三、高值耗材管理

手术室高值耗材品种多、价格昂贵，应由专人管理，定期清点，及时补充。高值耗材一般为一次性物品，使用时应检查有效期、包装袋是否密封，如有过期或破损不得使用。一次性物品不得重复使用。

1. 进口骨蜡　是一种无菌的不可吸收的蜡质混合物，呈白色。适用于劈骨、钻骨或切骨后造成的骨质边缘出血时止血。脑外科及骨科常用。

2. 海乐普　是一种无色或微黄澄清黏性液体，属于生物胶体溶液。用于人体皮肤及创面的冲洗，有助于切口及创面愈合，组织修复。普外科、口腔科及妇产科常用。

3. 防粘连冲洗液　由羧甲基聚糖辅以生理平衡盐配置而成的无色透明液体。主要用于腹部、盆腔、关节腔、心血管、脊柱、肌腱等易发生粘连的手术。普外科及妇产科常用。

4. 胶原蛋白海绵　是一种原材料为牛跟腱，经过酶解提纯的胶原蛋白。主要用于手术创面止血，可促进各种创伤、烧伤、感染伤口的毛细血管的形成，促进创面的愈合。

5. 康派特医用胶　为无色透明液体，主要成分为 α-羟基丙烯正丁酯。适用于手术切口和创口的粘接闭合、腹内脏器创面弥漫性出血的止血封闭、开放性颅脑损伤的闭合止血。

6. 医用生物蛋白胶　为一种透明纤维蛋白胶。适用于腹腔、胸腔、脑外、骨科手术，蛋白胶能防止组织创面出血，促进创伤愈合，防止组织粘连。

（俞　洋）

第二节 手术器械的管理

外科技术的发展史就是手术器械的发展史，面对日益专科化、微创化、精细化、复杂化的手术技术，手术器械也日趋复杂、种类繁多。手术能否顺利进行，与手术器械是否齐全、功能是否良好密切相关。正确了解各种手术器械的结构特点、基本性能，是正确使用和灵活应用器械的前提与保证。所以，必须加强手术器械的管理，充分发挥其效用。

一、普通手术器械的管理

普通手术器械指最常用的手术器械，如手术刀、剪、镊、钳、拉钩等。管理要求如下：

1. 手术器械一律由手术室负责请领、保管，统一提供使用。

2. 建立手术器械专柜，按专科分类放置，专人管理，造账立册，账物相符。

3. 手术器械包按手术需要进行器械组合，包内设器械物品基数卡，便于清点，避免丢失。

4. 择期手术器械，术前 1 天由器械打包护士根据手术通知单进行准备。手术室应备有一定种类、数量的急症手术包，应对急症手术，每个器械包内放化学指示卡 1 块，包外贴化学指示胶带 1 条，以判定手术器械包是否达到灭菌要求。

5. 严禁将手术器械拿出手术室或私自他用或更换。

6. 手术器械使用后，应送供应部进行机洗，彻底去除污迹、血迹、烤干、上油。

7. 手术器械原则不得外借，确需借用时，必须经相关部门审批，并征得手术室护士长同意后，凭借条外借。

二、贵重（精细）手术器械的管理

贵重（精细）手术器械是指每件器械在 1 000 元以上或精密、锐利、尖细、易损的器械，如外科腔镜器械、显微外科器械、整形美容手术器械等。因此，除按普通手术器械管理外，还要做到：

1. 按类分放，专人管理。

2. 建立"使用登记本"，做到每次使用登记。

3. 使用时，不可用精细器械夹持粗厚物品，不可投掷或相互碰撞，注意保护利刃和尖端，不用时用硅胶管保护好尖端，以防止损坏。

4. 不宜和普通手术器械混放消毒，以防止压坏器械，注明器械名称，轻拿轻放。

5. 使用完毕应尽快清洗。应单独进行手工清洗或放入超声洗涤机内清洗。

6. 器械一旦损坏或丢失，应及时报告护士长，及时补充，以免影响手术开展。

7. 每月对器械进行集中保养，防止生锈。

三、外来手术器械的管理

外来手术器械主要是指外单位（厂家）带到医院手术室临时使用的手术器械，如骨关节置换器械、骨折内固定器械、内固定材料等。这类器械具有手术针对性强、组织创伤小、省时、高效、预后好等特点。管理上要求：

1. 严格控制在手术室临时使用厂家手术器械，须由手术科室向医务科提出申请，并征得手术室同意后方可使用。

2. 厂家手术器械应相对固定，便于使用和管理。

3. 使用厂家器械前，厂家应对手术医生、手术护士进行专业培训，以掌握器械的性能和操作方法。

4. 厂家手术器械须在手术前 1 天送到手术室，并与器械打包护士共同清点，按时送清洗、灭菌。凡不能按时送到的，取消当次手术。

5. 厂家人员原则上不许进入手术室，如必须现场指导器械使用时，应征得手术室护士长同意后进入，每次限 1 人。

6. 手术室不负责保管厂家手术器械，手术结束后及时取走。

（俞 洋）

第三节 常用外科手术器械

手术器械是外科医师实施手术操作的主要工具，也是手术室最基本的设备。手术器械是手术操作的基本工具，具有精致轻便、用途广、更新快的特点。不同手术部位对手术器械的要求不同，不同手术器械用途不一样，价格也不一样，因此根据手术器械的用途，将其分为普通手术器械和专科手术器械两大类。下面重点介绍普通手术器械中的常用器械。

一、手术刀

手术刀用于切割组织，由刀柄和刀片组成。刀柄常用的有 3 号、4 号、7 号 3 种型号，其中 3 号、4 号刀柄包括长刀柄和短刀柄两种。刀片有 15 号小圆刀、10 号中圆刀、20~24 号大圆刀、11 号尖刀、12 号镰刀等型号。一般来说，20 号圆刀、10 号中圆刀用于切开皮肤、皮下、肌肉、骨膜等组织；15 号小圆刀用于眼科、手外科、深部手术等精细组织切割；11 号尖刀用于切开血管、胃肠道、胆总管、硬脑（脊）膜；12 号镰刀用于咽腭部手术；4 号刀柄安装 20~24 号刀片；3 号和 7 号刀柄安装的刀片相同，均为 10 号、11 号、12 号、15 号刀片。

二、手术剪

手术剪用于剪开组织及剪线或特殊材料。主要分为组织剪、线剪、骨剪、钢丝剪和大力剪，有长、短、直、弯、尖、钝、薄刃、厚刃之分。一般根据每种手术剪的形状、用途对其命名，如眼科剪、鼻剪、肋骨剪、扁桃剪等。通常游离、剪开浅部组织用短弯组织剪；游离、剪开深部组织用长弯组织剪；断开韧带或较多组织时用厚刃、钝弯剪；分离精细组织用薄刃、尖弯剪；剪线和敷料用直线剪；剪断骨性组织用骨剪；钢丝、克氏针等可用钢丝剪或大力剪。使用时，注意专剪专用，不得用组织剪剪线或其他物品，以免刃面变钝。

三、手术镊

手术镊用于术中提拉、暴露局部组织，以及协助分离与缝合操作。手术镊有粗细、长短、尖钝、有损伤、无损伤之分。一般根据每种手术镊的形状、用途对其命名，如皮肤镊

（有齿镊）、无齿镊、眼科镊、血管镊、枪状镊、显微镊、整形镊等。手术镊的尖端分为有齿和无齿两类，有齿镊夹持力强，对组织损伤较大，用于夹持较硬的组织，如皮肤、筋膜、瘢痕等；无齿镊有 1.5mm、2.0mm、3.5mm 等多种型号，用于夹持各种组织及脏器。尖、精细镊对组织损伤较轻，用于神经、血管、整形外科手术。

四、血管钳

血管钳又称止血钳，用于分离、钳夹组织和止血，协助持针、夹敷料。分直血管钳、弯血管钳。按长短有蚊式钳（12.5cm）、小弯钳（14cm）、中弯钳（16cm、18cm）、大弯钳（20cm、22cm）、深部止血钳（24cm、26cm）。大部分血管钳为全齿血管钳，半齿血管钳的钳尖受力较全齿血管钳大，一般用于出血点的钳夹止血。

其他钳类有：

1. 直角钳　用于游离血管、胆管等组织，以及牵引物的引导。

2. 可可钳　有弯、直之分，在血管的尖端增加鼠齿设计，增加把持力。多用于夹持坚韧致密组织或胃肠道。

3. 组织钳　有不同长度如 14cm、18cm、20cm。根据钳端齿的深浅分为有损伤和无损伤两种，齿深的为有损伤组织钳，钳夹有力，用于夹持组织和皮瓣；齿浅的为无损伤组织钳，可闭合血管。

4. 卵圆钳　又名环钳、海绵钳，分有齿卵圆钳和无齿卵圆钳两种。有齿卵圆钳用于夹持敷料；无齿卵圆钳用于提拉脆弱组织，如食道、肠道。

5. 巾钳　用于固定敷料，保护切口。

6. 肠钳　用于夹持肠管。分直、弯两种。

7. 取石钳　用于取出胆囊、胆总管：输尿管、肾脏内的结石。为弧形，有 100°、120°、135°、160° 4 种弧度。

8. 肺叶钳　用于牵引、提拉肺叶，以充分暴露手术野。

9. 支气管钳　用于夹闭支气管及其他腔道的断端。

10. 肾蒂钳　用于阻断肾蒂血流。

五、持针器

持针器用于夹持缝合针，协助缝线打结，有不同的长度。持针器的前端有粗、细、带磁性、不带磁性之分。粗头持力大，固定缝针稳，便于手术者准备操作，术中常用；尖头持力相对小缝合操作范围小，多用于持夹小缝针或缝合显露不充分的深部组织。持针器柄有弯、直两种，一般用直柄。在特殊部位操作如心脏、肝门、肾门等处缝合时用弯柄，以适应缝合角度。显微持针器的弹性臂既可以很好地夹持精细缝针，又不会损伤缝针。

六、牵开器

牵开器又称拉钩，用于牵拉组织，暴露手术野。拉钩种类繁多，大小、形状不一，根据手术部位、深浅选择使用。

1. 甲状腺拉钩　用于浅部切口的牵开显露，大小不同，拉钩的两端深浅不同，可选择使用。

2. 腹腔拉钩　分双头钩和单头钩两种。用于牵开腹壁。

3. "S" 拉钩　又称带状拉钩。用于深部切口的牵开显露，大小不同，拉钩的深浅不同，可选择使用。

4. 自动牵开器　用于牵开腹腔或盆腔，牵开固定后可自动维持牵开的效果，节省人力。分二翼、三翼两种。

5. 胸科撑开器　用于撑开劈开的胸骨或肋间隙，显露胸腔或纵隔。

6. 肋骨闭合器　又称肋骨和拢器。用于合拢切口上下的肋骨，闭合肋间隙。

7. 肾盂拉钩　又称静脉拉钩。用于牵开血管、肾盂。

8. 神经拉钩　用于游离、牵开神经等条索状组织。

9. 神经根拉钩　脊柱、脊髓手术中用于牵开、保护神经根。

10. 后颅凹牵开器　由于后颅凹和脊柱椎板的牵开显露。

11. 乳突牵开器　用于撑开显露乳突等浅表的小切口。

12. 头皮拉钩　用于牵开固定头皮，显露颅骨。分弹簧式、链式和普通式 3 种。

13. 脑压板　可塑性好，表面光滑。用于牵开脆弱的脑组织。

14. 开睑器　用于撑开眼睑。

15. 开口器　用于撑开上下颌，暴露口腔。有 "丁" 字形开口器、台式开口器、钳式开口器。

16. 骨钩　又称持骨器。用于提拉长骨断端，协助内固定。

七、其他器械

1. 骨凿　用于去除骨痂、截除骨块。分为平凿、圆凿、峨眉凿。

2. 骨锤　用于协助骨凿去除骨痂、截除骨块。

3. 咬骨钳　用于咬除、修整骨组织。分为单关节和双关节。有椎板咬骨钳、方头咬骨钳、鹰嘴咬骨钳、后颅窝咬骨钳。

4. 剥离子　用于骨膜剥离。可分为脑膜剥离子、骨膜剥离子、神经剥离子。

附：手术器械图谱与各类手术器械包明细卡

一、手术器械

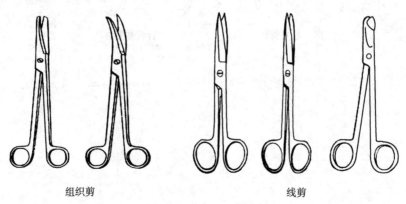

组织剪　　　　　　　　　线剪

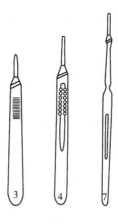

手术刀

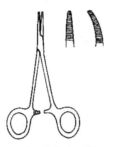

直、弯蚊式血管钳

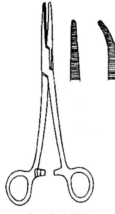

直、弯血管钳

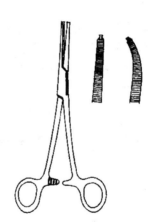

有齿血管钳

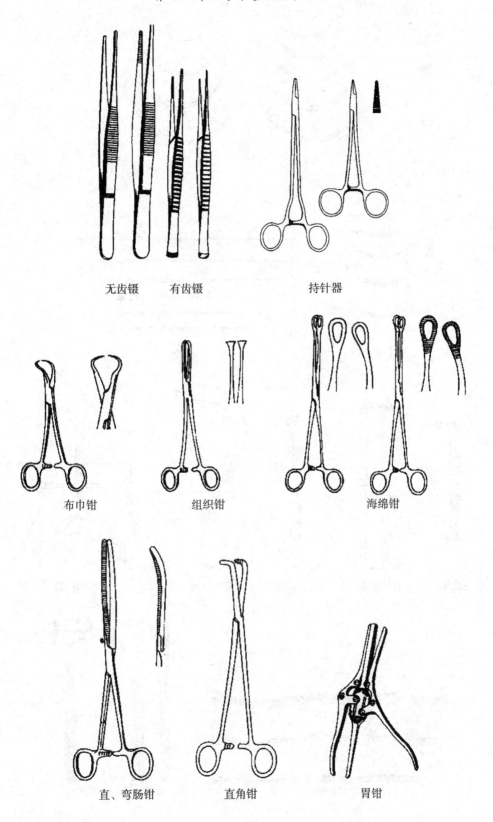

无齿镊　　有齿镊　　　持针器

布巾钳　　　组织钳　　　海绵钳

直、弯肠钳　　　直角钳　　　胃钳

圆针　　　　　　三角针

铲形针　　　　　　直针

皮肤拉钩　腹部拉钩　有齿拉钩　带状拉钩　　　自动拉钩

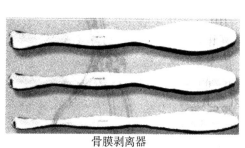

骨膜剥离器

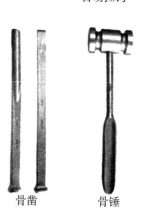

骨凿　骨锤

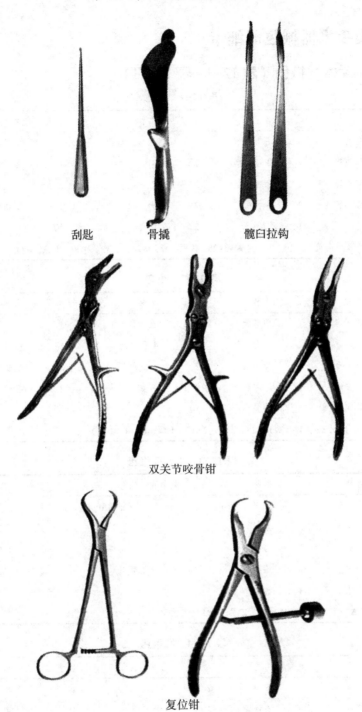

刮匙　　　骨撬　　　髋臼拉钩

双关节咬骨钳

复位钳

二、各类手术器械包明细卡

（一）普外手术器械包（表12-1~表12-11）

表12-1 大包

名称	数量	名称	数量	名称	数量	名称	数量	名称	数量
弯钳	12	直钳	4	压肠板	1	深部止血钳	2	深部剪	1
持针器	3	组织钳	4	3号刀柄	1	4号刀柄	1	组织剪	1
线剪	1	有齿镊	2	无齿镊	2	直角钳	2	蚊嘴钳	4
皮肤拉钩	2	腹部拉钩	2	S拉钩	2	大方盘	1	不锈钢碗	2
弯盘	2	杯子	1	刀片	2	棉垫	10		
纱球	3	针盒	1（▲10×28 2颗 ●10×28 2颗、7×17 1颗、6×14 1颗）							

表12-2 小包

名称	数量	名称	数量	名称	数量	名称	数量	名称	数量
消毒钳	1	卵圆钳	1	中弯钳	8	直钳	4	组织钳	4
持针器	2	巾钳	4	3号刀柄	1	4号刀柄	1	组织剪	1
线剪	1	有齿镊	2	无齿镊	2	S拉钩	2	皮肤拉钩	2
腹部拉钩	2	大方盘	1	不锈钢碗	2	弯盘	2	杯子	1
刀片	2	纱球	3	棉垫	10				
针盒	1（▲10×28 2颗 ●10×28 2颗、7×17 1颗、6×14 1颗）								

表12-3 小儿疝气包

名称	数量	名称	数量	名称	数量	名称	数量	名称	数量
消毒钳	1	卵圆钳	1	弯钳（16cm）	4	直钳（16cm）	4	弯蚊钳	4
持针器	2	组织钳	2	巾钳	4	3号刀柄	1	4号刀柄	1
组织剪	1	线剪	1	有齿镊	2	无齿镊	2	皮肤拉钩	2
腹部拉钩	2	大方盘	1	不锈钢碗	2	弯盘	2	杯子	1
刀片	2	纱球	3	棉垫	6				
针盒	1（▲7×17 2颗 ●7×17 2颗、6×14 2颗）								

表12-4 肛瘘包

名称	数量	名称	数量	名称	数量	名称	数量	名称	数量
消毒钳	1	弯钳	4	直钳	2	持针器	1	有齿镊	1
刮匙	1	探针	1	有槽探针	1	3号刀柄	1	肛门镜	1
不锈钢碗	1	弯盘	1	杯子	1	剪刀	1	组织钳	4
10号刀片	1	纱布	5	纱球	3	缝针	1（▲8×17）		

表 12-5　腹腔镜包

名称	数量	名称	数量	名称	数量	名称	数量	名称	数量
消毒钳	1	卵圆钳	1	弯钳	6	持针器	2	组织钳	2
皮　肤	2	巾钳	4	7号刀柄	1	有齿镊	2	组织剪	1
拉钩线剪	1	不锈钢碗	2	弯盘	2	杯子	2	直钳	2
棉垫	4	纱布	10	11号刀片	1	纱条	5	纱球	3

1（▲8×17　2颗　●11X17　2颗）

表 12-6　腹腔镜器械

名称	数量	名称	数量	名称	数量	名称	数量	名称	数量
电凝钩	1	电凝棒	1	抓钳	1	左弯	1	直分离钳	1
1cm鞘卡气	2	5mm鞘卡	2	大密封帽	2	小密封帽	2	冲洗管（套）	1
腹针	1	气腹管	1	电凝线	1	镜头	1	冷光源	1
持针器	1	持刀器	1	吸引器	1				

表 12-7　蚊嘴钳包

名称	数量	名称	数量
弯蚊嘴钳	4	小皮肤拉钩	2

表 12-8　胆石钳

名称	数量	名称	数量	名称	数量
7号刀柄	1	胆石勺	4	胆道探针	7
取石钳	3	11号刀片	1		

表 12-9　大弯包

名称	数量	名称	数量	名称	数量
大弯钳	6	长持针器	2	长无齿镊	1
长剪刀	1	无损伤镊			

表 12-10　直角钳

名称	数量
大直角钳	1
小直角钳	1

表 12-11　肠钳

名称	数量
直肠钳	2
弯肠钳	1

（二）耳鼻喉、眼、口腔科手术器械包（表12-12~表12-32）

表12-12　鼻内镜包

名称	数量	名称	数量	名称	数量	名称	数量	名称	数量
弯钳	3	直钳	1	巾钳	4	直线剪	1	鼻甲剪	2
窥鼻器	1	枪状镊	1	填塞钳	1	弯吸引器头	1	弯盘	2
直吸引器头	2	7号长针头	1	黏膜刀	1	不锈钢碗	1	杯子	2
平凿	1	圆凿	2	通条	2	刮匙（有孔）	1	剥离子	1
鼻息肉钳	9	骨锤	1	7号刀柄	1	棉球	20	纱布	5
纱条	5								

表12-13　鼻中隔包

名称	数量	名称	数量	名称	数量	名称	数量	名称	数量
弯钳	3	直钳	1	持针器	1	7号刀柄	1	巾钳	4
剪刀	1	鱼尾凿	1	长针头	1	鼻甲剪	1	平凿	1
填塞钳	1	骨锤	1	枪状镊	1	中隔窥鼻器	2	纱条	10
吸头	2	鼻咬骨钳	1	弯盘	1	中隔咬骨钳	1	纱布	5
杯子	1	不锈钢碗	1	15号刀片	1	棉球	20		

表12-14　鼻出血包

名称	数量	名称	数量	名称	数量	名称	数量
直钳	1	窥鼻器	1	枪状镊	1	弯盘	1
棉球	10	纱布	5	杯子	1		

表12-15　气管切开包

名称	数量	名称	数量	名称	数量	名称	数量	名称	数量
消毒钳	1	弯钳（14cm）	4	持针器	1	弯蚊钳	1	直蚊钳	1
有齿镊	1	剪刀	1	组织钳	1	3号刀柄	1	7号刀柄	1
皮肤拉钩	2	气管撑开器	1	不锈钢碗	1	弯盘	1	杯子	1
刀片	2	棉球	20	纱布	5	缝针	1（▲7×17）		

表12-16　扁桃体包

名称	数量	名称	数量	名称	数量	名称	数量	名称	数量
消毒钳	1	扁桃体持夹钳	1	巾钳	4	压舌板	1	7号刀柄	1
剪刀	1	扁桃体剥离子	1	吸头	1	长针头	1	弯盘	1
杯子	1	扁桃体圈套器	1	扁桃体止血钳	4	直角扁桃体钳	1	不锈钢碗	1
吸引器通条	1	扁桃体钢丝	2	15号刀片	1	纱布	5	棉球	20
纱条	5								

表 12-17 乳突根治包

名称	数量	名称	数量	名称	数量	名称	数量	名称	数量
消毒钳	1	巾钳	4	直蚊钳	2	弯蚊钳	4	持针器	1
乳突撑开器	2	剪刀	1	3号刀柄	1	7号刀柄	1	组织钳	2
扁桃体剥离子	1	吸头	1	通条	1	探针	1	膝状镊	1
中隔剥离子	1	刮匙	2	有齿镊	1	枪状镊	1	弯盘	2
不锈钢碗	2	10号刀片	1	杯子	1	纱布	10	纱条	5
棉球	20								

表 12-18 上颌窦包

名称	数量	名称	数量	名称	数量	名称	数量	名称	数量
直钳	1	弯钳	1	巾钳	4	有齿镊	1	7号刀柄	1
剪刀	1	持针器	1	组织钳	1	皮肤拉钩	2	填塞钳	1
窥鼻器	1	骨锤	1	平凿	3	圆凿	3	吸头	2
通条	1	锉子	1	刮匙	1	洞式刮匙	1	枪状镊	1
中隔剥离子	1	双关节咬骨钳	1	上颌窦咬骨钳	1	鼻息肉咬骨钳	1	扁桃体剥离子	1
纱条	5	7号长针头	1	不锈钢碗	1	弯盘	2	杯子	1
10号刀片	1	棉球	20	纱布	5				

表 12-19 声带息肉包

名称	数量	名称	数量	名称	数量
支撑喉镜	2	长吸引头	2	息肉钳	6
息肉刀	2	息肉剪	1	弯盘	1
棉球	10	纱布	3		

表 12-20 食道镜取异物包

名称	数量	名称	数量	名称	数量
手柄	1	镜头	2	吸引器	2
长通条	1	异物钳	2		

表 12-21 鼓室成形包

名称	数量	名称	数量	名称	数量	名称	数量	名称	数量
弯钳	2	3号刀柄	1	7号刀柄	1	弯蚊钳	4	持针器	1
组织钳	2	组织剪	1	巾钳	4	吸引头	3	9号长针头	1
通条	1	小窥鼻器	1	剥离子	1	刮匙	2	咬骨钳	1
骨锤	1	乳突撑开器	2	膝状镊	1	骨圆凿	2	骨平凿	2
肿瘤钳	1	五官科直钳	1	肿瘤剪	1	弯盘	2	杯子	2
不锈钢碗	2								

表 12-22 眼科包

名称	数量	名称	数量	名称	数量	名称	数量	名称	数量
小直钳	1	弯蚊钳	1	直蚊钳	1	持针器	1	巾钳	2
7号刀柄	1	眼科剪	1	眼科有齿镊	1	眼科无齿镊	1	不锈钢碗	1
弯盘	1	杯子	2	棉球	10	棉签	6	纱布	5
带线缝针1（●4×10）									

表 12-23 泪囊吻合包

名称	数量	名称	数量	名称	数量	名称	数量	名称	数量
泪囊探针	5	猪尾巴探针	2	泪囊扩张器	1	枪状咬骨钳	1	剪刀	1
窥鼻器	1	冲洗针头	1	枪状镊	1	中隔剥离子	1	小圆凿	2
小平凿	2	小剥离子	1	显微持针器	1				

表 12-24 眼球摘除包

名称	数量
视神经剪	1
斜视拉钩	2
勺子	1
开睑器	1

表 12-25 斜视包

名称	数量	名称	数量	名称	数量
斜视拉钩	2	睑板拉钩	1	眼科有齿镊	1
眼科无齿镊	1	开睑器	1	量角器	1

表 12-26 白内障包

名称	数量	名称	数量	名称	数量	名称	数量	名称	数量
显微持针器	1	显微有齿镊	1	显微无齿镊	1	膝状镊	1	持刀器	1
晶体定位钩	1	晶体植入镊	1	冲洗针头	2	开睑器	1	结膜剪	1
囊膜剪	1	圈套器	2	烧灼器	1	抽吸针管	2		

表 12-27 超乳（phaco）器械

名称	数量	名称	数量	名称	数量
超乳手柄	1	抽吸手柄	1	针头扳手	1
蓝帽	1	透明测试帽	1	可重复使用管道	1
镊子	2	超乳针头（30°）	1	抽吸针头（45°）	1
抽吸针头（90°）	1				

表 12-28　玻切器械

名称	数量
玻切手柄	1
保护帽（红）	1
侧灌注针	1

表 12-29　口腔包

名称	数量	名称	数量	名称	数量	名称	数量	名称	数量
消毒钳	1	无齿眼科镊	1	压舌板	1	圆凿	2	有齿眼科镊	1
直蚊钳	2	扁桃体剥离子	1	长持针器	2	短持针器	1	组织剪	1
眼科剪	1	组织钳	4	巾钳	4	皮肤拉钩	2	短有齿镊	2
长有齿镊	1	中弯钳	8	3号刀柄	1	7号刀柄	1	直钳	2
长无齿镊	1	平凿	2	骨锤	1	不锈钢碗	2	纱布	10
弯盘	2	杯子	1	纱条	5	棉垫	4		

针盒 1（▲7×17　1 颗、8×20　1 颗　●7×17　1 颗、6×14　1 颗）

表 12-30　面神经包

名称	数量	名称	数量	名称	数量	名称	数量	名称	数量
弯钳	2	直钳	4	组织钳	1	持针器	1	3号刀柄	1
7号刀柄	1	有齿镊	1	巾钳	4	吸引头	1	7号长针头	1
圆骨凿	1	填塞钳	1	杯子	1	乳突撑开器	1	不锈钢碗	2
弯盘	1	11号刀片	1	棉球	20	纱布	5	纱条	5

表 12-31　腭裂器械包

名称	数量
腭裂剥离子	4
压舌板	2
长 4 号刀柄	1
舌钳	1

表 12-32　下颌骨骨折包

名称	数量	名称	数量	名称	数量	名称	数量
舌骨剪	1	拔牙钳	1	咬骨钳	1	剥离子	3
小圆凿	1	小钻花大小	数根	中隔剥离子	1	小启子	2

（三）颅脑外科器械包（表12-33~表12-40）

表12-33 开颅包

名称	数量	名称	数量	名称	数量	名称	数量	名称	数量
消毒钳	1	卵圆钳	1	巾钳	4	中弯钳	4	小弯钳	2
直钳	2	组织钳	4	持针器	2	刀柄（3号、4号、7号）	各1	组织剪	1
线剪	2	有齿镊	2	无齿脑膜镊	2	有齿脑膜镊	4	神经剥离子	1
骨膜剥离子	3	后颅窝咬骨钳	2	小咬骨钳	1	脑压板	5	线锯	4
脑膜剪	1	脑膜钩	1	线锯拉钩	2	线锯导板	1	头皮夹钳	2
脑膜穿刺针	1	取瘤钳	1	吸引器接头	2	吸引器头	8	通条	8
大方盘	1	大不锈钢碗	2	弯盘	2	杯子	1	刀片	3
棉垫	8	纱布	20	纱球	3	绷带	2	纱条	5
针盒	1（▲11×24 2颗 ●11×24 2颗、5×10 2颗）								

表12-34 神外显微器械

名称	数量	名称	数量	名称	数量
显微直钳	1	取瘤钳	3	显微镊	1
长吸引器头	1	显微剪	1		

表12-35 鼻蝶入路垂体器械

名称	数量	名称	数量	名称	数量	名称	数量	名称	数量
垂体窥镜	3	平骨凿	2	圆骨凿	2	月牙凿	1	骨锤	1
刮匙	5	剥离器	2	探针	1	吸引器头	2	通条	3
取瘤钳		鞍隔刀	2	盘状镊	3	组织钳	1	显微有齿镊	1
显微无齿镊	1	转换式咬骨钳	1						

表12-36 脑外德国Zmm100手术头架

名称	数量	名称	数量	名称	数量
拉钩	2	拉钩固定器	1	脑压板	4

表12-37 头钉包

名称	数量	名称	数量	名称	数量
头钉	3	弯盘	1	治疗碗	1
纱球	3	固定长杆	1		

表12-38 脑外动力系统

名称	数量	名称	数量	名称	数量	名称	数量
蓝色软轴	1	黑色软轴	1	电钻手柄	1	磨钻手柄	1
电钻头	5	磨钻头	6	铣刀保护鞘	2	铣刀头	5

表 12-39 国产脑外头部固定器

名称	数量	名称	数量
C 型环	1	固定器	1
拉钩固定器	1	头钉	4

表 12-40 脑外颅内固定器

名称	数量	名称	数量	名称	数量
蛇形牵开器	2	固定器	1	脑压板	4

(四) 颈胸外科器械包 (表 12-41~表 12-48)

表 12-41 甲状腺包

名称	数量	名称	数量	名称	数量	名称	数量	名称	数量
消毒钳	1	卵圆钳	1	半齿钳	2	中弯钳	12	小直钳	10
小弯钳	8	持针器	3	组织钳	8	巾钳	6	3号刀柄	1
4号刀柄	1	组织剪	1	线剪	1	有齿镊	2	无齿镊	2
无损伤镊	1	柯克钳	4	3齿钩	1	4齿拉钩	1	甲状拉钩	2
方头拉钩	2	大方盘	1	不锈钢碗	2	弯盘	2	杯子	1
刀片	2	纱布	10	纱球	3	棉垫	5		

1 (▲7×17盒2颗 ●7×17 2颗、6×14 2颗)

表 12-42 胸科包

名称	数量	名称	数量	名称	数量	名称	数量	名称	数量
中弯	10	直钳	4	不锈钢碗	2	弯盘	2	杯子	1
卵圆钳	1	深部止血钳	6	组织钳	8	剪刀	2	长无齿镊	2
刀柄 (3、4、7号)	各1	持针器	3	大直角钳	2	小直角钳	1	扣克钳	2
压舌板	1	心耳钳	3	胸科撑开器	2	肩胛拉钩	1	骨膜剥离子	1
肺叶钳	4	关胸器	1	血管阻断钳	2	大弯	6	长纱条	2
棉垫	20	有齿镊	2	纱布	5	消毒钳	1	纱布	3

表 12-43 体外循环心脏手术包

名称	数量	名称	数量	名称	数量	名称	数量	名称	数量
海绵钳	4	巾钳	4	弯纹钳	14	直纹钳	1	小弯钳	2
中弯钳	6	组织钳	8	大弯钳	2	小直角钳	1	肾蒂钳	2
心耳钳	2	夹管钳	5	钢丝钳	1	有齿直钳	1	持针器	6
阻断钳	2	持瓣钳	2	4号刀柄	1	7号刀柄	1	线剪	2
组织剪	2	有齿镊	2	血管镊	3	长镊	2	血栓镊	1
吸引头	3	压舌板	1	牵开器	2	猫耳拉钩	2	心房拉钩	2
静脉拉钩	2	甲状腺拉钩	2	骨膜剥离子	1	线引粗细	各1	冰勺	1
阻断带	4	橡皮管	8	左房引流管	1	胸骨锯	1	涤纶补片	1
刀片	2	不锈钢碗	2	弯盘	2	杯子	1	纱球	3
纱布	10	纱垫	20						

表 12-44　冠状动脉搭桥手术包

名称	数量	名称	数量	名称	数量	名称	数量	名称	数量
无损伤侧壁钳	2	前向剪	1	后向剪	1	细吸引器	1	显微持针器	1
冠脉探子	2	搭桥刀柄	1	90°剪	1	微血管镊	2		

表 12-45　胸腔镜器械

名称	数量	名称	数量	名称	数量	名称	数量	名称	数量
镜头	1	剪刀	1	电凝钩	1	弯钳	1	肺挡钳	1
抓钳	1	分离钳	1	持针器	2	吸引器	1	11mm 鞘卡	1
10mm 鞘卡	2	钛夹钳	1	5mm 鞘卡	1	电凝线	1	气腹管	1
电刀笔	1	气腹针	1	光源线	1	吸引器通条	1		

表 12-46　乳腔镜器械

名称	数量	名称	数量	名称	数量	名称	数量	名称	数量
镜头	1	剪刀	1	电凝铲	1	弯钳	1	通丝	1
刮宫吸引头	1	分离钳	1	巾钳	2	吸引器	1	11mm 鞘卡	1
5.5mm 鞘卡	2	密封帽	大 33	光源线	1	电凝线	1	气腹管	1
电刀笔	1								

表 12-47　肋骨骨折包

名称	数量	名称	数量	名称	数量
扩孔器	3	肩胛拉钩	1	骨锤	1
肋骨剥离子	1	持棒器	1		

表 12-48　取肋器械包

名称	数量	名称	数量
肋骨剥离子	2	肋骨剪	1
肋骨咬骨钳	1	胸科撑开器	1

表 12-49　输尿管肾镜包

名称	数量	名称	数量	名称	数量	名称	数量	名称	数量
消毒钳	1	弯钳	2	剪刀	1	持针器	1	有齿镊	1
7 号刀柄	1	不锈钢碗	2	杯子	1	棉垫	1	纱球	3
纱布	5								

表 12-50　泌外特殊器械包

名称	数量	名称	数量	名称	数量	名称	数量	名称	数量
输尿管钳	2	输尿管拉钩	1	肾盂拉钩	1	取石钳	2	深部止血钳	1
长持针器	1	肾蒂钳	3	剥离子	1	7 号刀柄	1	小 S 拉钩	3
长剪刀	1	长无齿镊	1						

表 12-51　尿道扩张包

名称	数量	名称	数量	名称	数量	名称	数量	名称	数量
消毒钳	1	尿道探针	7	杯子	1	持针器	1	不锈钢碗	2
弯钳	2	有齿镊	1	剪刀	1	棉垫	1	纱布	5
纱球	3								

表 12-52　前列腺电切器械

名称	数量	名称	数量	名称	数量	名称	数量	名称	数量
30°电切镜	1	电切镜镜鞘	1	可视闭孔器	1	操作把手	1	灌注粗管	1
电切环	若干	硬膜外穿刺针	1	蓝色导光束	1	白色电凝线	1	冲洗瓶	1
连接管长短	各1								

表 12-53　输尿管肾镜器械

名称	数量	名称	数量	名称	数量
输尿管镜	1	操作鞘	1	斑马导丝	1
取石钳	1	输尿管导管	数根		

表 12-54　经皮肾镜器械

名称	数量	名称	数量
扩张器	10	穿刺针	2
操作管	1	普通吸管	大小各5

（六）创伤外科器械包（表 12-55~表 12-71）

表 12-55　清创缝合包

名称	数量	名称	数量	名称	数量	名称	数量	名称	数量
弯钳	4	直钳	2	弯蚊嘴	2	持针器	1	有齿镊	1
组织钳	2	剪刀	1	3号刀柄	1	小拉钩	2	不锈钢碗	1
杯子	1	弯盘	1	10号刀片	1	纱球	3	纱布	5
缝针	1（▲7×14）								

表 12-56　植皮包

名称	数量	名称	数量	名称	数量	名称	数量	名称	数量
消毒钳	2	巾钳	4	弯钳	8	直钳	2	弯蚊钳	4
持针器	2	4号刀柄	1	3号刀柄	1	有齿镊	2	无齿镊	2
组织剪	2	线剪	1	眼科剪	1	压皮板	2	植皮刀架	2
纱条	5	方盘	1	不锈钢碗	2	弯盘	2	杯子	1
刀片	2	绷带	1	棉垫	4	纱球	3	纱条	5
针盒	1（▲7×17　2颗、6×14　2颗　●6×14　2颗）								

表 12-57 血管吻合包

名称	数量	名称	数量	名称	数量	名称	数量	名称	数量
消毒钳	1	弯蚊钳	6	直蚊钳	4	持针器	2	组织钳	2
3号刀柄	1	7号刀柄	1	巾钳	4	组织剪	1	线剪	1
有齿镊	2	无齿镊	2	小皮肤拉钩	2	不锈钢碗	2	弯盘	2
杯子	1	刀片	2	纱布	10	纱球	3	棉垫	4
绷带	1	针盒	1 (▲7×17 2颗 ●7×17 2颗、6×14 2颗)						

表 12-58 瘢痕松解包

名称	数量	名称	数量	名称	数量	名称	数量	名称	数量
消毒钳	1	巾钳	4	弯蚊钳	10	直蚊钳	2	弯钳	4
持针器	2	3号刀柄	1	7号刀柄	1	无齿镊	2	有齿镊	2
组织钳	2	组织剪	1	线剪	1	皮肤拉钩	2	方盘	1
不锈钢碗	2	弯盘	2	杯子	1	纱布	10	纱球	3
绷带	1	棉垫4 (大1小3)	刀片	2					
针盒	1 (▲7×17 2颗 ●7×17 2颗、6×14 2颗)								

表 12-59 残指包

名称	数量	名称	数量	名称	数量	名称	数量	名称	数量
小直钳	2	有齿镊	1	小弯钳	4	剪刀	1	持针器	1
3号刀柄	1	指骨咬骨钳	1	骨锉	1	弯盘	1	杯子	1
不锈钢碗	1	纱球	3	纱布	5	缝针 1 (▲7×17)			

表 12-60 骨科包

名称	数量	名称	数量	名称	数量	名称	数量	名称	数量
消毒钳	1	卵圆钳	1	中弯	6	直钳	2	持针器	2
组织钳	2	巾钳	4	3号刀柄	1	4号刀柄	1	组织剪	1
线剪	1	有齿镊	2	无齿镊	1	皮肤拉钩	2	方头拉钩	2
有齿拉钩	2	腹部拉钩	2	老虎钳	1	锤子	1	骨平凿	2
骨膜剥离子	3	骨圆凿	2	骨刀	2	不锈钢碗	2	杯子	1
弯盘	2	刀片	2	棉垫	5	纱布	10	纱球	3
绷带	1	针盒1 (▲10×20 2颗)							
克氏针8 (2.0×2、2.5×2、3.0×2、3.5×2；钢丝 0.8×1、1.0×1、1.2×1)									

表 12-61 关节镜包

名称	数量	名称	数量	名称	数量	名称	数量	名称	数量
消毒钳	1	卵圆钳	1	巾钳	4	有齿镊	2	无齿镊	1
小皮肤拉钩	2	中弯钳	2	小弯钳	2	直钳	4	扣克钳	2
组织钳	2	持针器	2	尖剪刀	1	组织剪	1	线剪	1
3号刀柄	1	7号刀柄	1	硬膜外穿刺针	1	长针头	1	不锈钢碗	2
弯盘	2	烧伤棉垫	2	绷带	2	纱布	10	弹性绷带	1
棉垫	3	刀片2（10号、11号各1)针盒1（▲8×20 2颗、●8×20 2颗）							2

表 12-62 关节镜器械（共9包）

名称	数量	名称	数量	名称	数量	名称	数量	名称	数量
鞘	1套	钩	1套	剪刀	2	大咬钳	2	咬钳	4
蓝钳	4	标本钳	1	钩刀	6样	吸引器头	1套		

表 12-63 骨牵引包

名称	数量	名称	数量	名称	数量	名称	数量	名称	数量
消毒钳	1	手摇钻	1	钻花	1	骨锤	1	老虎钳	1
弯盘	1	杯子	1	刀片	1	纱球	3	纱布	5
克氏针（2.5×300、3.0×300、33.5×300、4.0×300）各2									

表 12-64 手外科拉钩包

名称	数量	名称	数量	名称	数量
链子拉钩	4	对手外固定架	6	托手板	1

表 12-65 显微器械盒

名称	数量	名称	数量	名称	数量	名称	数量	名称	数量
钟表镊	6	显微弯钳	3	显微直钳	3	血管夹	5	平针头	2
显微血管夹	1	显微持针器	2	显微剪刀	2	显微镊子	4	小血管夹	4
中血管夹	4	大血管夹	4						

表 12-66 颈椎器械

名称	数量	名称	数量	名称	数量
2号枪状咬骨钳	1	3号枪状咬骨钳	1	长有齿镊	1
长持针器	1	髓核钳	1		

表 12-67 截肢器械

名称	数量	名称	数量	名称	数量
软组织抬举器	(1套)	骨锉	1	线锯拉钩	2
线锯	3	板锯	1	骨膜剥离子	1

表 12-68 椎间盘包

名称	数量	名称	数量	名称	数量	名称	数量	名称	数量
弯钳	4	直钳	4	线剪	1	组织剪	1	皮肤拉钩	2
长无齿镊	2	消毒钳	1	骨平刀	3	髓核钳	2	1.5克氏针	8
神经剥离子	2	持针器	2	短有齿镊	2	长有齿镊	1	半齿钳	2
3号刀柄	1	4号刀柄	1	7号刀柄	1	骨圆刀	1	椎板拉钩	2
神经拉钩	1	吸头	3	牵开器	2	弯盘	27	骨膜剥离子	2
枪状咬骨钳	4	9号长针头	1	刮匙	2	骨锤	1	通条	1
脑棉片	5	杯子	1	纱布	10	棉垫	5		

表 12-69 手外科包

名称	数量	名称	数量	名称	数量	名称	数量	名称	数量
有齿镊	2	持针器	2	小剥离子	11	齿拉钩	1	弯盘	2
中弯钳	4	3号刀柄	1	7号刀柄	1	短无齿镊	2	小皮肤拉钩	2
眼科剪	1	3齿拉钩	2	卵圆钳	1	巾钳	4	组织钳	2
尖剪刀	2	1齿拉钩	1	不锈钢碗	2	纱条	5	绷带	1
纱布	10	纱球	3	杯子	1	刀片	2	棉垫	5

针盒1（▲7×17 2颗 ●7×17 2颗、6×14 2颗）

表 12-70 妇产科包

名称	数量	名称	数量	名称	数量	名称	数量	名称	数量
消毒钳	1	卵圆钳	1	中弯钳	10	直钳	10	组织钳	4
持针器	3	巾钳	4	3号刀柄	1	4号刀柄	1	组织剪	1
线剪	1	有齿镊	2	无齿镊	2	S拉钩	2	皮肤拉钩	2
腹部拉钩	2	压肠板	1	不锈钢碗	2	弯盘	2	杯子	1
刀片	2	纱球	3	棉垫	10	大方盘	1		

针盒1（▲10×28 2颗 ●10×28 2颗、11×17 2颗）

表 12-71 阴道手术器械包

名称	数量	名称	数量	名称	数量
宫颈钳	1	阴道拉钩	2	重锤拉钩	1
金属导尿管	1	窥阴器	1		

（俞　洋）

第四节　外科缝合针

外科缝合针简称缝针，主要用于缝合组织和贯穿结扎。由高质量和高韧度的不锈钢制成。不锈钢合金缝针的表面通常包含一层铬，形成氧化铬保护膜，使其具有良好的抗腐蚀性。缝针的韧性要保证它们在折断前会先倾向于弯曲，使操作者提前感觉到这种信号，以便及时采取措施。其强度应保证它们能携带缝线材料以最小的阻力穿过组织，且组织拖曳降至最低。其结构设计要保证操作过程中的稳定性和可靠性，使医师操作更顺手、更放心用于引导缝合线穿过组织的目的。

一、缝针构成

每个外科缝合针都由嵌线端或针眼、针体、针尖 3 部分组成。

1. 锻模　可分为两种：一种有针眼；另一种无针眼（即锻模）。有针眼缝针，类似缝纫针，在末端有缝合线穿过的针眼，针眼的直径常比针的其他部分宽大，缝针越大，针眼越大；嵌线式，是用激光或机械钻孔在缝合针的末端形成洞，通过向缝合线均匀地挤压锻模壁，缝合针和缝合线附着在一起，产生很强的附着力，为缝合针和缝合线提供平滑的结合点，比有针眼的穿线缝针对组织牵拉小、创伤轻。

2. 针体　针体是持针器夹持的部分。按其横截面形状，可分为圆形、三角形、矩形和梯形。针体按照不同曲度（弧度），可分为 1/4 圆周、1/2 圆周、3/8、5/8 圆周、直针及符合曲线 6 种，也可描述为弦长、针直径和针长。

3. 针尖　针尖是指从缝合针的尖端直至针体最大横截面之间的部分。根据针尖穿透组织的不同，一般来说可分为锋利刃、铲刀形、锥形和钝形 4 种。原则上，缝合针的大小、弧度与缝合组织的宽度、深度成正比，当缝针短时，弧度越大越适合于缝合深部组织。脆弱、精细的组织如血管、神经、心脏、肠壁等，应选用针径较细的缝针。角针前端为三棱形，锋利、穿透力强，但对组织损伤较大，主要用于缝合皮肤、肌腱、韧带、筋膜等坚韧组织，其他部位的组织用圆针缝合，以减少组织损伤。直针一般少用。圆针可用于肠袢、肝截面的针缝合。常用国产缝针有 3/8 圆周 5×14、6×17、9×28，1/2 圆周 11×20，眼科缝针 3×8、3×10、4×6、4×10 等。数字越大，针越大。

二、手术缝针的类别

（一）按针尖分类

1. 圆针　为圆锥形针尖及圆滑针体，能轻易地穿透组织，无切割作用，孔道小而损伤轻。分锋利锥形缝针和锥形缝针。锋利锥形缝针用于缝合支气管、气管、筋膜、子宫、韧带、肌腱。锥形缝针用于缝合皮下组织、胃肠道、胸腹膜、血管、胆道、肌肉、泌尿生殖道、神经鞘等。

2. 钝形圆针　圆钝针头及圆滑针体，组织损伤最小。用于钝性分离及缝合脆性组织，如肝脾手术。

3. 角针　针尖及针体截面均呈三角形，其锋利的针尖及切割性的刃缘，易于穿透坚韧强厚、难以穿刺的组织。但在针道下会留下较大的孔道，易破坏周围的组织、血管，损伤较大。多用于缝合皮肤、骨膜、腱膜、软骨、瘢痕组织等。角针又分为正角针及反角针，反角针的损伤略小于正角针。

4. 圆体角针　为切割性针尖及圆滑的针体，穿透性能优异，很容易穿透致密和坚韧的组织，而组织损伤极小。圆体角针最初的设计是用于心血管手术中硬化或钙化组织的缝合，但也广泛用于缝合致密的结缔组织，尤其是筋膜、腹膜和肌腱。

5. 铲刀形针　为铲形针尖及薄而扁平的针体，提供精细手术所需的最高平稳度，特别适合眼科使用。其中超级铲刀形针主要用于显微眼科手术。

（二）按针体分类

有直针、弯针两种，直针分圆针、角针，在临床上使用较少。圆针可用于肠祥的缝合，一般与荷包钳配合使用。弯针在配合持针器使用时，缝合速度较快，是较常用的缝针。根据针体弧度分为 1/4 弧、3/8 弧、1/2 弧、5/8 弧。

（三）按针眼分类

1. 无针眼　针与线直接连接在一起成为连续的整体，即无损伤缝合针线。有的成品单端附针、两端附针及缝合后轻扯，便可将缝针与缝线分离。多用于血管吻合及管状或环形构造时，亦用于连续缝合，如肠道吻合、心脏手术、肌腱、血管缝合。

2. 密闭眼　较常见，针眼部分类似家用缝针，是一个密闭的孔洞，有椭圆形、圆形及方形几种。缝线必须穿过针眼才能缝合。

3. 隙裂眼　针眼部分呈开岔状，缝线可自针眼末端卡入针眼中。

三、其他缝合器

（一）金属皮夹

这种金属皮夹装入特制钉匣内，用特制持夹钳夹住金属皮夹。多用于缝合皮肤及矫形外科。

（二）引线针有手把

前端为扁圆钝弯形针尖及针身，为深部组织结扎血管时使用，不易割伤，便于操作。常用于肝脏手术时。

四、缝针及持针器的选用

（一）缝针的选用

选用缝针时，根据人体组织、脏器及血管等的脆弱度，必须注意针尖的锐利度及针眼的大小，避免造成组织的创伤；根据组织脏器部位的深浅，选用时注意缝针的弧度。视不同的组织需求，选用外型及大小适宜的缝针。当缝合针短时，弧度越大越适合于缝合深部组织；脆弱、精细的组织如血管、神经、心脏、肠壁等应选用针径较细的缝针。缝针的选择应考虑：

1. 应坚韧且具有弹性，弯曲时才不容易断裂。

2. 采用精选的铁合金制成，不易生锈与腐蚀，可避免组织的感染及损伤。

3. 针尖部分应尖锐，才容易穿过组织。

4. 缝针的粗细应与缝线的粗细一致，以减少对组织的伤害。

5. 无菌、抗腐蚀，防止微生物或异物进入伤口。

（二）持针器的选用

持针器的选择应有如下考虑：

1. 持针器必须由抗腐蚀、高强度、高品质的合金钢制成。

2. 持针器的长短须与手术匹配。如果手术医师进行体腔深部手术时，必须选用较长的持针器。

3. 持针器的大小须与缝线匹配，缝针细小，钳口应相应细小；缝针粗而大，持针器钳口也要宽而大。

4. 持针器夹持缝针的部位应用持针器钳口的前端夹住缝针，夹在钳线端到针尖距离 1/3~1/2 的区域内。避免用持针器夹在嵌线端，此为缝针的薄弱环节。

5. 持针器的夹持度不要将缝针夹得过紧，因为持针器的钳口可能使缝针不可逆转地变形、损坏或弯曲。经常检查持针器的钳口，不能让所持缝针摇动、扭动或转向。

6. 持针器的传递方法　递交持针器时，注意指向，让手术医师在用其缝合组织前，不必重做调整；递交时，缝针指向务必与使用方向一致，缝线不能缠结。持针器使用后，针不离持，夹着持针器的缝针应立即归还洗手护士。

（俞　洋）

第五节　缝合线

缝合线用于各种组织缝扎止血，组织缝合、牵引，残腔闭锁及管道固定。所有的缝线在体内都属于异物，都可引起不良反应。缝线的作用有结扎血管，用以止血；减少瘢痕生长；提供组织再生时所需之适当张力；借由组织的密合，促使组织再生及复原。

一、缝线的分类

手术缝线种类很多，分类方法有多种，可按其性质和制作方法分类。

1. 按性质分类　根据其能否被机体组织吸收，分为可吸收性缝线和非吸收性缝线。

（1）可吸收缝线：是乙交酯和丙交酯的共聚物，经纺织或编织制造而成。这类产品组织反应小，伤口愈合完整。紧密多股编织，张力强劲。其张力强度维持时间超过重要伤口愈合期所需要的 5~8 天。30 天后强度消失并开始大量吸收，60~90 天完全吸收。

（2）不可吸收缝线有锦纶线（尼纶线）、涤纶编织线、聚丙烯线、不锈钢丝及马尾线。

锦纶线（尼纶线）：即聚酰胺纤维缝线，系人造纤维制成。抗张力及韧性皆强于丝线，在组织内反应小。型号有 6/0~11/0。常用于血管、神经的吻合与修补。

涤纶编织线：即聚酯缝线，是除钢丝外最强韧的缝线。一般由多股编织而成，抗张力强度高。常用于矫形外科肌腱修补及显微血管吻合手术。型号有 1/0~6/0 号。

聚丙烯线：又名滑线，由丙烯聚合制造非惰性缝线，打结比尼纶线容易，抗强度高。多用于普外科、胸外科的吻合血管神经。为进口材料，型号有 2/0~6/0。使用滑线打结时，须将手打湿，以防止拉断。

不锈钢丝：主要用于需要强拉力缝合时，如骨闭合、张力缝合等。常用规格有 0.6mm、0.8mm、1.0mm、1.2mm。组织对不锈钢反应很小，但不容易打结，钢丝尖端容易刺破手套。进行张力缝合时应备有 1cm 长的橡胶管数根。

马尾线：用于唇裂修复手术。

2. 按制作方法分类　根据缝线的制作方法，分为单股纤维缝线和多股纤维缝线。

（1）单股纤维缝线：由单根丝制成，为单一物理结构，不含隐匿的微生物，摩擦力小，能光滑地穿过组织，组织拖曳极低，组织损伤小。尤其适合心血管手术、整形手术等。

（2）多股纤维缝线：由小的单纤维线编织或缠绕而成，强度高，弹性好。其摩擦力比单股线高，更易于操作和打结，能稳定地保持原状。

3. 按缝线是否锻模，分为带针缝线和不带针缝线

（1）带针缝线：进口线、无损伤线均为带针缝线，缝线有不同型号，针分圆针、角针、铲针等。

（2）不带针缝线：是外科广泛使用的缝线。柔软强韧，容易操作。多用于缝合体内各种脏器、组织、血管等。一般缝线采用黑色，操作时易与组织分辨。常用型号为 6-0、5-0、3-0、0 号、1 号、4 号、7 号、10 号，线长 60cm。丝线不宜重复消毒使用，以免影响拉力。

二、缝线的性能

1. 不可吸收性缝线　既不被活体组织所消化吸收也不被水解的缝线。适用于：

（1）皮肤缝合，在伤口愈合后即拆除。

（2）体腔内的缝合，将长留于组织内。

（3）对可吸收性缝线有过敏、瘢痕体质或有组织肥大的患者。

不可吸收性缝线包括：

①丝线：由天然的单纤维蚕丝经捻搓或编织工艺加工而成，分板线和团线两种。其质地柔软、打结牢、不易滑脱、拉力大、廉价、容易操作。但组织反应大，在体内不吸收而形成异物，手术感染后会影响切口愈合。

②不锈钢缝线：外科不锈钢缝线基本特性包括无毒、易弯、纤细。具有抗张强度大、组织反应低、打结便利等优点。

③尼龙线：由合成的聚酰胺聚合物制成。外观、手感和操作均如丝线，但强度更大，组织反应更轻微。可用于适合多股不吸收性缝线的任何组织。常用于眼科、皮肤、小血管吻合、显微外科手术。

④涤纶编织线：由聚酯制成的紧密编织多股缝线。质地柔软平滑，组织反应小，抗张力强，使用方便，但价格较贵。其操作和打结性能好，结的牢固性特别优越，是缝合人造血管的最佳材料。聚酯纤维线能持久地保留在体内，提供精确而均一的张力；极少破损，术后无需因刺激性而考虑去除缝线残端。用于心血管、整形手术、神经吻合、眼睛、心脏瓣吻合。

⑤聚丙烯（polypropylene）缝线：又名滑线，通过聚丙烯的聚合而制成，是一种特别惰性的单股缝线，可保留其张力强度。因为是单股很难打结，但柔软，比其他单股缝线易于操作。使用滑线打结时，须将手湿润后操作。聚丙烯缝线的组织反应很小。常用于血管、神经吻合。

2. 可吸收性缝线　是目前较理想的一种缝线，可吸收性缝线是通过人体内酶的消化来降解缝线纤维。随着强度的消失，材料也逐渐在组织里消失。

（1）天然可吸收性缝线：可分为普通肠线和铬化肠线。两者均由高度纯化的胶原加工而成。外科肠线的吸收速率取决于线的类型、组织类型、组织状况及患者的全身状况等。外科肠线可用于感染伤口的缝合，但此时其吸收速率明显加快。

①普通外科肠线：采用羊肠或牛肠黏膜下层组织制作的易吸收缝线，吸收快，术后抗张强度仅能维持 6~10 天，并在 60 天内被完全吸收。但组织对肠线的反应稍大。用于子宫、膀胱、输尿管、胆道、尿道等黏膜层的缝合。

②铬制肠线：肠线经铬盐溶液处理制成，可对抗机体内各种酶的消化作用，减慢组织吸收速度，使吸收时间延长至 90 天以上。它造成的炎症反应比普通肠线少。一般多用于妇科及泌尿系手术，是肾脏及输尿管手术常选用的缝线。

（2）合成的可吸收性缝线：由高聚物制成，它有表面光滑、吸收快、损伤小、组织反应小、使用方便的特点，但价格较贵。常用于肠道、胆道、肌肉、关节囊、子宫、腹膜等组织脏器的缝合，也用于眼科和烧伤整形科手术。

三、缝线的选择

缝线的选择应以缝线在物理、生物学上的特性与愈合过程的关系为依据，应确保缝线强度能维持到组织恢复其足够的力量使伤口自然愈合为止。对于永远无法恢复到术前力量的组织，应选择能长期维持强度的缝合线。若缝线被安置在能迅速愈合的组织内，则理想的缝线应为：其张力失去迅速与组织恢复其力量的速度同步，且能被组织完全吸收，组织相容性好，一旦伤口愈合后，组织内便不复存在异物。因此，外科医师必须熟悉不同组织器官的愈合速度及各种缝线材料的特性，选择合适的缝线。

缝线的选择原则

1. 凡愈合迅速的组织，特别是不应留有异物的部位，如胃肠道、胆管、泌尿道内层、子宫肌层等，应选用吸收性缝线缝合。异物在高浓度晶体液中会造成沉淀或成为结石形成的核心。因此，在泌尿道、胆道等部位更应使用极易吸收的缝线。

2. 愈合缓慢及缝线过早吸收可发生危险后果的组织，如筋膜、软骨、韧带、肌腱、支气管、食管及长期固定的移植物等，通常应选用非吸收性缝合材料。

3. 老年人、糖尿病、肥胖症、呼吸器官疾病、营养不良、感染、衰弱等，均会影响术后伤口愈合的速度和过程，选择缝线时应特别注意。

4. 对可能污染的或已感染的伤口，应选用单股纤维缝线或吸收性缝线缝合，而应避免使用多股纤维缝线，因为它可能使受污染的伤口变成感染伤口。

5. 注重整容效果的伤口，缝合后需长期保持伤口闭合，且应避免受到刺激，故应选用最细的、组织反应最低的单股纤维缝线，如尼龙聚丙烯线。应避免做皮肤缝合，尽量做皮下缝合。

6. 关于缝线规格，应选用与组织原有韧性相当的、最细的、组织反应最小的缝线，必要时可使用加强型缝线加强缝合。

（俞　洋）

第十三章

手术室感染护理管理

现代医学的快速发展为外科手术的创新、成长搭建了平台，手术术式日新月异，日趋精益化、复杂化，越来越多的疑难杂症不断被攻克，但外科手术在给患者带来希望的同时，也面临着更高的挑战。人员的活动、药品及物品的应用、环境的变化、手术的创伤以及患者自身条件的复杂性等多种因素，使得手术室感染问题也越来越突出，成为医院感染管理的核心重点环节之一。本章节围绕手术部位感染的防控和预防、手术室感染质量监测、感染性手术消毒隔离管理、手术室医疗废弃物管理等重点问题和环节进行探讨。

第一节　手术部位感染的控制和预防

皮肤和黏膜是人体防御细菌的天然屏障，能够保护人体免受病毒、细菌、支原体以及其他病原微生物的袭击。外科手术会破坏局部皮肤和黏膜的完整性，为病原微生物的入侵提供便利条件，当细菌侵入手术切口且污染达到一定程度时，就会发生手术部位的感染（SSI）。手术部位感染（SSI）是指在手术后 30 天内或内置物术后 1 年内发生在手术部位且与手术相关的感染。SSI 是最常见最严重的手术并发症之一，已成为医院感染三大主要部位之一（下呼吸道占 47.53%，泌尿道占 11.56%，手术部位占 10.41%），严重影响患者健康。

一、SSI 危险因素分析

SSI 危险因素可概括为患者和手术两大方面。

（一）患者相关因素

1. 年龄　婴幼儿（<2 岁）因免疫系统发育不全而易被感染；老年人（>60 岁）则因机体老化、各种组织器官退行性变化、功能衰退、机体免疫防御功能明显下降、身体带菌状态增多易被感染，因此，婴幼儿及老年患者感染病种更广、感染率更高，是医院感染的易感人群。

2. 身体状况及疾病伴随程度

（1）肥胖：肥胖是由于饮食与消耗不平衡引起的脂肪组织增加的代谢性疾病，可以增加疾病的易感性。由于脂肪组织的血流量和血容量都较低，供血少的组织容易发生感染。此外，脂肪组织影响手术操作和显露、延长手术时间、脂肪层的无效腔难以完全消灭等因素均会增加术后感染的机会。

（2）营养不良和低血清蛋白：蛋白质是机体各器官、组织的重要组成成分。低蛋白血症和营养不良影响免疫系统，导致免疫功能下降，从而增加手术部位感染率。

（3）疾病严重指数：有严重基础疾病的患者更容易发生感染。糖尿病是目前常见的慢性疾病，高血糖会导致患者机体微循环反应异常，不仅会抑制趋化因子和白细胞的吞噬作用，而且会降低细胞免疫反应，随着血糖水平的增高，手术部位感染的发生率也越高；相较于良性肿瘤，恶性肿瘤切口感染率更高，这是由于恶性肿瘤严重破坏了患者的自身免疫能力，导致机体免疫功能下降，且经放化疗后白细胞数降低，进而导致感染率的增加。

（4）远处感染灶：患有活动性感染的患者，即使感染部位与手术切口距离很远，仍比未患有感染的患者切口感染率高。控制手术前后出现的感染灶，可降低伤口感染发生的危险性。

（5）鼻腔携带金黄色葡萄球菌：金黄色葡萄球菌具有毒力强、易传播、高耐药性的特性，是医院感染的主要原因之一。金黄色葡萄球菌，尤其是耐甲氧西林金黄色葡萄球菌（MRSA），主要寄生在人体的鼻前庭，在住院患者以及医护人员中鼻腔定植率可高达50%～90%。金黄色葡萄球菌鼻腔携带者很可能在鼻腔外的其他部位也被相同的菌株污染，增加内源性感染的风险，尤其是SSI。

3. 吸烟　长期吸烟者免疫功能低下，免疫球蛋白浓度和溶菌酶活性降低，术后感染的机会大；同时吸烟能够导致外周血管收缩、组织缺氧及降低机体组织中性粒细胞抗氧化能力和胶原合成，增加了手术部位感染的能力，不利于切口愈合。

4. 术前住院时间　术前长时间住院的患者，机体的抵抗力降低，长时间住院后易出现病原微生物，特别是多重耐药菌的侵袭，加之环境、心理等因素的影响会延缓手术切口的愈合时间，增加感染发生。

5. 治疗因素

（1）免疫抑制药、麻醉用药、激素、放疗、化疗等药物或治疗方法，可降低机体免疫功能，增加手术部位感染的概率。

（2）围手术期抗菌药物的预防性应用其目的主要是预防手术部位感染，但并不包括与手术无直接关系的、术后可能发生的其他部位感染。因此，围手术期正确、恰当地使用抗菌药物才能达到预防手术部位感染的最佳效果。2015版《抗菌药物临床应用指导原则》中指出，如需预防用抗菌药物时，手术患者皮肤、黏膜切开前0.5～1小时内或麻醉开始时给予合理种类、合理剂量的抗菌药物。

（二）手术因素

1. 手术室环境　手术室空气中悬浮菌密度直接与手术切口感染的危险性呈正相关，着装是否规范、人员的数量、步行等运动、术间门的开启、敷料的抖动等均会影响空气细菌总数。

2. 术前备皮　手术区皮肤准备能够有效降低皮肤上定植的细菌，但同时能够破坏皮肤、黏膜的完整性，因此术前备皮也是造成切口感染的一个危险因素。手术前一日备皮比手术日备皮有更大的危险；使用剃刀比剪刀危险大，这是因为剃刀备皮会造成皮肤毛囊的损伤，增加真皮层细菌的定植。

3. 手术风险分级标准　根据美国《医院感染监测手册》中的手术风险分级标准（NNIS），手术分为NNIS 0级、NNIS 1级、NNIS 2级和NNIS 3级这四级。具体计算方法是将手术切口清洁程度、麻醉分级和手术持续时间的分值（表13-1）相加，总分0分为

NNIS—0级，1分为NNIS—1级，2分为NNIS—2级，3分为NNIS—3级。手术部位感染率伴随着NNIS风险等级的升高而升高。

表13-1　NNIS分值分配

分值	手术切口	ASA分级	手术持续时间
0分	Ⅰ类切口、Ⅱ类切口	Ⅰ、Ⅱ	未超出75%分位
1分	Ⅲ类切口、Ⅳ类切口	Ⅲ、Ⅳ、Ⅴ	超出75%分位

注：手术持续时间75%分位的具体计算如下：

①75百分位是一个统计学使用的数据变量位置指标，它的意义代表了"大多数数据水平"，表示有75%的数据小于此数值。

②手术时间百分位根据样本量计算，是确定手术是否"在标准时间内"完成的划分点，计算公式为：75百分位=样本量×（3/4）取整。

（1）手术切口清洁度：SSI的发生与在手术过程中手术野所受污染程度有关，随着手术污染程度的增加，感染发生率显著上升。为了更好地评估手术切口的污染情况，卫健委《外科手术部位感染预防和控制技术指南（试行）》根据外科手术切口微生物污染的情况，将外科手术切口分为四类，见表13-2。

表13-2　手术切口清洁度分类

类别	分类标准
Ⅰ类：清洁伤口	手术未进入感染炎症区，未进入呼吸道、消化道、泌尿生殖道及口咽部位
Ⅱ类：清洁-污染切口	手术进入呼吸道、消化道、泌尿生殖道及口咽部位，但不伴有明显污染
Ⅲ类：污染切口	手术进入急性炎症但未化脓区域；开放性创伤手术；胃肠道、尿路、胆管内容物及体液有大量溢出污染；术中有明显污染（如开胸心脏按压）
Ⅳ类：感染切口	有失活组织的陈旧创伤手术；已有临床感染或脏器穿孔的手术

（2）手术持续时间：手术风险分级标准根据手术的持续时间将患者分为两组："手术在标准时间内完成组""手术超过标准时间完成组"。随着手术时间的延长，手术术野暴露时间延长，创面感染细菌的机会以及数量均会增加；长时间的暴露、牵拉，切口周围组织可出现缺血缺氧，进而造成组织损伤；手术时间长，创伤大，出血、麻醉时间延长，导致机体免疫力下降；手术时间长也会导致术者疲劳，疏于无菌技术操作，而增加感染的机会。

（3）ASA分级：美国麻醉师协会（ASA）根据患者体质状况和对手术危险性将麻醉前患者分为5级，见表13-3。有研究显示ASA评分是SSI的危险因素，随着麻醉分级（ASA）的提高，术后感染的危险性增加。

表13-3　ASA评分表

分级	分值	标准
Ⅰ级	1	健康。除局部病变外，无全身性疾病。如全身情况良好的腹股沟疝
Ⅱ级	2	有轻度或中度的全身疾病。如轻度糖尿病和贫血，新生儿和80岁以上老年人
Ⅲ级	3	有严重的全身性疾病，日常活动受限，但未丧失工作能力。如重症糖尿病
Ⅳ级	4	有生命危险的严重全身性疾病，已丧失工作能力
Ⅴ级	5	病情危急，属紧急抢救手术，如主动脉瘤破裂等

4. 手术性质及手术部位　急诊手术是影响手术部位感染的首要因素，急诊手术患者病情危急，开放性创伤大，患者失血、失液，其机体防御能力下降，进而增加感染的风险。手术部位不同，感染率也不尽相同，手术部位感染率随着手术切口的污染程度的加重而增加，NNIS（美国医院感染监测）报道手术部位感染率最高的部位为结肠手术。

5. 低体温　低体温可导致凝血机制的障碍，也可使多种免疫功能无法发挥正常，长时间低体温还会导致能量消耗增加。

二、SSI 分类及诊断要点

2001 年我国卫健委《医院感染诊断标准（试行）》将 SSI 分为浅表手术切口感染（累及皮肤和皮下组织的感染）、深部手术切口感染（累及切口深层软组织的感染）、器官（或腔隙）感染（累及除切开的身体表层之外的任何术中切开或进行操作的解剖结构的感染，如器官或组织间隙），见图 13-1。

（一）表浅手术切口感染

1. 定义　手术后 30 天以内发生的仅限于切口涉及的皮肤或者皮下组织的感染。

2. 临床诊断　符合定义的规定并满足下列条件之一即可诊断。

（1）表浅切口有红、肿、热、痛，或有脓性分泌物。

（2）临床医师诊断的表浅切口感染。

3. 病原学诊断　在临床诊断的基础上，细菌培养为阳性。

4. 注意事项

（1）因创口既包括外科手术切口又包括意外伤害所致的伤口，为避免概念上的混乱，临床表述不使用"创口感染"一词。

（2）若切口缝合的针眼处有轻微的炎症和少许分泌物，则不属于切口感染。

（3）当切口出现脂肪液化时，若液体清亮，则不属于切口感染。

（4）临床和（或）有关检查显示典型的手术部位感染，即使细菌培养为阴性，也可以诊断。

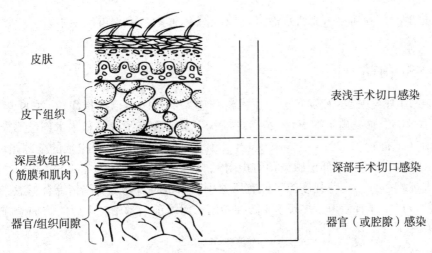

图 13-1　手术部位感染分类（腹壁横切面）

（二）深部手术切口感染

1. 定义　无植入物者手术后 30 天以内、有植入物者（如人工心脏瓣膜、机械心脏、人造血管、人工关节）手术后 1 年以内发生的与手术有关并涉及切口深部软组织（深筋膜和肌肉）的感染。

2. 临床诊断　符合定义中的规定，并满足下列条件之一即可诊断。

（1）从切口深部引流或穿刺出脓液，但脓液不是来自器官（腔隙）部分；感染性手术后引流液除外。

（2）切口深部组织自行裂开或者由外科医师开放的切口；有脓性分泌物或有发热 ≥ 38℃，局部有疼痛或压痛。

（3）经直接检查、再次手术探查、病理学或者影像学检查，可发现切口深部组织脓肿或者其他感染证据。

（4）临床医师诊断的深部切口感染。

3. 病原学诊断　在临床诊断的基础上，分泌物细菌培养阳性。

4. 注意事项　同时累及切口浅部组织和深部组织的感染归为切口深部组织感染，仅需报告深部感染。

（三）器官（或腔隙）感染

1. 定义　无植入物者手术后 30 天以内、有植入物者手术后 1 年以内发生的累及术中解剖部位（如器官或者腔隙）的感染。

2. 临床诊断　符合定义中的规定，并满足下列条件之一即可诊断。

（1）引流或穿刺有脓液。

（2）经直接检查、再次手术、病理学或者影像学检查，发现器官（腔隙）脓肿或者其他器官（腔隙）感染的证据。

（3）临床医师诊断的器官（或腔隙）感染。

3. 病原学诊断　在临床诊断的基础上，从器官或者腔隙的分泌物或组织中培养分离出致病菌。

4. 注意事项　经切口引流所致器官（或腔隙）感染，不需再次手术者，应视为深部切口感染。

三、SSI 预防

2008 年 10 月英国 NICE 发布了《手术部位感染的预防与治疗指南》，2009 年美国 CDC 发布了《手术部位感染预防指南》，2000 年我国卫健委发布了《外科手术部位感染预防与控制技术指南（试行）》，2016 年 WHO 推出《预防手术部位感染（SSI）的全球指南》，2017 年美国 CDC 更新了《手术部位感染预防指南》。不同国家和地区的相关 SSI 防控指南中相关防控措施、证据级别、推荐强度等可能有所差别，借鉴时需要结合国情综合考虑。根据手术不同阶段的特点，作者参考了多篇 SSI 防控指南，对术前、术中、术后的防护措施进行了归纳总结。

（一）术前

1. 术前感染灶治疗　术前尽可能确认并治疗远离手术部位的所有感染灶，直至感染消退。

2. 术前血糖控制　无论是否为糖尿病患者，均应严格控制患者围手术期血糖水平，血糖目标应控制在≤200mg/dl 或 11. 11mmol/l。

3. 禁烟　鼓励患者禁烟，择期手术前至少 30 日停止吸食任何形式的烟草。

4. 加强营养支持　准备接受大手术的低体重患者，考虑通过口服或鼻饲给予富含多种营养素配方的营养液。

5. 清除毛发　清除毛发不能作为常规的术前准备，也不能作为降低 SSI 发生的一种有效措施。当切口及手术区的毛发影响手术操作时可考虑清除毛发；需要清除毛发时，不建议使用剃刀，以免损伤皮肤或黏膜的完整性，应该选择对皮肤损伤最小的方法，如备皮器、脱毛剂等用物。

6. 术前沐浴　手术日或前一日晚上，患者需进行全身沐浴以减少皮肤上细菌数量，可使用肥皂（抗菌与否均可）或消毒液擦拭。

7. 术前药物应用

（1）全身免疫抑制治疗：如术前患者已接受免疫抑制治疗，则不需停止。

（2）去定植：若鼻部携带金黄色葡萄球菌的患者接受心胸外科或骨科手术，术前应使用 2% 莫匹罗星软膏进行去定植；若患者接受其他手术也可以考虑应用此方法。

（3）术前预防性应用抗生素：外科手术预防性使用抗菌药物须遵循已发表的临床实践指南，根据药物的性质选择合理的给药时机，以保证手术开始时药物在血清和组织中达到杀菌浓度。2016 年 WHO 手术部位感染预防指南建议在切皮前 2 小时内进行外科手术预防性应用抗生素（SAP），原国家卫生健康委员会《2015 年抗菌药物临床应用指导原则》提议在切皮前 0.5~1 小时给予抗菌药物。同时，临床应用中需考虑抗生素的半衰期。

8. 肠道准备　术前联合使用口服抗生素和机械性肠道准备（MBP）可以降低接受择期结直肠手术的成年患者 SSI 风险，但单独使用 MBP（不联合抗生素）不宜用于以降低 SSI 为目的；额外的肠道准备并不能降低术后感染发生。

（二）术中

1. 手术环境　减少手术室空气的微生物是手术室环境管理的关键。人员流动是手术室空气中细菌变化的主要原因，因此，手术室应严格限制参观人员数量、手术间内人员的活动和无意义的谈话。

2. 手术部位皮肤消毒　因乙醇对细菌、真菌和病毒均有杀伤力，如无禁忌证，则术前使用含乙醇的消毒液常规消毒皮肤，目前聚维酮碘-乙醇、氯己定-乙醇可能是最佳皮肤消毒液选择；《医疗机构消毒技术规范》中规定皮肤消毒可使用 70%~80%（体积分数）乙醇溶液。使用乙醇类溶液还需注意三点：一是不可应用于新生儿；二是应避免与黏膜或眼睛直接接触；三是由于乙醇的高度易燃性，使用后应有足够的时间使皮肤风干，避免发生烧伤或造成火灾。

3. 手卫生　手卫生是预防和控制医院感染最重要、最简单、最有效和最经济的方法。手术人员应剪短指甲，去除指甲油，禁止佩戴人工指甲，术前应摘掉手部饰品；外科手术人员在戴无菌手套之前，需要严格按照 WS/T313-2009《医务人员手卫生规范》进行外科手消毒。

4. 手术器械灭菌　所有使用的手术器械均应进行严格灭菌并有相关标识；一般情况下

不建议对手术器械进行快速灭菌，快速灭菌只能用于急诊或未能预期的病例；应避免对植入物进行快速灭菌。

5. 手术切口保护膜　2017年版《外科部位感染预防指南》并不推荐使用手术切口保护膜，因为无抗菌成分的切口保护膜可能会促进皮肤细菌易位而增加 SSI 风险，含抗菌成分（如胺碘酮）的保护膜对降低 SSI 发生率的作用也尚未被证实。

6. 切口保护器、抗菌缝线以及术后抗菌敷料的使用　清洁-污染、污染和污秽的腹部手术切口，可考虑使用切口保护器以降低 SSI；抗菌缝线的作用还有待进一步研究，目前术中并不推荐常规使用；同样，抗菌敷料并不能降低 SSI 的发生，因此不推荐术后使用。

7. 术中追加抗菌药物　不强调术中必须追加使用抗生素。2015《抗菌药物临床应用指导原则》指出某些情况术中应追加用药：①手术时间超过 3 小时。②超过所用药物半衰期的 2 倍以上。③成人出血量超过 1 500mL。剖宫产手术，在开刀前就可进行预防性抗感染治疗；在清洁和清洁-污染手术时，关腹后不需要给予额外的抗生素，即使有引流的情况下也不需要；外科技术仍然是影响 SSI 的关键，如电刀使用中尽量减少组织损伤，缝合消除潜在的无效腔，而术中抗生素灌洗并不能降低 SSI 的发生率。

8. 维持正常体温　术中可应用综合性措施，包括保温医疗设备以维持患者围手术期核心体温36.5~37.5℃。

9. 围手术期氧疗　英国 NICE 指南提出，手术中应维持最佳供氧状态，尤其是大手术时以及术后恢复期应给予患者足量氧气以保证血红蛋白饱和度大于95%；2017 年 CDC 指南指出，对肺功能正常、全身麻醉且接受了气管内插管的患者，在术中及术后拔管立即增加吸入氧浓度（FiO_2），可促进组织供氧；WHO 的全球指南也关注了全麻气管插管患者的 FiO_2，通过研究对比发现，全麻气管插管的结肠手术患者在术中和术后 2~6 小时给予80%的 FiO_2，其 SSI 发生率低于 FiO_2 为30%~35%时，同时，专家也指出，只有在一定条件下才能观察到吸入高浓度氧的益处。

10. 围手术期液体管理　围手术期液体治疗可通过增加心排血量预防组织缺氧，改善动脉氧供，但也应关注容量负荷过重或不足带来的负面影响，因此，WHO 的指南中专家并不建议以降低 SSI 为目标而在围手术期施行目标导向性或限制性液体治疗；输血仍应该严格控制指标，但也不应该把停用必要的血液制品作为预防 SSI 的一种方法。

11. 伤口冲洗　尚无充足证据支持或反对使用生理盐水冲洗手术切口预防 SSI；可以考虑在缝合切口前使用聚维酮碘水溶液冲洗切口以预防 SSI，特别是对于清洁和清洁-污染切口。

12. 引流　对于需要引流的手术切口，术中应当首选密闭负压引流，并尽量选择远离手术切口、位置合适的部位进行置管引流，确保引流充分。

13. 关节置换手术中的防护　SSI 预防工作应该针对所有外科手术，特别是人力和经济负担较大的手术，如关节置换手术。但大量措施并举的防控措施，并不能保证临床的依从性、执行的准确性，应该强调适应性。例如：关节置换手术中"宇航服"手术衣的作用尚未明确，改进骨水泥或骨接合剂（如含万古霉素或头孢呋辛等抗菌药物或者含纳米颗粒的骨水泥）、关节表面加涂层（如涂抗菌药物、电偶等）、使用疫苗和使用能控制生物膜的药物或制剂（如生物膜驱散剂、细菌群体感应抑制剂）等预防微生物定植和生物膜形成的措施的有效性并未被证实，故不建议大范围推广使用。

（三）术后

1. 术后切口护理　对于 I 期缝合切口术后应使用无菌敷料覆盖保护 24~48 小时；医务人员接触患者手术部位或者更换手术切口敷料前后必须进行手卫生；为患者更换切口敷料时，要严格遵守无菌技术操作规程及换药流程。

2. 术后引流　术后保持引流通畅，根据病情尽早为患者拔除引流管。

3. 术后抗生素使用的管理　术后延长预防性使用抗生素并不能降低 SSI。预防用药时间不可超过 48 小时，以免增加耐药菌感染的机会；清洁手术的预防用药时间不超过 24 小时，心脏手术可视情况延长至 48 小时；清洁-污染手术和污染手术的预防用药时间亦为 24 小时；污染手术必要时延长至 48 小时；不能因为存在切口引流，就延长围手术期预防性抗生素的使用来预防 SSI。

4. 监测　外科医师、护士、感控监测专职人员要定时观察患者手术部位切口情况，出现分泌物时应当进行微生物培养；严格依据 SSI 诊断标准，对门诊和住院手术患者进行监测。

四、SSI 监测

（一）监测目标

导致 SSI 的因素繁多且复杂，通过监测 SSI 感染情况，有利于数据收集、分析以及对临床医生的反馈，从而采取针对性的干预措施。

（二）监测方法

1. 手术部位感染监测　属于医院感染监测中的目标监测，具体方法包括直接监测和间接监测。直接监测方法是由外科医生或感染监测专职人员直接观察手术部位情况来获取信息；间接监测法是由感染监测专职人员通过监测体温表、实验室报告、病程记录、病情讨论、抗菌药物使用情况等信息获取。根据患者就诊情况，两种方法相结合用于临床中，可获取全面信息。

2. 医院监测管理

（1）建立完整的监测系统：医院应建立多学科协作的监测模式，采用系统性、主动性、预防性相结合的监测方法，确保特定手术类别当中所有符合要求的患者均能被鉴别；为保证数据的质量和结果的可信度，感染管理部门可设置感染监测专职人员，对临床医务人员的报告、检验部门的异常结果、药学部门的药物供给情况进行综合分析。手术部位感染监测步骤见图 13-2。

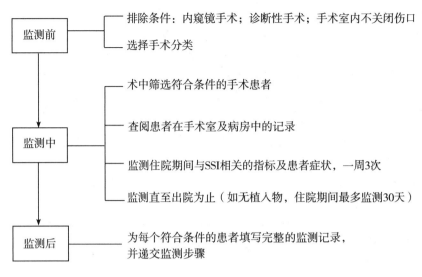

图 13-2　手术部位感染监测步骤

（2）建立监测档案：动态追踪每一例被监测患者手术部位感染情况。根据 SSI 分类及诊断要点可知，SSI 可发生于手术后 30 天以内（无植入物）或 1 年以内（有植入物），但由于术后住院时间持续缩短，仅仅监测住院病例会导致对 SSI 发生率的低估，宜住院监测、出院监测、门诊监测相结合，所有可能发生 SSI 的患者数据都需要收集，并且进行跟踪监测。

（3）监测周期：手术量越大，SSI 发生率估计得越准确。根据监测的目的、手术例数确定监测的周期。一般以连续 3 个自然月为一个周期，手术量少的医院至少进行一个周期以上的监测，也可以选择连续监测。

（三）监测内容

根据我国 2009 年卫健委发布的《医院感染监测规范》的要求，对手术部位进行感染监测时，需对以下内容进行收集。

1. **基本资料**　监测月份、住院号、科室、床号、姓名、性别、年龄、调查日期、疾病诊断、切口类型（手术切口清洁度）。

2. **手术资料**　手术日期、手术名称、手术腔镜使用情况、危险因素评分标准、围手术期抗菌药物使用情况、手术医生。

3. **手术部位感染资料**　感染日期与诊断、病原体。

（四）感染监测指标

1. **手术部位感染发生率**

手术部位感染发生率=（指定时间内某种手术患者的手术部位感染数/指定时间内某种手术患者数）×100%

2. **不同危险指数手术部位感染发病率**

某危险指数手术感染发病率=（指定手术该危险指数患者的手术部位感染数/指定手术某危险指数患者的手术数）×100%

3. 外科医生感染发病专率

（1）某外科医生感染发病专率=（该医生在该时期的手术部位感染病例数/某医生在某时期进行的手术例数）×100%

（2）不同危险指数等级的外科医生感染发病专率

某医生不同危险指数感染发病专率=（该医生不同危险指数等级患者的手术部位感染例数/某医生不同危险指数等级患者手术例数）×100%

（3）平均危险指数

平均危险指数=∑（危险指数等级×手术例数）/手术例数总和

（4）医生调正感染发病专率

医生调正感染发病专率=某医生的感染专率/某医生的平均危险指数等级

（五）总结和反馈

医院根据调查目的，结合历史同期资料进行总结分析，提出 SSI 监测中发现的问题及监测结果，并向临床科室反馈。临床科室及手术室共同寻找发生感染的原因，及时进行改进。

SSI 是外科病房中常见的医院获得性感染，严重威胁着患者生命，因此，不同国家、地区均在不断地积极探索，追踪 SSI 发生的危险因素，改进防护措施，并进行全面、有效、及时的监测，以期最大限度地降低 SSI 的发生率。医学的发展要求临床工作需要具有辩证思维，寻找最佳循证学证据，通过对 SSI 的监测、数据分析，可进一步完善或改进 SSI 的预防措施，保障患者生命安全。

（钱艳姣）

第二节　手术室感染质量监测

手术室中包括物体表面、空气、手、皮肤黏膜消毒、消毒剂（液）、灭菌物品等，任何一个环节质量出现问题均可能造成手术部位的感染。通过严格监管、及时监测，可以针对案例查找传染源、切断传播途径，进一步控制手术室感染。

一、物体表面消毒效果监测

1. 监测目的及范围

（1）手术室内一般微生物学监测：如定期监测，包括手术间内可接触到的任何物品表面，如手术区域的灯、塔、床、器械台，各种仪器设备、麻醉桌、操作壁柜、治疗盘、控制面板、电源开关、门把手、输液架、电脑、键盘等。

（2）手术室感染暴发时流行病学调查。

2. 采样时机　根据现场情况确定采样时机。常规物体表面监测，选择消毒处理后进行采样，若是怀疑与医院感染暴发有关时，则尽早地尽可能对未消毒处理的现场进行采样。

3. 采样面积　根据物体表面的形状及面积大小确定采样面积。常规物体表面监测时，如果被采样面积小于 $100cm^2$，则取全部表面；不规则小型物体表面可取全部表面积；如果被采样面积大于等于 $100cm^2$，取 $100cm^2$ 即可；若为或怀疑暴发流行时采样面积不受此限制。

4. 采样方法　可设置专人进行手术室内相关卫生学监测。根据《医疗机构消毒技术规范》（WS/T 367-2012）要求，对于规则的平面物体，用 5cm×5cm 大小的标准灭菌规格板，放在被检物体的表面，用浸有无菌 0.03mol/L 磷酸盐缓冲液（PBS）或生理盐水采样液的棉拭子 1 支，在规格板内横、竖往返各涂抹 5 次，并随之转动棉拭子，连续采样 1~4 个规格板面积（如果被采样面积小于 100cm²，则取全部表面积），剪去手接触部分，将棉拭子投入装有 10mL 无菌检验用洗脱液的试管中，立即送检。对于门把手、金属、玻璃等不规则的小型物体，则采用棉拭子直接在物体表面按照一定顺序涂抹。若采样物体表面有消毒剂残留时，采样液应含有相应中和剂。棉拭子外标记监测物体序号、采样名称、采样地点等信息，并及时送检。

5. 化验单填写要求　采样后必须尽可能早送检，时间上不超过 6 小时，若保存于 0~40℃条件下，则送检时间不得超过 24 小时；送检前填写相应化验单，并注明采样序号、采样时间、地点、物体的名称、采样面积（常规物体表面使用灭菌规格板采样时，注明采样面积，便于微生物室计算物体表面菌落数）及监测目的。

6. 监测结果　送至相关科室进行菌落数计数，必要时可分离致病微生物进行细菌鉴别。

（1）细菌菌落数计算公式

物体表面细菌总数（cfu/cm²）＝［平皿上菌落平均数（CFU）×采样液稀释倍数］/采样面积（cm²）

（2）结果计算规则物体表面监测结果以 cfu/cm² 表示；采用棉拭子涂抹的不规则小型物体表面监测结果以 cfu/件表示。

（3）各类环境表面菌落总数卫生学标准 GB15982-2012《医院消毒卫生标准》对医院环境的分类中将手术室环境分为Ⅰ、Ⅱ类环境。Ⅰ类环境为采用空气洁净技术的洁净手术室，Ⅱ类环境为非洁净手术室。手术室物体表面（包括Ⅰ类环境及Ⅱ类环境）菌落总数≤5cfu/cm²，并未检出致病菌。

二、空气消毒效果监测

1. 监测目的及范围

（1）手术室内空气一般微生物学监测：包括手术室空气微生物学定期监测、新建或改建的洁净手术室进行验收时以及洁净手术室更换高效过滤器后的空气监测。

（2）手术室感染暴发时流行病学调查：如有或怀疑医院感染暴发与手术室空气污染相关时进行的空气监测。

2. 采样时机

（1）洁净手术室在洁净系统自净后（洁净度及自净时间见表 13-4）与从事医疗活动前。

表13-4 洁净手术室用房的等级标准（空态或静态）

洁净用房等级	区域	空气洁净度级别	自净时间	沉降法（浮游法）细菌最大平均浓度	适合手术
Ⅰ级	手术区	5级 100级	10分钟	0.2cfu/（30min·Φ90皿）（5cfu/m³）	假体植入、某些大型器官移植、手术部位感染可直接危及生命及生活质量等手术
	周边区	6级		0.4cfu/（30min·Φ90皿）（10cfu/m³）	
Ⅱ级	手术区	6级 1 000级	20分钟	0.75cfu/（30min·Φ90皿）（25cfu/m³）	涉及深部组织及生命主要器官的大型手术
	周边区	7级		1.5cfu/（30min·Φ90皿）（50cfu/m³）	
Ⅲ级	手术区	7级 10 000级	20分钟	2cfu/（30min·Φ90皿）（75cfu/m³）	其他外科手术
	周边区	8级 100 000		4cfu/（30min·Φ90皿）（150cfu/m³）	
Ⅳ级		8.5级 300 000级	30分钟	6cfu/（30min·Φ90皿）	感染和重度污染手术

注：①手术区是指手术台及其四边外推一定距离的区域，根据洁净用房等级不同，手术区所涉及的范围亦有所不同，主要不同点在于手术区手术台两侧外推的区域大小，如Ⅰ级至少各外推0.9m，Ⅱ级至少各外推0.6m，两端至少各外推0.4m，Ⅲ级至少各外推0.4m；而各级别手术室的手术区两端均至少各外推0.4m（包括手术台）；Ⅳ级手术室不分手术区和周边区；Ⅰ级眼科专用手术室手术区每边不少于1.2m。②眼科专用手术室周边区比手术区可低2级，检测时按照手术区及周围区的实际级别进行布点。

（2）非洁净手术室在消毒或规定通风换气后与从事医疗活动前。

（3）若是怀疑与医院感染暴发有关，随时进行空气微生物学监测，并进行相应致病微生物检测。

3. 采样方法

（1）洁净手术室空气卫生学监测主要采用浮游法测定浮游菌浓度或沉降法测定沉降菌浓度，手术室内可设置专人进行相关卫生学监测，检测人员应该严格遵守无菌技术规范。

①浮游法空气采样器法：选择经验证的空气采样器进行监测，使用方法按照仪器操作说明指导进行，经培养后可得到单位空气体积中的菌落数（cfu/m³），则代表空气中的浮游菌数。监测时采样器高度为0.8~1.5m，每次采样时间不应超过30分钟。如果怀疑术后患者感染或发生医院感染暴发流行与手术室空气有关时，建议使用浮游菌撞击法采样进行动态监测，并可增加检测频度。

②沉降法平板暴露法，是用培养皿在空气中暴露一定时间后（一般为30分钟）进行采样，盖好培养皿后经过培养得出的菌落形成单位的数量，代表空气中可以沉降下来的细菌数，菌落总数/皿，不适用于空气中真菌孢子的测定。

①洁净手术室根据手术间及其洁净辅助用房的级别不同，空气培养时的采样点数及位置有所不同（表13-5，图13-3~图13-5）。具体操作如下：a. 采样点布置的位置。在地面上

或不高于地面 0.8m 的任意高度上，布点上方避免有任何的遮挡物。b. 平皿打开方式。自内向外打开平皿盖，平移至培养皿边缘并扣放，手臂及头不可越过培养皿上方，防止污染，行走及放置动作要轻，尽量减少对空气流动状态的影响。c. 暴露时间。暴露培养皿 30 分钟后，由外向内合上皿盖。d. 空白对照。共两次空白对照。第一次空白对照是针对采样所使用的培养皿进行对照，每批次采样时设置一个，随机取出一个未打开的平皿；第二次空白对照是针对操作过程进行对照，操作过程中随机挑选一次操作，打开平皿盖平移至边缘后立即合上，可在每间手术间内设置一个，也可以每个级别区域设置一个空白对照。e. 标记。在每个平皿底部记录所采样点的具体位置，空白对照同样需要标识。f. 转运。将培养皿放入转运箱，密闭转运至细菌室，在 37℃ 条件下培养 48 小时。

表 13-5 洁净手术室空气监测布点要求

洁净用房等级	区域	空气洁净度级别	沉降法测点数	含尘浓度测点数	布点数（取大值）	合计（不含对照）
Ⅰ级	手术区	5 级	13	5	13	21 点 图 13-3
	周边区	6 级	4	8	8（每边内两点）	
Ⅱ级	手术区	6 级	4	3	4（四角布点）	10 点 图 13-4
	周边区	7 级	3	6	6（长边内 2 点，短边内 1 点）	
Ⅲ级	手术区	7 级	3	3	3（单对角线布点）	9 点 图 13-5
	周边区	8 级	2	6	6（长边内 2 点，短边内 1 点）	
Ⅳ级	8.5 级		2	测点数 = $\sqrt{面积平方米数}$	测点数 = $\sqrt{面积平方米数}$（均匀布点，避开送风口正下方）	

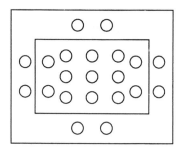

图 13-3 Ⅰ级洁净用房布点

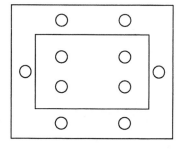

图 13-4 Ⅱ级洁净用房布点

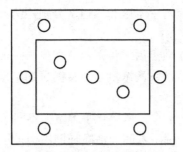

图 13-5　Ⅲ级洁净用房布点

②非洁净手术室采用沉降法，即平皿暴露法。室内面积≤30m²，设内、中、外对角线 3 点，内、外点的布点位置应距墙壁 1m 处（图 13-6）：室内面积>30m²，设 4 角及中央 5 点，4 角的布点位置应距墙壁 1m 处（图 13-7）；将平皿放置于相应采样点，采样高度距地面 0.8~1.5m；采样时将平皿打开，扣放于平皿旁，暴露规定时间（属Ⅱ类环境，应暴露 15 分钟）后盖上平皿盖及时送检。

（2）采样注意事项

①洁净手术室，应在洁净系统自净后，进行医疗活动前，无人条件下采样；非洁净手术室应在消毒或规定的通风换气后，进行医疗活动前，无人条件下，关闭门窗，静止 10 分钟后采样。

②采样时，同一批平皿也应设阴性对照。

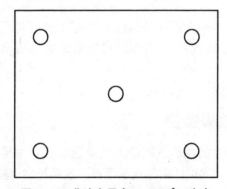

图 13-6　非洁净用房（>30m²）布点

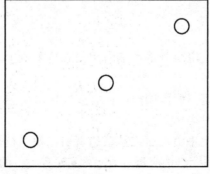

图 13-7　非洁净用房（≤30m²）布点

③当送风口集中布置时，应对手术区和周边区分别检测；当送风口分散布置时，全室统一检测。

④菌落数应四舍五入保留小数点后一位即可，如果某一个平皿菌落数太大或太小时，应重测或分析判定；不同方法检测的细菌浓度是直接测算的结果，不是沉降法和浮游法互相换算的结果。

⑤每季度抽测≥25%。采用洁净技术净化手术室，不同净化级别手术间，每月抽测，每季度抽测总数≥25%；并保证每一手术间及洁净辅助用房每年至少监测 1 次。

4. 化验单填写要求　应注明采样时间、手术间名称、面积、级别、布点数、布点位置、暴露时间，尽早送检。

5. 监测结果

（1）浮游法细菌浓度结果计算：空气中菌落总数（cfu/m³）= ［采样器各平皿菌落数之和（cfu）/采样速率（L/min）×采样时间（min）］×1 000L/m³。

（2）沉降法细菌浓度计算结果：按平均每皿的菌落数报告：cfu/（直径 90mm 平皿×暴露时间）。

（3）空气监测卫生学标准

①GB50333-2013《医院洁净手术部建筑技术规范》中将洁净手术部洁净用房分为 5 个级别，在空态或静态条件下，无论采取什么样的监测方法（浮游法细菌浓度或沉降法细菌浓度），每一级别的手术间或辅助用房均有相应的空气监测卫生学标准，如表 13-4，且不得检出致病菌。

②根据 WS/T 367-2012《医疗机构消毒技术规范》，非洁净手术室空气采样前，要求关闭门窗、无人走动下，静止 10 分钟，监测结果要求菌落总数≤4cfu/（直径 90mm 平皿×15min），不得检出致病菌。

③对照平皿结果应为阴性。

三、手卫生消毒效果监测

手卫生是指所有手部清洁的统称，医务人员手卫生包括洗手、卫生手消毒和外科手消毒。手卫生是预防和控制手术部位感染的重要手段，也是控制医院感染的有效途径。通过对手卫生效果的监测，一方面能够了解手术室内相关人员手卫生后手部微生物携带的情况，判断手卫生的效果；另一方面能够督促相关人员执行手卫生，提高依从率，进一步达到预防和控制手术室医院感染的目的。

1. 监测目的及范围

（1）一般微生物学监测：定期对手术室内相关人员手卫生的定期监测以及新入科人员手卫生效果监测。

（2）手术室感染暴发时流行病学调查：如有或怀疑医院感染暴发与手术室人员手卫生相关时进行的监测。

2. 采样时机　洗手或卫生手消毒后在接触患者前以及进行诊疗活动前采样；外科手消毒后穿无菌手术衣前采样。医疗机构应每月对手术室医务人员的手进行卫生学监测，当怀疑医院感染暴发或流行与医务人员手卫生有关时，应及时进行监测，并进行相应致病性微生物的检测，此时，医务人员不一定进行手卫生。

3. 采样方法

（1）被检测人员，必须按照 WS/T 313-2009《医务人员手卫生规范》中的标准，严格进行手卫生。

（2）压印法被检人 5 指并拢，培养基直接压贴在掌根至指尖曲面 10~20 秒后送检。

（3）棉拭子涂抹法被检测人员进行手卫生后伸出双手，五指并拢，检测者用浸有含相应中和剂的无菌洗脱液浸湿的棉拭子在双手指曲面从指跟到指端往返涂擦各 2 次，一只手涂擦面积约 30cm²，涂擦过程中同时转动棉拭子；将棉拭子接触操作者的部分剪去，投入 10mL 含相应中和剂的无菌洗脱液试管内，用酒精灯外焰烧灼试管口及瓶塞后塞住试管，在试管上标记序号、被检测者的姓名、采样时间、手卫生的方式，及时送检。

4. 化验单填写要求　应注明采样时间、被检查者姓名、手卫生方式以及监测目的。

5. 监测结果

（1）手卫生的检测结果计算

细菌菌落总数（cfu/cm²）= 平板上菌落数（cfu）×稀释倍数/采样面积（cm²）

（2）卫生学标准

①卫生手消毒检测的细菌菌落总数应≤10cfu/cm²，不得检出致病菌。

②外科手消毒，监测的细菌菌落总数应≤5cfu/cm²，不得检出致病菌。

四、皮肤、黏膜消毒效果监测

1. 监测目的及范围

（1）一般微生物学监测手术部位皮肤、黏膜消毒效果的定期监测。

（2）手术室感染暴发时流行病学调查如有或怀疑医院感染暴发与皮肤、黏膜消毒效果相关时进行的监测。

2. 采样时机　根据消毒液使用说明进行皮肤或黏膜消毒，待消毒液充分发挥作用，达到消毒效果后及时进行采样。

3. 采样方法

（1）规则皮肤黏膜消毒效果监测方法用 5cm×5cm 的标准灭菌规格板，放在被检皮肤处，用浸有含相应中和剂的无菌洗脱液的棉拭子 1 支，在规格板内横竖往返均匀涂擦各 5 次，并随之转动棉拭子，剪去手接触部位后，将棉拭子投入 10mL 含相应中和剂的无菌洗脱液的试管内。

（2）不规则皮肤黏膜消毒效果监测方法可用棉拭子直接涂擦采样。

（3）在试管上标记序号、被检测区域及消毒液名称，并及时送检。

4. 化验单填写要求　应注明采样时间、检查部位、消毒液名称。

5. 监测结果

（1）结果计算

细菌菌落总数（cfu/cm²）= 平板上菌落数×稀释倍数/采样面积（cm²）

（2）卫生学标准监测的细菌菌落总数应≤5cfu/cm²，不得检出致病菌。

五、消毒液效果监测

1. 监测目的及范围

（1）一般微生物学监测：对消毒液的浓度、细菌染菌量的定期监测。

（2）手术室感染暴发时流行病学调查：如有或怀疑医院感染暴发与消毒液消毒效果相关时进行的监测。

2. 采样时间　对使用中的消毒液在有效期间进行采样。

3. 采样方法

（1）使用中消毒液有效成分含量的测定：可依据产品企业标准进行检测，也可使用市售的经国家卫生行政部门批准的消毒剂浓度试纸（卡）进行检测；无浓度测试纸（卡）的消毒液可通过药物检测手段定期对消毒液进行含量测定。

（2）使用中消毒液染菌量测定：采样后4小时内检测，怀疑与医院感染暴发有关时，进行目标微生物的检测。

①涂抹法检测：用无菌吸管吸取一定稀释比例的中和后混合液1.0mL，接种于平皿后及时送检。消毒液染菌量计算：

消毒液染菌量（cfu/mL）= 平均每皿菌落数×10×稀释倍数

②倾注法：用无菌吸管吸取消毒液1.0mL，加入9.0mL含相应中和剂的采样管中混匀，分别取0.5mL放入2只灭菌平皿内，加入已熔化的45~48℃的营养琼脂15~18mL，边倾注边摇匀，待琼脂凝固，一平板置20℃培养7日，观察霉菌生长情况；另一个平板置36℃±1℃培养72小时，计数菌落数，可检测致病菌。

消毒液染菌量（cfu/mL）= 每个平板上的菌落数×20

（3）中和剂的选择：了解待监测的消毒液性质后，选择适宜的中和剂。

4. 监测结果

（1）使用中灭菌用消毒液：无菌生长。

（2）使用中皮肤黏膜消毒液染菌量：≤10cfu/mL，不得检出致病菌。

（3）其他使用中消毒液染菌量≤100cfu/mL。

六、灭菌医疗器材的无菌检验

消毒与灭菌是预防手术部位感染的重要措施之一。GB15982-2012《医院消毒卫生标准》规定高度危险性医疗器材应为无菌，即进入正常无菌组织、脉管系统或有无菌体液（如血液）流过，一旦被微生物污染将导致极高感染危险的器材，包括灭菌的器械、器具和物品。目前，手术过程使用的绝大多数为极高感染危险的器材。无菌检验则是检查经灭菌方法处理后的医疗器械（具）、植入物品、敷料等是否达到无菌标准的一种方法。

1. 监测目的及范围　用于检测手术相关的医疗器材是否达到无菌标准。不推荐临床部门常规进行无菌检验，当流行病学调查怀疑医院感染与灭菌医疗器材有关时可进行采样检测。

（1）可用破坏性方法取样的医疗器材：一次性注射器、注射针；一次性输液（血）器；无菌敷料、引流条、棉球、纱布等医疗用品。

（2）不能用破坏性方法取样的医疗器材：手术钳、镊子等医疗器械。

（3）牙科手机。

2. 采样时机　在灭菌处理后且存放有效期内进行采样。

3. 采样方法　无菌检查应在环境洁净度 10 000 级下的局部洁净度 100 级的单向流空气区域内或隔离系统中进行，其全过程应严格遵守无菌操作，避免微生物污染，防止污染的措施不得影响供试品中微生物的检出；对单向流空气区域及工作台面，必须进行洁净度验证。

（1）可用破坏性方法取样的医疗器材：按照《中华人民共和国药典》中"无菌检查法"。

（2）不能用破坏性方法取样的医疗器材：按照 GB15982-2012《医院消毒卫生标准》中"灭菌医疗器材的检查方法"进行。用浸有无菌生理盐水采样液的棉拭子在被检物体表面涂抹，采样取全部表面或不少于 100cm^2；除去手接触部分的棉拭子后进行无菌检查。

（3）牙科手机：按照 GB15982-2012《医院消毒卫生标准》中"灭菌医疗器材的检查方法"进行。将每支手机分别置于含 20~25mL 采样液的无菌大试管（内径 25mm）中，液面高度应大于 4.0cm，于漩涡混合器上洗涤震荡 30 秒以上，取洗脱液进行无菌检查。

4. 监测结果　手术室环境卫生学的监测，能动态概括环境中微生物的存在状态，验证环境的安全性；及时发现手术室现存中潜在感染风险及需要解决的问题；对手术室已发生感染的来源、性质、规模进行判断；为手术室相关感染提供解决问题的依据。因此，相关人员有必要掌握手术室环境卫生学的监测方法以及判断指标，管理人员需进行严格监管，进一步保障手术室的安全。

（钱艳姣）

第三节　感染性手术消毒隔离的管理

手术室作为外科系统的主要诊疗场所，不仅承担着去除疾病、抢救危重患者的任务，同时也是预防医院感染的重要部门。手术过程中由于患者血液、体液、分泌物、手术创面等直接暴露于医护人员以及手术室环境中，作为感染源同样能够造成医院内感染。手术过程中，医护人员不仅仅要注意手术操作过程中的隔离技术，同时更要了解手术感染的性质，根据可能存在的感染因素，从手术用物及环境的准备、术中防护措施、术后消毒处理等方面采取针对性的消毒隔离措施，切断感染途径，进一步预防交叉感染以及术后感染的发生。

一、感染手术的概念

感染手术主要是指手术部位已受到病原微生物的感染或直接暴露于感染区的手术，包括脓肿切开引流、开放性骨折、烧伤、清创术等手术部位已有感染形成的手术以及患者一些特殊化验指标异常（如肺结核、各种病毒性肝炎、气性坏疽、多重耐药菌感染等）的手术。

二、常见感染性手术的分类

根据病原菌的种类及病变性质，手术室内常见的感染手术可以分为一般感染性手术及特殊感染性手术两类。

（一）一般感染性手术

一般感染性手术中既包括了脓肿切开引流、烧伤、清创术等手术部位已有感染形成的非传染性疾病的手术，同时又包括了患有肝炎、梅毒、艾滋病、高致敏性禽流感、多重耐药菌等的传染性疾病的手术。根据 WS/T 311-2009《医院隔离技术规范》中疾病的传播途径，具有传染性的一般感染性手术分为经空气传播、经飞沫传播、经接触传播、经其他途径传播这四种类型。

1. 经空气传播的感染性手术　带有病原微生物的微粒子（≤5μm）通过空气流动导致的疾病传播，隔离标识为黄色。如患有开放性肺结核、麻疹、流行性出血热等疾病的感染性手术。

2. 经飞沫传播的感染性手术　带有病原微生物的飞沫核（>5μm），在空气中短距离（1m内）移动到易感人群的口、鼻黏膜或眼结膜等导致的传播，隔离标识为粉色。如患有人感染高致病性禽流感、严重急性呼吸综合征（SARS）、肺结核等疾病的感染性手术。

3. 经接触传播的感染性手术　病原体通过手、媒介物直接或间接接触导致的传播，隔离标识为蓝色。如患有多重耐药菌感染、梅毒、艾滋病、人感染高致病性禽流感、SARS、肝炎病毒感染（HAV、HBV、HCV）、铜绿假单胞菌、破伤风等疾病的感染性手术。

4. 其他传播　例如病原体可通过苍蝇、蟑螂、鼠蚤等生物媒介进行传播，如患有脊髓灰质炎等疾病的感染性手术。

（二）特殊感染性手术

1. 朊毒体感染患者手术　朊毒体是一种缺乏核酸但能够自行增殖的蛋白质亚病毒，是一种能够引起人畜共患的传染性中枢神经系统慢性退行性变的病原体。朊毒体的本质虽然是蛋白质，但与一般蛋白质的特征有所不同，主要表现在耐高温性和抗蛋白酶性。传染源是感染朊毒体的动物和人，人群具有普遍易感性；传播途径主要是消化道感染和医源性感染；潜伏期较长，可达数年至数十年，但病情进展迅速，可很快导致死亡；主要临床表现为中枢神经系统的异常。

2. 气性坏疽感染患者手术　是厌氧芽孢杆菌疾病，芽孢型细菌远比繁殖型细菌抵抗力强，芽孢对高温、干燥、消毒剂都有强大的抵抗力，传染性极强；发生气性坏疽主要有三个条件：有梭状芽孢杆菌污染的伤口、伤口尤其是肌肉组织内有失活的或血液循环障碍的组织以及缺氧的局部环境。潜伏期因创伤性质与细菌种类而不同，可为数小时或 1~6 天不等。主要临床表现为局部疼痛加重（外伤或手术伤口处），组织中积气，伴毒性反应、发热等全身症状。

3. 不明原因感染患者手术　如在世界范围内第一次引起疫情的新病原体以及我国范围内第一次引起疫情的新病原体等。

三、感染性手术管理

（一）建立并完善感染性手术管理制度

1. 手术室布局合理，标志明显，符合功能流程，洁污分流，分为限制区、半限制区和非限制区。

2. 手术室的人员应按照规定路线出入手术室，着装规范；遵守手术室的相关规章制度。

3. 严格执行无菌操作规程及手术隔离技术，并监督他人，及时纠正错误行为。

4. 根据手术分级以及手术间层流级别合理安排手术。先做无菌手术，后做污染手术；

先做级别高的手术，后做级别低的手术；两台手术间间隔时间满足净化要求。

5. 手术室的门在手术过程中应当处于关闭状态，尽量减少人员的出入。严格控制手术间人数，除手术人员外，依据手术间设计的人员数安排参观人员。

6. 设置手卫生设施，严格手卫生管理。

7. 清洁卫生

（1）每天清晨应对所有手术间环境进行清洁。手术间所有物体表面宜用清水擦拭，并在手术开始前至少30分钟完成。

（2）手术中发生可见污染或疑似污染时应及时进行清洁消毒。每台手术结束后应对手术床及周边至少1~1.5米范围的物体表面和地面进行清洁消毒。

（3）手术后的废弃物管理应当严格按照《医疗废物管理条例》及有关规定进行分类、处理。全天手术结束后应对手术间暴露的地面和物体表面进行清洁消毒。

（4）接送患者的平车每日清洁消毒，车上布单一人一用一更换，用于感染患者的平车勿用于他人，待消毒后方可再用。每周应对手术室进行全面的清洁消毒。

（5）物体表面应采取湿式清洁消毒方法。清洁消毒用品应选择不易掉纤维的织物，不同区域宜有明确标识、分区使用，用后清洗消毒并干燥存放。

（6）进入手术室无菌区和清洁区域的物品、药品，应当拆除其外包装后进行存放，设施、设备应当进行表面的清洁处理。

8. 消毒灭菌

（1）进入手术室的新设备或者因手术需要外带的仪器、设备，使用前必须对其进行检查，根据手术器械的性能、用途做好清洗、消毒、灭菌工作后方可使用。

（2）手术使用的医疗器械、器具以及各种敷料必须达到灭菌水平：一次性使用的无菌医疗器械、器具不得重复使用；接触患者的麻醉物品应一人一用一消毒。

（3）手术器械清洗、消毒、包装、灭菌应遵循原国家卫健委《医院消毒供应中心第2部分：清洗消毒及灭菌技术操作规范》WS 310.2-2016及《医院消毒供应中心第3部分：清洗消毒及灭菌效果监测标准》WS 310.3-2016的规定。

9. 定期对手术室环境卫生学、消毒灭菌效果及医务人员手卫生等进行监测。

10. 传染病患者或者其他需要隔离患者的手术应当在隔离手术间进行。实施手术时，应当按照《传染病防治法》有关规定，严格按照标准预防原则并根据致病微生物的传播途径采取相应的隔离措施，加强医务人员的防护，手术结束后，应当对手术间环境及物品、仪器等进行终末消毒。

（二）多学科联合进行感染性手术的排查

根据 WS/T 311-2009《医院隔离技术规范》和 WS/T 367-2012《医疗机构消毒技术规范》等规范，医院应针对各重要环节，从门诊、临床、护理、检验、感染管理、药学等多学科的角度，梳理工作流程，发挥科室间的协同作用，从监测、流行病学上分析和反馈、甚至是药物敏感性试验等多方面对患者感染情况进行排查。

1. 预检分诊　有严格的预检分诊制度及工作流程，对患者进行重点、快速排查，如询问有无发热、呼吸道感染症状、流行病学史及外伤史等情况。

2. 医生术前完善各项检查，并判断手术部位有无感染病灶、皮肤完整性、有无黄疸等问题，对疑似感染患者进行相应的病原学检测，及时发现并判断感染手术类型。

3. 感染管理科、检验科微生物室作为感染监测和管理的主要职能部门，应对感染患者做到早发现、早诊断，必要时开展主动筛查。

4. 严格报告制度

（1）门诊预检工作人员排查出可疑感染疾病的患者后，正确引导患者至指定的感染疾病科门诊就诊，并及时上报至医院相关管理部门。

（2）检验科微生物室应及时向临床科室发送检测报告，对阳性结果有重点提示：如发现或怀疑为特异性感染、多重耐药菌感染、传染病等病例，应及时报告感染管理科、临床科室以及手术室进行联合管理，必要时进行微生物学鉴定。

（3）临床科室应在手术通知单上注明感染手术诊断、感染途径。

（4）如遇急诊手术患者，需加急做流行病学检测，并在手术通知单上注明"流行病学检测结果未回报"，结果回报后第一时间通知手术室；手术室接诊手术时做好询问及观察：①有无传染病史。如甲肝、乙肝、丙肝、戊肝、活动性肺结核、艾滋病等及其隔离情况。②如遇急诊外伤患者，应警惕破伤风。询问有无外伤史及手术史，受伤时间、位置、深度、场所、污染程度、受伤后的初步处理、发病的时间、病情发展经过、有无破伤风预防接种史；检查受伤部位、伤口情况；伤口周围肌肉有无痉挛；观察患者有无牙关紧闭、阵发性抽搐。③如遇开放性损伤、深层肌肉广泛挫伤，尤其是大腿和臀部损伤、弹片存留的手术患者，应警惕气性坏疽。确定伤口内是否有无效腔和异物存在，是否伴有血管损伤以及局部血供不良。

5. 患者无相关流行病学检查结果，均视为感染性手术。

（三）感染性手术的隔离原则

根据《医院隔离技术规范》（WS/T 311-2009），隔离的实施应遵循"标准预防"和"基于疾病传播途径的预防"原则，根据不同传播途径疾病的特点，在标准预防的基础上，从手术间、人员、物品、患者转运、术后处理等方面采取相应的隔离与预防措施，做到管理感染源、切断传播途径和保护易感人群。

1. 手术间准备　手术间条件应适宜接收感染性疾病患者，如无条件者应尽快转送至有条件的医疗机构，并注意转运过程中医务人员的防护（如呼吸道传染病）。

（1）手术室内应设一般手术间和隔离手术间，有条件可设置正负压手术间。

（2）隔离手术间应设置在手术室入口处，远离其他手术间，为独立单元，并有独立刷手间。

（3）若只有正压隔离手术间，经空气传播、飞沫传播的传染性手术术前消毒半小时后，手术室应关闭室内空调和空气净化系统，避免空气流通造成交叉感染。

（4）感染手术进行时，手术间需全程悬挂隔离标志。

（5）床单位尽量采用一次性耗材。

（6）根据手术感染的风险合理安排手术的区域与台次。

2. 人员管理

（1）术间人员进行标准预防：进行外科手消毒、无接触式戴无菌手套、正确佩戴一次性手术帽、防护口罩眼罩、穿一次性无菌手术衣、佩戴一次性防水鞋套；离开手术间前，相关人员需脱去污染的衣物、鞋套、手套。

（2）接触空气传播疾病的患者，相关手术或接触人员必须佩带防护口罩或呼吸器，如

N95 口罩。

（3）对于特殊性感染、多重耐药菌感染、人感染高致病性禽流感以及 SARS 感染患者等特殊手术结束后需进行沐浴更衣后再重新进入手术间。

（4）限制术间人员数量以及走动频次，限制手术内外廊开启的频次，拒绝参观人员，根据感染性手术的性质（如特殊感染性手术、多重耐药菌感染手术等），手术间可酌情设置内外两名巡回护士，相对区分操作空间，内外分工明确、协调配合。

（5）接触患者体液、血液、分泌物、排泄物等必须戴手套。

3. 物品准备

（1）敷料、器械、耗材根据手术需要备齐所需用物，包括敷料、器械、手术所需耗材、医疗垃圾收集容器、工作人员防护用品等，无关用物不存放在手术间内。

（2）有条件尽可能采用一次性耗材，用后按感染性医疗废物处理。

（3）患有空气传播疾病的患者应使用带有细菌过滤器的麻醉机，并在使用后立即进行麻醉机消毒。

4. 患者管理

（1）接送患者时，转运平车需单独铺置一条大单，能够包裹患者，以一次性材质为佳；设专用感染标识，提示工作人员采取隔离措施；平车专人专用，转运途中以及转运后避免不必要的停留。

（2）尽量减少患者的转运：如病房、苏醒室、麻醉预麻室、患者等候室、手术间等地方之间的转运、停留。

（1）手术间的环境及物体表面消毒：被患者血液、体液、分泌物等污染的环境及物体表面，应先清除污染物（采用可吸附的材料）再根据病原体特点选用适宜的消毒剂进行消毒。常用消毒剂杀灭生物效果见表 13-6、表 13-7。

表 13-6　环境表面常用消毒剂杀灭微生物效果

消毒剂	消毒水平	细菌			真菌	病毒	
		繁殖体	结核杆菌	芽孢		亲脂类（有包膜）	亲水类（无包膜）
含氯消毒剂	高水平	+	+	+	+	+	+
二氧化氯	高水平	+	+	+	+	+	+
过氧乙酸	高水平	+	+	+	+	+	+
过氧化氢	高水平	+	+	+	+	+	+
碘类	中水平	+	+	-	+	+	+
醇类	中水平	+	+	-	+	+	-
季胺盐类α	低水平	+	-	-	+	+	-

注："+"表示正确使用时，正常浓度的化学消毒剂可以达到杀灭微生物的效果。

"-"表示较弱的杀灭作用或没有杀灭效果。

α 部分双长链季铵盐类为中效消毒剂。

表 13-7 环境表面常用消毒方法

消毒产品	使用浓度（有效成分）	作用时间	使用方法	适用范围	注意事项
含氯消毒剂	400~700mg/L	>10 分钟	擦拭、拖地	细菌繁殖体、结核杆菌、真菌、亲脂类病毒	对人体有刺激作用；对金属有腐蚀作用；对织物、皮革类有漂白作用；有机物污染对其杀菌效果影响很大
	2 000~5 000mg/L	>30 分钟	擦拭、拖地	所有细菌（含芽孢）、真菌、病毒	
二氧化氯	100~250mg/L	30 分钟	擦拭、拖地	细菌繁殖体、结核杆菌、真菌、亲脂类病毒	对金属有腐蚀作用；有机物污染对其杀菌效果影响很大
	500~1 000mg/L	30 分钟	擦拭、拖地	所有细菌（含芽孢）、真菌、病毒	
过氧乙酸	1 000~2 000mg/L	30 分钟	擦拭	所有细菌（含芽孢）、真菌、病毒	对人体有刺激作用；对金属有腐蚀作用；对织物、皮革类有漂白作用
过氧化氢	3%	30 分钟	擦拭	所有细菌（含芽孢）、真菌、病毒	对人体有刺激作用；对金属有腐蚀作用；对织物、皮革类有漂白作用
碘附	0.2%~0.5%	5 分钟	擦拭	除芽孢外的细菌、真菌、病毒	主要用于采样瓶和部分医疗器械表面消毒；对二价金属制品有腐蚀性；不能用于硅胶导尿管消毒
醇类	70%~80%	3 分钟	擦拭	细菌繁殖体、结核杆菌、真菌、亲脂类病毒	易挥发、易燃，不宜大面积使用

（2）感染性织物的处理

①一次性感染性织物有条件者可使用一次性织物，术后按照感染性医疗垃圾处理。

②需重复使用的医用织物应采用专机单独洗涤消毒；一般感染手术用过的织物可使用湿热消毒方法，如 100~250mg/L 的二氧化氯消毒剂，或 250mg/L 的含氯消毒剂，或相当剂量的其他消毒剂洗涤消毒时间应不少于 10 分钟，或煮沸消毒（100℃）时间≥15 分钟，或蒸汽消毒（100℃）时间 15~30 分钟；特殊感染性手术织物应先消毒后洗涤。使用 500~1 000mg/L 的二氧化氯消毒剂，或 2 000~5 000mg/L 的含氯消毒剂，或相当剂量的其他消毒剂，洗涤消毒应不少于 30 分钟；灭菌时应首选压力蒸汽灭菌方法。

③感染性布巾、地巾：宜先消毒后洗涤。可使用 250mg/L 的二氧化氯消毒剂 500mg/L 的含氯消毒剂/相当剂量的其他消毒剂浸泡进行消毒。

（3）术后器械处理

①一般感染性手术用过的器械，按照"清洗-消毒-干燥-检查与保养-包装-灭菌"的程序进行处置。

②特殊感染性手术用过的器械，按照"消毒/灭菌-清洗-消毒-润滑-干燥-包装-灭菌"的程序处理。

（4）标本处理：建议标本在手术间内完成固定工作，做好感染的标识，密闭容器运送，运送过程相关人员做好相应的防护，尽量减少中转及停留的环节。

（5）患者血液、体液、尿液等经 2 000mg/L 有效氯消毒液浸泡 30 分钟后再倒入污水处理管里，或进行封闭式收集。

（四）特殊感染性手术后的消毒隔离

《疫源地消毒总则》GB19193-2015 提出：朊毒体、气性坏疽、呼吸道传染病及突发原因不明的传染性疾病患者手术结束后，参照 GB19193 要求进行终末消毒，普通手术间消毒后通风换气时间≥30 分钟；洁净手术间自净时间≥30 分钟。

1. 朊毒体感染患者术后消毒隔离措施

（1）朊毒体对常用的理化消毒及灭菌因子抵抗力很强，消毒及灭菌处理困难。感染朊病毒患者或疑似感染朊病毒患者宜使用一次性使用的器械、材料和废物，使用后双层密闭封装焚烧处理。

（2）耐热的物品、器械先浸泡于 1mol/L NaOH 溶液中 60 分钟，在下排式压力蒸汽灭菌器中 121℃灭菌 60 分钟或预真空压力蒸汽灭菌器中 134℃灭菌 18 分钟，然后清洗并常规灭菌。

（3）不耐热的物品、器材用 2mol/L NaOH 或有效氯浓度为 20 000mg/L 的含氯消毒剂中浸泡 60 分钟，擦干并用水冲洗，不能耐受 NaOH 或次氯酸钠液的任何表面，用水清洁、冲洗干净。

（4）环境表面：应用清洁剂清洗，采用 10 000mg/L 的含氯消毒剂消毒，至少作用 15 分钟。为防止环境和一般物体表面污染，宜采用一次性塑料薄膜覆盖操作台，操作完成后按特殊医疗废物焚烧处理。

2. 气性坏疽病原体感染患者手术后消毒隔离措施

（1）伤口的消毒：采用 3%过氧化氢溶液冲洗伤口周围皮肤可选择碘附原液擦拭消毒。

（2）器械的消毒：应先消毒，后清洗，再灭菌。消毒可采用含氯消毒剂 1 000～2 000mg/L 浸泡消毒 30～45 分钟，有明显污染物时应采用含氯消毒剂 5 000～10 000mg/L 浸泡消毒≥60 分钟，然后按规定清洗，灭菌。

（3）物体表面的消毒采用 0.5%过氧乙酸或 500mg/L 含氯消毒剂擦拭。

（4）环境表面的消毒环境表面有明显污染时，随时消毒，采用 0.5%过氧乙酸或 1 000mg/L 含氯消毒剂擦拭。

（5）终末消毒：可采用 3%过氧化氢或过氧乙酸熏蒸，3%过氧化氢按照 20mL/m³ 气溶胶喷雾，过氧乙酸按照 1g/m³ 加热熏蒸，湿度 70%～90%，密闭 24 小时；5%过氧乙酸溶液按照 2.5mL/m³ 气溶胶喷雾，湿度为 20%～40%。

3. 多重耐药菌感染患者术后消毒隔离

（1）器械处理：消毒可采用含氯消毒剂 1 000mg/L 浸泡消毒 30 分钟，有明显污染物时应采用含氯消毒剂 1 000mg/L 擦拭，后装入密闭箱送至消毒供应中心按规定进行清洗灭菌。

（2）术后严格做好环境物体表面清洁消毒工作，仪器设备以及地面、物体表面建议采用 1 000mg/L 含氯消毒剂进行擦拭消毒。

（3）终末消毒：消毒人员做好个人防护；按照先上后下、先左后右、先里后外依次对室内（含病室内卫生间）所有门窗、墙壁、家具、仪器设备等物体表面及空气进行消毒；消毒剂可以选择 700mg/L 有效氯的含氯消毒液或 2 000mg/L 的季铵盐类消毒液；对污染重、经济价值不大的物品装入双层医疗废物包装袋，按照医疗废物处理；消毒所用工具及防护用品一次性物品按医疗废物处理，重复使用的物品使用消毒液喷洒或浸泡消毒，清洗、干燥备用；多部位采集与患者密切接触的环境物体表面进行病原学监测，无多重耐药菌检出方可收治患者。

4. 突发不明原因传染病患者术后消毒隔离措施

（1）突发不明原因的传染病病原体污染的诊疗器械、器具与物品的处理应符合国家发布的规定要求。

（2）没有要求时，其消毒的原则为：在传播途径不明时，应按照多种传播途径，确定消毒的范围和物品；按病原体所属微生物类别中抵抗力最强的微生物，确定消毒的剂量（可按杀灭芽孢的剂量确定）；医务人员应做好职业防护。

（钱艳姣）

第四节　手术室医疗废弃物的管理

医疗废物是指医疗卫生机构在医疗、预防、保健以及其他相关活动中产生的具有直接或间接感染性、毒性以及其他危害性的废物。医疗废物具有极强的传染性、生物病毒性和腐蚀性，已被列入《国家危险废物名录》之中。手术室医疗废物数量多且种类繁杂，是控制医源性感染的重要管理环节之一，若对手术室医疗废物疏忽管理或处置不当，不仅会给手术室环境带来影响，导致传染性疾病的流行，直接危害患者及工作人员，还可能会直接流入到临床或者社会中，给人们的健康带来极大的威胁。

一、医疗废物的分类

2003 年由国务院卫生行政主管部门和环境保护行政主管部门共同制定、公布了《医疗废物分类目录》，其中将医疗废物共分为感染性废物、病理性废物、损伤性废物、药物性废物、化学性废物这五大类，具体内容见表 13-8 所示。

表 13-8　医疗废物分类目录

类别	特征	常见组分或者废物名称
感染性废物	携带病原微生物具有引发感染性疾病传播危险的医疗废物	1. 被患者血液、体液、排泄物污染的物品，包括棉球、棉签、引流棉条、纱布以及其他各种敷料；一次性使用卫生用品、一次性使用医疗用品及一次性医疗器械；废弃的被服；其他被患者血液、体液、排泄物污染的物品
		2. 医疗机构收治的隔离传染病患者或者疑似传染病患者产生的生活垃圾
		3. 病原体的培养基、标本和菌种、毒种保存液
		4. 各种废弃的医学标本
		5. 废弃的血液、血清
		6. 使用后的一次性使用医疗用品及一次性医疗器械视为感染性废物
病理性废物	诊疗过程中产生的人体废物和医学试验动物尸体等	1. 手术及其他诊疗过程中产生的废弃的人体组织、气管等
		2. 医学实验动物的组织、尸体
		3. 病理切片后废弃的人体组织、病理蜡块等

续　表

类别	特征	常见组分或者废物名称
损伤性废物	能够刺伤或者割伤人体的废物的医用锐器	1. 医用针头、缝合针
		2. 各类医用锐器，包括：解剖刀、手术刀、备皮刀、手术锯等
		3. 载玻片、玻璃试管、玻璃安瓿等
药物性废物	过期、淘汰、变质或者被污染的废弃的药品	1. 废弃的一般性药品，如抗生素、非处方类药品等
		2. 废弃的细胞毒性药物和遗传毒性药物，包括①致癌性药物，如硫唑嘌呤、苯丁酸氮芥、萘氮芥、环孢霉素、环磷酰胺、苯丙氨酸氮芥、司莫司汀、三苯氧胺、硫替派等。②可以致癌性药物，如：顺铂、丝裂霉素、阿霉素、苯巴比妥等。③免疫抑制剂
		3. 废弃的疫苗、血液制品等
化学性废物	具有毒性、腐蚀性易燃易爆性的化学物品	1. 医学影像室、实验室废弃的化学试剂
		2. 废弃过氧乙酸、戊二醛等化学消毒剂
		3. 废弃的汞血压计、汞温度计

二、手术室医疗废物管理要求

手术室在医院的管理下应当建立、健全医疗废物管理责任制，严格按照《医疗废物管理条例》《医疗卫生机构医疗废物管理办法》《医疗废物分类目录》《医疗废物专用包装物、容器标准和警示标识规定》《医疗废物集中处置技术规范》等法律法规的要求进行管理。

（一）手术室医疗废物管理一般规定

1. 管理组织　手术室医院感染管理小组负责手术室医疗废物的管理，并接受职能部门的定期检查，及时解决存在的问题。

2. 收集

（1）手术室医疗废物的处理应严格按照国家医疗废物管理的相关规定进行分类收集。将医疗废物分置于符合《医疗废物专用包装物、容器的标准和警示标识的规定》的包装物或者容器内，包括包装袋、利器盒、周转箱（桶）等。

（2）包装袋、利器盒、周转箱（桶）等专用包装物或容器的整体颜色均为黄色，表面印有盛装医疗废物类型的文字。

（3）在盛装医疗废物前，应确保医疗废物包装物或者容器无破损、渗漏以及其他缺陷，做好检查、排查工作。

（4）一般情况下医疗废物不能混合收集，可允许少量的药物性废物混入感染性废物中，但应当在标签上注明情况；已放入包装物或者容器内的医疗废物不得取出。

（5）废弃的放射性、麻醉、毒性、精神等药品及其相关的废物，管理上应依照有关法律、行政法规和国家有关规定、标准执行。

（6）隔离的传染病患者或者疑似传染病患者所产生的医疗废物，应当视为具有传染性，使用双层包装物及时进行密封，单独存放，并设有相应的警示标识；病理性废物应装入防渗透的医疗废物袋或盒内，并按要求标示。

（7）盛装的医疗废物不可过满，以不超过包装物或者容器的3/4满为宜，结扎封口时应采取有效的封口方式进行密封，保证封口严密且紧实。

（8）包装物或容器外表面应当设有警示标识，并注明医疗废物产生的地点（如手术间序号、日期、医疗废物类别、其他特别说明）。

3. 贮存

（1）手术室应当建立医疗废物暂存处，设有贮存设施、设备，并有严密的封闭措施，加锁，专人管理。

（2）暂存处位置符合手术室区域划分的要求，应设有明显的医疗废物和"禁止吸烟、饮食"的警示标志；应具备防渗漏、防鼠、防蚊蝇、防蟑螂、防飞鸟、防盗、预防非工作人员进入的管理措施。

（3）各类医疗废弃物不得混放，不得露天存放，禁止在非贮存地点倾倒、堆放医疗废物或者将医疗废物混入其他废物和生活垃圾。

（4）根据科室产生医疗废物的量及时、合理、尽早安排回收；医院内医疗废物暂时贮存的时间不得超过 2 天。

4. 转运

（1）手术室医疗废物的转运属于院内转运。

（2）手术室医疗废物应由专用通道或其他封闭隔离方式运送，运送时间错开医院人流高峰时段。

（3）运送人员每天使用防渗漏、防遗撒、无锐利边角、易于装卸和清洁的专用运送工具，将手术室医疗废物分类包装并按照规定的时间和路线运送至医院指定的暂时贮存地点。

（4）运送人员在运送手术室医疗废物前，应当检查包装物或容器的标识、标签及封口是否符合要求，不得运送不符合要求的医疗废物。

（5）运送时，应当防止造成包装物及容器破损和医疗废物的流失、泄漏和扩散。

（6）禁止在运送过程中丢弃或邮寄医疗废物；禁止任何单位和个人转让、买卖医疗废物。

（7）每天运送工作结束后，应当对运送工具及时进行清洁和消毒；运送医疗废物的专用车不得用于其他用途。

5. 交接

（1）手术室医疗废物院内运送需填写登记本，登记及时、准确。

（2）登记内容包括来源、种类、数量（或重量）、交接时间以及经手人签名等项目，登记资料至少保存 3 年，见表 13-9。

表 13-9　手术室院内医疗废物登记本

交接日期时间	感染性废物		病理性废物		损伤性废物		药物性废物		化学性废物		其他	手术间号	交接签名
	体积箱、袋	重量千克	体积箱、袋	重量千克	体积箱、袋	重量千克	体积箱、袋	重量千克	体积箱、袋	重量千克			
合计													

（3）医院具备污水集中处理系统，液体废物可直接排放；无污水集中处理系统的医院，应参照 GB 19193-2003 进行处理。

（二）手术室常见医疗废物的处理

手术室为外科手术的集中地，由于其特殊的职能，每日产生的医疗废物数量大，种类多，实施规范化的分类管理及处置是控制手术室医源性感染的重要环节。根据医疗废物的性质，需采用不同的盛装容器进行分类处置，不得混放。

1. 非感染性垃圾的处理

（1）不属于医疗废物，其范畴：①非手术区垃圾：主要为办公、学习、生活区域的一些生活垃圾，及相关区域工作人员使用的未被污染的一次性口罩、帽子等。②手术区非感染性垃圾：主要为一次性无菌物品的包装袋、药品包装盒，属于可回收垃圾。③未被患者血液、体液、排泄物污染的使用后的输液瓶（一次性玻璃瓶、一次性塑料输液瓶/袋），不属于医疗废物，但回收利用时不可用于原用途，且再次应用时不可危害人体健康。

（2）盛装容器：除未被洗涤的输液瓶（袋）可盛放于白色垃圾袋内，均为内套黑色塑料袋的垃圾桶，非手术区的垃圾桶可加盖。

（3）收集处理：按生活垃圾处理。根据区域特点选择适宜地方设置内套黑色垃圾袋的垃圾桶，盛放至四分之三满时，由相关人员将塑料袋扎口后按手术室规定要求送到暂存处处理。

2. 损伤性医疗废物的处理

（1）范畴：使用后的医用针头、手术刀片、缝合针、麻醉穿刺针、针灸针、各种穿刺针、手术锯片、钻头、备皮刀、术中各种治疗针、各种导丝、钢针、安瓿、一次性利器（电刀头、一次性穿刺器等）等锐利废物。

（2）盛装容器：不损漏，能防刺穿，不会出现破裂，易于焚烧的黄色锐器盒。

（3）收集处理：手术间内相对污染区域放置锐器盒，手术结束后或盛放 3/4 满时，由手术室护士将盒口密封，不得再次打开；表面注明手术间号、开启日期，送至指定暂存处，由专职人员统一回收处理。

3. 非锐利感染性废物的处理

（1）范畴：①接触患者血液、体液、排泄物的物品，使用后的一次性吸引器管、一次性注射器针筒、一次性输血器、一次性输液器、一次性医疗器械、一次性高值耗材、一次性吸痰管、一次性气管醚管、一次性麻醉用物、各种敷料、一次性引流袋等。②患者血液、体液、排泄物。

（2）盛装容器：黄色垃圾袋统一处置，如为隔离的传染患者或者疑似传染病患者产生的相关医疗垃圾应使用双层黄色垃圾袋盛放，并及时结扎。

（3）收集处理：手术结束后由手术间护士进行有效封口，表面注明手术间号、日期、"感染性废物"的警示标识等信息，送至指定暂存处，由专职人员统一回收处理；一次性使用的医疗卫生用品必须按要求进行分类放置，绝不可以混入生活垃圾中，有专人管理，集中毁型；一次性高值耗材，如一次性吻合器、闭合器等，需有使用记录及毁型记录。

4. 病理性医疗废物

（1）范畴：①需保留做进一步诊断的标本组织，如术中快速病理诊断标本、肿瘤标本等。②死胎、死婴、残肢、胎盘。③其他废弃的手术标本。

（2）盛装容器：按要求置于专用包装容器内，如专用标本袋、标本盒，防渗漏的医疗废物袋等。

（3）收集处理

①需保留的标本处置由洗手护士、巡回护士、手术医生、其他相关人员按照要求进行标本接收前、接收后、登记时、移交时等环节的双人核对。包装袋外粘贴标签，注明日期、患者姓名、性别、住院号、手术名称、标本名称。登记本上另外注明巡回及洗手护士的姓名，存放在指定地点。由相关负责人及时送医院标本相关管理部门进行交接登记并由送检人及接收人签字。

②胎盘的处置归属性：产妇分娩后胎盘应当归产妇所有。产妇有知情同意权：产妇在产前应被告知胎盘处置的相关内容，并填写《胎盘处置知情同意书》，经产妇（授权委托人）签字、医务人员签字后，随病案归档备查；未经产妇同意，任何医疗机构及医务人员均不得擅自对胎盘进行处置。产妇放弃或是捐献胎盘的，可以由医疗机构按照医疗废弃物进行处置，使用感染性废物包装袋。回收员将回收的胎盘转交医疗废弃物暂存站，按照回收胎盘数量与暂存站接收人员进行交接并双签字，回收各种记录、单据保存 3 年。如果是传染患者的胎盘，有可能造成传染病传播的，应由医务人员告知产妇按照《传染病防治法》《医疗废物管理条例》等有关规定执行，按照传染性医疗废弃物处置。任何单位、科室和个人不得买卖胎盘，违者进行严厉处罚，造成后果者追究责任。胎盘处置登记表见13-10。

表 13-10　胎盘处置登记表

日期	床号/手术间号	患者姓名	病案号	助产护士/医生	处理方		个数	交接签字	
					家属	医院		交出方	回收方

③死胎/死婴的处置：体重>500g 或胎龄>16 周的胎儿遗体不属于医疗废物，医疗机构必须将其纳入遗体管理，依照《殡葬管理条例》的规定进行妥善处置。严禁医疗机构及其工作人员从事死胎（死婴）的买卖和各种营利性活动；对违反规定的医疗机构和工作人员，一经发现必须严肃查处。各级各类医疗机构必须高度重视死胎（死婴）的管理工作，建立健全该项工作管理制度，明确工作人员职责，落实岗位责任，确保患者尸体的规范管理。

5. 医用织物

（1）概念：①医用织物是指医院内可重复使用的纺织品，包括患者使用的衣物、床单、被罩、枕套；工作人员使用的工作服、帽；手术衣、手术铺单；病床隔帘、窗帘以及环境清洁使用的布巾、地巾等。②感染性织物是指医院内被隔离的感染性疾病［包括传染病、多重耐药菌感染（定植）］患者使用或者被患者血液、体液、分泌物（不包括汗液）和排泄物等污染，具有潜在生物污染风险的医用织物。

（2）医用织物的分类收集、运送与储存：应符合 WS/T 508-2016《医院医用织物洗涤消毒技术规范》的操作要求，相关操作人员能够准确识别出可能存在的生物污染风险及其关键控制点，及时反馈并提出可持续改进的措施。

三、医疗废物管理中的职业安全

（一）手术室医疗废物处理中常见的职业伤害

在医疗废物处理过程中，医疗废物释放出的感染介质，可以通过接触（如接触患者血液、体液、消化道黏膜）、吸入等传播途径，导致易感人群，即工作人员（包括医务人员以及处理医疗废物的相关工作人员等）感染，造成职业伤害。常见的伤害包括以下四种。

1. 机械性损伤　工作人员在处理利器或医疗废物中外漏的利器时，受到的损伤，其中针刺伤最常见。

2. 生物性损伤　工作人员在医疗废物处理的各环节暴露于感染患者的血液、体液中引起的传染病、皮肤软组织感染等。

3. 化学性损伤　工作人员在分类、收集细胞毒素药物或化学消毒剂时，由药物性或化学性物质引起的损伤。

4. 物理性损伤　工作人员在医疗废物处理的各环节暴露于放射性物质或焚化医疗废物操作中，引起的放射损伤、烧伤等。

（二）职业安全防护措施

手术室工作人员是手术室医疗废物的收集、分类、贮存、转运、处置等工作的直接负责人，也是手术室发生医疗废物职业伤害的高危人群。因此，针对工作人员的职业防护措施尤为重要，包括健全制度、加强培训、规范流程、防护保障等内容。

1. 健全制度　医院建立健全的医疗废物管理相关规章制度，如医疗废物管理制度、医疗废物分类交接制度、医疗废物收集运送制度、医疗废物暂存地管理制度、医疗废物流失泄漏扩散和意外事故应急处理制度等。手术室在遵守医院相关规章制度的同时，需要根据本科室医疗废物种类及处置情况进行补充说明，符合工作需求。

2. 加强培训　对手术室所有工作人员，包括医务人员以及保洁人员等医疗废物处置直接相关的工作人员，进行相关法律法规、专业技术、安全防护和应急处理等知识的培训，要求相关人员熟练掌握和熟记医疗废物收集、运送、贮存、处理过程中的各项规定、要求和操作程序，并定期考核；提高工作人员的自我防护意识，能够在医疗废物职业安全防护中有较高的自觉性、主动性，确保自身安全。

3. 规范流程　制定医疗废物的收集、分类、贮存、转运、处置等的规范化工作流程，改变工作人员操作的不良习惯，使操作有据可依，有章可循；制作医疗废物在手术室产生至流出的流程图，从起点到终点全程均有可追溯记录，以最大限度地降低工作人员的暴露和伤害风险，确保安全。

4. 防护保障

（1）加强手术室工作人员个人防护，配置必要的防护用品，如工作服、工作裤、工作鞋、口罩、帽子、防护眼罩、防护手套、防水围裙和袖套等。

（2）实行标准化预防。在工作前、中、后过程中注意对手的保护，有损伤的皮肤应先用防水敷料包扎好，然后再使用防护用品，手部皮肤破损可戴双层手套，工作中接触所有沾有患者血液、体液、排泄物的器具或物体表面时都应戴手套，脱手套后立即洗手，接触和处理医疗废物后立即在流动水下实施卫生洗手。

（3）掌握在医疗废物收集、分类、贮存、转运、处置过程中预防职业伤害的措施及发生后的处理措施；掌握发生医疗废物流失、泄漏、扩散和意外事故情况时的紧急处理措施。

（4）建立健康档案，定期进行健康检查，必要时对有关人员进行免疫接种，防止受到健康损害。

（三）医疗废物突发应急事件的处置

常见的医疗废物突发应急事件主要包括各种职业伤害、医疗废物流失、泄漏、扩散和意外事故。

1. 各种职业伤害的突发应急事件处置　包括机械性损伤、生物性损伤、化学性损伤、物理性损伤四种职业伤害的应急处置，相关内容参考《手术室职业暴露的应急措施》。

2. 医疗废物流失、泄漏、扩散和意外事故的应急处置　按照《医疗卫生机构医疗废物管理办法》相关要求采取紧急处理措施。

（1）确定流失、泄漏、扩散的医疗废物的类别、数量、发生时间、影响范围及严重程度。

（2）组织有关人员尽快按照应急方案，对发生医疗废物泄漏、扩散的现场进行处理。

（3）对被医疗废物污染的区域进行处理时，应当尽可能减少对患者、医务人员及其他现场人员及环境的影响。

（4）采取适当的安全处置措施，对泄漏物及受污染的区域、物品进行消毒或者其他无害化处置，必要时封锁污染区域，以防过大污染。

①处理人员做好职业防护，借助工具（如持物钳等）将洒落的医疗废物回收进新的医疗废物容器中。

②回收完毕，根据洒落面积的两倍，从外向内使用含氯消毒剂（有效氯>1 000mg/L）进行喷洒或擦拭消毒。

③术中或处理医疗废物时发生血液、体液溅洒时，如为少量溅洒在地面、墙面、物体表面等处，可先用含氯消毒剂（有效氯>1 000mg/L）喷洒浸泡，戴手套后用一次性抹布擦拭，摘除手套后在流动水下洗手；大量血液、体液溅洒后，处理人员进行安全防护后，先用一次性吸收性材料吸收清理，再用含氯消毒剂（有效氯>1 000mg/L）及清水分别擦拭消毒、清洁，处理防护用具，摘手套，流动水洗手。

（5）对感染性废物污染区进行消毒时，消毒工作从污染最轻区域向最严重区域进行，对可能被污染的所有使用过的工具也应当进行消毒。

（6）工作人员应做好卫生安全防护后开始工作。处理工作结束后，医疗卫生机构应当对事件的起因进行调查，并采取有效的防范措施预防类似事件的发生。

（钱艳姣）

第十四章

麻醉苏醒室护理管理

第一节 麻醉恢复期的体温管理

正常的体温是机体进行新陈代谢和正常生命活动的必要条件，人体通过自主性和行为性体温调节功能维持体温的恒定。麻醉期间行为性体温调节能力丧失，单纯依赖体温调节中枢调控机体的产热和散热不足以维持体温的恒定，所以麻醉恢复期普遍存在体温失衡的现象。无论体温升高还是体温降低都会对人体的内环境、正常的生理功能和药物的代谢速率造成影响，从而影响机体正常的生理活动。因此，麻醉期间加强体温管理、维持体温恒定具有十分重要的意义。

一、低体温

（一）概述

低体温是指体温低于36℃称为体温过低。术后低体温不仅使患者面色苍白，四肢湿冷，竖毛肌收缩，部分患者还出现寒战、躁动、自觉有不同程度的寒冷。低温对机体的生理影响较大，超越合理的程度或低温持续时间过长，就会增加患者生理的紊乱和内环境稳态的失衡。

（二）原因

1. 麻醉对体温的影响　全身麻醉可明显抑制正常的体温自身调节功能，使下丘脑调节机制、血管舒缩反应、寒战及其他反射均受到抑制，代谢率下降40%~45%。

2. 室温对体温的影响　由于医生和患者对室温要求的差异，当室温小于21℃时，患者散热增多，室温调节不当或不及时会使手术室内温度相对较低，从而影响患者体温。

3. 手术对体温的影响　麻醉下的患者，手术视野长时间显露，通过传导、辐射、对流蒸发形式使身体热量散发，体温下降，据统计可下降0.6℃~1.7℃。

外科手术区域皮肤用冷消毒液擦洗，手术过程中用冷液体冲洗胸、腹腔或膀胱，手术术野面积大且较长时间显露，均使热量大量丧失，导致体温降低；手术中大量输血、输液未经加温处理导致体温下降。通常输入1L室温晶体液体或一个单位4℃库存血可使体温下降0.25℃；当大量快速输血，以每分钟100mL的4℃库存血连续输注20分钟，体温可降至32℃~34℃。

4. 年龄对体温的影响　小儿体温调节中枢发育不健全，体温易随室温下降而下降，如1

岁婴儿常温下手术 1 小时体温可下降 0.5℃；手术 2 小时体温可下降 3℃~4℃，老年人基础代谢率低，体温调节功能差，体温下降的发生率也较高。

5. 手术时间长短对体温的影响　当室温≤24℃，手术时间超过 4 小时，体温下降幅度增大，手术时间越长，机体在低室温下累积散热增多，全身代谢随体温下降呈线形减低，每下降 1℃，代谢率降低 6%~9%，体温下降与手术时间延长呈负相关。

6. 产热不足　患者术前常规禁食，体内释放的化学能减少，危重患者的热量消耗与温度调控能力削弱，温度偏低；严重创伤的患者也会发生低温；吸入冷而干燥的气体，也可引起体温下降。

（三）不良后果

1. 低体温造成术后寒战，使组织耗氧增加。

2. 低体温可诱发室性心律失常，如室性期前收缩、室性心动过速，甚至室颤。另外，体温每下降 1℃，可使血液黏稠度升高 2.5%~5%，由于外周阻力增加，增加心肌做功和心肌组织耗氧，可能发生心肌缺血和心律失常。

3. 低体温使外周血管收缩，掩盖了血容量不足，复温时由于血管扩张可出现低血压，甚至复温性休克。

4. 低体温使血小板功能减弱，降低凝血物质的活性，增加手术出血量和对输血的需求。

5. 低体温使免疫功能降低，增加术后伤口感染发生率。

6. 低体温影响药物代谢　低体温使受体生化代谢酶的活性抑制，肝功能降低，所有的药物排泄时间延长，麻醉药物的抑制作用增强，术后麻醉苏醒延迟。

（四）预防及处理

1. 术前评估　术前根据患者的病情、年龄、手术种类、胸腹腔内脏显露的面积、手术时间，以及皮肤的完整性等来评估手术期间是否有体温下降的可能及其下降的程度，并制定保温措施，记录基础体温。

2. 加强术中体温监测　对手术患者常规监测体表温度，做到早发生、早处理、防止低体温发生，对小儿、老年人术中体温监测尤为重要。

3. 减少麻醉药物用量，缩短麻醉时间　麻醉过量可使体温明显下降，掌握合适的剂量与用药时间，降低低体温的发生。

4. 调节室温　手术室应具备良好的温度调节设备，室内温度维持在 20~25℃，相对湿度 50%~60%。特别是在冬季，应预先调节室内温度在适宜范围，给患者适当遮盖保暖后再降室温，手术麻醉结束前及时将室温调高。

5. 输血、输液加温　可显著降低术中和术后低体温和寒战的发生率。可使用加温设备将液体和库存血加温至 32~36℃，此方法既防止体温下降又可使红细胞不被过多破坏。

6. 保暖　由于 90% 的代谢热量是通过皮肤表面散失的，故皮肤表面覆盖盖被等保暖物品能有效减少热量丢失，还可以使用安全的电子加温设备。温控仪是安全有效的保温设备，其温度可调至 40℃ 左右。低体温患者升温过程应缓慢，避免肢体末梢因快速升温，引起血管扩张，使含有乳酸的血液回流入心脏，引起心律失常。

7. 体腔冲洗液的加温　体腔冲洗液可带走大量热量，冲洗体腔的液体应加热，可将冲洗液置于变温箱内加温至 40℃ 左右使用。

8. 温盐水纱布覆盖 器械护士应积极配合手术医师，在不影响手术的情况下，用温盐水纱布覆盖显露的内脏、擦拭器械。

9. 呼吸器加温 人工鼻具有适度湿化、有效加温和滤过功能，在全身麻醉患者中应用人工鼻，能有效保持呼吸道内恒定温度和湿度。

10. 药物处理 寒战时可静脉注射曲马朵，减轻寒战反应，减少热量丢失。

二、体温升高

（一）概述

当中心温度高于 37.5℃ 即为体温升高。将探测电极置于食管中部心脏水平，或将探测电极置于胸骨中部的皮肤表面，即可测中心温度。体温升高也称发热，临床按发热程度分为：低热（口腔温度为 37.5~38℃）；高热（口腔温度为 38~41℃）；超高热（口腔温度为 >41℃）。

（二）原因

1. 患者因素 患者自身的某些疾病或病理状态可引起手术期间的体温升高。如严重感染、败血症、甲状腺功能亢进、脱水等通常引起体温升高。

2. 环境因素 手术室室温过高妨碍辐射、对流和传导散热，湿度高影响蒸发散热而导致患者体温升高。手术无菌单覆盖过多，特别是在炎热的季节覆盖过多过厚的无菌单影响皮肤散热。长时间的手术灯光的照射也可使患者的体温升高。

3. 麻醉因素 全身麻醉状态下体温调节中枢功能减弱，体温调节中枢对高温反应的阈值上升约 1℃，体温容易受到外界环境温度的影响，当室温大于 32℃ 时，手术时间超过 3 小时的成年患者有 75%~85% 的体温可升至 38℃ 以上。

全身麻醉诱导不平稳或麻醉患者过浅以及应用某些兴奋交感神经或大脑皮质的药物时，骨骼肌张力增加，肌肉活动增强，产热增加，体温升高。

某些抗胆碱类药物阻滞节后胆碱能神经，抑制皮肤黏膜腺体分泌，减少散热。

麻醉机呼吸活瓣失灵或钠石灰失效使二氧化碳在体内蓄积，可导致体温升高。

4. 手术因素 手术中骨水泥置入骨髓腔的过程中可引发化学反应致体温升高。脑外科手术在下丘脑附近的操作或室网膜脉络丛的烧灼可引起术中高热。

5. 其他因素 手术中的输血、输液可引起发热反应，手术中保温措施不当可使患者体温升高、恶性高热。

（三）对机体的影响

1. 体温每升高 1℃，基础代谢率增加 10%，耗氧量也随之增加。

2. 高热时常伴有代谢性酸中毒、高血钾及高血糖。

3. 体温升高至 40℃ 以上时，可导致惊厥。

（四）预防及处理

1. 连续监测体温 围术期监测体温不仅能及时了解病情变化，而且有助于及时采取措施防患于未然。尤其对于小儿、老年人、休克、危重患者等体温调节功能低下者能及早发现体温变化，及早处理。

2. 严格控制手术室的温度和湿度 室温在 20~25℃，相对湿度在 50%~60%。

3. 避免缺氧和二氧化碳蓄积。

4. 术中冲洗胸腹腔的各种冲洗液、输血输液、吸入的气体应加温适度，避免医源性体温升高。

5. 一旦发生高热可用冰袋置于患者身体大血管处，头部用冰帽/袋降温，使用75%乙醇擦浴，体表周围进行空气对流降温等措施，有效地控制体温的升高。

6. 若物理降温效果不理想时，可适当加快输液，增加尿量排泄散热。

7. 若上述降温措施效果仍不理想时，可用地塞米松或其他降温的药物。

（李　英）

第二节　术后镇痛监测与评估

疼痛是种主观的感受，伴有实际的或潜在的组织损伤，疼痛评估是术后疼痛有效管理的重要环节，它依据患者的主观感觉和对疼痛的耐受程度，并应注意患者的情绪和其他生命体征的变化。

一、术后疼痛强度常用评估评分法

1. 视觉模拟评分法（VAS）　采用一条10cm长的直标尺，两端分别表示"0"和"10"，"0"代表无痛、"10"代表最剧烈的疼痛，让患者根据自己疼痛程度，在直线上相应部位做记号，从"0"端至记号之间的距离表示评分值，评分值越高，表示疼痛程度越重。

2. 数字等级评定量表（NRS）　用0~10数字的刻度标示出不同程度的疼痛强度等级，"0"为无痛，"10"为最剧烈疼痛，4以下为轻度痛，4~7为中度痛，7以上为重度痛。

3. 语言等级评定量表（VRS）　描绘疼痛强度的词汇通过口述表达无痛、轻度痛、中度痛、重度痛、剧痛。

4. 面部表情量表评分法　自6种面部表情构成，由患者选择图像来反映最接近其疼痛的程度。适用于交流困难，如小儿、老年人、意识不清或不能用言语表达的患者。

疼痛评估可以采用上述多种方法来进行，但最可靠的方法是患者的主诉。VAS或NRS评分依赖于患者和医护人员之间的交流能力。当患者在较深镇静、麻醉或接受肌松药情况下，通常不能主观表达疼痛的强度。在此情况下，患者的疼痛相关行为（运动、面部表情和姿势）与生理指标（心率、血压和呼吸频率）的变化也可反映疼痛的程度，需定时仔细观察来判断疼痛的程度及变化。但是，这些非特异性的指标容易被曲解或受观察者的主观影响。

二、术后镇痛监测内容

手术后实施镇痛治疗的患者，常规监测患者生命体征、呼吸方式和幅度、血氧饱和度，通过观察患者局部肌肉及肢体的紧张度、出汗情况、瞳孔大小、肠鸣音等，可间接评估疼痛的程度。同时及时了解镇痛效果偏差的原因，鼓励患者主动参与镇痛治疗。

三、术后疼痛治疗效果的评估

对于术后实施疼痛治疗的患者，应定期评价药物或治疗方法的效果和不良反应，并据此做相应调整。在疼痛治疗结束后直由患者评估满意度。

评估静息和运动时的疼痛强度，只有运动时疼痛减轻才能保证患者术后躯体功能的最大恢复。

在疼痛未稳定控制时，应反复评估每次药物治疗/方法干预后的效果。原则上静脉给药后5~15分钟、口服用药1小时后，药物达最大作用，此时应评估治疗效果；对于患者自控镇痛（PCA）应该了解无效按压次数、是否寻求其他镇痛药物。

疼痛和对治疗的反应包括不良反应均应清楚地记录在表上。

对突如其来的剧烈疼痛，尤其是生命体征改变（如低血压、心动过速或发热）应立即评估，同时对可能的切口裂开、感染、深静脉血栓等情况做出新的诊断和治疗。

疼痛治疗结束时应由患者对医护人员处理疼痛的满意度及对整体疼痛处理的满意度分别做出评估。可采用VAS评分，"0"为十分满意，"10"为不满意。定时评估术后镇痛效果并绘制出疼痛缓解曲线图，能更好地反映患者的疼痛和镇痛过程。

（李 英）

第三节 术后镇痛管理规范

一、术后镇痛申请的签署及实施

由麻醉医师术前访视患者、介绍术后镇痛服务的必要性及可能存在的风险和并发症，由患者或家属签署术后镇痛服务申请单。麻醉医生根据患者病情、年龄、麻醉、手术方式、手术创伤大小等，确定镇痛方案，手术开始后由麻醉医生或麻醉护士按无菌操作要求配置镇痛泵。实施术后镇痛患者，必须建立镇痛评估记录单，详细记录整个过程，包括记录患者生命体征变化、评估镇痛、处理镇痛并发症等。

二、术后镇痛实施注意事项

1. 静脉镇痛首量一般在手术结束前30分钟前给予，硬膜外镇痛首量须提前至少60分钟给予，并推荐在置管后尽早给予。

2. 一般在手术结束前病情稳定时连接镇痛泵，静脉镇痛泵通常连接于患者静脉通道的第一个三通开关上。若有中心静脉通路的可单独直接连接于副管通路上，妥善固定并保持通畅位置。

3. 镇痛首量和镇痛泵开始使用时间应记录在麻醉记录单上，同时详细观察和记录患者生命体征。患者转送恢复室（病房）时做好床边交接班。

4. 镇痛泵配置必须严格执行无菌操作及二人核对制度。

5. 老年或体弱患者静脉镇痛推荐使用PCA镇痛泵。

6. 硬膜外镇痛要做好硬膜外导管的保护，采用透明薄膜贴及防水胶布双重固定，有效防止导管扭曲、受压、脱落，避免影响术后镇痛效果。硬膜外导管与镇痛泵之间的连接必须紧密，并设置缓冲环，以降低硬膜外导管脱落的发生率。

7. 硬膜外镇痛需严格排除包括凝血功能下降等禁忌证的患者。硬膜外操作过程中出现神经根刺激征和穿破硬脊膜的患者严禁采用硬膜外镇痛。连续硬膜外镇痛的患者推荐使用钢丝硬膜外导管置管。

三、术后镇痛工作管理模式

（一）术后镇痛管理目标

术后镇痛管理是完善术后镇痛至关重要的环节，重在巡视和评估。术后急性疼痛管理的目标如下。

1. 完善术后镇痛，达到最大程度的镇痛　包括术后即刻镇痛，无镇痛空白期；持续镇痛；避免或迅速制止突发性疼痛；防止转为慢性痛。

2. 最小的不良反应　即无难以耐受的不良反应。

3. 最佳的躯体和心理功能　不但安静时无痛，还应达到活动时无痛。

4. 其他　最好的生活质量和患者满意度。

（二）术后镇痛管理流程

术后镇痛管理模式，推荐由麻醉医生、麻醉护士、病区护士共同组成疼痛管理小组，三者分别负责不同的工作。

1. 麻醉医生工作职责　评估患者病情、制定镇痛方案、选择合适的镇痛设备、根据病情及镇痛效果及时调整镇痛方案、处理并发症。

2. 麻醉护士工作职责　落实麻醉医生医嘱、巡查及评估镇痛效果、完善各项记录、指导病区护士实施对镇痛患者的观察与监测、完成镇痛结束后处置工作。

3. 病区护士工作职责　按医嘱对患者的观察与监测，及时发现并发症，反馈及汇报病情变化。

麻醉医生对患者的巡查诊治每天至少1次，麻醉护士跟随麻醉医生巡查，记录医嘱，落实治疗与评估记录。麻醉护士在巡查与落实治疗过程中，应与病区护士密切沟通，及时掌握患者镇痛情况。

术后镇痛管理流程：麻醉医生评估患者→确定镇痛方案→开具镇痛治疗医嘱→选择镇痛泵型号→麻醉护士/麻醉医生配置镇痛泵→双人核对→麻醉医生完成给药→麻醉医生与护士共同巡查诊治→麻醉护士执行医嘱与治疗，完成记录→麻醉护士指导病区护士观察与监测→反馈镇痛效果。

（三）术后镇痛管理内容

术后镇痛管理内容是：患者生命体征、镇痛效果、不良反应及处理方法和结果。包括VAS 评分、镇静评分、脉搏氧饱和度、脉率、不良反应情况及评分、镇痛泵内剩余药量、镇痛装置连接情况、硬膜外穿刺口情况等。术后镇痛管理中常用设备有便携式血氧饱和度仪、血压监测仪以及各种无菌敷料、药物。出现不良反应和镇痛不全应按相关指引及时处理，严重不良反应在处理同时应向上级麻醉医生汇报；撤除镇痛泵时机需依据患者的具体情况决定。麻醉医生或护士每日2~3次或按需巡视、评估和记录。

（四）术后镇痛不全的处理

静息位 VAS>3 分或活动时 VAS>5 分为镇痛不全，需要给予处理。若原镇痛方案中没有合用非甾体抗炎药者，成人可选用凯纷 50mg 或特耐 40mg 单次静脉注射。如出现内脏疼痛或已正在使用非甾体抗炎药者，可选用曲马朵 1mg/kg 静脉注射。硬膜外镇痛者可单次追加长效非运动阻滞浓度的局部麻醉药 3~6mL。单次追加硬膜外用药后需加强血压监测 30 分钟以上，追加阿片类镇痛药物需在药物达峰时间后（一般 20~30 分钟）再次床边观察评估镇痛效果和不良反应。以上处理后镇痛效果仍不满意，应请示主麻医生或上级麻醉医生后进行处理。

静息位 VAS<3 分的患者，可采用解释、安慰剂等方式处理。对年龄>60 岁或体弱的患者 VAS<2 分时，每日至少 2 次监测血氧饱和度和呼吸频率，以预防呼吸抑制的发生。对镇静评分>1 分者，需减少每日镇痛药物总量的 1/3 剂量。

（五）术后镇痛不良反应和处理

1. 呼吸抑制 成人呼吸频率大于等于每分钟 8 次或 SpO_2<90% 为呼吸抑制，立即给予治疗。治疗方法包括：①立即停止给予阿片类药物，强疼痛刺激，呼唤他人协助并通知上级医生。②吸氧，必要时建立人工气道或机械通气。③静脉注射纳洛酮，根据呼吸抑制的程度，每次纳洛酮 0.1~0.2mg（或 2~6μg/kg，首选小剂量）生理盐水稀释后缓慢推注，直至呼吸频率大于每分钟 8 次或 SpO_2>90%，维持用量 5~10μg/（kg·h）（依据使用阿片类药物种类和总量维持至少一个药物半衰期，如吗啡 2 小时，芬太尼 4 小时），维持剂量停用后 1 小时内需持续监测呼吸情况，无再次呼吸抑制发生方可停用。所有使用了阿片类药物镇痛的患者都必须注意呼吸抑制的发生。

2. 过度镇静 如出现不能唤醒或昏迷应视为过度镇静并警惕呼吸抑制的发生，需停药或减低药物剂量 20%~50%。也可使用中枢兴奋药物如咖啡因 100~200μg/6h 或哌甲酯（利他林）5~10μg/6h。

3. 低血压 收缩压低于 90mmHg 或收缩压/平均动脉压的下降幅度超过基础值的 30% 为低血压。处理：①减少镇痛药物 1/3 量。②无禁忌证可适当加快输液速度或加用血浆代用品，纠正低血容量。③单次使用麻黄碱 5~10mg 静脉注射。对于胸段硬膜外镇痛患者尤其需要加强血压监测，建议每 6 小时测量 1 次血压至少 24 小时。

4. 硬膜外腔血肿 所有硬膜外镇痛患者均需要警惕硬膜外血肿的发生。硬膜外血肿贵在早期发现。对硬膜外镇痛患者，需要每日询问是否有原因不明的新发生或持续进展的腰背痛、感觉或运动缺失、大小便失禁。有任何疑似病例需立即汇报并尽快地进行影像学检查，最好为核磁共振成像（MRI），同时尽快地请神经外科医师会诊，以决定是否需要行急诊椎板切除减压术。对于关节外科等可能使用抗凝治疗的患者需核实抗凝药物的种类及给药时间后，在窗口期撤除，避免增加硬膜外腔血肿发生率。静脉注射普通肝素至少停药 4 小时、凝血指标恢复正常之后，方可行椎管内穿刺、置管或拔管；椎管内穿刺、置管或拔管 1 小时后方可静脉应用肝素；皮下应用肝素 5 天以上者，应于椎管内阻滞和导管拔除之前进行血小板测定，保证血小板计数正常；术前应用血栓预防剂量低分子量肝素给药后 12 小时或治疗剂量低分子量肝素给药后 24 小时，方可施行椎管内阻滞穿刺、置管或拔管；术后需用低分子量肝素预防血栓形成的患者，应于椎管内穿刺 24 小时以后，且导管拔除 2 小时以上，方可开始应用低分子量肝素；口服抗凝药患者，拔除椎管内留置导管前，应确认凝血酶原时间（PT）和国际标准化比值（INR）恢复正常。

5. 恶心呕吐　术后镇痛药物引起的恶心呕吐贵在预防。对恶心呕吐的高危患者可采取二联或三联药物预防，如地塞米松 5mg 或氟哌利多 1mg 或 5-HT$_3$ 受体阻断药（如恩丹西酮 4mg）静脉注射。静脉注射小剂量（<0.05mg）纳洛酮或口服纳曲酮也有一定减少恶心呕吐作用。顽固性恶心呕吐患者可暂停或减少阿片类药物的使用。

6. 瘙痒　轻度瘙痒一般 1~2 天自动消失，无需处理；严重者可选用抗组胺药苯海拉明 20mg 或非那根 25mg 肌内注射。顽固性瘙痒患者可试用小剂量纳洛酮（<0.05mg）或布托菲诺 0.5mg 治疗。

7. 尿潴留　轻症患者先用膀胱区按摩热敷及变换体位等方法处理，若无效则采用停留尿管导尿处理。

8. 硬膜外导管脱落或脱出　一旦发现硬膜外导管脱落或脱出，应停止硬膜外镇痛治疗，改用其他镇痛方法。局部穿刺口消毒后覆盖无菌纱布。

9. 单一下肢麻木或乏力　调整硬膜外导管置管深度，将硬膜外导管往外拔出 1~2cm，1 小时后随访，观察镇痛效果。

10. 硬膜外导管折断、穿刺口感染　临床上硬膜外置管严格执行无菌操作，留置导管持续镇痛期间保持穿刺口干燥无菌，一旦疑有感染立即终止硬膜外镇痛。拔除硬膜外管需紧贴患者皮肤拔管，避免粗暴用力，拔管后检查硬膜外导管的完整性，并对穿刺口进行消毒和覆盖无菌敷料。拔管后 2d 方可去除穿刺口敷料。若发现硬膜外管折断于组织内，应立即报告麻醉医生，必要时切开取出。

（六）术后镇痛记录单

术后镇痛记录单见表 14-1。

表 14-1　术后镇痛记录单

姓名：		性别：		年龄：		住院号：		床号：
临床诊断：			麻醉方式：			术后诊断：		
镇痛方法：静脉/硬膜外			镇痛方案：					
开始时间：			结束时间：			镇痛泵参数：		
时间点	术后当天		术后第一天		术后第二天			
一、生命体征								
血压								
呼吸								
脉搏								
SpO$_2$								
二、VAS 评分 (0~10)								
静息								
运动								

续　表

三、镇静评分 (0~3)				
四、副作用				
恶心				
呕吐				
瘙痒				
尿潴留				
运动障碍				
感觉障碍				
其他				

镇静评分：0分=清醒　1分=呼之睁眼　2分=摇能睁眼　3分=不能唤醒

VAS评分：1~3分为轻度　4~6分为中度　7~10分为重度

运动障碍评分：0=无，可抬腿　1=可屈膝、轻度抬腿　2=可弯脚趾

感觉障碍评分：0=感觉消失　1=感觉减退　2=痛觉高敏　3=痛觉异常

VAS评分

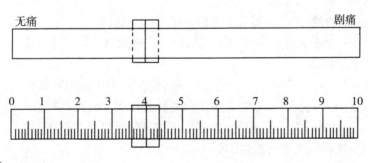

面部表情量表评分

（李　英）

第四节 患者安全与风险管理

一、护理安全管理规定

1. 护理管理者应有计划地组织护理人员业务学习，强化专业技术训练，定期进行护理理论知识和技术操作考核，提高护理人员业务水平；定期组织法律法规及规章制度学习，提高护士的安全意识和防范风险的能力；严格护理质量控制，不断提高护理质量。

2. 护士长做好病区管理，保证病区环境安全，使各项护理物品、药品处于良好备用状态；急救仪器设备状态良好；合理安排各班人次，适应临床护理需求。

3. 护理人员严格遵守各项规章制度，认真执行护理技术操作常规，保证用药与护理操作安全，严密观察患者病情，做好护理记录。对高危患者及时采取安全防范措施。以防坠床、意外拔管、皮肤损伤等情况发生。

二、应急预案及处置流程

（一）突发火灾应急预案

火情处置原则：判断火情、启动预案；疏散病员、同时报告；视情灭火、保护病历；救命第一、降低损失。

1. 判断火情、启动预案 迅速报告麻醉手术中心领导、护士长；报告院总值班室或应急指挥中心电话。

2. 疏散病员，同时报告 不要乘坐电梯，可走安全通道。

疏散病人：由在场的医生或高年资人员指挥、就地取材，可用手术床、平车、轮椅等工具将患者疏散到安全区域。

同时报告：一般火情（灭火器），重大火情（调配人力、组织撤离）。

3. 视情灭火、保护病历 尽量抢救贵重仪器设备及重要科技资料。

4. 救命第一、降低损失 使用呼吸机者需用简易呼吸器维持呼吸。

严禁医务人员丢弃病人先行撤离。

（二）突然断电的应急预案

1. 如果突然遇到意外停电、跳闸等紧急情况，恢复室护士应立即打开应急照明灯或采用手电照明。

2. 迅速报告麻醉手术中心领导、护士长，报告院总值班室或应急指挥中心电话。

3. 启动备用电路，暂停操作。

4. 立即与有关部门联系，迅速采取各种措施，尽快恢复通电。

5. 对正在使用呼吸机、监护仪等的患者，应及时启动应急程序，使用带蓄电池的仪器。使用呼吸机的患者，护士应携带简易呼吸器到患者床前，为患者进行人工通气，同时观察输液泵、注射泵等工作情况，积极采取补救措施，保护患者的安全。

6. 当呼吸机不能正常工作时，应立即停止应用呼吸机，迅速将简易呼吸器与患者呼吸管道相连，用人工呼吸的方法调整患者呼吸；如果患者自主呼吸良好，应给予鼻导管吸氧；

严密观察患者的呼吸、心率、面色、意识等情况。

7. 需紧急吸痰时，采用吸痰管连接注射器吸痰。

8. 需紧急药物治疗时，严格做好二人查对，遵医嘱用药。

9. 确保静脉通路的安全、通畅，控制输注速度。

10. 护理人员应遵医嘱给予患者药物治疗，严格落实查对制度。

11. 恢复供电后详细记录停电经过及患者生命体征。

（三）停水应急预案

1. 接到停水通知后，恢复室护士提前做好各项准备工作 准备充足的饮用水和日常用水。

2. 突然停水时，当班人员应及时关闭相关设备仪器，立即报告护士长，联系相关部门，询问停水原因及恢复供水时间，并采取相应的措施。

3. 重点用水部门日常应配备相应的储水设备，以备紧急情况下使用。

4. 停水期间加强病人的监护及巡视，以及时发现问题并进行处理。

（四）突发地震应急预案

1. 当地震突然发生时，恢复室值班人员应当冷静面对，密切配合。

2. 尽快获取医院或上级的通知，确认信息是否准确。

3. 确认地震消息后，及时报告病区护士长、科主任及临床部领导，按上级要求实施调配方案。

4. 关闭电源、水源、气源，尽力保障人员生命及国家财产安全。

5. 恢复室护理人员坚守岗位，按急救原则保护患者，安抚患者情绪，避免紧张混乱。

6. 组织在岗医务人员通过安全通道有序疏散患者，至少1名医护人员看护1名患者。避免拥挤，或将患者转移至安全地区，对于使用呼吸机患者应使用便携式呼吸机或简易呼吸器，保证患者呼吸通畅、静脉输液通畅。地震停止后，继续监护病人。

7. 紧急情况不能撤离时，叮嘱在场人员及病人寻找有支撑的地方坐下，保护好头颈。

8. 备好急救器材和药品，组织转运危重患者。

9. 药品管理护士保护毒麻药品，保护好病历资料。

10. 仪器管理护士保护仪器，防止混乱发生。

（五）呼吸机使用过程中发生故障的应急预案

1. 在患者使用呼吸机过程中，如遇呼吸机不能正常工作，护士应立即分离呼吸机与气管导管连接口，同时严密观察患者的呼吸、心率、面色、意识和血氧饱和度。

2. 立即通知相关责任医生，并根据患者情况给予气管插管内吸氧，或用简易呼吸器辅助呼吸。

简易呼吸器的使用方法：一只手规律性地挤压球体，将气体送入肺中，提供足够的吸气/呼气时间（成人：12~15次/分，小儿：14~20次/分）。有氧源时，将氧流量调至8~10L/min，挤压球囊1/2，潮气量为6~8mL/kg（400~600mL）；无氧源时，应去除氧气储气袋，挤压球囊2/3，潮气量为10mL/kg（700~1 000mL）。

3. 将故障呼吸机与模肺相连接，重新检查氧源、气源和电源，检测呼吸机参数设置。如为呼吸机故障，应立即予以更换。

4. 更换呼吸机后应遵医嘱重新设定呼吸机参数，检测正常后，再重新将更换后的呼吸机与患者气管导管相连接。

5. 记录故障呼吸机的编号和故障项目，并与医学工程中心联系维修。

6. 在更换呼吸机正常送气30分钟后，复查动脉血气，记录患者生命体征。

（六）麻醉机使用过程中发生故障的应急预案

1. 在患者手术过程中，如遇麻醉机不能正常工作，护士应立即分离麻醉机与气管导管连接口，同时严密观察患者生命体征。

2. 通知仪器设备管理医生，并根据患者情况使用简易呼吸器辅助呼吸。

3. 将故障麻醉机与模肺相连接，重新检查氧源、气源和电源，检测麻醉机参数设置。

4. 检查钠石灰装置及吸入性麻醉药品装置安装是否正确。如为麻醉机故障，应立即予以更换。

5. 更换麻醉机后应遵医嘱重新设定呼吸参数，检测正常后，再重新将更换后的麻醉机与患者气管导管相连接。

6. 记录故障麻醉机的编号和故障项目，并与医学工程中心联系维修。

7. 在更换麻醉机正常送气30分钟后，复查动脉血气，记录患者生命体征。

（七）拔管后发生呕吐误吸的应急预案

1. 当护士拔除患者气管导管后发生呕吐误吸时，护士应立即呼叫其责任麻醉医生及分区主任，同时报告护士长，根据患者具体情况进行紧急处理。

2. 当患者神志清楚时，将患者侧卧，护士一手按住患者上腹部，另一手叩拍背部；当患者处于昏迷状态时，可使患者处于仰卧位，头偏向一侧，医护人员按压腹部，同时用负压吸引器进行吸引，注意观察患者面色、呼吸、神志等情况。

3. 立即进行负压吸引，快速吸出口鼻及呼吸道内异物。

4. 观察患者生命体征和血氧饱和度变化，如患者出现严重发绀、意识障碍及血氧饱和度、呼吸频率、呼吸深度异常，立即采用面罩加压给氧维持呼吸，同时进行气管插管吸引或纤支镜下吸引。

5. 遵医嘱开放静脉通路，备好抢救仪器和物品。

6. 严密观察患者生命体征、神志、瞳孔及血氧饱和度、呼吸频率、节律变化，及时采取措施并做好监护记录。

7. 患者病情好转、神志清楚、生命体征逐渐平稳后，做好患者心理护理。

8. 分析引起患者呕吐误吸的原因，制定有效的预防措施，尽可能地防止再发生类似的情况。

（八）恢复期患者发生躁动的应急预案

1. 当麻醉恢复期患者出现躁动时，护士应立即保护患者气管插管及各种引流管路。

2. 迅速寻找躁动原因，及时通知医生，遵医嘱给予相应处理。

3. 密切观察患者病情，保持呼吸道通畅，详细记录用药情况。

4. 专人看护，必要时使用保护性约束，防止患者误伤及自伤；妥善固定各种管路，防止管路脱落。

5. 实施保护性约束时，要注意动作轻柔、松紧适度，同时要经常观察被约束肢体的颜色和温度，以免对患者造成损伤。

6. 对意识恢复的患者，与其进行沟通，以减轻他们的紧张心理，取得合作。

7. 保持环境安静，增进患者舒适感，减少不良因素对患者的刺激。

（九）护患纠纷的应急预案

1. 恢复室护士在医疗活动中与患者或家属发生纠纷时，应立即向相关麻醉医生、护士长及科室主任报告。

2. 立即与麻醉医生、病房护士、病房值班医生采取相应的积极补救措施，防止纠纷扩大。

3. 维护病区的良好工作秩序，保障医疗护理正常进行。

4. 如有需要依照紧急病历、实物封存的程序，封存一切相关物品，必要时保存现场。

5. 对有可能导致护患矛盾激化、危及护患安全、扰乱正常医疗秩序者，及时通知医院总值班和军务处，以保护护患安全和正常的医疗秩序。

6. 相关人员应在 24 小时内将护患争议通过书面的形式上报护理部。

（十）发生护理不良事件报告流程

1. 发生各类护理问题时，当班护士应在第一时间向护士长进行报告。

2. 护士长对发生的护理问题进行分析，如属于病人对护理人员服务态度、操作技术不满意的问题，应积极与病人或家属进行沟通解释，取得病人或家属谅解，并及时教育当事人向病人赔礼道歉，消除病人不满情绪，避免发生纠纷。

3. 如发生的问题为护理缺陷、护理差错或事故，护士长再积极采取补救措施，避免问题对病人产生不良后果，同时立即向所在部的总护士长汇报，总护士长要及时到现场了解问题发生的经过，指导对问题的妥善处理，并向护理部领导进行汇报。

4. 护理部对发生的问题及时组织调查了解，并依据问题的严重程度决定是否向分管院领导汇报。

5. 护士长在履行口头报告程序后，填写护理不良事件报告表，说明问题发生的经过和缘由，以及整改措施，交总护士长审签后报护理部，或通过不良事件报告系统进行上报。

6. 护理部要及时组织对发生问题进行讨论和定性，并对病区制定的整改措施提出具体意见。

（李　英）

第十五章

健康管理

第一节　营养与膳食

膳食与营养是人类在整个生命进程中提高和保持健康状况的重要因素。为了获得维持健康所需要的各种营养素，膳食搭配是否合理，营养是否平衡非常关键。膳食平衡是合理营养的基础，是通向健康的捷径。随着我国社会经济的发展和人民生活水平的提高，人们对营养与健康日渐重视，讲究科学饮食、合理营养、促进健康已成为社会的基本需求。

一、营养学基础

营养学基础主要研究人体所需营养素的生理功能、消化、吸收、代谢和食物来源，以及缺乏和过剩对人体健康的影响，确定营养素的需要量和推荐摄入量以及营养素之间的相互作用与平衡关系，如何搭配平衡膳食，达到合理营养的目的。

（一）营养素分类

1. 营养素　营养素是维持机体生存、生长发育、体力活动和健康，以食物形式摄入的一些人体需要的物质。人体所需的营养素包括：糖类、脂类、蛋白质、矿物质、维生素、水和膳食纤维。

2. 宏量营养素　糖类、脂类和蛋白质因为人体需要量多，在膳食中所占的比重大，故称为"宏量营养素"。又称产能营养素。

3. 微量营养素　维生素和矿物质因需要量相对较少，在膳食中所占比重也较小，故称为微量营养素。维生素分为水溶性维生素（包括维生素 C 和 B 族维生素）和脂溶性维生素（包括维生素 A、D、E、K）；矿物质中有 7 种（钙、镁、钾、钠、磷、氯、硫）在人体内含量较多，叫作常量元素；还有 8 种矿物质（铁、碘、锌、硒、铜、钼、铬、钴）在人体内含量较少，称为微量元素。

4. 植物化学物　近 20 多年来，现代营养学对多吃富含蔬菜和水果的膳食有益于健康的认识逐渐加深。研究表明，植物性食物中除了某些营养素外，还有一些生物活性成分，具有保护人体、预防心脑血管疾病和癌症等慢性非传染性疾病的作用，这些生物活性成分统称为植物化学物。按照植物化学物的结构或功能特点等分类，主要包括：类胡萝卜素、植物甾醇、多酚、蛋白酶抑制剂、植物雌激素、硫化物、单萜类、植酸等。

（二）蛋白质

蛋白质被称为生命的物质基础，是化学结构复杂的一类有机化合物。生命的产生、存在和消亡都与蛋白质有关。人体内的蛋白质终身处于不断水解和合成的动态平衡之中，从而达到组织蛋白质更新和修复的目的。

1. 蛋白质的功能

（1）构成身体组织：构成人体组织、器官是蛋白质最重要的生理功能。身体的生长发育就是蛋白质的不断积累过程，对生长发育期的儿童尤为重要。人体内各种组织细胞中的蛋白质始终在不断更新。只有摄入足够的蛋白质才能维持组织的更新。身体受伤后也需要蛋白质作为修复材料。

（2）调节生理功能：蛋白质在体内构成多种具有重要生理活性物质的成分，参与调节生理功能，保证人体生命活动能够有条不紊地进行。

（3）供给能量：蛋白质在体内被蛋白酶分解成氨基酸，然后被氧化分解，同时释放能量，是人体的能量来源之一。每克蛋白质在体内被氧化后可供给人体 16.7kJ（4kcal）能量。但蛋白质的这种功能可以由糖类、脂肪所代替。供给能量是蛋白质的次要功能。

2. 蛋白质的组成　蛋白质是一大类有机物质，无论是动物还是植物组织中提取出的蛋白质，经过元素分析，其组成大致为碳、氢、氧、氮及硫元素；有些蛋白质还含有磷、铁、碘、锰及锌等元素。蛋白质是人体内氮元素的唯一来源。

氨基酸是组成蛋白质的基本单位。组成人体蛋白质的氨基酸有 20 多种，但绝大多数的蛋白质只由 20 种氨基酸组成。在营养学上根据人体对氨基酸的必需性分为必需氨基酸、非必需氨基酸和条件必需氨基酸。

必需氨基酸指不能在人体内合成或合成速度不够快，必须由食物供给的氨基酸。成人的必需氨基酸有 8 种：异亮氨酸、亮氨酸、赖氨酸、蛋氨酸、苯丙氨酸、苏氨酸、色氨酸和缬氨酸；还有组氨酸是婴幼儿的必需氨基酸。

非必需氨基酸并非人体不需要，只因可在人体内合成，食物中暂时缺乏也无妨。半胱氨酸和酪氨酸在体内可分别由蛋氨酸和苯丙氨酸转变而成，如果膳食中能直接提供这两种氨基酸，则人体对蛋氨酸和苯丙氨酸的需要量可分别减少。所以半胱氨酸和酪氨酸称为条件必需氨基酸或半必需氨基酸。

3. 蛋白质的食物来源　蛋白质的食物来源可分为植物性蛋白质和动物性蛋白质两大类。营养学上根据食物蛋白质所含氨基酸的种类和数量将食物蛋白质分 3 类。

（1）完全蛋白质：又称为优质蛋白质。它们所含的必需氨基酸种类齐全，数量充足，比例适当。这一类蛋白质不仅可以维持人体健康，还可以促进生长发育。奶、蛋、鱼、肉中的蛋白质都属于完全蛋白质。

（2）半完全蛋白质：这类蛋白质所含氨基酸虽然种类齐全，但其中某些氨基酸的数量不能满足人体的需要。如小麦中的蛋白质含赖氨酸很少。食物中所含与人体所需相比有差距的某一种或某几种氨基酸叫作限制氨基酸。谷类蛋白质中赖氨酸含量较少，所以谷类的限制氨基酸是赖氨酸。

（3）不完全蛋白质：这类蛋白质不能提供人体所需的全部必需氨基酸，单纯靠它们既不能促进生长发育，也不能维持生命。例如，肉皮中的胶原蛋白是不完全蛋白质。

为改善膳食蛋白质质量，在膳食中应保证有一定数量的优质蛋白质。一般要求动物性蛋白质和大豆蛋白质应占膳食蛋白质总量的 30%~50%。

4. 蛋白质的需要量　成人按每天 0.8~1.0g/kg 的标准摄入蛋白质，即可维持身体的正常功能。若按提供的能量计算，蛋白质摄入量应占总能量摄入量的 10%~15%。《中国居民膳食营养素参考摄入量》（2013 版）指出：成年人蛋白质每日推荐摄入量（RNI）为：男性 65g/d，女性 55g/d。

（三）脂类

脂类是脂肪和类脂的总称，是一大类具有重要生物学作用的化合物。

1. 脂肪的组成　脂肪约占脂类的 95%。脂肪由一分子甘油和三分子脂肪酸组成，故称三酰甘油或甘油三酯。脂肪大部分分布在皮下、腹部的大网膜、肠系膜以及肾周围等脂肪组织中，常以大块脂肪组织形式存在。人体内脂肪含量受膳食营养状况和体力活动等因素的影响，而有较大的变动。如果多吃糖类和脂肪，体内脂肪含量增加，减肥或饥饿时体内脂肪会下降。

脂肪酸（FA）是构成三酰甘油的基本单位。常见的分类如下。

（1）按脂肪酸碳链长度分类

①长链脂肪酸（LCFA），含 14~24 个碳原子。

②中链脂肪酸（MCFA），含 8~12 个碳原子。

③短链脂肪酸（SCFA），含 2~6 个碳原子。

（2）按脂肪酸饱和程度分类

①饱和脂肪酸（SFA），其碳链中不含双键。

②单不饱和脂肪酸（MUFA），其碳链中只含 1 个不饱和双键。

③多不饱和脂肪酸（PUFA），其碳链中含 2 个或多个双键。

（3）按不饱和脂肪酸所含第一个双键的位置分类：可分为 $\omega-3$，$\omega-6$，$\omega-9$（又称为 n-3，n-6，n-9）等系列脂肪酸。不饱和脂肪酸的第一个不饱和双键所在碳原子的序号是 3，则为 $\omega-3$（或n-3）系脂肪酸，依此类推。

（4）按脂肪酸空间结构分类

①顺式脂肪酸，其联结到双键两端碳原子上的两个氢原子在碳链的同侧。

②反式脂肪酸，其联结到双键两端碳原子上的两个氢原子在碳链的不同侧。

由于担心动物油脂中的饱和脂肪酸会增加心脑血管疾病的发生，植物油又有高温不稳定及无法长时间储存等问题，科学技术利用氢化的过程，将不饱和脂肪酸的不饱和双键与氢结合变成饱和键，随着饱和程度的增加，植物油可由液态变为固态，这一过程称为氢化，即往植物油中加氢可将顺式不饱和脂肪酸转变成室温下更稳定的固态反式脂肪酸。与动物油相比，氢化植物油价格更低廉。食品制造商通常利用这个原理生产人造黄油，食品中使用氢化植物油可增加产品货架期并稳定食品的风味。在氢化植物油发明前，食品加工中用来使口感松软的"起酥油"是猪油，后来被氢化植物油取代。与天然动物油脂中的饱和脂肪酸一样，长期大量食用反式脂肪酸可升高人体的低密度脂蛋白胆固醇（LDL-C），降低高密度脂蛋白胆固醇（HDL-C）水平，从而增加罹患冠心病的风险。

食物包装上的标签，若列出成分中有"代可可脂""植物黄油（人造黄油、麦淇淋）""氢化植物油""部分氢化植物油""氢化脂肪""精炼植物油""氢化菜油""氢化棕榈油""固体菜油""酥油""人造酥油""雪白奶油"或"起酥油"等，即说明含有反式脂肪。

含不饱和脂肪酸的食物被反刍动物（如牛、羊等）消化时，脂肪酸在动物瘤胃中被细菌部分氢化。牛奶、乳制品、牛肉和羊肉的脂肪中都能发现反式脂肪酸，占 2%~9%。鸡和猪也通过饲料吸收反式脂肪酸，反式脂肪酸因此进入猪肉和家禽产品中。动物性食物中天然含有的反式脂肪酸对人体基本无害。

我国 2011 年 10 月 12 日颁布的食品安全国家标准《预包装食品营养标签通则》（2013 年 1 月 1 日实施）中明确规定：食品中若含有反式脂肪酸，必须在食品营养标签中明确标示。并指出每天摄入反式脂肪酸不应超过 2.2g，应少于每日总能量的 1%。过多摄入反式脂肪酸可使血液胆固醇增高，从而增加心血管疾病发生的风险。

2. 类脂的组成 类脂主要有磷脂、糖脂、固醇类等。

（1）磷脂：是构成细胞膜的物质并与机体的脂肪运输有关。卵磷脂主要来源于蛋黄，存在于人体血浆中。神经鞘磷脂存于神经鞘中。

（2）糖脂：包括脑苷脂类和神经苷脂，是构成细胞膜所必需的成分。

（3）固醇类：常见的有动物组织中的胆固醇和植物组织中的谷甾醇。

类脂在体内的含量较恒定，即使在肥胖患者含量也不增多；反之，在饥饿状态也不减少，故有"固定脂"或"不动脂"之称。

3. 脂肪的功能

（1）供给能量：每克脂肪在体内被氧化后可供给人体 37.7kJ（9kcal）能量。

（2）促进脂溶性维生素（维生素 A、D、E、K）吸收。

（3）维持体温和保护脏器。

（4）增加饱腹感：脂肪在胃内停留时间较长，使人不容易感到饥饿。

（5）提高和改善膳食的感官性状：使一日三餐增味添香。

4. 胆固醇 胆固醇是所有体细胞的构成成分，并大量存在于神经组织中；还是体内很多生理活性物质和激素的前体物，如胆汁中的胆酸、皮肤中的 7-脱氢胆固醇（在紫外线的作用下可转变成维生素 D_3）、性激素、黄体酮、前列腺素、肾上腺皮质激素等。胆固醇是机体不可缺少的营养物质，不能因为担心血脂增高而拒绝进食含胆固醇的食物。

5. 必需脂肪酸 必需脂肪酸（EFA）指人体不能自行合成，必须由膳食供给的脂肪酸。必需脂肪酸只有亚油酸（ω-6 脂肪酸）和 α-亚麻酸（ω-3 脂肪酸）两种。亚油酸在人体内可以作为其他 ω-6 系列脂肪酸的前体，并在体内转变生成 γ-亚麻酸、花生四烯酸等 ω-6 系列的长链多不饱和脂肪酸。α-亚麻酸可作为 ω-3 系脂肪酸的前体，在体内可转变生成二十碳五烯酸（EPA）、二十二碳六烯酸（DHA）等 ω-3 系列的长链脂肪酸。

6. 脂肪的食物来源 脂肪的食物来源主要是植物油、各类干果和种子及动物性食物。必需脂肪酸的最好食物来源是植物油类。胆固醇只存于动物性食物中，畜肉中胆固醇含量大致相近，肥肉比瘦肉高，内脏比肥肉高，脑组织含量最高，鱼类的胆固醇和瘦肉相近。

胆固醇可直接被吸收，如果食物中的胆固醇和其他脂类呈结合状态，则先被水解成游离的胆固醇再被吸收。胆固醇除来自食物外，还可由人体组织自行合成。肝脏合成胆固醇的能力很强，同时还有使胆固醇转化为胆汁酸的特殊作用，人体每天可合成胆固醇 1~1.2g。

7. 不同人群的脂肪摄入量 中国营养学会参考各国不同人群的脂肪推荐摄入量，结合我国膳食结构的实际情况，提出了成人脂肪的适宜摄入量（AI），见表 15-1。

表 15-1　中国成人膳食脂肪适宜摄入量（AI）

（脂肪能量占总能量的百分比，%）

	脂肪	SFA	MUFA	PUFA	ω-6:ω-3
成人	20~30	<10	10	10	(4~6):1

注：SFA 指饱和脂肪酸；MUFA 指单不饱和脂肪酸；PUFA 指多不饱和脂肪酸。

（四）糖类

糖类是一大类有机化合物，主要由主食提供，又称为碳水化合物。

1. 糖类的分类　根据世界粮农组织/世界卫生组织（FAO/WHO）的报告，糖类根据其聚合度可分为糖、寡糖和多糖 3 类。

2. 糖类的功能

（1）储存和提供能量：每克糖类在体内氧化可以产生 16.7kJ（4kcal）的能量。维持人体健康所需要的能量中，50%~65%应由糖类提供。糖类在体内释放能量较快，供能也快，是神经系统和心肌的主要能源，也是肌肉活动时的主要燃料，对维持神经系统和心脏的正常供能，增强耐力，提高工作效率都有重要意义。

（2）构成组织及重要生命物质：人体的每个细胞都有糖类，此外糖结合物还广泛存在于各组织中。

（3）节约蛋白质作用：摄入足够量的糖类能预防体内或膳食中的蛋白质消耗，不需要动用蛋白质来供能。糖类供应充足，体内有足够的腺苷三磷酸（ATP）产生，有利于蛋白质分解后氨基酸的主动转运。

（4）抗生酮和解毒作用：当膳食中糖类供应不足时，体内脂肪或食物脂肪被动员并加速分解为脂肪酸来供应能量。在这一代谢过程中，由于脂肪酸不能被彻底氧化，将在体内产生过多的酮体，酮体不能及时被氧化而在体内蓄积，导致产生酮体血症和酮体尿症。膳食中如果有充足的糖类，可以防止上述现象的发生。

糖类经糖醛酸途径代谢生成的葡萄糖醛酸，是体内一种重要的解毒剂，在肝脏中能与许多有害物质如细菌毒素、乙醇、有害元素砷等结合，以消除或减轻这些物质的毒性或生物活性，从而起到解毒作用。

（5）增强肠道功能：糖类中的非淀粉多糖类，如纤维素、果胶、抗性淀粉、功能性低聚糖等，不能在小肠内消化吸收，直接到达大肠，刺激肠道蠕动，增加结肠的发酵，增强肠道的排泄功能。

①益生菌：指对人体健康有益的活性微生物。最常见的益生菌包括乳酸菌、双歧杆菌、嗜酸乳杆菌、酵母菌等。益生菌可由发酵制成的食品（如酸奶）或膳食补充剂中获取。

②益生元：是指一些不容易被消化的食物成分（主要是糖类），通过选择性刺激肠道中益生菌的生长而对人体产生有益的影响，从而改善人体健康的物质。益生元主要包括各种功能性低聚糖，代表性成分有低聚果糖、低聚木糖、菊粉、非淀粉多糖、抗性淀粉等。

3. 糖类的食物来源　人体摄入的糖类应包括复合糖类淀粉、不消化的抗性淀粉、非淀粉多糖和低聚糖等糖类；尽量限制纯能量食物如糖（包括单糖、双糖和糖醇）的摄入量，以保障人体能量和营养素的需要，并可改善胃肠道环境和预防龋齿。膳食中淀粉的主要来源是粮谷类和薯类食物。单糖和双糖的主要来源是蔗糖、糖果、甜食、糕点、甜味水果、含糖饮料和蜂蜜等。

4. 不同人群的糖类摄入量　人体对糖类的需要量，常以占总供能量的百分比来表示。中国营养学会给出膳食总糖类的参考摄入量（可接受范围 AMDR）为：占总能量的50%~65%。

（五）维生素

维生素是维持身体健康所必需的一类有机化合物，在体内既不是构成身体组织的原料，也不是能量的来源，但在物质代谢中起重要作用。维生素不能在体内合成或合成量不足，所以虽然需要量很少（每日仅以毫克或微克计算），但必须经常由食物供给。

1. 维生素的分类和功能　维生素的种类很多，化学结构差异极大，通常按溶解性质将其分为脂溶性和水溶性两大类。

（1）脂溶性维生素：主要有维生素 A、维生素 D、维生素 E、维生素 K。

（2）水溶性维生素：主要有 B 族维生素和维生素 C。B 族中主要有维生素 B_1（硫胺素），维生素 B_2（核黄素），烟酸（尼克酸或维生素 PP），维生素 B_6，泛酸，生物素，叶酸，胆碱、维生素 B_{12}。

2. 维生素的食物来源　见表 15-2。

表 15-2　维生素的主要食物来源

维生素名称	食物来源
维生素 A	最好的食物来源是各种动物的肝脏、鱼肝油、全脂奶、蛋黄等。植物性食物含 β-胡萝卜素，最好的来源为深色蔬菜，如菠菜、胡萝卜、韭菜、雪里蕻等，柑橘类以及杏、柿子等橘黄色水果。
维生素 D	天然食物来源的维生素 D 不多，脂肪含量高的海鱼、动物肝脏、蛋黄、奶油和干酪等中相对较多。鱼肝油中的天然浓缩维生素 D 含量很高。
维生素 E	维生素 E 只能在植物中合成。绿色植物中的维生素 E 含量高于黄色植物，如麦胚、葵花籽及其油、玉米和大豆都富含维生素 E。蛋类、鸡鸭的肫、绿叶蔬菜中有一定含量；动物性食品、水果及其他蔬菜含量很少。
维生素 K	绿色蔬菜含量丰富，动物肝脏、鱼类也较高，而水果和谷物含量较少，肉类和乳制品含量中等。蒜苗、韭菜、芹菜叶、菠菜、辣椒、芥菜、莴苣叶、西蓝花等绿色蔬菜中含量较高。
维生素 C	主要来源于新鲜蔬菜与水果。辣椒、茼蒿、苦瓜、白菜、豆角、菠菜、土豆、韭菜等蔬菜中含量丰富；酸枣、红枣、草莓、柑橘、柠檬等水果中含量最多；在动物的内脏中也含有少量的维生素 C。
维生素 B_1	广泛存在于天然食物中，含量随食物种类而异，受收获、贮存、烹调、加工等条件影响。最为丰富的来源是葵花子仁、花生、大豆、瘦猪肉；其次为小麦粉、小米、玉米、大米等谷类食物；鱼类、蔬菜和水果中含量较少。建议食用碾磨度不太精细的谷物，可防止维生素 B_1 缺乏。
维生素 B_2	广泛存在于天然食物中。以动物内脏如肝、肾、心等含量最高；其次是蛋类、奶类；大豆和各种绿叶蔬菜也含有一定数量，其他植物性食物含量较低。
维生素 B_6	广泛存在于动植物食物中，其中豆类、畜肉及肝脏、鱼类等食物中含量较丰富，其次为蛋类、水果和蔬菜，乳类、油脂等食物中含量较低。
维生素 B_{12}	主要食物来源为肉类、动物内脏、鱼、禽、贝壳类及蛋类，乳及乳制品中含量较少。植物性食物基本不含维生素 B_{12}。

维生素名称	食物来源
烟酸	植物性食物中主要含烟酸；动物性食物中以烟酰胺为主。烟酸和烟酰胺在肝、肾、瘦畜肉、鱼以及坚果类中含量丰富；乳、蛋中的含量虽然不高，但色氨酸较多，可转化为烟酸。谷类中的烟酸80%~90%存在于种皮中，故加工程度影响较大。
叶酸	富含叶酸的食物为动物肝、肾、鸡蛋、豆类、酵母、绿叶蔬菜、水果及坚果类。

3. 维生素的推荐摄入量　见表15-3，根据《中国居民膳食营养素参考摄入量》（2013版）。

表15-3　脂溶性和水溶性维生素的每日膳食推荐量

年龄（岁）	维生素 A RNI μgRE 男　女	维生素 D RNI μg	维生素 E AI mg α-TE*	维生素 B₁ RNI mg 男　女	维生素 B₂ RNI mg 男　女	维生素 B₆ RNI mg	维生素 B₁₂ RNI μg	维生素 C RNI mg
0~	300（AI）	10（AI）	3	0.1（AI）	0.4（AI）	0.2（AI）	0.3（AI）	40（AI）
0.5~	350（AI）	10（AI）	4	0.3（AI）	0.5（AI）	0.4（AI）	0.6（AI）	40（AI）
1~	310	10	6	0.6	0.6	0.6	1.0	40
4~	360	10	7	0.8	0.7	0.7	1.2	50
7~	500	10	9	1.0	1.0	1.0	1.6	65
11~	670　630	10	13	1.3　1.1	1.3　1.1	1.3	2.1	90
14~	820　630	10	14	1.6　1.3	1.5　1.2	1.4	2.4	100
18~	800　700	10	14	1.4　1.2	1.4　1.2	1.4	2.4	100
50~	800　700	10	14	1.4　1.2	1.4　1.2	1.6	2.4	100
65~	800　700	15	14	1.4　1.2	1.4　1.2	1.6	2.4	100
80	800　700	15	14	1.4　1.2	1.4　1.2	1.6	2.4	100
孕妇（早）	700	10	14	1.2	1.2	2.2	2.9	100
孕妇（中）	770	10	14	1.4	1.4	2.2	2.9	115
孕妇（晚）	770	10	14	1.5	1.5	2.2	2.9	115
乳母	1 300	10	17	1.5	1.5	1.7	3.2	150

注：* α-TE 为 α-生育酚当量，RNI 为推荐摄入量，AI 为适宜摄入量。

（六）矿物质

人体内的元素除碳、氢、氧、氮以有机物的形式存在外，其余的统称为矿物质。矿物质分为常量元素和微量元素，共有20多种。

1. 常量元素　有些矿物质体内含量较多（>0.01%体重），每日膳食需要量都在100mg以上者，称为常量元素，有钙、镁、钾、钠、磷、氯和硫7种。

2. 微量元素　是指体内含量小于体重的0.01%，每人每日膳食需要量为微克至毫克级的矿物质。人体必需的微量元素包括铁（Fe）、铜（Cu）、锌（Zn）、硒（Se）、铬（Cr）、碘（I）、钴（Co）、钼（Mo）共8种；锰、硅、镍、硼、钒属于可能必需微量元素；氟、铅、镉、汞、砷、铝、锡和锂为具有潜在毒性，且低剂量可能具有功能作用的微量元素。

3. 矿物质的每日膳食推荐量　见表15-4，根据《中国居民膳食营养素参考摄入量》

（2013 版）。

表 15-4　常量和微量元素的每日膳食推荐量

年龄（岁）	钙 Ca AI mg	钾 K AI mg	镁 Mg AI mg	铁 Fe AI mg	碘 I RNI μg	锌 Zn RNI mg 男	女	硒 Se RNI μg
0~	200（AI）	350	20（AI）	0.3（AI）	85（AI）	2.0（AI）		15（AI）
0.5~	250（AI）	350	65（AI）	10	115（AI）	3.5		20（AI）
1~	600	900	140	9	90	4.0		25
4~	800	1 200	160	10	90	5.5		30
7~	1 000	1 500	220	13	90	7.0		40
11~	1 200	1 900	300	15　18	110	10.0	9.0	55
14	1 000	2 200	320	16　18	120	11.5	8.5	60
18~	800	2 000	330	12　20	120	12.5	7.5	60
50~	1 000	2 000	330	12	120	12.5	7.5	60
65~	1 000	2 000	320	12	120	12.5	7.5	60
80~	1 000	2 000	310	12	120	12.5	7.5	60
孕妇（早）	800	2 500	370	12	230	9.5		65
孕妇（中）	1 000	2 000	370	16	230	9.5		65
孕妇（晚）	1 000	2 000	370	21	230	9.5		65
乳母	1 000	2 400	370	16	240	12.0		78

注：RNI 为推荐摄入量，AI 为适宜摄入量。

（七）膳食纤维

膳食纤维可分为可溶性膳食纤维与非可溶性膳食纤维。前者包括部分半纤维素、果胶和树胶等，后者包括纤维素、木质素等。膳食纤维有很强的吸水能力或与水结合的能力。可使肠道中粪便的体积增大，加快其转运速度，减少其中有害物质接触肠壁的时间。膳食纤维具有结合胆酸和胆固醇的作用。

1. 膳食纤维的功能

（1）有利于食物的消化过程：增加食物在口腔咀嚼的时间，可促进肠道消化酶分泌，同时加速肠道内容物的排泄，有利于食物的消化吸收。

（2）降低血清胆固醇，预防冠心病：可结合胆酸，故有降血脂作用，以可溶性纤维果胶、树胶、豆胶的降脂作用较明显，不溶性膳食纤维无此种作用。

（3）预防胆石形成：大部分胆石是由于胆汁内胆固醇过度饱和所致，膳食纤维可降低胆汁和胆固醇的浓度，使胆固醇饱和度降低，而减少胆石症的发生。

（4）促进结肠功能，预防结肠癌。

（5）防止能量过剩和肥胖。

（6）维持血糖正常平衡，防治糖尿病。

2. 参考摄入量　我国成年人膳食纤维的适宜摄入量（AI）为 25g/d。过多摄入对机体无益，还可影响微量营养素的吸收利用，因为膳食纤维可与钙、铁、锌等结合，从而影响这些元素的吸收利用。

3. 膳食纤维的食物来源 主要来源是植物性食物，如谷粒（小麦、大米、燕麦、小黑麦、小米和高粱等）、豆类、蔬菜、水果和坚果等。整谷粒含有大量的膳食纤维，包括抗性淀粉和不可消化性低聚糖，同时还富含营养成分和一些植物化学物质（如多酚化合物、植物雌激素和植物甾醇等）。麸皮和米糠中含有大量纤维素、半纤维素和木质素；柑橘、苹果、香蕉、柠檬等水果和白菜、甜菜、苜蓿、豌豆、蚕豆等蔬菜含有较多的果胶。除了天然食物所含自然状态的膳食纤维外，近年有多种粉末状、单晶体等形式从天然食物中提取的膳食纤维产品。

（八）水

水是维持生命的重要物质基础。断水比断食的威胁更为严重，人若断食但饮水时可生存数周；如若断水，则只能生存数日，一般断水 5~10 天即可危及生命。

成年男子体内水约为体重的 60%，女子为 50%~55%；总体水还随机体脂肪含量的增多而减少，因为脂肪组织含水量较少，仅 10%~30%，而肌肉组织含水量较多，可达 75%~80%。女性体内脂肪较多，故水含量不如男性高。

1. 水的生理功能

（1）水是构成细胞和体液的重要组成成分：血液中含水量占 80% 以上，水广泛分布在组织细胞内外，构成人体的内环境。

（2）水参与人体内新陈代谢。

（3）水可调节人体体温：在 37℃ 体温的条件下，蒸发 1g 水可带走 2.4kJ 的能量。在高温下，体热可随水分经皮肤蒸发散热，以维持人体体温的恒定。

（4）保护器官：在人体的关节、胸腔、腹腔和胃肠道等部位都存在一定量的水分，对器官、关节、肌肉、组织能起到缓冲、润滑、保护的作用。

2. 水摄入不足对人体的影响 水摄入不足或水丢失过多，可引起体内失水，称作脱水。

（1）高渗性脱水：特点是以水的丢失为主，电解质丢失相对较少。当失水量占体重的 2%~4% 时，为轻度脱水，表现为口渴、尿少、尿比重增高及工作效率降低等。失水量占体重的 4%~8% 时，为中度脱水，除上述症状外，还可见皮肤干燥、口舌干裂、声音嘶哑及全身软弱等表现。如果失水量超过体重的 8%，即为重度脱水，可见皮肤黏膜干燥、高热、烦躁、精神恍惚等。脱水若达 10% 以上，则可危及生命。

（2）低渗性脱水：以电解质丢失为主，水的丢失较少。脱水特点是循环血量下降，血浆蛋白质浓度增高，细胞外液低渗，可引起脑细胞水肿，肌肉细胞内水过多并导致肌肉痉挛。早期多尿，晚期尿少甚至闭尿，尿比重降低，尿中钠离子（Na^+）和氯离子（Cl^-）降低或缺乏。

（3）等渗性脱水：临床上较为常见的一类脱水，水和电解质按比例丢失，体液渗透压不变。特点是细胞外液减少，细胞内液一般不减少，血浆钠离子（Na^+）浓度正常，兼有上述两型脱水的特点，有口渴和尿少表现。

3. 不同人群的水摄入量 水的需要量主要受体内代谢情况、年龄、体力活动、环境温度、膳食等因素的影响，故水的需要量变化很大。

正常人每日水的来源和排出处于动态平衡，每日维持在 2 500mL 左右。体内水的来源包括饮水、食物中的水和身体内生水三大部分。通常每人每日需饮水约 1 200mL，食物中含水约 1 000mL，内生水约 300mL。内生水主要来源于蛋白质、脂肪和糖类代谢时产生的水。

体内水的排出以经肾脏为主，约占60%，其次是经肺、皮肤和粪便。一般成人每日尿量为500~4 000mL，若低于300~500mL，可引起代谢产生的废物在体内堆积，影响细胞的功能。皮肤以出汗的形式排出体内的水，出汗量与运动量、劳动强度、环境温度和湿度等因素有关，特殊情况下，每日出汗量可达10L以上。经肺和粪便排出水的比例相对较小，但在特殊情况下，如高温、高原环境以及胃肠道炎症引起的呕吐、腹泻时，可造成大量失水。

《中国居民膳食营养素参考摄入量》（2013版）指出：我国成年人膳食水的适宜摄入量（AI）为：男性1.7L/d，女性1.5L/d。

二、合理营养与平衡膳食

1. 合理营养　合理营养是指人体每天从食物中摄入的能量和各种营养素的量及其相互之间的比例能满足在不同生理阶段、不同劳动环境及不同劳动强度下的需要。

2. 营养失衡　营养失去平衡将导致营养不良，营养不良是指由于一种或一种以上营养素缺乏或过剩所造成的机体健康异常或疾病状态。营养不良包括营养缺乏和营养过剩。

各种营养素的缺乏都可产生相应的缺乏病。目前世界上仍在流行的营养缺乏病包括：蛋白质-能量营养不良、缺铁性贫血、缺碘性疾病、维生素A缺乏症等；此外还有钙和维生素D缺乏导致的佝偻病，维生素B_1缺乏导致的脚气病，维生素C缺乏导致的维生素C缺乏症（坏血病）等。

3. 膳食营养素参考摄入量　膳食营养素参考摄入量（DRIs）是一组每日平均膳食营养素摄入量的参考值，各国公认的DRIs包括以下4个营养水平指标。

（1）平均需要量（EAR）：根据个体需要量的研究资料制订，是根据某些指标判断可以满足某一特定性别、年龄及生理状况群体中50%个体需要量的摄入水平。这一摄入水平不能满足群体中另外50%个体对该营养素的需要。EAR是制订RNI的基础。

（2）推荐摄入量（RNI）：是指可以满足某一特定性别、年龄及生理状况群体中绝大多数个体（97%~98%）需要量的摄入水平。长期摄入RNI水平，可以满足机体对该营养素的需要，维持组织中有适当的营养素储备和保持健康。与EAR相比，RNI在评价个体营养素摄入量方面的用处有限，当某个体的营养素摄入量低于RNI时，并不一定表明该个体未达到适宜营养状态。

（3）适宜摄入量（AI）：是基于对健康人群所进行的观察或实验研究而得出的具有预防某种慢性病功能的摄入水平。它的数值一般大于EAR，也可能大于RNI。在缺乏肯定的资料作为EAR和RNI的基础时，AI可作为营养素供给量目标。

（4）可耐受最高摄入量（UL）：系指在生命某一阶段和性别人群，几乎对所有个体健康都无任何不良反应和危险的每日最高营养素摄入量。它的制订是基于最大无作用剂量，再加上安全系数（人体试验结果则无需安全系数），目的是为了限制膳食和来自强化食物及膳食补充剂的某一营养素的总摄入量，以防止该营养素引起的不良作用。

4. 2014年出版的《中国居民膳食营养素参考摄入量》（2013版）新增三项指标

（1）宏量营养素可接受范围（AMDR）：AMDR指脂肪、蛋白质和糖类理想的摄入范围，该范围可以提供人体对这些必需营养素的需要，并且有利于降低慢性病的发生危险，常用占能量摄入量的百分比表示。AMDR的显著特点是具有上限和下限，如果一个个体的摄入量高于或低于推荐的范围，可能引起罹患慢性病的风险增加，或导致必需营养素缺乏的可能性增加。

（2）预防非传染性慢性病的建议摄入量（PI-NCD，简称建议摄入量，PI）：膳食营养素摄入量过高或过低导致的慢性病一般涉及肥胖、糖尿病、高血压、血脂异常、脑卒中、心肌梗塞以及某些癌症，PI-NCD 是以非传染性慢性病（NCD）的一级预防为目标，提出的必需营养素的每日摄入量。当 NCD 易感人群某些营养素的摄入量接近或达到 PI 时，可以降低他们发生 NCD 的风险。

（3）特定建议值（SPL）：近几十年的研究证明营养素以外的某些膳食成分，其中多数属于植物化学物，具有改善人体生理功能、预防慢性疾病的生物学作用。某些疾病易感人群膳食中这些成分的摄入量达到或接近这个 SPL 时，有利于维护人体健康。

5. 平衡膳食　是指提供给人体的营养素种类齐全，数量充足，比例搭配合理，能保证机体各种生命活动需要的膳食。能使人体的营养需要与膳食供给之间保持平衡状态，能量及各种营养素满足人体生长发育、生理及体力活动的需要，且各种营养素之间保持适宜比例。

要做到平衡膳食，要求从膳食合理搭配做起，也就是要吃多样化食物。没有一种天然食物能满足人体所需的全部营养素，因此，膳食必须由多种食物组成。同时，要保证三大宏量营养素的合理比例，即糖类提供的能量占总能量的 55%～65%，蛋白质提供的能量占 10%～15%，脂肪提供的能量占 20%～25%。还必须做到蛋白质和脂肪食物来源组成合理以及各种营养素摄入量均达到供给量标准。

中国营养学会制定的《中国居民膳食指南》（2007 年版）为帮助人们如何选择与搭配食物，采用平衡膳食，以达到合理营养，促进健康目的提供了很好的指导意见。

食物可分为五大类。

第一类为谷类及薯类，谷类包括米、面、杂粮，薯类包括马铃薯、甘薯、木薯等，主要提供糖类、蛋白质、膳食纤维及 B 族维生素。

第二类为动物性食物，包括肉、禽、鱼、奶、蛋等，主要提供蛋白质、脂肪、矿物质、维生素 A、B 族维生素和维生素 D。

第三类为豆类和坚果，包括大豆、其他干豆类及花生、核桃、杏仁等坚果类，主要提供蛋白质、脂肪、膳食纤维、矿物质、B 族维生素和维生素 E。

第四类为蔬菜、水果和菌藻类，主要提供膳食纤维、矿物质、维生素 C、胡萝卜素、维生素 K 及有益健康的植物化学物质。

第五类为纯能量食物，包括动植物油、淀粉、食用糖和酒类，主要提供能量。动植物油还可提供维生素 E 和必需脂肪酸。

人体必需的营养素有 40 多种，而各种营养素的需要量又各不相同（多的每天需要数百克，少的每日仅是几微克），并且每种天然食物中营养成分的种类和数量也各不相同，所以必须由多种食物合理搭配才能组成平衡膳食，即从食物中获取营养成分的种类和数量应能满足人体的需要而又不过量，使蛋白质、脂肪和糖类提供的能量比例适宜。《中国居民平衡膳食宝塔》就是将五大类食物合理搭配，构成符合我国居民营养需要的平衡膳食模式。

6. 膳食指南和平衡膳食宝塔　膳食指南是根据营养学原则，结合国情制定的，是教育居民采用平衡膳食，以摄取合理营养、促进健康的指导性意见。世界上许多国家均根据自己的国情制定膳食指南，其基本要点是提供食物多样化和平衡膳食，避免摄入过多能量、脂肪和盐等，引导居民进行合理的食物消费。

《中国居民膳食指南》（2007年版）是根据营养学原理，紧密结合我国居民膳食消费和营养状况的实际情况制定的，是指导广大居民实践平衡膳食，获得合理营养的科学文件。其目的是帮助我国居民合理选择食物，并进行适量的身体活动，以改善人们的营养和健康状况，减少或预防慢性疾病的发生，提高国民的健康素质。《中国居民膳食指南》（2007年版）由一般人群膳食指南、特定人群膳食指南和平衡膳食宝塔三部分组成。一般人群膳食指南共有10条，适合于6岁以上的正常人群。特定人群包括孕妇、哺乳期妇女、婴幼儿、学龄前儿童、儿童青少年和老年人群。其中6岁以上各特定人群的膳食指南是在一般人群膳食指南10条的基础上进行增补形成的。

《中国居民膳食指南》（2007年版）一般人群膳食指南内容如下。

（1）食物多样，谷类为主，粗细搭配。

（2）多吃蔬菜水果和薯类。

（3）每天吃奶类、大豆或其制品。

（4）常吃适量的鱼、禽、蛋和瘦肉。

（5）减少烹调油用量，吃清淡少盐膳食。

（6）食不过量，天天运动，保持健康体重。

（7）三餐分配要合理，零食要适当。

（8）每天足量饮水，合理选择饮料。

（9）如饮酒应限量。

（10）吃新鲜卫生的食物。

为了帮助人们在日常生活中实践《中国居民膳食指南》（2007年版）的一般人群膳食指南的主要内容，同时制定了《中国居民平衡膳食宝塔》（图15-1），对合理调配平衡膳食进行具体指导，直观地告诉居民每日应摄入的食物种类、合理数量及适宜的身体活动量，以便为居民合理调配膳食提供可操作性的指导。

膳食宝塔共分5层，包含每天应摄入的主要食物种类。膳食宝塔利用各层位置和面积的不同，反映了各类食物在膳食中的地位和应占的比重。

谷类食物位居底层，每人每天应摄入250~400g。

蔬菜和水果居第二层，每天应分别摄入300~500g和200~400g。

鱼、禽、肉、蛋等动物性食物位于第三层，每天应摄入125~225g（鱼虾类50~100g，畜、禽肉50~75g，蛋类25~50g）。

奶类和豆类食物合居第四层，每天应吃相当于鲜奶300g的奶类及奶制品和相当于干豆30~50g的大豆及制品。

第五层塔顶是烹调油和食盐，每天烹调油不超过25g或30g，食盐不超过6g。由于我国居民现在平均糖摄入量不多，对健康的影响不大，故膳食宝塔没有建议食糖的摄入量，但多吃糖有增加龋齿的危险，儿童、青少年不应吃太多的糖和含糖高的食品及饮料。

2007年版的膳食宝塔增加了水和身体活动的形象，强调足量饮水和增加身体活动的重要性。在温和气候条件下生活的轻体力活动成年人每日至少饮水1 200mL（约6杯）；在高温或强体力劳动条件下应适当增加。饮水不足或过多都会对人体健康带来危害。饮水应少量多次，要主动，不应感到口渴时再喝水。目前我国大多数成年人身体活动不足或缺乏体育锻炼，应改变久坐少动的不良生活方式，养成天天运动的习惯，坚持每天多做一些消耗体力的活动。建议成年人每天进行累计相当于步行 6 000 步以上的身体活动，如果身体条件允许，最好进行 30 分钟中等强度的运动。

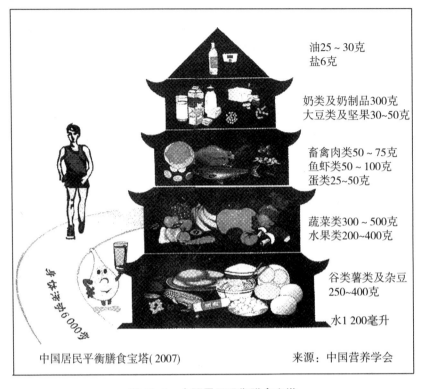

油25～30克
盐6克

奶类及奶制品300克
大豆类及坚果30~50克

畜禽肉类50～75克
鱼虾类50～100克
蛋类25~50克

蔬菜类300～500克
水果类200~400克

谷类薯类及杂豆
250~400克

水1 200毫升

中国居民平衡膳食宝塔(2007)　　　　　来源：中国营养学会

身体活动6 000步

图 15-1　中国居民平衡膳食宝塔

要做到平衡膳食，必须根据营养学原则合理选择和搭配各种食物。合理营养是健康的物质基础，而平衡膳食是合理营养的根本途径。根据《中国居民膳食指南》（2007 年版）的条目并参照膳食宝塔的内容来安排日常饮食和身体活动，是通往健康的光明之路。

三、食品安全与食物中毒

食品安全是指食物在规定的使用方式和用量的条件下长期食用，对食用者不产生不良反应的实际担保。食品安全涉及食品卫生、食品质量、食品营养等相关方面的内容以及食品（食物）种植、养殖、加工、包装、贮藏、运输、销售、消费等环节。这里的不良反应包括由于偶然摄入所导致的急性毒性和长期少量摄入所导致的慢性毒性，如致癌和致畸作用等。

1. 食源性疾病　食用不安全食品后，使食品中的各种致病因子通过摄食方式进入人体内引起具有感染或中毒性质的一类疾病，则称为食源性疾病。

食源性疾病的发生发展有 3 个基本特征。

（1）在食源性疾病暴发流行过程中，食物本身并不致病，只是起了携带和传播病原物质的媒介作用。

（2）导致人体罹患食源性疾病的病原物质是食物中所含有的各种致病因子。

（3）人体摄入食物中含有的致病因子可以引起以急性中毒或急性感染两种病理变化为主要发病特点的各类临床综合征。

食源性疾病既包括急性中毒和慢性中毒，也包括食源性肠道传染病（如伤寒）和寄生虫病。食源性疾病按致病因子分为细菌性食源性疾病；食源性病毒感染；食源性寄生虫感染；食源性化学性中毒；食源性真菌毒素中毒；动物性毒素中毒；植物性毒素中毒。按发病机制分类分为食源性感染和食源性中毒。我们通常讲的食物中毒属食源性疾病的范畴，是食源性疾病中最为常见的疾病。

2. 食物中毒　食物中毒是一类最重要的食源性疾病，指摄入含有生物性或化学性有毒有害物质的食品或把有毒有害物质当作食品摄入后所出现的非传染性急性、亚急性疾病。食物中毒不包括因暴饮暴食引起的急性胃肠炎、食源性肠道传染病（如伤寒）和寄生虫病（如旋毛虫病）；也不包括因一次大量或长期少量多次摄入某些有毒、有害物质而引起的以慢性毒害为主要特征（如致癌、致畸、致突变）的疾病。

（1）食物中毒的特点：食物中毒发生的病因各不相同，但发病具有以下共同特点。①季节性：食物中毒的季节性与食物中毒的种类有关，细菌性食物中毒多发生在夏季，化学性食物中毒全年均可发生。②暴发性：发病潜伏期短，来势急剧，短时间内可能有多人发病，发病曲线呈突然上升趋势。③相似性：患者有食用同一食物史，临床表现基本相似，以恶心、呕吐、腹痛、腹泻为主要症状。④非传染性：流行波及范围与污染食物供应范围相一致，停止污染食物供应后，流行即告中止，人与人之间无直接传染。

（2）食物中毒的分类：食物中毒通常是由于食用了被致病菌或毒素污染的食品，被有毒化学品污染的食品，或食品本身含有有毒成分。一般按病原分为以下几类。

①细菌性食物中毒：食用被致病菌或毒素污染的食品引起的食物中毒，是食物中毒中的常见类型。其特点是发病率通常较高，但病死率较低；发病有明显的季节性，5~10月最多；引起细菌性食物中毒的主要食品为肉及肉制品，禽、鱼、乳、蛋也占一定比例。根据我国食源性疾病监测网的资料，细菌性食物中毒发病数依次为沙门菌属、变形杆菌、葡萄球菌肠毒素、副溶血弧菌、其他细菌或细菌毒素。

②真菌及其毒素食物中毒：食用被真菌及其毒素污染的食物引起的食物中毒。一般烹调加热方法不能破坏食品中的真菌毒素，发病率较高，病死率也较高，发病有明显的季节性和地区性，如霉变甘蔗中毒常见于初春的北方，赤霉病麦中毒常发生于5~7月，且多见于长江中下游地区。

③动物性食物中毒：食用动物性有毒食品引起的食物中毒，发病率及病死率均较高。引起动物性食物中毒的食品主要有两种：一是将天然含有毒成分的动物当作食物，如河豚鱼中毒；二是在一定条件下产生大量有毒成分的动物性食品。

④有毒植物中毒：食用植物性有毒食品引起的食物中毒，如毒蕈、四季豆、木薯等引起的食物中毒。发病特点因导致中毒的食物而异，最常见的为毒蕈中毒，春秋暖湿季节及丘陵地区多见，病死率较高。

⑤化学性食物中毒：食用化学性有毒食物引起的食物中毒，如有机磷农药、鼠药、某些金属或类金属化合物、亚硝酸盐等引起的食物中毒。发病无明显的季节性和地区性，病死率较高。

（3）食物中毒的预防：食物放置时间过长会引起变质，可能产生对人体有毒有害的物质。另外，食物中还可能含有或混入各种有害因素，如致病微生物、寄生虫和有毒化学物等。吃新鲜卫生的食物是防止食源性疾病、实现食品安全的根本措施。

正确采购食物是保证食物新鲜卫生的第一关。一般来说，正规的商场和超市、有名的食品企业比较注重产品的质量，也更多地接受政府和消费者的监督，在食品卫生方面具有较大的安全性。购买预包装食品还应当留心查看包装标识，特别应关注生产日期、保质期和生产单位。

食物合理储藏可以保持新鲜，避免受到污染。高温加热能杀灭食物中大部分微生物，延长保存时间；冷藏温度常为4~8℃，一般不能杀灭微生物，只适于短期贮藏；而冻藏温度低达-12~-23℃，可抑制微生物生长，保持食物新鲜，适于长期贮藏。

烹调加工过程是保证食物卫生安全的一个重要环节。需要注意保持良好的个人卫生以及食物加工环境和用具的洁净，避免食物烹调时的交叉污染。对动物性食物应当注意加热熟透，煎、炸、烧烤等烹调方式如使用不当容易产生有害物质，应尽量少用。食物腌制要注意加足食盐，避免高温环境。

四、保健食品

保健食品（又称功能食品）是指声称具有特定保健功能或者以补充维生素、矿物质为目的的食品，即适宜于特定人群食用，具有调节机体功能，不以治疗疾病为目的，并且对人体不产生任何急性、亚急性或者慢性危害的食品。

1. 我国保健食品的分类　我国的保健食品主要分为两类。

（1）营养素补充剂：营养素补充剂以补充一种或多种人体所必需的营养素为目的，内容包括维生素和矿物质，尚未将三大营养素（糖类、蛋白质和脂肪）包括在内。申报这类保健食品不必进行动物实验和人体功能试验。

（2）声称具有特定保健功能的食品：保健食品的功能设置要符合以下原则：①以中国传统养生保健理论和现代医学理论为指导，以满足群众保健需求、增进人体健康为目的。②功能定位应为调节机体功能，降低疾病发生的风险因素，针对特定人群，不以治疗疾病为目的。③功能声称应被科学界所公认，具有科学性、适用性、针对性，功能名称应科学、准确、易懂。④功能评价方法和判断标准应科学、公认、可行。⑤功能调整和管理应根据科学发展、社会需求和监管实际，按照相关程序，实施动态管理。

2. 保健食品功能设置　2003年国家对《保健食品检验与评价技术规范》进行修改后，确定评价保健食品功能的项目共有27项。包括：增强免疫力功能、辅助降血脂功能、辅助降血糖功能、抗氧化功能、辅助改善记忆功能、缓解视疲劳功能、促进排铅功能、清咽功能、辅助降血压功能、改善睡眠功能、促进泌乳功能、缓解体力疲劳、提高缺氧耐受力功能、对辐射危害有辅助保护功能、减肥功能、改善生长发育功能、增加骨密度功能、改善营养性贫血、对化学肝损伤有辅助保护功能、祛痤疮功能、祛黄褐斑功能、改善皮肤水分功能、改善皮肤油分功能、调节肠道菌群功能、促进消化功能、通便功能和对胃黏膜损伤有辅助保护功能。

3. 保健食品功能范围的调整　原国家食品药品监督管理局保健食品化妆品监管司于2011年8月1日发布《保健食品功能范围调整方案（征求意见稿）》，主张修改保健食品现有功能：现有27项功能拟取消5项（改善生长发育、对辐射危害有辅助保护、改善皮肤水分、改善皮肤油分和辅助降血压），涉及胃肠道功能的4项合并为1项（将通便、调节肠道菌群、促进消化、对胃黏膜损伤有辅助保护合并为有助于改善胃肠功能）；涉及改善面部皮肤代谢功能的 2 项合并为 1 项（将祛痤疮、祛黄褐斑合并为有助于促进面部皮肤健康），最后确定为 18 项功能。

4. 我国对保健食品实行注册审评制度　保健食品注册，是指国家食品药品监督管理总局（CFDA）根据申请人的申请，依照法定程序、条件和要求，对申请注册的保健食品的安全性、有效性、质量可控性以及标签说明书内容等进行系统评价和审查，并决定是否准予其注册的审批过程；包括对产品注册申请、变更申请和技术转让产品注册申请的审批。

CFDA 主管全国保健食品注册管理工作，负责对保健食品的审批。省、自治区、直辖市（食品）药品监督管理部门受国家食品药品监督管理总局委托，负责对国产保健食品注册申请资料的受理和形式审查，对申请注册的保健食品试验和样品试制的现场进行核查，组织对样品进行检验。

CFDA 确定的检验机构负责申请注册的保健食品的安全性毒理学试验、功能学试验［包括动物实验和（或）人体试验］、功效成分或标志性成分检测、卫生学试验、稳定性试验等；承担样品检验和复核检验等具体工作。凡声称具有保健功能的食品必须经 CFDA 审查确认。CFDA 对审查合格的保健食品发给《保健食品批准证书》，获得《保健食品批准证书》的食品准许使用规定的保健食品标志，标志图案见图 15-2。

图 15-2　保健食品标志图案

保健食品必须符合下列要求：

（1）经必要的动物和（或）人群功能试验，证明其具有明确、稳定的保健作用。

（2）各种原料及其产品必须符合食品卫生要求，对人体不产生任何急性、亚急性或慢性危害。

（3）配方的组成及用量必须具有科学依据，具有明确的功效成分。如在现有技术条件下不能明确功能成分，应确定与保健功能有关的主要原料名称。

（4）标签、说明书及广告不得宣传疗效作用。

五、营养干预

营养干预是对人们营养上存在的问题进行相应改进的对策，是改善人们营养状况的重要措施。大量的动物实验与人群营养干预研究表明，营养干预能有效降低营养不良、肥胖、维生素缺乏的发病率，同时防止糖尿病、高血压、高血脂等慢性病的发生，降低癌症的发病率。营养干预是防治营养相关慢性病有效并且经济的重要方法。

（一）明确主要的营养问题

进行营养干预前，先要调查拟干预区域内存在的营养问题，并对现有的营养问题或疾病进行原因分析研究，明确主要的营养问题。

　　首先收集待干预地区内与之相关的人口、土地与水资源、地理状况与气候变化、食物生产与供给、医疗服务设施与水平、家庭收入、社会福利与保障、教育状况、环境与卫生状况、社会经济状况等资料，并对该地区进行营养与社会调查，确定有营养问题的人群、地区及产生原因，扩展内容包括疾病患病率，年龄、性别、职业分布与特点，直接与间接原因，影响因素等。

　　其次确立项目目标，应有衡量的标准，这些标准应该灵敏、易判定、可操作性强、有效，能衡量项目活动结果。

　　最后建立项目计划，应针对主要问题制订出项目与活动目标，选择干预地区、项目合作伙伴与干预人群，选择干预方法与途径，建立干预策略与活动，制订计划活动安排与经费预算，列出所需资源与设备，以使工作有条不紊地实施，到达项目目标。

（二）采取干预措施

　　目前，我国经济社会快速发展，科学技术不断进步，许多疾病已经被有效控制，甚至被消灭，但同时，一些与营养密切相关的慢性病已成为严重威胁居民健康的主要因素。一方面，营养过剩现象广泛存在，高血压、高血脂、肥胖、糖尿病等患者人数众多，高盐、高油、高糖等不健康饮食行为随处可见，另一方面，营养缺乏现象在很多贫困地区仍然存在，使得很多脆弱群体如儿童、老人、孕妇等人群的健康得不到有效的保障。

　　我国贫困地区人群的维生素A、维生素D缺乏以及妇女缺铁性贫血问题广泛存在。鉴于世界公认的3种微量营养素缺乏防控方法，即膳食多样化、营养补充剂、食物强化，前两种方法的实施推行存在一定难度和局限性，目前的干预工作重点是食物强化。食物强化是全球公认的经济、有效、易行的营养改善方法。我国已经开展的食物强化项目包括碘盐、铁强化酱油、强化面粉、维生素A强化油、婴幼儿营养包、营养强化大米等。

　　1. 食盐加碘　我国是世界上碘缺乏病（IDD）流行最为严重的国家之一，20世纪90年代，全国约有7.2亿人生活在缺碘地区。国际上公认的防治碘缺乏病的主导措施是食盐加碘。我国从1995年开始实施全民食盐加碘（USI）防治碘缺乏策略以来，不断对实施情况进行监测，同时根据监测结果对加碘食盐浓度进行适时调整，力争将人群尿碘控制在国际组织推荐的适宜水平，尽量避免不合理补碘。2000年评估显示，我国在总体水平上消除了碘缺乏病。1995—2005年先后进行的5次大规模全国碘缺乏病检测结果显示，我国实施USI后，在消除IDD方面取得了显著成果，8~10岁儿童地方性甲状腺肿患病率由1995年的20.4%降至2005年的5%；智商总体较补碘前提高了近12%。

　　2. 农村义务教育学生营养改善计划　为切实改善农村义务教育阶段学生的营养和健康水平，2011年11月23日，国务院下发了《国务院办公厅关于实施农村义务教育学生营养改善计划的意见》（国办发54号），为中西部22个省699个县农村义务教育阶段学生提供营养膳食补助，标准为每人每天3元，按照在校时间每年200天计，中央政府每年投入160亿元。2012年，除国家试点地区外，5个东部省份和10个中西部省份也已经开展省级试点。目前，国家试点和省级试点已经惠及3 000万贫困农村学生。

　　2011—2013年，中央财政在农村义务教育薄弱学校改造计划中专门安排了300亿元用于农村学校食堂建设，对改善中西部地区农村学校改善就餐条件进行补助，进一步为改善农村学生营养提供了坚实的基础设施保障。

　　3. 贫困地区婴幼儿改善项目　中国食物与营养监测结果显示，2010年我国农村6个月以下婴儿贫血率为 20.8%；6~12 月龄婴儿的贫血率为 28.2%，仍处于高发水平。贫血是我国婴幼儿面临的主要营养问题之一。

由于我国农村地区辅食添加状况存在辅食成人化、以儿童嗜好性食品当作辅食、食物多样性不足、微量营养素营养密度低等问题，致使普遍存在矿物质和微量元素摄入不足，如铁、钙、锌、维生素 A、维生素 D 以及 B 族维生素。

21 世纪初，我国开展辅食营养包的研究及其应用，2008 年，制定并颁布国家标准 GB/T22570-2008《辅食营养补充品通用标准》。2008—2012 年，原卫生部批准在汶川地震灾区免费应用辅食营养包。结果显示，食用营养包的婴幼儿贫血显著下降，总体贫血率由基线的 52.8%下降至 24.8%，下降比率达 53%。此后，营养包在甘肃舟曲泥石流灾害、玉树地震等灾区的婴幼儿营养干预方面发挥积极作用。

2012 年，原卫生部和全国妇联联合开展"贫困地区儿童营养改善试点项目"，由国家财政投入 1 亿元人民币，为 8 个集中连片困难地区共 10 省 100 个县的 6~24 月龄婴幼儿免费发放营养包，项目采用的营养包中添加优质蛋白质和维生素 A、维生素 D、维生素 B_1、维生素 B_2、维生素 B_{12}、叶酸、铁、锌、钙 9 种微量营养素。项目目标为改善贫困地区婴幼儿营养和健康状况，提高儿童家长科学喂养知识普及程度。2012—2013 年，已覆盖贫困地区 27.4 万名婴幼儿。2013 年，该项目扩大至 14 个集中连片特殊困难地区共 21 省 300 个县，国家项目经费追加至 3 亿元，继续实施贫困地区儿童营养改善项目。到 2014 年，已经覆盖贫困地区的 82 万名婴幼儿。

4. 孕妇叶酸补充　从 2009 年开始，原卫生部决定实施增补叶酸预防神经管缺陷项目，利用中央财政专项补助经费，对全国准备怀孕的农村妇女免费增补叶酸预防神经管缺陷。该项目覆盖全国 31 个省（区、市）所有准备怀孕的农村妇女（包括流动人口），在孕前 3 个月到孕早期 3 个月服用叶酸预防神经管缺陷等。

5. 铁强化酱油　铁缺乏（ID）和缺铁性贫血（IDA）是我国重要的公共卫生问题之一。多次全国营养与健康调查均表明中国 IDA 平均患病率为 20%左右，一些贫困地区育龄妇女和儿童贫血患病率甚至高达 50%以上。缺铁性贫血严重影响儿童身体和智力发育，降低成年人劳动生产能力，降低人群免疫力，导致人群健康水平低下，显著降低人群的社会综合竞争能力。

1997 年，中国疾病预防控制中心营养与食品安全所通过专家研讨和行业调研，确定以酱油为铁强化食物载体，以吸收率高、不影响食物感官和不刺激胃肠的乙二胺四乙酸铁钠（NaFeEDTA）为铁营养强化剂。并采用铁稳定性同位素标记方法进行了吸收利用率研究，结果表明 NaFeEDTA 强化酱油中铁的吸收率（10.51%）显著高于 $FeSO_4$（4.73%）。2002 年，原卫生部批准将 NaFeEDTA 列入 GB2760-1996《食品添加剂使用卫生标准》（2002 年增补品种），可以在酱油中添加。同年，铁强化酱油正式进入市场销售。

铁强化酱油的推广应用是中国第一个按照市场机制运行的国家营养改善项目，作为公共卫生产品的铁强化酱油已成为酱油家族中的一个品种，在全国市场持续销售。铁强化酱油在试点地区目标人群中取得了显著的贫血改善效果，贫血率在原有基础上下降 30%以上。不同地区铁强化酱油成本分析结果显示，铁强化酱油成本效益比为 1:6~1:14，其良好的社会效益及对社会生产力的长期贡献受到关注，从而也突显了我国进行营养改善的重要性。

（李婷婷）

第二节　身体活动

身体活动（PA）指由于骨骼肌收缩产生的机体能量消耗增加的活动。进行身体活动时，人体的反应包括心跳、呼吸加快，循环血量增加，代谢和产热加速等。这些是身体活动产生健康效益的生理基础。

现有的证据显示：

（1）平常缺乏身体活动的人，如果能够经常（如每周3次以上）参加中等强度的身体活动，其健康状况和生活质量都可以得到改善。

（2）强度较小的身体活动也有促进健康的作用，但产生的效益相对有限。

（3）适度增加身体活动量（时间、频度、强度）可以获得更大的健康效益。

（4）不同的身体活动形式、时间、强度、频度和总量，促进健康的作用不同。

通过促进身体活动并结合控制其他危险因素（如吸烟、酗酒、饮食无节等），能有效地降低个体和人群慢性病的发生、发展和病死率。WHO在2004年发布了《饮食、身体活动与健康全球战略》，呼吁所有成员国将促进身体活动作为重要的国家公共卫生干预政策。2010年又发布了《关于有益健康的身体活动全球建议》。美国在2008年颁布了《美国身体活动指南（2008）》；日本也于2006年发布了《运动指南（2006）》，用于指导公众通过身体活动促进健康。

一些国家现行的临床医生工作指南中，已将身体活动指导作为治疗2型糖尿病、代谢综合征和肥胖症的必要措施；同时身体活动也作为抑郁症、骨关节系统疾病、肿瘤等治疗或康复的重要手段。

2009年，我国国务院颁布了《全民健身条例》，以促进全民健身活动的开展，保障公民在全民健身活动中的合法权益，提高公民身体素质。2011年，我国原卫生部疾病预防控制中心颁发了《中国成人身体活动指南（试行）》，其内容主要包括身体活动基本知识、推荐活动量、个体干预、公共政策及老年人和常见慢性病患者的身体活动指导等。

一、身体活动的分类

（一）按日常活动分类

根据身体活动的特点和内容，可分为职业性身体活动、交通往来身体活动、家务性身体活动和运动锻炼身体活动4类。运动锻炼身体活动属于休闲活动的一种形式，应大力提倡通过运动锻炼弥补人们身体活动量的不足。

（二）按能量代谢分类

人体通过营养物质的摄入和能量消耗来维持能量代谢的平衡。能量消耗主要包括基础代谢、身体活动和食物生热效应三方面，其中身体活动是能量代谢途径中可变性最大的部分，也是影响能量代谢平衡状态的关键。

身体活动的本质是肌肉收缩做功。肌肉收缩的直接能量来源是腺苷三磷酸（ATP）。ATP的供应途径主要分为无氧和有氧两种过程。在某些运动或运动的某些阶段，由于氧代谢形成的ATP不能满足肌肉剧烈运动时的能量代谢需求，就要利用磷酸肌酸（CP）的无氧分解和糖的无氧酵解生成乳酸、释放能量，再合成 ATP，以供应能量代谢的需求。这就是无氧代谢过程。

身体活动也可分为有氧代谢运动和无氧代谢运动，简称有氧运动和无氧运动。

1. 有氧运动　也叫耐力运动，指躯干、四肢等大肌肉群参与为主的、有节律、时间较长、能够维持在一个稳定状态的身体活动（如长跑、步行、骑车、游泳等）。它以有氧代谢为主要供能途径，有助于增进心肺功能、降低血压和血糖、增加胰岛素敏感性、改善血脂和内分泌系统的调节功能，提高骨密度、减少体内脂肪蓄积、控制不健康的体重增加。如以4km/h 的中等速度步行、12km/h 的速度骑自行车等，均属于有氧运动。

2. 无氧运动　指以无氧代谢为主要供能途径的身体活动，一般为肌肉的强力收缩活动，因此不能维持一个稳定的状态。运动中用力肌群的能量主要靠无氧酵解供应。无氧运动也可发生在有氧运动末期，是抗阻力肌肉力量训练的主要形式。无氧运动同样有促进心血管健康和改善血糖调节能力等方面的作用，特别是对骨骼、关节和肌肉的强壮作用更大，不仅可以保持或增加瘦体重，延缓身体运动功能丧失，还有助于预防老年人的骨折和跌倒及其造成的伤害，也有助于多种慢性疾病的预防控制。

（三）其他分类

根据生理功能和运动方式，身体活动还可以有以下类别。

1. 关节柔韧性活动　指通过躯体或四肢的伸展、屈曲和旋转活动，锻炼关节的柔韧性和灵活性。由于对循环、呼吸和肌肉的负荷小，能量消耗低，故有助于预防跌倒和外伤，提高老年人的生活质量。

2. 抗阻力活动　指肌肉对抗阻力的重复运动，具有保持或增强肌肉力量、体积和耐力的作用（如举哑铃、水瓶、沙袋、弹力等健身器械、俯卧撑、引体向上等），有助于保持和促进代谢，改善血糖调节能力，对骨骼系统形成的机械刺激也有益于骨健康，可以延缓老年人肌肉萎缩引起的力量降低，预防跌倒、提高独立生活能力。

3. 身体平衡和协调性练习　指改善人体平衡和协调性的组合活动（如体操、拳操、舞蹈等），可以改善人体运动能力，预防跌倒和外伤，提高生活质量。

二、身体活动强度

身体活动强度指单位时间内身体活动的能耗水平或对人体生理刺激的程度。

（一）绝对强度

又称物理强度，指身体活动的绝对物理负荷量，而不考虑个人生理的承受能力。如有氧运动时，绝对强度表现为单位时间能量消耗量（如每千克体重每分钟耗氧量）。

代谢当量（METs，Met）指相对于安静休息时身体活动的能量代谢水平。

1Met 相当于每分钟每千克体重消耗 3.5mL 氧，或每千克体重每分钟消耗 1.05kcal（44kJ）能量的活动强度。代谢当量是目前国际上反映身体活动绝对强度的常用单位。一般以≥6Met 为高强度；3~5.9Met 为中等强度；1.1~2.9Met 为低强度。

（二）相对强度

属于生理强度的范畴，更多考虑个体生理条件对某种身体活动的反应和耐受能力。如有氧运动时，生理强度常表达为个人最大耗氧量或最大心率的百分比。在一定条件下，身体活动的能耗水平与个体耗氧量或心率水平呈正相关。

成年人安静时的正常心率有显著的个体差异。健康成人的正常心率为 60～100 次/分。通常情况个体的最大心率可以用公式进行简单估计：最大心率＝220-年龄。一般认为当心率达到最大心率的60%～75%时，身体活动水平则达到了中等强度。

相对强度也可表达为自我感知运动强度（RPE）。它以个体主观用力和疲劳感的程度来判断身体活动的强度。可通过 0～10 级 RPE 量表测量。0 级：休息状态，1～2 级：感觉弱或很弱，3～4 级：感觉温和，5～6 级：中等，7～8 级：疲惫感，9～10 级：非常疲惫。其中 5～6 级表示达到了自我感知或主观用力的中等强度活动水平。

（三）运动强度与健康效益

中等强度身体活动（3～5.9Met），如 4～7km/h 的快走和小于 7km/h 的慢跑，是目前研究证据最多、最充分的有效强度，可以降低心血管病、糖尿病、结肠癌和乳腺癌等慢性病的风险和病死率。近年来一些研究显示：无论时间长短，强度大于或等于 7Met 的活动具有更强的促进健康和预防疾病作用；强度小于 3Met 的活动对心血管病等慢性病的预防作用证据不足，但是可以增加能量消耗，有助于体重控制。

目前推荐中等强度作为有益健康的身体活动水平。但对于有条件的个体，仍应鼓励其从事较大强度的体育锻炼。在考虑个体活动强度时，以相对强度（如心率）为尺度，结合个人的运动反应和自我感知掌握，这不仅有利于预防运动意外伤害的发生，更有助于提高干预的依从性；同样由于个人条件不同，均应遵从循序渐进的原则。运动强度分级，如表 15-5 所示。

表 15-5　运动强度分级

运动强度	相当于最大心率百分数（%）	自我感知运动强度（RPE）	代谢当量（MET）	相当于最大耗氧量（VO$_{2max}$,%）
低强度	40～60	较轻	<3	<40
中强度	61～70	稍累	3～6	40～60
高强度	71～85	累	7～9	61～75
极高强度	>85	很累	10～11	>75

三、身体活动时间

身体活动时间指一次活动所持续的时间，通常以分钟表示。目前推荐的中等强度活动以 10 分钟分段累计，有条件者增加活动时间。30 分钟中等强度活动有促进健康的作用，在心血管病、糖尿病和癌症等研究中得到了有力的支持证据，但这一活动强度并不是最高限量。延长活动时间可获得更大的健康效益，且运动伤害的风险比增加身体活动强度更低。为了控制不健康的体重增加，需要增大强度来消耗能量，而减肥后的体重维持，则需要每天达到更长时间的中等强度身体活动。

四、身体活动频度

身体活动频度指一段时间内进行身体活动的次数，一般以"周"为单位。身体活动的保健功能有赖于长期坚持。经常参加中等强度身体活动者比不经常参加者，心血管病、糖尿病、肿瘤的患病率和病死率均明显低。同时在重复活动过程中产生的适应性可降低发生意外伤害的风险。

建议成人每天进行中等强度的有氧耐力活动；如从事跑步等大强度锻炼，则可降低频度（如每周至少 3 次）。也可结合每天的锻炼时间而定，如每周 5 天、每天 30 分钟，1 周内累计达 150 分钟即可。

五、身体活动总量与健康效益

每周 150 分钟中等强度或 75 分钟高强度，即每周 8~10（Met·h）的身体活动总量可以增进心肺功能、降低血压和血糖、增加胰岛素敏感性、改善血脂、调节内分泌系统、提高骨密度、保持或增加体重、减少体内脂肪蓄积、控制不健康的体重增加等。这些作用的长期结果可以使冠心病、脑卒中、2 型糖尿病、乳腺癌和结肠癌的发病风险降低 20%~30%；也有助于延长寿命，预防高血压、骨质疏松症、肥胖症和抑郁症，增加骨密度，改善骨关节功能、缓解疼痛；对缓解健康人焦虑和抑郁症状、延缓老年人认知功能的下降也有一定帮助。身体活动量增加到每周 300 分钟中等强度或 150 分钟高强度（总量16~20Met·h），可以获得更多的健康效益。对于高危个体的保护（如老年人），在强调坚持适中强度的同时，应鼓励其完成推荐的身体活动总量。

根据目前的科学证据，有益健康的身体活动总量为中等强度活动至少每周 5 天或高强度活动至少每周 3 天。日常生活中的身体活动包括家务劳动能降低疾病风险的有力证据还不多，但可以增加能量消耗，不仅有助于体重控制，对老年人改善健康和生活质量也有作用。交通出行有关的身体活动，如步行或骑自行车，通常可达到中等强度，具有健康效益。业余休闲时间的运动锻炼不仅具有健康效益，还可增加身体活动的乐趣。大量研究证实这类活动具有促进身心健康和预防慢性疾病的效应。

六、有益健康的身体活动推荐量

合理选择有益健康的身体活动量，应遵循以下四项原则：①动则有益。②贵在坚持。③多动更好。④适度量力。

1. 每日进行 6~10 千步当量身体活动　达到千步当量时间短，意味着活动强度高。反之，则活动强度低。完成相当于 1 千步当量的中等强度活动所需时间，如表 15-6 所示。

表 15-6　完成相当于 1 千步当量的中等强度活动所需时间

	活动项目	强度（Met）	千步当量时间（分）	强度分类
步行	4km/h，水平硬表面；下楼；下山	3.0	10	中
	4.8km/h，水平硬表面	3.3	9	中
	5.6km/h，水平硬表面；中慢速上楼	4.0	8	中
	6.4km/h；0.5~7kg 负重上楼	5.0	6	中
	5.6km/h，上山；7.5~11kg 负重上楼	6.0	5	高

	活动项目	强度（Met）	千步当量时间（分）	强度分类
自行车	<12km/h	3.0	10	中
	12~16km/h	4.0	8	中
	16~19km/h	6.0	5	高
家居	整理床铺，搬桌椅	3.0	10	中
	清扫地毯	3.3	9	中
	拖地板，吸尘	3.5	8	中
	和孩子游戏，中度用力（走/跑）	4.0	7	中
文娱体育	舞厅跳舞（如华乐兹、狐步、慢速舞蹈），排球练习	3.0	10	中
	早操，工间操，家庭锻炼，轻或中等强度	3.5	9	中
	乒乓球练习，踩水（中等用力），太极拳	4.0	8	中
	爬绳，羽毛球练习，高尔夫球，小步慢跑，舞厅快舞（如迪斯科、民间舞）	4.5	7	中
	网球练习	5.0	6	中
	一般健身房运动、集体舞（骑兵舞、邀请舞）、起蹲	5.5	5	中
	走跑结合（慢跑成分少于10分），篮球练习	6.0	5	高
	慢跑，足球练习，轮滑旱冰	7.0	4	高
	跑（8km/h），跳绳（慢），游戏，滑冰	8.0	4	高
	跑（9.6km/h），跳绳（中速）	10.0	3	高

注：（1）千步当量：相当于以4km/h的速度步行10分钟（约1千步）的活动量。

（2）千步当量时间：某种活动完成1千步活动量所需要的时间。

（3）活动强度以Met表示，其数值代表活动时能量消耗相当于安静时能量消耗的倍数。

推荐健康成人每日身体活动量总量应达到6~10千步当量，其中至少应有4~6千步当量中等强度有氧运动。各种身体活动的能量消耗都可用千步当量数结合体重和活动时间来计算。1千步当量身体活动约消耗22kJ/kg（0.525kcal/kg）。

2. 经常进行中等强度的有氧运动　按照物理强度计算，推荐身体活动量达到每周8~10代谢当量小时（Met·h），8（Met·h）相当于以6~7km/h速度慢跑75分钟，10（Met·h）相当于以5~6km/h的速度快走150分钟。进行中等强度活动时，启动身体反应包括心跳、呼吸加快，循环血量增加，代谢加速，产热增加等需要5~10分钟。因此，每次活动至少应达到10分钟，才能更有效地产生健康效益。若用千步当量（以4km/h速度步行10分钟）作为参照单位，则8~10（Met·h）相当于24~30千步当量。每个人可以根据表15-6所列，选择其他形式的中等强度活动。

选择适合个人体质的运动时间和强度。中等强度的有氧运动，以每天进行、坚持不懈为佳。如个人或环境条件有限，可以有间断，但不应超过2天，每周达到5~7天。如进行高强度锻炼，频度可以更低些，建议每周至少3天。建议每次活动时间应达到10分钟以上，每天活动的总时间可以累计。

3. 积极参加各种体育和娱乐活动　休闲体育运动和文化娱乐活动可以在锻炼身体过程中融入更多娱乐和文化的内容，把有氧耐力和肌肉力量锻炼的运动量累加后，计入每周的活动量目标。

4. 维持和提高肌肉关节功能　肌肉和关节功能直接影响心血管和代谢系统的健康，随年龄的增长而减退，即用进废退。活动可分为两类，一类为针对基本运动功能的练习，如抗阻力活动，关节柔韧性活动等；另一类为结合日常生活所设计的功能练习，如上下台阶、步行、前后蹬步、拎抬重物、伸够高物、蹲起、坐起、弯腰、转体、踮脚伸颈望远等。一套体操或舞蹈练习，在一定程度上也可以理解为功能性训练。

身体活动中肌肉对抗的阻力大小不同，可重复的收缩次数不同，负荷强度也不同。健康成人的适宜阻力负荷应能重复8~20次，可根据个人体质情况选择。同一组肌肉高负荷的抗阻力活动不宜连续进行2天。建议每周2~3次，隔日进行。抗阻力活动也可按千步当量计算，20分钟中低负荷的阻力活动相当于1~3千步当量。

5. 日常生活"少静多动"　建议在日常生活和工作中应尽可能培养"少静多动"的生活习惯，保持较多的身体活动，如：步行、骑车、上下楼和其他消耗体力的活动以保持健康体重。不强调一定要达到中等强度，也不要求每次至少持续10分钟。所有活动的千步当量数可以累加计算总的活动量。

6. 每日身体活动量的安排　每天6~10千步当量是针对全人群的推荐活动量，不是每人必须达到的标准目标值。由于个人健康、体质、能力等条件不同，可从较低的活动量水平开始，维持在一个适合个体的活动量水平。更大的活动量可获得更多的健康效益。在"贵在坚持，适度量力"的前提下"动则有益，多动更好"。

每日6~10千步当量的活动量不意味每日身体活动量和内容要硬性达到，而是可以1周为周期，合理安排各种身体活动，也可根据个人体质条件，将一周的活动量设在30~60千步当量，其中至少应包含24~30千步当量的中等强度有氧运动。即当活动量目标低时，应以有氧运动的内容为主，而目标水平更高，才有可能从事更多样的活动。

七、个体的身体活动指导

一般健康人每天都应达到推荐的6千步当量活动量，不能达到者应逐步增加活动量以达到这一目标。条件允许者应以10千步当量为目标，以获得更多的健康效益。对个人身体活动的指导，主要有5方面：①评估个人健康状况。②评估个人身体活动能力和体质。③制订个人身体活动目标和计划。④制定身体活动安全措施。⑤运动反应评估和调整身体活动计划。

1. 身体活动前的准备

（1）健康状况和运动能力的评估：通过收集病史、症状、体征等信息进行筛查，对个体健康状况和运动能力作出基本判断。必要时进行有关的医学检查。结合个人日常生活工作中现有活动内容和活动量对个人体质作出基本判断，然后根据个人体质与现有运动技能，选择活动内容及安排活动量。

（2）制订活动计划

①基本信息：收集个人身体活动史、体质状况、兴趣和爱好、运动禁忌、运动环境等信息。

②身体活动量目标：根据个人情况设定阶段目标，实施过程中依据个人的活动反应适时调整。

③活动形式：以有氧耐力运动为主，结合抗阻力、关节柔韧性和日常生活中的身体活动。

④活动强度和时间：有氧耐力运动应达到相对强度中等或以上。通常以1周为单位进行累计。强度大的活动，累计时间可短，频度可低；强度小的活动，累计时间应长，频度要更高。

⑤活动进度：以日常身体活动水平为基础，循序渐进地增加活动量、强度、时间和频度。

⑥意外情况和不适的预防及处理：如出现不适症状，应视具体情况，制定预防和采取应急处理的措施，并相应调整活动安排。

2. 身体活动中的反应　测量和分析身体活动中心血管、呼吸、神经、肌肉、骨骼、关节系统和代谢过程等的变化，了解机体对其所承受体力负荷的耐受、适应程度，并据此判断产生的健康效益和存在伤害风险的可能性。有效促进健康的活动量，需要达到每天3~4千步当量的中等强度以上，如快走、上楼、擦地等，每次活动应达到1千步当量。只有适合个人体质的速度或强度的活动，健身锻炼才更有效，也更安全。

一般健康人可以根据活动中的心率来感觉和控制强度，但对于老年人和体质较差者，则应结合自己的体质和感觉来确定强度。对于曾发生过心血管急性事件的高危个体，如增加运动量时，需要了解和观察运动反应情况，一旦出现不适症状，要及时调整。可通过运动后即刻计数脉搏10秒，再乘以6估测。中等强度的运动心率一般应达到150-年龄（次/分），除体质较好者外，运动心率一般不宜超过170-年龄（次/分）。

3. 身体活动后的恢复　体力负荷使人体产生疲劳，停止活动后疲劳逐渐缓解。机体经历从疲劳到恢复的过程后，会对一定体力负荷逐渐适应，体现在对这一过程的缩短和有更强的耐受疲劳能力。通过疲劳和恢复中各种生理、生化指标的变化，可及时对个体身体活动反应作出判断，并相应调整活动量目标以及活动形式、强度、时间、频度和总量等。合理的身体活动计划应循序渐进地增加活动量、使机体能逐渐适应，运动后疲劳能够及时恢复。

随着活动计划的实施，个体的活动能力逐渐提高，机体对运动的耐受力逐渐增强，也可能会改变机体发生伤害的风险，同时健康和疾病状况也会得到改善。因此，应定期对健康状况和运动能力进行再评估，并及时调整活动计划。

4. 身体活动伤害的预防　身体活动伤害，指活动中和活动后发生的疾病，如外伤和急性心血管事件。运动本身可以是造成身体活动伤害的一个诱发因素，但也可以是直接致病因素。运动锻炼的风险与效益并存。确定个体活动量应权衡利弊，要采取措施取得最大利益，这些措施包括制订合理的身体活动计划、活动过程中采取安全措施、定期进行健康评估等。合理的运动计划不仅不会引起心血管意外，还可以改善动脉功能，降低发生心肌缺血的风险。

平常很少活动的人、中老年人、患者和有潜在疾患的个体，在开始锻炼和增加活动量之前进行必要的健康筛查和运动能力评估，将有助于降低发生运动伤害的风险。保证运动安全的基本原则包括锻炼中注意量力而行、循序渐进、有必要的保护措施，也包括学习安全注意事项、自我监测运动中的不适症状，以及发生意外时的应急处置技能等。

（李婷婷）

第三节 常见不健康生活方式干预

一、成瘾行为

1. 成瘾行为的概念 瘾是指对人体各种生理需要以外的超乎寻常的嗜好。成瘾指养成该嗜好的过程。吸烟和酗酒是典型的成瘾行为（亦称依赖性行为）。导致人上瘾的物质称致瘾原，能使刚成瘾者产生强烈的欣快感和满足感。其中，毒品引起的欣快感强烈持久、极易产生依赖性，称强致瘾原；香烟和酒带来的欣快感相对较弱，持续时间短暂，称弱致瘾原。致瘾原越强，促其行为转变的过程越艰难。

2. 成瘾行为的特征 成瘾行为指成瘾后表现出的一系列心理和行为表现。它有两个重要的行为特征：第一，已成为成瘾者生命活动中的必需部分，可以观察到强烈的心理、生理和社会性依赖。第二，一旦终止成瘾物质的使用，将立即引起戒断症状；一旦恢复成瘾行为，戒断症状将会消失，同时产生欣快感。

（1）生理性依赖：成瘾行为已在体内形成包括循环、呼吸、代谢、内分泌系统的生理基础，以适应烟、酒、毒品等本来是额外的需要。

（2）心理性依赖：成瘾行为已完全整合到心理活动中，成为完成智力、思维、想象等心理过程的关键因素。

（3）社会性依赖：一进入某种社会环境或某种状态，就出现该行为。例如吸烟成瘾者假如不先吸烟就无法完成开会、人际交往、做报告等社会活动。

（4）戒断症状：一旦中止成瘾物质的使用，会出现空虚、无聊、无助、不安等心理异常，同时会出现嗜睡、流涎、恶心等躯体异常症状，是一组心理和生理的综合改变。烟、酒在成瘾后各有特异戒断症状。

3. 成瘾行为的形成过程

（1）诱导阶段：人与致瘾原偶尔接触，初步尝到"甜头"。如喝酒后的"飘飘欲仙感"；手拿烟卷自我陶醉的"成就"感等。这些欣快感对成瘾者有强大吸引力，但终止后还不会有明显戒断症状。

（2）形成阶段：在内、外环境的共同作用下，尚未成瘾的行为不断重复，直到产生依赖。初期成瘾者常有羞耻感、畏惧感和自责心理，易于及时矫治。一旦依赖建立，矫治难度将增加。不过多数成瘾者仍有强烈戒断的愿望，只是难以忍受戒断症状。而戒断症状带来的痛苦会对成瘾行为起正向的反馈作用，使行为程度加剧。此时若及时矫治，容易戒断。但当依赖已经建立，矫治难度将增加。不成功的戒断次数愈多，成瘾行为恢复后的超级欣快感愈明显。

（3）巩固阶段：成瘾行为已巩固，并整合为生命活动的一个部分。成瘾者此阶段对各种促使其戒断的措施有强烈的心理抵抗，瘾发作时可使成瘾者宁可不吃、不喝、不睡，甚至明知后果严重仍要为之。

（4）衰竭阶段：由于成瘾行为使躯体和心理受到严重损害，社会功能也会发生不同程度的缺失。如酒精依赖和酒精中毒者出现酒精性肝硬化症状。

不同的致瘾原和不同类的成瘾行为，经历上述过程的表现各异；同一行为的个体间差异也很大。但通常来说，吸烟者的诱导时间较长，有些人初吸时呛咳不止，并没有明显的欣快感。有研究表明，青少年时代的尝试成瘾行为，留在大脑皮质中的记忆印象将十分深刻，对成年后的成瘾行为发展有较大影响。

4. 成瘾行为的内、外影响因素

（1）人格特征：面对同样的致瘾原，并非所有人都成瘾。人群中有一部分被认为"易成瘾者"。作为导致成瘾行为的内因，他们具有以下人格特征。①被动依赖：从众心理，凡事无主见，行为随大流，对不良事物缺乏批判性。②过度敏感：与人交往的过程中过度紧张、焦虑、疑心；性格内向，有内心矛盾冲突时，既不与人交流，也没有积极的解脱方式，对外界的耐受性差，适应不良。高级意向减退或不稳定，意志薄弱，缺乏对诱惑的抵抗力。③情绪不稳和冲动性：易有冲动行为，争强好胜，易激惹。易在别人挑唆、激将下接受致瘾原。

（2）社会环境因素：不良社会环境，如社会的暴力、杀人、种族歧视、失业、通货膨胀和拜金主义等，引起人们对现实生活的惶惑和厌倦；社会各阶层都有一些人其物质生活虽然丰足，但精神却极度空虚。以上社会环境促使易成瘾者希望借助成瘾行为获得暂时的内心安宁。

（3）社会心理因素：生活节奏的加快、激烈的竞争，生活紧张性刺激增多，使人们应激增加。由此，有人借吸烟来调节情绪，提高工作效率；有人借酗酒来消除烦恼、空虚、胆怯、失败等心理感受。

（4）文化因素：不同的文化现象对于成瘾行为起到了社会润滑作用，如在我国社会生活中，烟和酒作为社会生活中的一种小媒介、润滑剂，常常使得社会人际交往更易成功，在社会价值上取得难以替代的满足感，并具有广泛的社会文化认同。因此受传统习俗影响，敬烟、敬酒作为礼貌待客的方式，甚至是喜庆和礼仪场所的重要活动。许多人明知吸烟、饮酒有害健康，在一定的社交场合仍不得不参与其中。时间一长，自然而然地把此整合到自己社会生活的日常行为模式中。

（5）传播媒介因素：媒体宣传与广告效应在成瘾行为的形成中起到了不可低估的作用。有些媒体追求广告商业利益；影视业借助吸烟、饮酒表现一定的复杂心理活动、人物个性、社会形象、风度和仪表等；各种形式的广告及影视作品中都可见到吸烟者。

（6）团体效应：团体内广泛存在的吸烟、酗酒现象，其致成瘾作用对具有强烈认同感的成员来说，影响比外界更大。许多青少年的吸烟行为，源自同龄小伙伴效应。犯罪团伙从事贩毒，往往先须诱使其成员吸毒，以此作为团伙内互相认同的主要标志。

（7）家庭影响：吸烟和酗酒行为都有"家庭聚集现象"，即家庭成员在某些健康相关行为上的相似程度显著大于非成员。美国有调查发现，来自父母吸烟家庭的孩子吸烟率比其他家庭高 1.5 倍；若家中还有年长兄弟姐妹吸烟，该吸烟率将增加 1 倍。这一现象的产生并不取决于父母对吸烟的态度，而在于他们的"榜样"行为迎合了青少年强烈的好奇心理，并引发其探究行为。同时，家庭成员享有共同的遗传基因，可以解释为什么存在家庭聚集性。

二、控烟指导

吸烟是常见的对人类健康造成极大危害的成瘾行为。如何转变、控制乃至消除这类行为，是健康管理工作的重大问题。

1. 控烟策略　总策略包括制定公共卫生政策、建立支持环境、加强健康教育及社区行动、发展个人技能及调整卫生服务方向5方面。针对不同地区、不同人群的具体策略可能有所不同与侧重。表15-7是有关专家提出的控烟策略，可供选择优先采取策略时的参考。

表 15-7　各类控烟策略

控烟策略	效果	成本	来自烟草公司的阻力
（1）立法：向烟草产品增税和其他经济措施	很好	不高	大
-禁止烟草广告	很好	不高	大
-烟草产品及广告上加上警句	弱	不高	中
-对香烟中有害物质的限量作出规定	弱	不高	小
-保护不吸烟者的权利	中	不高	中
-保护易受影响者	中	不高	小
（2）教育和信息传播：向领导者和重要组织传播信息	中	不高	小
-鼓励医务工作者和知名人士率先控烟	很好	不高	小
-向大众传播吸烟危害知识	中	高	小
-鼓励群众，尤其是儿童拒绝吸烟行为	很好	高	小
-鼓励吸烟者戒烟或减少吸烟量	弱	不高	小
-鼓励危险职业人群及孕妇戒烟	中	中	小
（3）实施全国范围控烟项目：建立全国性控烟项目的计划和协调机构	中	中	小

2. 控烟健康教育的干预措施

（1）做好部门协调：要使政府、人大、政协、教委、宣传、商业等部门都对控烟给予重视和配合，才能使公共场所禁止吸烟法得以出台和实施，世界无烟日和社区控烟等活动有效开展，加强合作，确保控烟活动顺利进行。

（2）控烟立法和执法：首先要使现有的立法得到落实和贯彻，尤其是广告法和公共场所禁止吸烟的法规，加强监督，组织执法队伍认真执行。2015年6月1日实施的《北京市控制吸烟条例》，禁止公共场所、工作场所、室内环境及公共交通工具内吸烟，也就如何督导禁烟、制止吸烟行为做出明确规定。该条例的实施标志着近年来中国控烟履约工作取得成效，控烟立法工作不断取得新突破，公共场所禁止吸烟逐步成为新的社会行为规范。

（3）通过大众传媒开展控烟健康教育

①制定基本信息

a. 对于一般人群的教育内容：为了你和他人的健康，请不要在公共场所吸烟；吸烟与健康任你选择；吸烟与气管炎、肺癌、冠心病有关；烟草像鸦片，切勿尝苦果。

b. 对于青少年的教育内容：吸烟是坏习惯，会给你造成不良形象；吸烟影响美容；拒绝敬烟方法。

c. 对于妇女的教育内容：吸烟影响儿童和胎儿健康；不受吸烟的毒害是妇女和儿童的权利；妇女应劝丈夫不吸烟。

d. 对于吸烟者的教育内容：只要有决心，不怕烟瘾深，放下手中烟，健康在眼前；我已戒烟了，请你来监督。

②传播材料制作：制作各种广告式视听材料、宣传画、标志、传单、录像带、板报、专栏、典型事例。在正式制作前，应在目标人群中进行预试验，然后进行修改，以提高质量，减少盲目性，讲求传播效果。

③利用多种传播渠道，如电视、报纸、电台、专栏等，要利用不同途径宣传相同的基本信息，传播科学、易懂、吸引人的材料，多采用广告式宣传，进行动态报道。

（4）骨干培训班：包括卫生和非卫生人员，尤其强调领导带头不吸烟。

（5）充分利用世界无烟日、烟草或健康大会等时机，大力开展控烟活动。主要内容有：①卫生部门和政府、社区、学校等联合行动，在全市进行大规模宣传，围绕控烟主题进行。②建议在商场暂停售烟。③开展群众性控烟活动，如青少年抵制吸烟签名，不吸烟文艺表演，开展戒烟比赛。④对活动进行记录和评价。

（6）开展社区控烟活动：①社区建立控烟组织，开展不吸烟活动，执行控烟制度，在公共场所禁止吸烟。利用传媒，面对面教育等方式开展社区控烟宣传。②开展无烟居委会，无烟一条街活动。在办公室不吸烟，来客不敬烟，不设烟具。对在办公室或无烟一条街吸烟者进行教育或给予一定处罚。③无烟家庭活动：家中无人吸烟、来客不敬烟、家中不设烟具。④举办戒烟学习班，进行戒烟方法指导。

3. 戒烟技巧　帮助吸烟者戒烟的策略具有十分积极的作用。戒烟者不仅能减少患心血管疾病、肺部疾病和各种癌症的危险，避免早死，延长寿命；对其家庭成员，特别是妇女和儿童减少被动吸烟的危险，也带来很大益处。戒烟还有很明显的经济效益。关于戒烟的策略在发达国家已经研究得比较多，不少国家已经组织各方面专家，针对这类人群制定了比较好的戒烟指南，这类指南中一般都提出了十分详细、可操作性很强的实用策略。例如在美国健康及人类服务部和疾病预防控制中心开发的戒烟指南中，关于戒烟的一般策略中包括以下内容：如何正确使用尼古丁替代物；如何设计动员吸烟者尽快采取戒烟行动的方案；如何预防戒烟者的复吸；如何帮助戒烟者克服戒烟过程中体重增加的问题等。当务之急还是通过各种途径展开全民健康教育及宣传动员活动，让吸烟者和他们的亲友、同事等社会关系充分认识烟草的危害，劝告吸烟者尽早加入戒烟的行列。当然对那些已经打算或已经开始戒烟的人们，也应当由戒烟专家，社区初级保健医生和健康教育工作者等给予他们足够的关心和正确指导，帮助他们戒烟成功，防止复吸发生。

烟民对戒烟的态度分为不愿戒烟、对于戒烟犹豫不决、决定戒烟和巩固 4 个阶段。提高戒烟技巧主要是针对决定戒烟和犹豫不决者。对不愿戒烟者暂不给予提供这方面的技能。戒烟阶段包括：

（1）作出决定：要决心戒烟，首先要了解吸烟危害。应了解烟雾中有多种有害成分，吸收能引起心血管病、肺癌、肺气肿、皮肤和牙齿的损害；被动吸烟对妇女、儿童健康的危害；吸烟不文明等。包括有些医务人员在内，有些人认为吸烟的害处并不那么严重，或者认为吸烟引起的疾病并不一定会发生在自己身上。有些年轻人则认为吸烟潇洒，是成熟的表现，因此卫生人员应对不同对象教育，克服戒烟的障碍，帮助他们作出戒烟的决定。

（2）准备戒烟：帮助吸烟者分析为什么吸烟？在什么时间、什么场合要吸烟？和什么人在一起会吸烟？了解戒烟可能有哪些不适，如头晕、出汗、颤抖、咳嗽、睡眠不好等；在准备阶段如何克服烟瘾和不适，消除紧张心理，克服他人的诱惑？在准备阶段如还在吸烟的话，改变吸烟时间的场合；设计一些克服烟瘾的方法，或适当准备些戒烟糖、尼古丁膏药、电子烟等。

（3）戒烟：选择戒烟日期的方式：可从某纪念日、假日起突然停止吸烟，也可逐渐减少吸烟支数，推迟每天吸烟时间，在不太长的时间内达到完全不吸。克服尼古丁成瘾的不适：戒烟过程中，如因尼古丁成瘾带来不适，可用深呼吸、多喝水、运动或其他不便于吸烟的活动。如难以耐受，可贴尼古丁膏药，用尼古丁口香糖，吸电子烟等。预防烟具和烟友的诱惑：戒烟日前应将已有的烟和烟具全部扔掉，否则它会诱惑你再吸，还要学会拒绝朋友的敬烟，一旦戒烟就应当把自己看作一名不吸烟者。

（4）巩固：克服烟瘾可用深呼吸，饮水，吃零食，做其他事情等方式；放松自己可采取听音乐、散步、跳舞、体育活动、手里拿其他东西等方式。

三、饮酒应限量不酗酒

在节假日、喜庆和交际的场合，人们饮酒是一种习俗。高度酒含能量高，白酒基本上是纯能量食物，不含其他营养素。无节制的饮酒会使食欲下降，食物摄入量减少，以致发生多种营养素缺乏、急慢性酒精中毒、酒精性脂肪肝，严重时还会导致酒精性肝硬化。过量饮酒还会增加患高血压、脑卒中等疾病的危险；并可导致事故及暴力的增加，对个人健康和社会安定都是有害的，应该严禁酗酒。另外，饮酒还会增加患某些癌症的危险。若饮酒尽可能饮用低度酒，并控制在适当的限量以下，建议成年男性一天饮用酒的酒精量不超过 25g，成年女性一天饮用酒的酒精量不超过 15g。孕妇和儿童青少年应忌酒。

1. 哪些人不应饮酒　适量饮酒与健康的关系受诸多个体因素的影响，如年龄、性别、遗传、酒精敏感性、生活方式和代谢状况等。妇女在怀孕期间，即使是对正常成人适量的饮酒也可能会对胎儿发育带来不良后果，酗酒更会导致胎儿畸形及智力迟钝。实验研究表明，酒精会影响胎儿大脑各阶段的发育，如在胚胎形成初期孕妇大量饮酒可引起胎儿严重变化，在怀孕后期大量饮酒可造成胎儿大脑特定区域出现功能性缺陷。儿童正处于生长发育阶段，各脏器功能还不很完善，此时饮酒对机体的损害甚为严重。儿童即使饮少量的酒，其注意力、记忆力也会有所下降，思维速度将变得迟缓。特别是儿童对酒精的解毒能力低，饮酒过量轻则会头痛，重则会造成昏迷甚至死亡。在特定的场合，有些人即使饮用适量的酒也会造成不良的后果，例如准备驾车、操纵机器或从事其他需要注意力集中、技巧或者协调能力的人。有的人对酒精过敏，微量饮酒就会出现头晕、恶心、出冷汗等明显不良症状。因此，儿童少年、准备怀孕的妇女、孕妇和哺乳期妇女，正在服用可能会与酒精产生作用的药物的人，患有某些疾病（如高三酰甘油血症、胰腺炎、肝脏疾病等）及对酒精敏感者都不应饮酒。血尿酸过高的人不宜大量饮用啤酒，以减少痛风症发作的危险。

2. 不同酒的酒精含量　人们按酒精含量，习惯将酒分为高度酒（国外又称烈性酒）、中度酒和低度酒 3 类。

（1）高度酒：是指 40 度以上的酒，如高度白酒、白兰地和伏特加。

（2）中度酒：是指 20~40 度的酒，如 38 度的白酒和马提尼等。

（3）低度酒：是指酒精含量在 20 度以下的酒，如啤酒、黄酒、葡萄酒、日本清酒等。各种低度酒间的酒度相差很大。

一般的啤酒其酒精含量为 3.5%～5%，通常把含酒精 2.5%～3.5% 的称为淡啤酒，1%～2.5% 含量的称为低醇啤酒，1% 以下的酒精含量则称为无醇啤酒。

3. 过量饮酒的危害　大量饮酒尤其是长期大量饮酒的人机体营养状况低下。一方面大量饮酒使糖类、蛋白质及脂肪的摄入量减少，维生素和矿物质的摄入量也不能满足要求；另一方面大量饮酒可造成肠黏膜的损伤及对肝脏功能损害，从而影响几乎所有营养物质的消化、吸收和转运；加之急性酒精中毒可能引起胰腺炎，造成胰腺分泌不足，进而影响蛋白质、脂肪和脂溶性维生素的吸收和利用；严重时还可导致酒精性营养不良。酒精对肝脏有直接的毒性作用，吸收入血的乙醇在肝内代谢，造成其氧化还原状态的变化，从而干扰脂类、糖类和蛋白质等营养物质的正常代谢，同时也影响肝脏的正常解毒功能。

一次性大量饮酒后，几天内仍可观察到肝内脂肪增加及代谢紊乱。乙醛是乙醇在肝脏中代谢过程中的中间产物，是一种非常强的反应性化合物，是酒精所致肝病的主要因素之一。长期过量饮酒与脂肪肝、肝静脉周围纤维化、酒精性肝炎及肝硬化之间密切相关。在每日饮酒的酒精量大于 50g 的人群中，10～15 年后发生肝硬化的人数每年约为 2%。肝硬化死亡中有 40% 是由酒精中毒引起。过量饮酒还会增加患高血压、脑卒中等疾病的危险；并可导致事故及暴力的增加，对个人健康和社会安定都是有害的，应该严禁酗酒。

饮酒还会增加患乳腺癌和消化道癌症的危险。酒精对骨骼的影响也取决于饮酒量和期限，长期过量饮酒使矿物质代谢发生显著变化，例如血清钙和磷酸盐水平降低及镁缺乏，这些都可导致骨骼量异常，容易增加骨质疏松症的发生和导致骨折。过量饮酒还可改变人的判断能力。长期过量饮酒还可导致酒精依赖症、成瘾以及其他严重的健康问题。

四、网络成瘾

由过度和不正当使用互联网所导致的社会、心理功能损害现象称为"网络成瘾"，又称网络成瘾综合征（IAD），临床上是指由于患者对互联网过度依赖而导致的一种心理异常症状以及伴随的一种生理性不适。网络成瘾被视为行为成瘾的一种，其发病尚无明确的生物学基础，但与物质成瘾具有类似的表现和特点。

1. 网络成瘾的表现和特点

（1）显性：网络成瘾者的思维、情感和行为几乎都局限在网络上，上网成为生活中占主导地位的活动，在无法上网时会体验到对使用网络强烈的渴求。

（2）情绪改变：上网成为成瘾者应付环境和追求某种主观体验的一种策略，通过网络活动可以产生激惹、兴奋和紧张等情绪体验，也可以获得一些安宁，逃避甚至是麻木的效果。

（3）耐受性：成瘾者必须逐渐增加上网时间和投入程度，才能获得以前曾有的满足感，就像吸毒者必须逐次增加毒品摄入量一样。

（4）戒断反应：在意外或被迫不能上网的情况下，成瘾者会产生烦躁不安等情绪体验，网络成瘾者的戒断反应主要体现在情绪反应上，物质成瘾者会存在严重的生理的戒断反应。

（5）冲突：网络成瘾行为会导致成瘾者与周围环境的冲突，比如家庭关系，朋友关系和工作关系的冲突和恶化；与学习、工作、社会活动等其他活动和爱好相比，成瘾者内心对自己的成瘾行为存在强烈的矛盾心态：意识到过度上网的危害又不愿舍弃上网带来的各种精神满足。

（6）反复：虽经过一段时间的控制和戒除，但成瘾行为仍容易反复发作，再次发作时会表现出更为强烈的倾向。

2. 网络成瘾分类和诊断标准　按照《网络成瘾诊断标准》，网络成瘾分为网络游戏成瘾、网络色情成瘾、网络关系成瘾、网络信息成瘾、网络交易成瘾5类。

网络成瘾的诊断标准如下。

（1）对网络的使用有强烈的渴求或冲动感。

（2）减少或停止上网时会出现周身不适、烦躁、易激惹、注意力不集中、睡眠障碍等戒断反应；上述戒断反应可通过使用其他类似的电子媒介如电视、掌上游戏机等来缓解。

（3）下述5条至少符合1条：①为达到满足感而不断增加使用网络的时间和投入的程度。②使用网络的开始、结束及持续时间难以控制，经多次努力后均未成功。③固执使用网络而不顾及其危害性后果，即使知道网络成瘾的危害仍难以停止。④因使用网络而减少或放弃了其他的兴趣、娱乐或社交活动。⑤将使用网络作为一种逃避问题或缓解不良情绪的途径。

（4）网络成瘾的病程标准为平均每日连续上网达到或超过6小时，且符合症状标准已达到或超过3个月。

3. 网络成瘾干预

（1）心理干预：心理干预仍然是青少年网络成瘾的主要干预方式，主要包括：认知治疗、行为治疗、认知行为治疗、团体心理治疗和家庭治疗等。

①认知治疗（CT）：大量研究提示网络成瘾者具有一定的"负性认知模式"，它们更多地将网络作为摆脱现实痛苦、逃避压力的方式，通过在网络上的虚拟成功来缓解自己在社会生活中的不悦感。网络成瘾者存在针对世界和自身的负面信念，这是进行认知治疗的基础。认知治疗结构性强，易于被治疗师掌握和操作，治疗师与需求者的信任关系有助于青少年识别对网络功能歪曲的认知，从而改变其功能失调性行为及情绪反应。国内多项以学校为基础的干预也采用了认知治疗，收到了积极的效果。

②行为治疗（BT）：网络成瘾就其本身而言是不适当的行为，网络成瘾者有突出的去社会抑制行为。应当改变网络成瘾者的行为模式、消退网络成瘾行为而强化积极的行为。将行为强化法、行为契约法、行为消退法、自我管理法和厌恶刺激法等应用于治疗中，使网络成瘾者的成瘾耐受性、戒断反应、人际与健康、时间管理较矫治前有显著变化。多数以行为治疗为干预方法的研究均配合以认知治疗，这可能与行为治疗需要良好的医患关系及认知改变等作为先决条件有关。

③认知行为治疗（CBT）：认知行为治疗有反向实践、外力阻止、制定目标、戒断、提醒卡、个人目录、支持小组、家庭治疗等具体操作方法。该治疗既强调认知在心理行为中的作用，又结合行为治疗的技术，被治疗者将主动、平等地与治疗师合作解决问题。

④团体心理治疗：团体治疗可以为有着沉迷网络相近问题的青少年创造一个无压力的交流平台，使他们在团体中得到感情支持，治疗形式本身可提升团体成员的社交能力，改善了网络成瘾青少年的社交处境；可以有效结合各种治疗方式，节省人力，是一种操作性相对较强的方法。

⑤家庭治疗：网络成瘾者在家庭成员之间的沟通、家庭角色、成员相互之间的情感反应和情感支持以及对行为控制等方面均存在缺陷，成瘾者的总体家庭功能较差。父母婚姻状

况、家庭经济状况、抚养人、管教方式对青少年网络成瘾的发生均有作用。家庭和睦、管教方式民主理性的青少年中网络成瘾发生率较低；非父母抚养、家庭经济状况过好或过差都增加网络成瘾的发生率。青少年网络成瘾往往源于家庭内部有无法解决的问题，

家庭治疗以整个家庭为治疗对象，强调家庭成员之间关系的改变引起成员个体行为的改变。家庭治疗能够在发现家庭问题关系、改善家庭功能的同时，解决家庭成员的网络成瘾问题。家庭治疗在青少年网络成瘾干预中的方法主要包括对父母沟通技能的训练；帮助孩子发展社交技能；培养健康的家庭沟通技巧；减少不适应性家庭功能；对于网络成瘾家庭进行有效的家庭监督和纪律建立。家庭治疗的有效性已经得到了认可。但由于它牵涉到治疗中的人员众多、时间长，因此可操作性差。

（2）药物干预：网络成瘾与抑郁及焦虑情绪之间存在密切关系。网络成瘾者的抑郁情绪与自杀观念发生率较高。有研究者采用抗抑郁药和心境稳定剂治疗网络成瘾少年，药物治疗的目的在于减轻网络成瘾伴发的情绪问题。对于自控能力差、存在严重抵触情绪、拒绝治疗的青少年网络成瘾者，可以先应用药物稳定情绪，之后采取心理治疗。从长期预后看，应该配合使用其他心理治疗以达到预防复发的效果。

（3）综合干预：网络成瘾现象十分复杂。单一的干预模式已不能有效地控制网络成瘾行为，需要整合多种干预方法进行综合治疗。采用封闭式住院治疗模式，以心理治疗为主，药物治疗为辅的综合治疗方法，或是结合了认知治疗、行为治疗、药物治疗等方法，以药物治疗控制伴有抑郁或焦虑情绪的网络成瘾青少年的抑郁、焦虑症状，同时进行相应的心理干预，是目前被证实有效的干预模式。

（李婷婷）

第四节　肥胖与肥胖症

一、概述

肥胖是指人体内脂肪堆积过多和（或）分布异常而致体重增加。肥胖症是一种常见的慢性代谢异常疾病，自 20 世纪 70 年代以来，大量流行病学、临床和实验研究的数据都表明，超重/肥胖不仅和 2 型糖尿病、血脂异常、冠状动脉粥样硬化性心脏病等疾病相关，而且增加了某些肿瘤的发病率和病死率。依照肥胖发生原因，可把肥胖分为单纯性肥胖和继发性肥胖。单纯性肥胖与生活方式密切相关，是以营养过度、运动不足、心理行为偏差为特征的慢性疾病。此类肥胖约占肥胖人群的94%。继发性肥胖是继发于某些疾病等引起的肥胖。肥胖测量标准有：体重指数法（BMI）、身高标准体重法和肥胖度等。体重指数是体重与身高平方的比值，即 BMI＝体重（kg）/身高（m²）；2000 年国际肥胖特别工作组提出亚洲成年人体重指数正常范围为 18.5~22.9kg/m²，小于 18.5kg/m² 为体重过低；≥23.0kg/m² 为超重，23.0~24.9kg/m² 为肥胖前期，25.0~29.0kg/m² 为Ⅰ度肥胖，≥30.0kg/m² 为Ⅱ度肥胖。BMI 计算简便，比较客观，因此使用较多。身高标准体重法（肥胖度）测量方法为：肥胖度＝［实际体重（kg）/身高标准体重（kg）］×100%。标准体重（kg）＝身高（cm）－105。成年人理想体重在标准体重的10%以内。肥胖度 10%~20% 为超重，>20% 为肥胖。肥胖度 20%~30% 为轻度肥胖，30%~50% 为中度肥胖，50%以上为重度肥胖。

二、流行病学

在我国，近 10 年肥胖人数增加了 1 亿人，截至 2002 年我国肥胖人数达到 2.6 亿人。肥胖已对公共健康形成了威胁。肥胖的病因很复杂，目前尚未完全了解。肥胖的发生有生理学和社会学两方面的原因。下面介绍几种较有影响的观点，它们之间并不相互独立，区别主要在于角度不同。

1. 摄食中枢的功能异常　人的食欲和饮食行为受神经系统控制。下丘脑中存在调节摄食的饱食中枢和饥饿中枢。刺激前者或者破坏后者可产生饱胀感，引起摄食下降或拒绝进食，刺激后者或破坏前者则产生食欲亢进，进食量增多。肥胖的发生可能与摄食中枢的功能异常有关。

2. 高胰岛素血症　胰岛素的主要生理作用是促进脂肪细胞内中性脂肪的合成和抑制脂肪细胞内脂肪的分解、利用，促进葡萄糖进入脂肪细胞，促进糖原的合成。肥胖者的血浆胰岛素水平往往比正常人高，因此认为高胰岛素血症在肥胖形成中起重要作用。

3. 脂肪和脂肪细胞的变化　人体脂肪组织有两种形式：白色脂肪组织和棕色脂肪组织。白色脂肪组织是体内过剩能量以中性脂肪形式储存的组织。棕色脂肪组织，又称褐色脂肪组织，是一种专职产热的组织。部分肥胖者进食量并不多，活动量也不少，但体重和体脂量并不下降，可能与棕色脂肪组织的产热能力下降有关。

4. 遗传因素　许多研究表明，遗传在肥胖发生中起重要作用。据报道，双亲中一方为肥胖者，其子女肥胖患病率约为 50%；而双亲均为肥胖者，其子女肥胖患病率增至 80%。从分子水平看，由于人体体重的相对稳定涉及很多功能活动的调节，因此体重调节是由一个相对庞大的基因组决定的。

三、相关检查

1. 体重指数（BMI）　是较常用的指标，它与体内脂肪成正比。

2. 腰臀比（WHR）　分别测量两侧取肋弓下缘到髂嵴上缘之中点水平周径（腰围）与股骨粗隆水平的径线（臀围），再计算其比值。正常成人 WHR 男性<0.90，女性<0.85，超过此值为肥胖。

3. 标准体重测量。

4. CT 和 MRI 是诊断内脏型肥胖最精准的方法。

四、治疗

1. 饮食调整　通过控制食物的摄入量来达到减肥的目的，控制饮食主要从摄入量及饮食成分两方面进行控制。饮食的控制非常关键，吃得太少，饥饿感强烈，如有既能增加饱腹感而且热量又不高的食物，以此来均衡减肥者的营养，是不错的选择：如魔芋等。较合理的节食进程应是每周减体重不超过 2kg 为适宜。

2. 运动减肥　运动增加热量消耗；运动使身体成分中瘦体重增加，使身体结实、健美，并对心血管功能有良好的改善作用，如走路、跑步、游泳、自行车、健美操等。

3. 行为治疗　由内科医师、心理学家、营养师组成指导小组，在家庭的配合下，指导肥胖者制定饮食计划，并从饮食处方开始，逐步实施咨询、制定行为干预计划。

4. 药物治疗　美国联邦食品药品管理局（FDA）建议的药物应用指征是，BMI<30 或 BMI>27 合并 1 种以上并发症。最近，有人对上述观点提出了质疑，认为肥胖症作为一种慢性病，同高血压病、2 型糖尿病，需要长期药物治疗，即使体重下降至正常后，仍需用药防止其回升；另外，早期（指肥胖前状态，即 BMI>27，且<30）药物干预对防治其并发症发生、改善患者心理压力亦有所裨益。其主要用药有：①食欲抑制药：如芬特明和马吲哚等。②代谢增强药，如甲状腺激素制剂等。③血清素和去甲肾上腺素再摄取抑制药，如西布曲明等。④脂肪酶抑制药，如奥利司他等。

5. 手术治疗　只限于严重肥胖（BMI>35）且疗效不佳的患者。方法有吸脂、切脂和空肠回肠分流术等。

6. 其他　继发性肥胖应针对病因进行治疗。

五、健康管理

1. 改善不良生活方式，保持理想体重，适当运动，改变饮食结构以减少热量摄入，不吸烟和适度减少饮酒。2007 年《中国居民膳食指南》对我国居民的日常饮食、运动等生活方式给出了推荐意见：膳食的选择首先应选含糖低和中的食物。减少烹调油用量（<25～30g/d），少吃盐（<6g/d）。饮酒适量，指南建议饮酒量男性<25g/d，女性<15g/d。指南鼓励人们天天运动。对运动量作了具体推荐，成人每天保持 6 000 步的运动量（6km/h，能量消耗增加 2 倍）。并以千步为尺度量每天的活动量，中等速度走 1 000 步，大约需要 10 分钟的活动量为基本单位，各种活动都可以换算为 1 000 步的活动量或能量消耗，不同活动完成相当 1 000 步活动量的时间不同，分别相当于骑自行车 7 分钟、拖地 8 分钟、太极拳 8 分钟。有氧耐力运动主要包括步行、慢跑、骑自行车、游泳等。

2. 对于肥胖者，单纯生活方式干预难以逆转者，遵医嘱选择药物治疗。食欲抑制药：某些精神兴奋药可刺激大脑皮质的内侧核，使食欲下降，如每日早、中饭前 30 分钟口服苯丙胺 10mg 或 3 次/日口服三氟甲基间苯丙乙基胺，每次 20mg，以后逐渐增至 100～120mg/d。但这些药物易引起失眠、紧张等不良反应，应与镇静药合用。代谢亢进药：甲状腺制剂可提高脂肪细胞中线粒体内甘油磷酸氧化酶的活性，促进氧化率增强及蛋白质分解而减轻体重，经口 2～3 次/日，每次 0.06g，或用三碘甲状腺原氨酸 20mg，3 次/日。这些药物有心悸、易激动、失眠等不良反应，对伴有心脏疾病者须慎用，且停药后患者体重易回升，因此其效果不能令人满意。

（李婷婷）

第五节　痛风

一、概述

痛风（gout）是体内嘌呤代谢障碍和（或）尿酸排泄减少致单钠尿酸盐结晶在组织中（如关节）沉积引起的一组疾病。其特征性表现为高尿酸血症、反复发作性急性关节炎、痛风石形成及痛风性肾病。高尿酸血症是导致痛风发作的根本原因。人体尿酸来源为：内源性（从食物中分解而来，占体内尿酸总量的 20%）；外源性（由体内细胞代谢分解而来，占体内尿酸总量的 80%）。体内血尿酸 75% 以游离尿酸钠盐形式由肾脏经尿液排泄。25% 血尿酸由肠道排出或被肠道内细菌分解。当生成尿酸代谢性的原因增加（占 10%），或肾源性排泄尿酸不良（占 90%），体内尿酸含量增加。在 37℃ 时，血中尿酸饱和度为 7mg/dl，如果血尿酸长时间持续超过这个饱和点成为高尿酸血症。过多的尿酸形成尿酸钠结晶，沉积于关节及附近软组织部位，引起全身关节，特别是指、趾、腕、踝、膝关节红肿疼痛。绝大多数人是在睡梦中被刀割般的疼痛所惊醒，痛风首发部位为蹈趾，表现为关节疼痛、灼热发胀、疼痛难忍。

大量研究证实：痛风的发生与饮食及生活方式存在密切的相关性。部分居民痛风的发生与摄食大量贝类等海产品、低体力活动、肥胖等因素有关，且男性痛风还与饮酒过多有关。

痛风时常发生于关节软骨、滑囊、耳轮、腱鞘、关节周围组织、皮下组织、肾脏间质。关节软骨是最常见的尿酸盐沉积的部位，可引起软骨的退行性变，导致血管翳形成、滑囊增厚、软骨下骨质破坏及周围组织纤维化，严重时可发展为关节强直和关节畸形。本病的防治，不论原发性或继发性，除少数由于药物引起的可停用外，大多数缺乏病因治疗，因此不能根治。临床治疗目的为：①尽快终止急性关节炎发作。②防治关节炎复发。③纠正高尿酸血症，防治并发症。④防治尿酸肾结石形成。

痛风可分为原发性和继发性两大类。原发性痛风患者有不到 1% 为次黄嘌呤-鸟嘌呤磷酸核苷转移酶完全缺乏所致。其余病因未明。继发性痛风可由肾病、血液病及药物等多种药物引发。

二、流行病学

流行病学资料表明，全球痛风的患病率和发病率正在逐年增加。欧美地区高尿酸血症患病率为 2%~18%，近期的 1 项全国调查表明，痛风的患病率为 0.15%~0.67%，接近甚至高于常见的风湿性疾病，如类风湿关节炎、血清阴性脊柱关节病、系统性红斑狼疮等。高尿酸血症患病率男性为 16.85%~18.32%，女性为 7.88%~9.30%；痛风的患病率男性为 0.83%~1.98%，女性为 0.07%~0.72%。北京市作为中国经济文化较为发达的地区，拥有大量的痛风患者，方卫纲等对北京市国家机关事业单位人群的调查显示，该人群中痛风患病率高达 1%。

三、临床症状

痛风患者的自然病程及临床表现大致分为以下四期：

1. 无症状高尿酸血症　5%~12% 的高尿酸血症患者表现为痛风发作。大多数为无症状高尿酸血症，可持续终生不发生症状。血清尿酸盐浓度随年龄而升高，有性别差异。在儿童期男女无差别，性成熟后男性高于女性，女性绝经后两者又接近。

2. 急性痛风性关节炎　是原发性痛风最常见的首发症状，好发于下肢关节。血尿酸在某些诱发条件下如局部温度降低、疲劳、酗酒等，使血尿酸析出到血管外，形成急性炎症，从而表现关节及周围软组织红、肿、热、痛。可有发热、头痛等全身症状。春季多发，半夜起病者居多。

3. 痛风石及慢性关节炎　关节僵硬畸形、活动受限，可伴有破溃形成瘘管。

4. 肾脏病变　痛风性肾病、急性肾衰竭、尿路结石。

诊断：中年以上男性，突然发生趾、踝、膝等单处关节红肿热痛，伴或不伴血尿酸盐增高，即可考虑痛风可能。如果秋水仙碱治疗有特效可确诊为痛风。如果在滑囊液检查找到尿酸盐结晶即可确诊。

四、相关检查

1. 血清尿酸盐监测　国外男性正常值尿酸氧化酶法为 7mg/dl，女性比男性低 1mg/dl。
2. 尿液尿酸测定　正常 24 小时饮食尿酸排出 <3.6mmol。
3. 滑囊液检查　白细胞计数（1~7）×10^9/L。
4. 痛风石特殊检查　活检组织检查、紫外线分光计测定、尿酸氧化酶分解测定。

五、治疗

治疗目标，大多数痛风，不论是原发性还是继发性，由于原因不明，不能根治。其治疗的目的如下：①尽快终止急性关节炎发作。②防治关节炎复发。③纠正高尿酸血症。④防止尿酸肾结石形成。

1. 急性发作期治疗　卧床休息，抬高患肢，一般休息至关节缓解 72 小时后可恢复活动，药物治疗越早越好。常用药物如下。
（1）秋水仙碱。
（2）吲哚美辛、布洛芬、双氯芬酸、美洛昔康、糖皮质激素。
2. 间隙期及慢性期治疗
（1）一般处理：管理饮食、控制体重、心情舒畅。
（2）药物：丙磺舒、磺吡酮、苯溴马隆。
3. 无症状高尿酸血症治疗　血尿酸盐 8~9mg/dl 不需药物治疗。注重自我健康管理。
4. 继发性痛风治疗　降低血尿酸以别嘌醇为首选。

六、健康管理

减少或预防痛风的发作的关键是控制血尿酸水平。通过合理饮食控制、减少外源性尿酸来源，促进尿酸排泄，建立健康生活方式可以减少痛风的发作和并发症的出现。

1. 限制嘌呤摄入　嘌呤是细胞核中的一种成分，只要含有细胞的食物就含有嘌呤，动物性食品中嘌呤含量较多。患者应禁食各种动物内脏尤其是脑、肝、肾、心及沙丁鱼、凤尾鱼、肉汤、骨髓、海味、发酵食物、豆类等。糖类可促进尿酸排出，患者可食用糖类多的米饭、馒头、面食等。

2. 限制脂肪摄入量　脂肪有阻碍肾脏排泄尿酸的作用，每日脂肪摄入总量以 50g/d 为宜，注意要以植物油为主，少吃动物脂肪。

3. 禁酒　乙醇容易使体内乳酸堆积，对尿酸排出有抑制作用，易诱发痛风。特别是在饥饿后同时大量饮酒和进食高蛋白高嘌呤食物，常可引起痛风性关节炎的急性发作。乙醇在体内会代谢为乳酸，易使体内乳酸堆积，乳酸可抑制尿酸由肾脏排泄，同时乙醇还会促进腺嘌呤核苷酸转化，加速体内腺苷三磷酸分解，产生尿酸。因此不管是啤酒或白酒应一律禁饮。

4. 大量喝水　喝水 2 000~3 000mL/d，保证尿量在 2 000mL/d 左右，促进尿酸排出及避免尿路结石的形成。但如果并发心功能不全、严重肾病者，不宜豪饮。

5. 饮茶　痛风病患者可用饮茶代替饮白开水，但茶含有鞣酸，易和食物中的铁相结合，形成不溶性沉淀物影响铁的吸收。另外，茶中鞣酸尚可与某些蛋白质相结合，形成难以吸收的鞣酸蛋白，较好的方法是餐后 1 小时开始饮茶，且以淡茶为宜。

6. 蔬菜和水果的摄取　蔬菜除含嘌呤高的黄豆、扁豆、香菇、紫菜、菠菜不要大量食用外，其他皆可食用。水果无禁忌，患者可饮用适量果汁、菜汁，可使尿酸变为碱盐，促使尿酸溶解而容易由尿中排出，同时含有丰富的维生素，有助于改善痛风的症状。

7. 合理运动　一般不主张痛风患者参加跑步等较强的体育锻炼，或进行长途步行旅游。

8. 少吃盐　每天应限制在 2~5g。

9. 蛋白质的摄取　可根据体重按比例摄取，1kg 体重应摄取 0.8~1g 的蛋白质，并以牛奶、鸡蛋为主。如果是瘦肉、鸡鸭肉等，应该煮沸后去汤食用，避免吃炖肉或卤肉。

10. 保持理想体重　超重或肥胖就应该减轻体重。

11. 妥善处理诱发因素　禁用或少用影响尿酸排泄的药物，如青霉素、四环素、大剂量噻嗪类及氨苯蝶啶等利尿药、维生素 B_1 和 B_2、胰岛素和小剂量阿司匹林（<2g/d）等。

12. 常用食疗方法

（1）薏苡仁粥：取适量的薏苡仁和白米，两者的比例约为 3:1，薏苡仁先用水浸泡 4~5 小时，白米浸泡 30 分钟，然后两者混合，加水一起熬煮成粥。薏苡仁具有利水渗湿、健脾、保肾补气之功效，对痛风患者很有益处。

（2）冬瓜汤：取去皮冬瓜 300g，红枣 5~6 颗，姜丝少许。先用油将姜丝爆香，然后连同冬瓜切片和红枣一起放入锅中，加水及适量的调味料煮成汤。冬瓜有很好的利尿作用，可以容易使尿酸溶解排出。

（3）白茅根饮：鲜竹叶、白茅根各 10g，洗净后放入保温杯中，以沸水冲泡 30 分钟，代茶饮。鲜竹叶、白茅根可以利尿，防止痛风性肾结石。

（4）玉米须饮：鲜玉米须 100g，加水适量，煎煮 1 小时滤出药汁，小火浓缩至 100mL，停火待冷，加白糖搅拌吸尽药汁，冷却后晒干压粉装瓶。3 次/克，10g/d，用开水冲服，具有利尿作用，可以防止肾结石。

（李婷婷）

第十六章

临床护理人文关怀标准与措施

第一节　临床护理人文关怀标准

一、标准的定义

国际标准化组织将标准定义为"标准性文件"，这一定义指的就是文件类标准。根据 GB/T200.1—2002《标准化工作指南第1部分：标准化和相关活动的通用词汇》中的定义，标准是"为了在一定范围内获得最佳秩序，经协商一致制定并由公认机构批准，共同使用的和重复使用的一种标准性文件"。其对"标准化"的概念做出如下描述："为了在一定范围内获得最佳秩序，对现实问题或潜在问题制定共同使用和重复使用的条款的活动。"

二、标准的作用

标准通常是用于评判事物的基准，其具备标杆、约束、指导、组织、传播的功能。标准（或规范）的作用就是使用标准产生的影响或效果。

1. 统一作用　标准具有基准性，所有的标准使用者都自愿遵循其内容，在不同空间、不同时间的标准使用者的执行结果都一致，实现标准内容使用的时空统一。

2. 复制作用　标准的复制作用依靠标准的内容，标准的内容相当于"产品"复制的基因，标准对重复性的使用对象具有"基因"的意义。

3. 保护作用　标准以共识为基础，以协商为条件，以公益为己任，并可以跨国界执行，既能表达管理关系，也能表达技术关系。例如，制订和实施企业排放控制标准、环境管理体系标准、产品质量管理体系标准、资源开发标准对地球环境和公共利益起到有效保护作用。

4. 连接作用　不同级别或层级的标准将关系到相应层级面的相关关系，地方标准连接地方的关系，行业标准连接同行业的关系，国家标准连接各省市间的关系，国际标准连接各国间的关系。标准规定的内容不是单一方面就能完成的，往往需要社会化协作和合作，标准的执行通常导致连接作用的产生。标准的连接作用具有广泛性。

5. 简化作用　制订标准的过程是一个简化的过程，使用标准的过程也是一个简化的过程，标准的使用缩小了可能的选择范围，因此，标准具有简化的作用。

6. 推动作用　标准的制订具有科学性、先进性、合理性等要求，这些要求使标准的内容在当时或一定时期内是先进的，甚至是前瞻性的，并代表了技术或管理的发展方向。另外，标准具有公认性、权威性和可信任性，执行标准就意味着被认可或不误入歧途，标准对其使用者具有吸引力和自觉性。

7. 积累作用　标准的制订过程是对技术、管理知识的提炼、固化和保存的过程。标准选择的是成熟、可靠的知识，并经过专家群体讨论和修改，标准凝聚的是专家的集体智慧。标准的形成过程就是有效知识的积累过程，标准对知识的积累是在知识全寿命周期一直被保留的，并在必要时进行修改和完善，使其始终保持对被积累内容的有效性。

三、国际护理关怀标准介绍

（一）国际人文关怀协会人文关怀标准

1. 来历　2003 年国际人文关怀护理协会（IHAC）专家 Wolf 探讨了多元文化背景下的国际关怀护理标准，规定了护士对护理服务对象的关怀服务实践标准，包括如何对患者进行基本关怀、安全关怀、治疗关怀和精神关怀共 4 个维度 42 个条目。

2. 标准介绍　见表 16-1。

表 16-1　关怀标准

1 护士和其他照顾者

1.1 通过关心、关怀患者，怀着增强患者福利的意愿接触患者（家庭、群体、社区）。

1.2 应礼貌、尊重、公正。

1.3 应富有同情心、温和、善解人意。

1.4 以文化敏感的方式努力发现患者的价值、信仰和欲望，并倡导它们。

1.5 维护患者的权利和尊重其尊严。

1.6 基于实践支持患者的文化。

1.7 保护患者的隐私，保守患者的秘密。

1.8 建立与患者相互信任的关系。

1.9 鼓励患者提出问题，并提供诚实的答案。

1.10 确保患者理解所提供的信息。

1.11 支持患者独立决策。

1.12 协助患者决策和规划，并按照关怀的优先护理计划进行。

1.13 教育患者，解释程序、治疗方案和药物。

1.14 鼓励自我护理。

1.15 预见患者的需求和担忧，并帮助患者筹集必要的资源。

1.16 记录患者的优先需求和担忧。

1.17 灵活运用知识、技能，勇于负责。

1.18 发展自己的知识和技能。

2 护士和其他照顾者

2.1 监测和警惕地观察患者。

2.2 使自己可以帮助患者。

2.3 提供一个安全的环境.保护患者免受伤害。

2.4 在卫生保健系统中解决问题会侵犯到患者的权利，或者可能会伤害患者。

2.5 通过交流和计划促进照顾者和患者之间的无缝护理和合作。

2.6 及时回应患者有恶化迹象的需求。

2.7 实现对患者的承诺。

2.8 迅速采取行动，以减少患者的不适，减轻症状和痛苦。

3 护士和其他照顾者

3.1 了解患者的故事、现状和背景。

3.2 以真诚方式与患者建立治疗性关系。

3.3 体验患者的感受。

3.4 关注患者的想法，并给予回应。

3.5 提供信息并接受来自患者的反馈。

3.6 维护患者的自尊。

3.7 支持患者的精神和情感。

4 护士和其他照顾者

4.1 鼓励患者说出他/她的信仰、担忧和正面的、负面的情感。

4.2 倾听并支持患者。

4.3 接受患者的沉默。

4.4 回应、安抚、同情、安慰患者。

4.5 支持患者当即或长远的决定。

4.6 尊重患者对临终关怀的意愿。

4.7 帮助患者及家人度过死亡和悲伤的过程。

（二）急诊护理人文关怀标准

1. 来历　2000 年美国阿克伦通用医疗中心的 Kipp 结合急诊特点，制订了以患者为中心和以团队为中心的急诊护理人文关怀标准，包括分诊时、治疗前、治疗中、当被问及延误或有关治疗问题时、患者入院和出院时等护理服务各个环节的关怀标准；并设计了 5 种情形的关怀护理对策，见表 16-2。

2. 标准介绍

（1）护理人员能与患者、家属、医生及医院其他服务人员及部门进行有效的沟通和交流。

（2）护理人员应表现出礼貌周到、尊重和细心。

（3）护理人员能促进患者的安全和舒适。

（4）护理人员关怀的对象应扩展到包含患者、家属、科室人员、医院工作者甚至每一个人。

表 16-2 急诊科护理关怀标准

急诊科护理关怀标准
限制探视病区的护理人员人数，支持和维护护理部制订的护理关怀标准。期望和要求护士遵照执行。

分诊时

1. 自我介绍，对患者的疾病表示关心。

2. 倾听患者。

3. 不要机械性地回应，应该像一个有关爱之心的人（而应该充满关心）。最低要求是对每一个患者和家属个性化的回复。

4. 保持与患者的目光交流。

5. 介绍挂号及床位安置程序。

6. 保证分诊区时刻有工作人员在场。

7. 将患者安置到床单元时，应注意患者的性别问题。

治疗开始时

1. 对于刚入住患者，责任护士应该在病床分配后 10 分钟内向患者做自我介绍。

2. 一旦获取了患者的人口统计学信息，应称呼患者的姓名，而不应继续用床号或诊断名称呼。

3. 在整个治疗过程中，在未经许可的情况下，不要直呼患者的姓氏。

4. 在整个治疗过程中，不要使用"宝贝""小甜心""亲爱的"等称呼患者。

5. 询问患者"是否有人跟你一起"或"需要我们为你打电话联系某某吗？"

6. 向患者及其家属介绍探视制度。

治疗过程中

1. 当来到患者床单元的时候，进行自我介绍，包括你的职位。

2. 进行每项操作前，向患者及其家属解释每一个干预措施及步骤，并核实其是否理解。

3. 持续向患者解释说明接下来的护理操作及可能的治疗，以确保患者了解接下来会发生什么。

4. 向患者解释说明预期治疗护理过程的各个阶段的实际（具体）时间和自由（宽泛）时间.避免使用"马上…'立刻"这样的词语。

5. 每次与患者互动时，都应该询问患者"您有什么问题或需要吗？"

6. 对神志不清的患者事先做好镇静和（或）约束。

当被问及延误和治疗等问题时

1. 避免向患者说"我不是你的责任护士"或者"我不知道"等话语。告知患者你会关心其要求，并随后（就相关内容）给出解答或回复，

2. 对于任何治疗延误，应态度积极、负责，体现同理心并表示歉意。

3. 不要因为延误的事责备其他部门或者同事。

患者入院和出院时

1. 在病床分配的 20 分钟内，完成患者的入院手续。记录任何延误。

2. 接到指令或及治疗结束后 10 分钟内为患者办理出院手续。

以患者为中心的治疗标准

1. 总是佩戴胸牌。

2. 确保每位患者的呼叫灯处于功能状态。

3. 及时回应患者的呼叫。

4. 评估每位患者的营养需求，适时提供食物和饮料。

5. 主动巡视患者。最低要求是每两小时巡视并记录 1 次。必要时，随时观察和记录。

6. 患者用镇痛药物后 30~60 分钟内核查和记录患者疼痛状态及药物效果。

以团队为中心的治疗标准

1. 内部交流患者的治疗护理过程及预期治疗方案，保证医生、护士及其他相关工作人员了解检查结果及病情变化。

2. 主动向同事提供应有的帮助。

3. 在电话铃响三声之内应当接起电话，接起电话时介绍你的科室和你自己。

4. 对病情紧急的患者应传呼医生，限制使用对讲机。不要在以下几种情况使用对讲机：①呼叫员工到护士站来。②为了索求病历和记录。③为了告知辅助人员在诊断室等候护士。

（由美君）

第二节　患者出入院、转科护理人文关怀措施

一、平诊患者入院护理人文关怀措施

1. 起身迎接，热情相迎，自我介绍，使用关怀性语句迎接患者入院。

2. 耐心仔细地倾听和回应患者的疑问，保持与患者的目光交流，取得患者的信任。

3. 不要机械性地回应，充满爱心地对每一个患者和家属给予个性化的回复。

4. 解释入院和床位安置程序。

5. 带领患者至病床，10 分钟内向患者做自我介绍。指导患者使用床头铃和床头灯。

6. 了解患者喜欢的称谓，在未经许可的情况下，不要直呼患者或其家属的名字。

7. 礼貌热情介绍病房配餐间、浴室、护士站、医生办公室所在地。

8. 告诉患者所属的管床医生和当日的责任护士。

9. 为患者及家属讲解探视制度及作息制度。

10. 温馨提示，科室 24 小时供应热水，使用时先调节蓝色冷水边，再往红色热水反向调节，以免烫伤。另外科室配有便民箱，内含针线、吹风机、雨伞等等，如果有需要，护士站可以免费提供。

11. 当准备为患者测量体温、脉搏、呼吸、血压等操作前，先行自我介绍，然后解释每一项措施及步骤，并确保患者和家属能理解。操作时注意为患者保暖、保护隐私。

12. 持续向患者解释说明接下来的护理操作及可能的治疗，以确保患者了解接下来会发生什么，消除患者紧张恐惧心理。

13. 回答问题并确保患者和家属理解你的解释，如果你不知道答案，告知患者你会进一步去了解并随后给出解答或回复。

14. 每次与患者互动时，都应该询问患者"您有什么疑问或需要吗？"

15. 为患者整理床单位，通知医生看患者。

二、急诊患者入院护理人文关怀措施

1. 在电话铃响三声之内应当接起电话，接起电话时应介绍你的科室和自己，通电话后了解患者的主要病情。

2. 合理安置床位。

3. 备齐各种相应急救物品、器械和药品。

4. 通知值班医生，简要介绍将要收治患者的主要情况。

5. 患者急诊至病房后，护士立即到位迎接，将患者安置于合适体位。

6. 关心患者的病情和情绪状态，并了解患者的受伤经过及受伤原因（若患者处于昏迷状态或无法配合，注意从护送患者入院的人那里准确了解情况）。

7. 适时使用共情技术，感受和理解患者的情绪，例如指导患者说出自己的不适。

8. 缓解患者应激反应症状，提供有关疾病的诊断、治疗情况，提供能使患者转移注意力的措施，降低紧张恐惧程度。

9. 通知值班医生看患者。

10. 诊疗过程中注意保护患者的隐私，适时使用屏风遮挡；注意保暖，做完操作后及时为患者盖好棉被。

11. 每项操作之前，解释每一个措施及步骤，并确保患者和家属都能理解。

12. 持续向患者解释接下来的护理操作及可能的治疗，以确保患者了解接下来会发生什么。

13. 指导患者有效咳嗽咳痰，保持呼吸道通畅，必要时给予吸氧或心电监护。

14. 安慰患者和家属，适时使用治疗性抚摸，例如，拍拍患者的肩膀说，别紧张，我们会尽全力让您感觉舒适的，请您配合好吗？

15. 确保你已经问过患者"有谁和您一起来的吗？"或者"有需要我们帮您通知的人吗？"适时介绍管床医生和护士及病区环境。

16. 向患者解释说明预期护理过程各个阶段的实际（具体）时间和弹性时间，避免使用"马上""立刻"等词语。

三、对候床患者及家属护理人文关怀措施

1. 患者及家属入科室时，护士主动热情，请患者及家属在等候椅入座，主动自我介绍，建立相互信任关系。

2. 与患者或家属一起核实入院证上患者的基本信息，并确保无误，礼貌称呼患者。

3. 保持与患者及家属的目光交流，与患者及家属进行有效的沟通。

4. 解释候床安置程序，请患者及家属耐心等待，并取得其理解。

5. 进行候床指导，在候床登记本上登记患者的信息，留下有效联系方式，同时告知候床电话，提供信息支持，说明可能有床位的大致时间，给予患者希望。

6. 关心患者现在的病情和个体化需求，指导其必要时去急诊观察室治疗。

7. 主动联系急诊观察室，告知患者基本信息及病情，以便于做好接收准备，使患者满意。

8. 在预期时间内有床位时，根据候床登记本上患者的信息，电话通知患者及家属来院，

注意电话礼仪。

9. 电话通知床位时，温馨提醒患者带齐个人生活用品、既往就诊病历及其他事项。

四、患者转出时护理人文关怀措施

1. 与医生确认转科原因及转入科室后，使用关怀性语言通知患者及家属。

2. 主动询问患者的需求（您对对方科室有特殊需求吗？我们帮您联系，尽量满足您的需求）。

3. 电话告知相关接收科室患者的基本信息及个体化需求，确认转科时间（提前做好接收患者的准备）。

4. 及时处理转科医嘱，整理好病历，填写转科登记本，用电脑操作转科手续事宜。

5. 协助患者清理物品，温馨提醒患者随身携带贵重物品，妥善保管。

6. 使用关怀性语言与医生、患者及家属有效沟通，根据病情需要选择性地护送患者转出，保证各种管道通畅、患者使用的仪器正常运转，提供支持性和保护性环境。

7. 保证搬运工具性能良好，确保患者的安全。

8. 携患者住院病历、转科登记本和剩余药物（确保没有遗漏），护送患者到转入科室。

9. 转科交接时，主动介绍患者的情况，与接班护士一起将患者转运至床上，妥善安置，保护患者隐私。

10. 转出转入双方交接清楚，避免遗漏。

11. 主动介绍接收科室的责任护士，使患者感到放心和满意。

12. 询问患者在之前科室住院的意见和建议，对于不满意的地方表示歉意，虚心接收患者及其家属的建议。

13. 与患者和家属礼貌性道别。

14. 填写完整转科登记本，与接收的责任护士道别。

五、患者转入时护理人文关怀措施

1. 接到转科医嘱，通过电话了解即将转入患者的基本情况。

2. 根据患者病情准备合适的床位，并通知管床医生。

3. 根据患者病情准备必要的仪器：心电监护、供氧设备、吸引器等，保证仪器完好备用。

4. 患者到达后，通知医生；主动上前迎接，问候患者："您感觉怎样？"

5. 护送患者至病床，取舒适卧位。

6. 自我介绍，以亲切的态度、温和的语言、友善的表情、得体的举止等传递对患者的关怀（用手轻轻触摸患者的头部或握手，给予真诚的关爱，"请您好好休息"）。

7. 测量并记录生命体征，适时安慰患者，消除紧张感。

8. 帮助患者尽快熟悉环境，与病友建立良好的关系，提供家庭氛围的护理环境；详细记录患者的情况，向下一班交班。

9. 交接过程中，注意保暖和保护患者隐私。

10. 填写交接登记本，向交班者礼貌道别。

11. 充分尊重患者的意愿，选择合适的称谓。

六、患者转运中护理人文关怀措施

1. 护送人员与患者、家属、医生及医院其他服务人员进行有效的沟通和交流。
2. 护送人员对患者应礼貌周到、尊重。
3. 护送人员维护患者的转运安全。
4. 恰当称呼患者，沟通中保持和患者的目光交流。
5. 自我介绍。
6. 介绍转运目的地及途中注意事项，耐心解答患者或家属的疑问。
7. 转运过程中，根据天气选择合适的转运工具，尊重患者需求，注意患者保暖、保护患者隐私。
8. 选择安全、平稳的转运路线。
9. 转运过程中确保不中断患者必要的治疗（如输液、吸氧）。
10. 在整个转运过程中细致观察患者病情，询问患者有无不适。发现问题及时处理。
11. 转运完毕，将患者安全交于接收科室，协助患者转移到病床上。
12. 与患者及家属做好解释及告别，携带转运工具回科室。

七、加床患者护理人文关怀措施

1. 尊重患者的知情权，事先告知。
2. 诚恳地向患者解释加床原因，并对此表示歉意，取得患者的理解。
3. 选择避风、光线充足、温暖、靠墙且安静的地方设置加床。
4. 加床按顺序摆放，并固定位置，以便护理人员熟悉加床位置，患者病情变化时能准确、及时到位。
5. 以患者的病情和生活需要合理设置加床设施，例如信号灯、电源插座，呼叫器、心电监护等。
6. 设置屏风遮挡，保护患者隐私。
7. 优先给老年人、小儿等有跌倒坠床风险的患者使用床栏。
8. 避免将危重患者加床设在走廊。
9. 护理人员主动巡视，关心加床患者的需要。
10. 加强医护沟通，加快周转，尽快将患者转入病房。
11. 关注患者的治疗，根据加床的数量及危重患者的比例合理弹性排班，落实责任制护理。
12. 床头标识醒目清楚，严格执行三查七对，杜绝差错发生。
13. 做好安全宣教，告知患者和家属贵重物品随身携带，做好家属的疏导工作，减少留陪人员及院内滞留时间。
14. 当被问及调床问题时，避免向患者说"我不是你的责任护士"或者"我不能解决"等话语，应及时向主班和上级反映，积极主动帮忙解决；当不能立即满足患者要求时，诚恳向患者道歉并说明原因。
15. 当加床患者转床时，由一个护士负责转床的全过程，同步核对手腕带、病历夹、三用单、输液卡、一览表、电脑、正在滴注的输液袋等位置，修改床号，转床后再由另一名护士核对，防范漏转项。

八、患者出院时护理人文关怀措施

1. 使用关怀性的语句通知患者出院，适时使用共情技术，用语言和行为表达对患者情感的理解，如："您好，通过这段时间的治疗，您明天就可以出院了，恭喜您!"

2. 解释办理出院的流程，出示出院流程卡，逐项为患者讲解。请支助中心人员为患者取药，询问"请问您有什么疑问?"直到患者弄清楚为止。

3. 沟通了解患者是否有出院带药。

4. 为患者发放相应病种的健康教育卡，提供延伸服务的"联系卡"，内容可包括科室及专家介绍、责任护士姓名、病区咨询电话等。

5. 进行出院用药前的指导。

6. 每次与患者互动时，都应该询问患者"您有什么疑问吗?"

7. 了解患者住院期间的感受，请患者或家属填写满意度调查表，征求患者及家属对护理服务的意见和建议。

8. 协助患者办理出院手续。

9. 填写电话回访登记本，告诉患者半个月内，有护士对其进行电话回访。

10. 协助患者和家属整理用物，提醒患者不要遗忘用物，贵重物品当面点清。

11. 患者离开病房时，送患者至病区门口，握手或挥手告别。帮助有需求的患者联系交通工具。

12. 电话回访时，对患者的具体情况针对性地给予再次宣教。虚心接受患者的意见，按时进行回访，并定期对所有患者的回访记录进行总结归纳，并提出切实可行的改进措施。

九、患者离世时对家属护理人文关怀措施

1. 允许濒死患者的家属守护在患者身旁，让悲痛中的家属在亲人辞世前尽到义务，在心理上得到一定的慰藉。

2. 当患者离世后，护理人员认真、细致地完成尸体料理，注意动作轻柔，表情严肃，尊重和维护离世患者的尊严。

3. 尊重家属的习俗，尽可能满足其合理的要求。

4. 当尸体料理完毕后，允许家属在床旁默默地站一会儿，然后恭敬地送别死者。

5. 在病区开设减轻离世患者家属悲伤的房间，让其独自一人或和其他家属一起表达悲伤。

6. 协助家属妥善整理患者生前使用的物品，不在家属面前销毁死者的物品。

(由美君)

第三节 患者检查治疗时护理人文关怀措施

一、患者抽血时护理人文关怀措施

1. 主动热情问候患者和家属，言谈温和可亲，举止大方得体，取得患者的好感与信任，

让患者舒适、放心、安全地配合抽血。

2. 自我介绍，态度和蔼。

3. 礼貌性确认患者身份。

4. 解释操作的目的和意义，消除紧张情绪，尊重患者，取得患者及家属的配合。

5. 取合适体位，注意保暖，保护隐私。

6. 备齐用物，亲切温和地告知患者采血方法（用负压真空管）。

7. 对于较紧张的患者，可安慰患者凝视某物体，或将头转向一侧。

8. 准确选择穿刺点，动作轻柔。

9. 随时关注患者的感受和反应，消除紧张情绪，解释抽血不会影响健康。

10. 细致观察发现有恐惧心理或应激能力差的患者可先给予相应处理，如饮温开水、发宣传小册子让其阅读，在旁予以心理疏导，以稳定其情绪，放松紧张心情。

11. 待其放松后，按操作流程抽血。技术娴熟，进针时要做到轻、稳、准、快，争取一次成功，把患者的疼痛降到最低限度。

12. 随时关注患者的感受，适时给予安慰，如指导患者手握拳，胳膊放松，以减轻疼痛。

13. 抽血后为患者按压抽血部位止血 3~5 分钟，血液病患者及凝血机制障碍的患者可适当延长按压时间，直到出血停止。

14. 分享患者感受，并肯定患者的表现。

15. 帮助患者穿好衣裤，取舒适卧位。

16. 解释得知抽血结果的时间及取报告的方法。

17. 温馨提示患者是否可以进食等事项。

18. 护士应耐心倾听、解释患者提出的问题，不可表现出厌烦情绪。

19. 对患者的合作表示感谢。

二、患者行 CT 检查前护理人文关怀措施

1. 护士应热情主动迎接患者，做自我介绍。

2. 护士应告知患者预约的具体日期及大致候检的时间，请患者提前到检查室门口候检。

3. 特殊的检查应请患者提前做好相关准备。

4. 当患者因等候时间过长不满意时，护士要耐心讲解，切忌态度粗暴。

5. 根据患者的需要提供舒适的环境，保证患者安全，保护患者隐私。

6. 急症、危重症、年龄在 70 岁以上及催眠已入睡的婴幼儿，优先安排检查。

7. 根据需要给予穿刺留置针，对于穿刺失败或造影剂渗漏的患者应积极处理，据实道歉。

8. 做好患者及家属放射防护工作。

9. 用鼓励性语言，消除患者恐惧、紧张、焦虑、易激动等异常心理，积极配合检查。

10. 保持与患者目光交流，训练患者吸气-憋气。

11. 患者对环境陌生，护士应带领患者入检查室，安顿好患者后确保问过患者"有需要我帮忙的地方吗"。

三、患者行 MRI 检查前护理人文关怀措施

1. 护士热情主动迎接患者，向患者做自我介绍。

2. 护士应告知患者预约的具体日期及大概候检的时间，请患者提前到检查室门口候检。

3. 特殊的检查应请患者提前做好相关准备。

4. 当患者因等待时间过长不满意时，护士要耐心讲解，切忌态度粗暴。

5. 护士应详细向患者讲解 MRI 检查的注意事项，告知检查过程中噪声是正常的，以免患者紧张。对特别紧张患者，护士可陪同其检查，并握住患者的手以减轻其紧张的情绪。

6. 根据患者的检查要求给予穿刺留置针，对于穿刺失败或造影剂渗漏的患者应积极处理，据实道歉。

7. 协助患者取掉身上所有的金属物品时注意保护患者隐私。

8. 患者对环境陌生，护士应带领患者入检查室，安顿好患者后询问患者"有需要我帮忙的地方吗"。

四、患者行 B 超检查前护理人文关怀措施

1. 确保 B 超检查单核对无误。

2. 给予患者关怀性的语言，缓解患者紧张焦虑的情绪，使患者能有一个平和的心态去接受并积极配合完成 B 超检查。

3. 评估患者的病情、心理、自理能力、配合程度，倾听并了解困扰患者的问题，并给予个性化答复。

4. 确保你已经问过患者"有谁陪同您一起去做检查吗"。病重或行动不便者由医务人员陪同护送或联系床边检查。

5. 耐心、详细地向患者及家属讲解 B 超检查的时间、地点、预约流程、费用及检查目的，确保患者知晓才能正确预约。

6. 协助患者做好 B 超检查前的准备工作（禁食水、充盈膀胱、灌肠、体位配合技巧等），确保患者理解并配合。

7. 确保及时将检查报告单交给医生，以便进一步诊治。

五、患者行 PET 检查前护理人文关怀措施

1. 与 PET 检查者及其家属有效沟通和交流 ①进行每项操作之前，须告知其意义及步骤，并确保患者和家属能理解。②持续向 PET 检查者解释说明接下来的护理操作，以确保 PET 检查者了解接下来会发生什么。③向 PET 检查者解释说明预期检查过程的各个阶段的实际（具体）时间和自由（宽泛）时间，避免使用"马上""快了"等词语。

2. 应表现出礼貌周到、尊重和细心。倾听 PET 检查者叙述问题，不机械性回应，应充满关心，对每个检查者或家属提出的疑问都有个性化的回应。

3. 促进检查者和家属的安全和舒适 ①定期更换 PET 扫描床卧具，保证清洁整齐，候诊室温度合适，饮用水、纸杯充足，厕所配置齐全。②适时提醒检查者、家属保持安静，排好次序，保管好自己的贵重物品。

4. 关注对象应扩展到检查全过程以及每一个人 ①关注以下几类潜在不满意的 PET 检

查者并加强沟通，避免因等候性焦虑引起纠纷。如在大厅等候超过 30 分钟的 PET 检查者，在注射室等候超过 60 分钟的 PET 检查者，在 PET 中心等候已经超过 180 分钟的 PET 检查者，要求不按次序提前做检查者。②在发生停电或设备故障造成 PET 检查延误时，应以积极态度说明情况，并对检查者表示安慰或歉意。及时通报设备修理进展或调整检查安排，减少检查者和家属的焦虑猜疑。避免因延误而责备其他部门或者同事。③在检查者进入扫描间和走出扫描间时用亲切、明确的语言及时告知注意事项和大概等待时间。④在检查者完成 PET 检查并可以离开时，告知可以进食和获取 PET 报告时间，并真诚感谢 PET 检查者的配合。

六、患者行特殊检查回病房后护理人文关怀措施

1. 热情主动迎接患者，对患者的积极配合予以肯定安置患者回床上休息。

2. 协助患者取舒适体位。

3. 与患者进行沟通，认真倾听并评估患者检查后的需要。

4. 根据检查项目详细告诉患者进水进食的时间及特殊注意事项，确保患者理解并能复述。必要时为患者准备合适的饮食。

5. 主动巡视和了解患者的感受，若有异常及时处理。

6. 待检查结果出来后，及时报告主管医生。根据医嘱，及时实施相关治疗护理，并根据不同情况给予个性化健康教育。

七、患者治疗使用特殊仪器时护理人文关怀措施

1. 为患者提供一个安静、舒适、有序、整洁的治疗环境。

2. 确保医嘱核对无误。

3. 评估患者的病情、心理、自理能力、配合程度。

4. 耐心、细致地与患者及家属沟通，详细讲解治疗中使用特殊仪器的目的、注意事项、操作方法、配合方法及可能出现的不良反应及处理措施。确保患者理解，必要时签订知情同意书。

5. 给予患者关怀性语言，缓解患者紧张焦虑的情绪，必要时要家属陪伴，增强患者安全感，使患者能有一个平和的心态积极配合完成治疗。

6. 协助患者做好治疗前的准备工作（如禁食水、体位配合技巧等），确保患者理解并配合。

7. 若治疗涉及敏感部位，应避免过多暴露，给予有效遮挡。

8. 治疗时可轻握患者的手或抚触患者，使其情绪稳定。适时询问患者的感受，观察患者治疗中的反应。

9. 治疗后协助患者取舒适体位，询问患者的感受，认真倾听并评估患者检查后的需要。

10. 将治疗效果酌情向患者及家属反馈。

11. 再次告知患者及家属治疗后的注意事项，确保患者理解并配合。

12. 主动巡视和关注患者治疗后的感受，若有异常及时处理。

（由美君）

第四节　患者手术护理人文关怀措施

一、术前访视护理人文关怀措施

1. 自我介绍，对患者给予关怀性语言，缓解患者术前的紧张恐惧心理。

2. 核实患者的基本信息，了解患者的既往史和现病史，并对患者的全身情况进行评估，做好手术前准备工作。

3. 耐心回答每一位患者提出的问题。

4. 温馨提示患者术前禁食、禁饮时间，备齐手术所需物品。

5. 告知患者术前更换病患服、不化妆，保管好个人的贵重物品。

二、术前准备时护理人文关怀措施

1. 接收到患者拟定手术的医嘱，以温和的语言问候患者和家属，自我介绍，确认身份。

2. 认真倾听患者对手术的想法，主动讲解手术目的及此类手术成功案例，缓解紧张情绪。

3. 保持与患者眼神交流，告知手术前麻醉所需要的注意事项，并取得患者的配合。

4. 真诚地与家属沟通，了解其疑问并给予答复。

5. 术前准备操作时双手清洁、温暖，动作轻柔，减少暴露，保护患者隐私。

6. 关注患者感受。

三、接患者入手术室时护理人文关怀措施

1. 手术室护理人员到病房接手术患者时，自我介绍，并认真做好核对工作。与患者交谈时要体现情感需要，拉近与患者的距离，消除其恐惧紧张心理。

2. 与病房护理人员详细交接手术患者的相关信息及物品，并签字。

3. 接手术患者过程中，保持匀速缓慢推行。面向患者，注意观察患者反应及病情变化，与患者亲切交谈，缓解其紧张情绪，注意保暖及治疗的连续性。

4. 入手术室等待期间，主动与患者沟通，指导患者深呼吸，做好心理护理。

四、患者手术前准备时护理人文关怀措施

1. 巡回护士携手术安全核查单到护士站核对手术患者，确认信息无误后，进行自我介绍，并介绍手术间环境、手术方式及需要配合的注意事项。

2. 协助患者转移到手术床上，注意保暖，保护隐私并调节好手术间温度和湿度。

3. 向患者解释建立良好静脉通道的重要性，取得同意后合理安置静脉通道。

4. 耐心回答患者的疑问。

5. 不可在患者面前窃窃私语讨论病情，避免引起患者紧张焦虑。

五、患者手术中护理人文关怀措施（以非全身麻醉患者为例）

1. 患者进行麻醉后，询问患者感觉，注意保暖，保护患者隐私。

2. 每项护理操作前，向患者解释操作目的，确保患者能理解并接受。

3. 手术过程中适当予以关怀性问候，消除患者对手术器械使用过程中发出的声音产生的畏惧。

4. 向患者告知手术治疗及操作中的注意事项，缓解患者的紧张与焦虑。

5. 手术过程中与患者进行沟通交流，适时交代手术进程，解答患者疑问。

6. 术中切忌谈论与手术无关的话题。

六、患者术后复苏时护理人文关怀措施

1. 巡回护士应守护在患者身旁，加强肢体约束固定。

2. 观察患者意识状态、生命体征及病情变化。

3. 当患者恢复清醒时，告知患者手术过程顺利，稳定患者情绪。

4. 为患者穿好衣裤，盖好被子，注意保暖，保护患者隐私。

5. 搬运患者时动作轻巧，注意保护伤口。

6. 及时告知家属患者复苏后的去向。

七、从手术室回病房后患者护理人文关怀措施

1. 主动迎接从手术室返回的患者，关心患者，保持距离 30~50cm，语言轻柔地询问患者的感受。

2. 自我介绍，讲明自己的责任护士身份。

3. 观察及询问患者的疼痛耐受性，根据疼痛评分的数值给予妥当处理。

4. 关注患者的情绪，发现负性情绪及时进行针对性疏导，多用鼓励性语言。

5. 进行每一项操作或指导功能锻炼前，需解释每个步骤及配合事项。

6. 每次与患者沟通时，都应该询问患者的需求。

7. 态度和蔼，持续向患者及家属讲解接下来的护理操作及可能的治疗，以确保患者了解接下来会发生什么，避免紧张，随时为患者及家属解除疑惑。

八、术后回访患者护理人文关怀措施

1. 术后 1~3 天对患者进行手术访视。

2. 对患者进行自我介绍，询问患者术后恢复情况、伤口情况及有无感染。

3. 针对患者的不适进行相应处理，耐心解答患者疑问。

4. 询问患者对手术的满意度和建设性意见。

九、对手术医生的人文关怀措施

1. 手术室护理人员以良好的心理状态与手术医生共同完成每一台手术。

2. 手术前与手术医生进行沟通，尊重手术医生的个人习惯并准备好特殊的器械及物品，尽量满足其需要。

3. 手术中调节适宜的温度和湿度，让手术医生在适宜的环境中进行手术。

4. 保持医生休息室整洁，让手术医生在连台手术之间得到充分的休息。

5. 就餐时播放电视节目，提供自选饮品，让手术医生身心得到放松。

十、急诊手术接诊时护理人文关怀措施

1. 积极主动接待患者，自我介绍，以和蔼可亲的态度、温和的语言了解患者的情况。
2. 倾听患者感受，有针对性地实施心理疏导，使其感到被尊重、关心，获得安全感。
3. 调节手术室内温度，让患者感觉舒适。
4. 优化家属等候区环境，及时将患者的信息提供给在外等候的家属，缓解其焦虑的心理，使其在外安心等候。

（由美君）

第五节　患者疾病及治疗相关护理人文关怀措施

一、患者诊断未明确时护理人文关怀措施

1. 倾听患者想法，了解患者心理状况。
2. 与患者家属沟通，安慰患者家属，并指导帮助其建立完善的家庭支持。
3. 在诊断未明确前，给予适当安慰和解释。
4. 积极协助安排患者的相关检查。

二、危重症患者护理人文关怀措施

1. 营造良好的治疗护理环境，合理安放患者，对烦躁不安、痛苦呻吟的患者，及时采取相应措施减轻症状。
2. 用高度的责任心配合医生进行抢救、治疗，做到急而心细、忙而不乱。
3. 做好与家属的沟通。
4. 加强与患者的非语言性沟通。对于无法进行言语沟通的患者，通过表情、手势、口形、书写等与患者建立特殊的沟通方式，及时满足患者的需求。
5. 在进行各项操作时应轻柔、精准，注意增强患者的舒适感。

三、患者病情加重时护理人文关怀措施

1. 确保病室的清洁、安静、舒适、安全。
2. 责任护士及时与医生、患者及家属沟通，让患者和家属了解病情进展。
3. 运用移情，轻轻握住患者的手，安慰患者。
4. 密切观察患者病情，及时向医生汇报特殊病情变化。
5. 及时准确地执行医嘱。
6. 给患者进行操作时，解释操作目的及注意事项，确保患者及家属能理解并配合。
7. 及时满足患者的合理需求。

四、抢救患者时护理人文关怀措施

1. 发现患者病情变化，迅速通知值班医生；在医生未到场时，采取相应的抢救措施。
2. 用娴熟的抢救技能，医护团队密切配合，积极展开有效的救治。

3. 保护患者隐私，注意保暖，同时理解、体谅患者与家属的恐惧、焦虑心理，给予相应的支持与安慰。如"您好，请不要紧张，可以告诉我您现在感觉怎么样，我们竭力救治，请您配合"。

4. 安抚情绪过激的家属，及时介绍救治情况及病情进展，如"我们会尽全力抢救的，有什么事情我们将及时与您联系"。必要时安置在特定的休息室。

5. 抢救患者时应迅速，沉着冷静，配合默契，有条不紊，勿大声喧哗，切忌在床边讨论患者病情，增加患者的心理负担。

6. 抢救结束后，积极联系重症监护病房，进行相关的后续治疗。

五、谵妄患者护理人文关怀措施

1. 到患者床边主动介绍自己。

2. 事先了解患者的姓名称呼，礼貌称呼患者，不要直呼床号、名字。

3. 及时动态评估患者，必要时使用保护性约束，实施约束患者的人文关怀措施。

4. 及时动态评估患者，尽早遵医嘱使用镇痛镇静治疗。

5. 在进行所有护理操作前，进行适当的触摸，如轻拍一下患者的肩和手，以示打招呼，同时向患者耐心讲解，取得患者同意和配合，减少患者的不安全感。

6. 尽量给患者营造一个良好的休息环境，确保灯光柔和，温度和湿度适宜，避免仪器设备不必要的噪声；做到"三轻"：走路轻、说话轻、操作轻。操作时，应选择适宜的时间段，集中进行操作。

7. 针对患者不同的情绪反应，给予耐心的解释和安慰，条件许可的情况下轻握患者手或轻抚患者肩 3~5 分钟，保持和患者的目光交流。

8. 根据患者病情和需求，播放一些优雅舒缓的音乐，以缓解其紧张、焦虑的情绪，使患者在轻松的环境下早日康复。

六、治疗不配合患者的护理人文关怀措施

1. 关爱患者，与患者建立相互信任的关系，以自己的言行举止感染、感动患者，让患者感受到护士所做的一切都是为了患者。

2. 了解患者需求，尽量满足患者的各种需求。

3. 鼓励患者及家属参与治疗及护理方案的制订。

4. 责任护士多与患者沟通，告知不配合治疗不利于疾病的恢复。

5. 向患者讲解疾病相关的知识，将同种疾病治疗效果好的病例告诉患者，增强患者对疾病治疗的信心。

6. 在适当的时候安排治疗效果好的患者与患者沟通，介绍配合治疗的经验。

7. 与患者家属沟通，取得患者家属的支持与配合，最终达到配合治疗的目的。

七、治疗效果不理想时护理人文关怀措施

1. 体谅患者的心情，允许并接纳患者的适当宣泄，尽量满足患者的需求。

2. 对患者的病情及转归要十分清楚，能准确回答患者的提问，避免因对病情不了解造成不必要的误解。

3. 认真倾听患者及家属的倾诉，允许其充分表达内心的情绪，并给予适当的回应。

4. 关注患者及家属的心理状态，如有异常，及时干预。

5. 有针对性地回答患者及家属的疑问，不要机械性回应，应发自内心地关心患者。

6. 沟通时，应保持和患者及家属的目光交流。

7. 加强与患者及家属的沟通，让患者及家属了解该疾病的治疗现状与转归，取得其理解与配合。若有成功案例，可与患者分享。

8. 及时回应呼叫铃，避免给患者造成延误治疗和被抛弃的感觉。

9. 加强对患者的巡视，关注患者的言行举止，注意病房环境安全，避免意外情况的发生。

八、实行保护性医疗患者护理人文关怀措施

1. 为患者严守秘密，不向他人泄露患者隐私，不允许将患者秘密作为谈笑资料。尊重患者的宗教信仰和隐私权。

2. 当患者询问自己病情时应认真倾听患者的提问，保持和患者的目光交流，以免引起误解。不了解患者病情时不要随便解释，可以询问医生，和医生一起给患者解释。

3. 尊重患者，在实施保护性医疗措施不宜向患者说明情况时，应当将有关情况通知患者家属。

4. 在查房、给学生示教、病历讨论等过程中，不许携带手机，不许谈笑，不许在患者床边或其亲友在场的情况下进行讨论、讲解。为教学工作需要，进行现场示教时，不泄露患者不应该了解的情况，必要时在病室外进行。

5. 不要当着患者的面催缴费用，应把家属叫到病房外或等患者午睡时，小声跟家属讲明。

6. 征求患者和家属意见，体现人性关怀，使患者满意。

九、化疗患者的护理人文关怀措施

1. 化疗前告知患者即将采用的化疗方案，化疗方式如静脉化疗、腹腔灌注化疗或胸腔灌注化疗等，化疗时的注意事项，药物的作用、可能出现的不良反应以及预防和处理措施。

2. 告知患者化疗期间的饮食。

3. 积极与患者沟通，学会倾听，缓解紧张情绪。帮助患者获得家庭支持，尽量有家属留陪。关怀、沟通的对象应包括家属。

4. 化疗时提供舒适的病房环境、干净整洁的床单位，为女性患者上心电监护时注意保护其隐私。

5. 及时巡视病房，重视患者主诉，认真观察生命体征的变化及有无不良反应的出现，发现异常及时告知医生。

6. 向患者及家属讲解化疗的知识，鼓励患者积极面对化疗不良反应。

7. 健康教育应根据患者知识水平来进行，不可采取强灌式，应与患者互动。避免使用医学术语，健康教育的目的是患者及家属能了解多少，而不是你说了多少，应确保患者和家属能理解接受。

8. 进行健康宣教时，量化需要表达的词语，不可使用笼统表达的方式，如让患者多饮

水，应具体到量，让患者有清晰的概念。

9. 对于没有家属陪伴的患者应给予帮助和照顾。

10. 交接班时，应在床边交接化疗患者，主动介绍下一班护士，详细交代患者情况，让患者感受到任何时候都有护士照顾，从而获得安全感。

11. 关注患者化疗后的反应，及时向医生报告，遵医嘱给予相应的处理。

12. 帮助患者合理地修饰自身形象。

13. 关注患者的检查结果，及时反馈给患者，给予相应的饮食指导。

14. 告知患者下次复查的时间以及疾病有关的康复指导。

十、化疗患者发生严重并发症时护理人文关怀措施

1. 迅速、积极地处理患者症状。

2. 与患者、家属、医生及其他部门人员进行有效的沟通和交流。

3. 促进患者和家属的安全感和舒适感。

4. 缓解患者的焦虑与担忧。

十一、睡眠障碍患者的护理人文关怀措施

1. 对新入院患者，护士要做好各种规章制度和环境及便民措施的介绍，满足必要的需求，尽快消除陌生感。

2. 入院评估时，若患者存在睡眠障碍史，应尽量合理安排床位，尽量不要和重患者、打呼噜的患者以及儿童同住一室。条件允许的情况下，病房可特别设置 1~2 个温馨病房，环境方面应特殊布置，以利于改善睡眠质量。

3. 协助患者建立良好的护患关系、医患关系及病友关系。

4. 营造良好的睡眠环境，确保灯光柔和，温度和湿度适宜，避免仪器设备不必要的噪声。

5. 指导患者规律作息。

6. 指导患者睡前温水泡脚、喝热饮料、吃一些味道芳香的水果或听轻音乐。睡觉时，穿舒适、宽松的棉质衣服，以促进睡眠。

7. 责任护士及时有效地与病患沟通，密切观察患者的不良情绪，减轻压力和恐惧。

8. 护理操作时，应选择适宜的时间段，最好集中进行操作。操作时做到"四轻"：走路轻、说话轻、操作轻、关门轻。

十二、疼痛患者的护理人文关怀措施

1. 主动与患者沟通，鼓励患者表达自己的真实感受。

2. 富有同情心，运用关怀性的语言，减少患者不必要的思想负担。做好基础护理，减轻不良刺激。

3. 准确、动态地评估患者疼痛的原因、性质、程度等，主动对患者及家属说："您不要着急，我马上帮您找医生，医生一会儿就会来的。"

4. 根据患者疼痛的原因，及时治疗原发病。

5. 根据患者的兴趣爱好，鼓励患者参与活动，分散注意力，减轻疼痛。

6. 通过热敷、按摩、经皮电神经刺激疗法等，促进患者舒适，减轻疼痛。

7. 对于疼痛严重的患者，遵医嘱给予镇痛药，对患者及家属说："我马上要为您用药，用药后，您的不舒服一会儿就会好的，这种药不会对您有危害的，请您放心。"

8. 经常巡视使用镇痛药的患者，询问患者用药后的感受。注意药物的半衰期，按时给药，保持持续的血药浓度。

9. 镇静镇痛期间，每日执行唤醒策略，进行评估和相关治疗护理，停药后注意药物的反跳作用。

10. 疼痛缓解后，遵医嘱及时停药或减少药量，避免耐药和成瘾。

十三、有自杀倾向患者护理人文关怀措施

1. 加强巡视，密切观察，详细进行交接班，做好相关记录。对有自杀倾向的患者要求家属 24 小时陪护，不得离开。

2. 有内向、孤僻、自卑、忧郁等心理特征、近期有情绪和行为异常及重大负性生活事件者应作为自杀行为重点防范对象；特别是近期有过自我伤害或自杀未遂者，更应引起高度警惕，对这些患者应进行重点观察与心理疏导。

3. 对有明显自杀倾向者，安排病房最好靠近护士站，病床尽量不靠窗，不安排单人间。房间尽量不放患者可能用来伤害自己的物品，如水果刀、剪刀、剃须刀以及尖锐物品、绳、皮带、塑料袋、玻璃物品等，以减少患者跳楼、割腕、上吊等自杀的机会。所有安全措施在实施时应尊重患者，避免引起患者的对抗情绪。

4. 疼痛是引发患者自杀倾向的重要因素。对于疼痛性疾病和癌性疾病的疼痛、不适，要及时发现与处理，并密切观察效果。

5. 对于合并抑郁症的患者可以请精神科或心理医生会诊，用药物或心理治疗手段解除其异常心理，症状严重者应转入精神科继续治疗。

6. 对于每晚吃镇静药的患者，必须看服到口，以免蓄积后一次大量服用。

7. 做好心理疏导工作，准确掌握并记录患者的心理状态，为患者寻求家庭和社会支持。

十四、临终患者及家属的护理人文关怀措施

1. 临终患者尽可能予以独立单间，环境安静温馨，并设有陪护床，满足亲人陪伴最后一程的需要。

2. 同其他医务人员一起，使用医学技术控制和缓解患者的临终症状，保持患者的舒适，尽量减少患者的痛苦。

3. 经常关心患者及家属，保持与患者的眼神交流，多倾听，多安慰。

4. 使用案例分享、家庭系统排列、暗示、隐喻等沟通技巧和方法对临终患者和家属进行心理辅导，处理患者及家属的不良情绪。

5. 以尊重患者价值观和意愿为核心，在评估患者的基础上，尽可能做到与患者进行一次深度的沟通，了解患者的心愿和想法，并协助促成患者心愿的达成，对患者进行死亡教育，使患者能够正确地面对死亡，让患者有尊严和无遗憾地离开。

6. 尽可能满足家属照顾临终者的要求，指导家属对临终者的生活照料，鼓励家属表达感情，协助创造家庭氛围。

7. 协助家属安排临终者死后相关事宜。

8. 与家属共同应对患者的死亡，鼓励家属宣泄不良情绪，协助解决实际问题。

（吴　楠）

第六节　特殊环节与时段护理人文关怀措施

一、交接班时护理人文关怀措施

1. 礼貌称呼和问候患者，接班护士礼貌向患者进行自我介绍。

2. 注意交接班的严谨性，对特殊患者的病情不应在办公室或病区走廊讨论，以免引起不必要的纠纷或给患者带来压力。

3. 认真倾听患者需求，给予必要的解释。

4. 夜间交接班时，先在病房外逐一介绍患者病情，再进房查看患者，以免影响患者休息。

5. 交接时使用医学术语，交接内容真实，富有条理性，避免不恰当的语言对患者造成负面影响。

6. 交接应内容全面，重点突出。本班工作未完成需要下一班完成的，应重点交接，且告知患者配合注意事项，注意保持和患者的目光交流。

7. 关注患者感受，如体位是否舒适、伤口疼痛程度等，给予必要安慰，及时解答患者疑问。

8. 对患者进行查体等需要暴露患者身体时，注意保护患者隐私。

9. 关注患者家属需求，耐心解答家属疑问。

二、患者按呼叫铃时护理人文关怀措施

1. 患者入院时详细介绍和演示呼叫铃的使用方法，尤其是紧急呼叫铃的使用。

2. 值班护士主动巡视病房，及时发现患者需求，提供主动服务。

3. 交接班时对无家属陪伴者或行动不便者给予特别交接。

4. 夜间将呼叫铃声音调低，给患者创造一个安静舒适的睡眠环境。

5. 特殊时段如输液余量 100 毫升或患者术后 2 小时内等应加强巡视。

6. 确保呼叫铃响后及时来到患者床旁，将呼叫铃立即复位，询问患者需要，给予帮助。

7. 加强沟通，主动开展健康教育，对患者需求给予及时反馈。

8. 每日工作完毕，统计响铃次数及原因，如输液完毕、治疗完毕、外出检查、机械故障等，月底进行分析汇报，实行呼叫铃信息量化统计，提高护理质量。

三、巡视时护理人文关怀措施

1. 责任护士提前 15 分钟到岗接班，了解所负责患者病情，根据患者病情，确定巡视时间，提高护理工作的预见性。

2. 严格执行分级护理制度，建立护理巡视卡，利于患者和家属监督。

3. 对特殊病情要建立床边工作意识，向患者说明自己所在位置。

· 375 ·

4. 巡视时要走到患者床旁，使用患者能理解的语言，有效沟通。

5. 巡视时发现问题及时解决，加强沟通。

6. 每次巡视时，都应该询问患者"您有什么疑问或需要吗?"

7. 对危重患者、新入院患者、手术患者以及其他特殊患者应重点巡视，观察病情，了解需求。

8. 巡视时注意观察患者病情及进行中的治疗情况，重视患者主诉，进行必要查体，发现问题及时处理且详细记录。

9. 落实周到的生活护理措施，减少对呼叫铃和陪护的依赖。

10. 夜间巡视时对患者的异常行为及睡眠障碍患者给予特别关注，对意识障碍患者要加强家属陪伴教育，防止意外发生。

11. 护士长每天巡视病区三次，全面掌握病区当天所有患者的整体状况，并促进病区各项护理工作的落实。

四、指导患者功能锻炼时护理人文关怀措施

1. 主动自我介绍，用关怀语句询问患者的目前功能锻炼情况，了解患者对功能锻炼的作用及重要性是否清楚，能否主动并坚持进行功能锻炼。

2. 耐心倾听患者的讲述，了解患者的配合及理解能力（患者自身配合及理解能力不足时，可要求患者在家属陪同下进行功能锻炼）。

3. 功能锻炼时应避开患者进餐及休息时间，选择患者精力充沛时进行。

4. 锻炼进行中，亲自示范功能锻炼，避免用专业术语，应使用患者能接受的通俗易懂的词语。

5. 观察及询问患者的疼痛耐受性，对多次锻炼仍不能达标者，禁止表现出不耐烦的情绪，应给予鼓励性语言并动作轻柔地协助患者进行功能锻炼。

6. 态度和蔼、真诚地向患者解释说明各个阶段功能锻炼时间、数量、活动度及禁忌。

7. 每次与患者互动时，都应该询问患者"您有什么疑问或需要吗?"富有同情心地倾听和观察患者的反应。

8. 注意保暖及保护患者隐私。

9. 锻炼进行后，对患者的表现要给予肯定和赞扬，如"您做得很好，您真棒"。

10. 对患者提出的疑问，要耐心解答。在病情允许的情况下用激励的语言鼓励患者克服疼痛坚持功能锻炼。

11. 主动明确告知下次锻炼的时间。

12. 肯定患者的努力，告诉患者和家属此次锻炼已经结束，此时需要休息。鼓励患者用自己的努力争取早日康复。锻炼结束后，如有需要可随时按铃找医务人员。

五、护理查房时人文关怀措施

1. 向患者及其家属做自我介绍，包括部门和职位。

2. 介绍参加查房的护理人员，礼貌、恰当称呼患者。

3. 向患者解释护理查房的目的、意义和流程，取得患者同意，并真诚地感谢患者的配合。

4. 与患者以及家属沟通时保持目光的交流。

5. 整个查房过程不影响患者休息、治疗，不加重其思想负担。

6. 查房不影响其他工作人员。

7. 倾听患者的疑问和顾虑，耐心解答。

8. 护理体检前解释体检方法和目的，确保患者和家属能理解并配合。

9. 确保护理体检时动作轻柔，注意保暖、保护患者隐私。

10. 护理查房完毕应协助患者取舒适体位。

11. 护理查房完毕，感谢患者配合。

六、延伸服务患者人文关怀标准

1. 责任护士全面收集患者包括生理、心理、社会等方面的信息，制订随访计划。

2. 患者出院后两周内责任护士做第一次电话随访。

3. 接通电话，问候接听者，表现出对患者的尊重及关爱。

4. 自我介绍，包括部门和职位，语气和蔼真诚。

5. 确认接听者身份，礼貌热情。

6. 介绍打电话的目的，了解其需求并最大限度地予以满足。

7. 关心患者，不要机械性回应。

8. 提供服务，回答咨询问题，指导康复事宜，预约上门服务等。

9. 征求对工作的意见，虚心接受患者提出的改进建议或措施。

10. 结束语：谢谢您的支持配合！打扰您了，祝您身体健康！

七、夜间护理的人文关怀措施

1. 夜班护理人员坚守岗位，履行各项工作职责。

2. 及时观察患者病情，特殊情况向医生汇报，以得到及时处理。

3. 确保患者有足够安静、舒适的睡眠环境。

4. 患者休息时尽可能少地被护理操作干扰，确保患者能得到足够的休息。

5. 夜间灯光亮度适当。

6. 及时回应患者的呼叫。

7. 确保患者能及时找到医务人员，病情得到及时反馈。

八、节日护理的人文关怀措施

1. 护理人员坚守岗位，履行各项护理职责。

2. 确保患者的就诊、治疗和护理等不受影响。

3. 及时回应患者及家属的呼叫。

4. 护理人员给予患者节日问候，使之感觉亲切。

5. 确保患者合理的节日风俗及要求得到尊重与满足。

6. 特殊无陪护的患者亦能得到足够的关心与支持。

（吴　楠）

第七节 患者特殊状况护理人文关怀措施

一、无人探视患者护理人文关怀措施

1. 与患者沟通前，先联系家属，了解无人探视的原因，主动告知患者现状，告知患者情绪及其对疾病康复的影响，提出探视需求。

2. 选择相对宽裕的时间，选用合适的称谓问候患者，从了解患者睡眠、饮食等一般情况开始实施关怀举措，除关怀性语言外还可以通过握手、抚肩等非语言动作传递关爱信息。

3. 引导患者主动讲述需求，对患者表达的沮丧心情表示认同，帮助患者发泄负性情绪。

4. 客观分析，帮助患者理解家属不能来探望的原因。

5. 陪伴患者，并鼓励患者病区内活动，促进交流，促进康复。做好交接班工作，此类患者作为重点关注对象，增加巡视频次。

二、"三无"患者护理人文关怀措施

1. 将患者安置在舒适的床单位上，根据病情的判断，酌情询问患者基本情况，确定患者"三无"身份，并进行自我介绍。

2. 本着高度的责任感和救死扶伤的人道主义精神，遵循先救治的原则，尊重生命的价值。

3. 态度和蔼，语气适中，积极询问患者的姓名、住址、联系电话或单位。从关爱、体贴的角度说："您好，请您放心，我们一定会尽力抢救和治疗的，同时也会尽快与您家人取得联系。"报告医院相关职能部门给予备案、记录，开辟治疗救治的绿色通道。

4. 积极与相关救助中心部门联系，安排陪护人员。

5. 在治疗过程中，理解尊重患者，工作热情主动，体贴、保护患者隐私。

6. 与家属取得联系，及时向患者汇报联系情况，必要时请派出所、社区、民政救助站协助。

三、患者对护士有意见时护理人文关怀措施

1. 将患者安置至接待室，泡上一杯茶，进行自我介绍，包括你的职位。

2. 尊重患者，事先了解患者的姓名称呼，不要直呼床号、患者或其家属的名字。要求用普通话。

3. 换位思考，倾听患者及其家属的诉说，满足患者及家属的合理要求；对自身不能解决的问题，及时寻求上级的指导和帮助。

4. 运用关怀性语言回答问题，每次与患者互动，都应该询问患者"您有什么疑问或需要吗？"

5. 避免向患者说"我不知道""我很忙"或者"这事与我没有关系"等话语。告知患者你会核对相关要求，并随后（就相关内容）给出解答或回复。

6. 对于工作中存在的问题或不足，应纠正并态度诚恳地道歉。

7. 不要因为相关的事责备其他部门或者同事。

8. 安抚后 1~2 小时内主动去询问患者："您现在还有其他问题或需要吗？"以确认患者是否满意。

9. 告知相关护士患者的疑问或质疑，改善护患关系。

四、患者对其他工作人员有意见时护理人文关怀措施

1. 创造人文环境，将患者安置至接待室，泡上一杯茶，进行自我介绍，包括你的职位。

2. 事先了解患者的姓名称呼，不要直呼床号、患者或其家属的名字。用普通话交流。

3. 适时安抚患者，稳定情绪，认真倾听。开始可以主动对患者说"不好意思，耽误您时间了"或"您先喝口茶，休息一下，我们慢慢谈"。了解患者及家属存在的不满及诉求。

4. 避免向患者说"这种事情不值得生气"或者"这事不与我们科室相关"等话语。告知患者你会核对相关问题，并随后（就相关内容）给出解答或回复。

5. 对工作中存在的不足应纠正并态度诚恳地道歉。

6. 不要因为相关的事责备其他部门或者同事。

7. 安抚后 1~2 小时内主动去询问患者："您现在还有其他问题或需要吗？"以确认患者是否满意。

五、患者情绪激动时护理人文关怀措施

1. 通过抚触等方式安抚患者情绪、保持冷静，确保患者心情平静、舒适。

2. 用亲切柔和的语调与患者交谈，"请您先坐下来/请您先喝杯水，如果您对我们的治疗护理有什么疑问，我们可以向您解释……"（用关怀的话语了解患者情绪激动的主要原因）。

3. 耐心并完整地倾听患者说明问题的原因及过程，避免中断患者谈话，不要机械性地回应，应怀着关爱之心，完成与情绪激动患者的整个交流过程。

4. 保持与患者的眼神交流，以达到尊重患者的目的。

5. 交流过程中保持周围环境安静、疏散围观人员，可采取转移现场等方式，为患者提供光线、温度均适合的沟通环境。

6. 帮助患者正确认识和对待自己的疾病，控制患者的情绪并加以引导，以消除误会。

7. 主动巡房（至少按照护理级别要求巡视病房），一旦发现患者情绪不稳定或遇到困难需要解决时，主动询问患者"您有什么事需要我的帮助吗"，争取最短时间内向患者提供支持以解决问题，及时反馈效果，并做好相应记录。

8. 沟通结束后，立即向病房护理管理者汇报整个事件，包括事件发生的原因、结果，责任护士采取的措施和效果等。特殊情况需要提前汇报。

9. 进行交班，使下一班护士关注患者心理情绪变化，及时提供帮助。

六、患者对费用有疑问时护理人文关怀措施

1. 护士心态平和、冷静。

2. 理解和接受患者的疑问（如"请问您对费用有哪些不清楚的地方？请详细告诉我！"），认真倾听患者的疑问。

3. 避免向患者说"我不是你的责任护士"或者"我不知道"等话语。告知患者你会核

对相关费用清单，并随后（就相关内容）给出解答或回复。

4. 护理人员态度真诚、语言委婉，耐心地向患者做出解释。详细介绍目前所产生费用的明细，告知患者查询账目的具体方法，必要时为患者打印费用清单，消除患者疑问。

5. 告知管床医生患者的疑问，请医生向患者解释手术中花费数额较大的医疗费用，以取得患者理解，建立信任关系。

6. 继续向患者解释说明接下来因治疗、用药或护理所需要产生的费用，以确保患者了解接下来会发生什么，大概需要准备什么。

7. 在详细解释患者费用问题后，应主动询问患者："您还有什么疑问或需要吗？"以确保患者完全了解费用的情况，理解并积极配合治疗。

七、催缴费用时护理人文关怀措施

1. 首先介绍自己，礼貌称呼患者，语调亲切柔和。禁止直接采用床号等不尊重的形式代替患者名字。

2. 告知患者目前住院账户的情况（如"住院期间您一共缴纳了××元，到目前为止您已经使用了××元，现在账户上还有××元"），向患者解释目前所产生费用的明细，使患者对费用有所了解。

3. 向患者解释说明接下来的护理及治疗费用，让患者了解接下来将会产生的费用。

4. 询问患者（例如"请问您对目前的费用问题还有哪些疑问吗？"），以判断是否需要做出更多解释。

5. 为避免延误治疗，护理人员应及时详细告知患者缴费的时间、具体方式及地址，确保患者及家属能理解。向患者解释说明时，应给予患者宽余的时间段进行缴费，避免使用"马上""立刻"等词语。

6. 遇到特殊情况时，如家属要求催缴费用时不让患者本人知晓，或患者由于无陪护、资金紧张等原因无法及时缴纳费用等，护理人员最好提前做好催缴费用的准备，及时告知管床医生患者费用状况，采取个体化措施如帮助代缴费、帮助及时联系家属等。

7. 巧妙把握催缴费用的时机，避免在患者疼痛、进食或睡眠时进行。

八、行约束患者护理人文关怀措施

1. 礼貌称呼患者及其家属，不要直呼床号、名字。要求用普通话。

2. 约束之前，向患者及家属进行自我介绍，包括职位。同时向患者解释约束的必要性，取得配合。确保患者或家属理解并同意后方可对患者进行约束，并签署知情同意书。

3. 对意识清楚但有精神症状的患者要认真、耐心地倾听，或轻拍患者的肩和手，增添患者的温暖感和亲切感，让患者相信护理人员，主动配合。对患者具体情况进行评估，根据患者情况选择合适的约束具。

4. 约束时，可以边约束边与其聊天，分散其注意力。

5. 在使用约束具期间，护士要经常巡视，观察其约束部位的皮肤颜色，必要时进行局部按摩，以促进血液循环，同时要经常对患者进行动态评估，尊重患者隐私，减少身体暴露部位。

6. 在使用约束具期间，将患者肢体处于功能位置，使患者安全和舒适。

7. 主动询问患者有何需求，重视患者的倾诉，尽量满足患者的合理要求，避免对患者说"我不知道""我很忙"等话语。要主动关心、爱护患者，要经常询问患者"您有什么不舒服吗？"或者"您有不适，请告诉我。"

九、患者跌倒后护理人文关怀措施

1. 患者发生跌倒时，护士应立即到现场，询问患者感受，安抚患者情绪，初步评估患者伤情，通知医生，并协助医生进行初步处理。

2. 患者发生跌倒后如无人陪伴，应尽快通知家属，主动告知伤情，建议家属来院陪伴。

3. 护士要首先对患者发生跌倒事件表达歉意，说明事件经过，取得家属理解，并向家属介绍留陪制度。

4. 患者发生跌倒后，因病情需要行 CT 或者其他特殊检查时，护士应向患者及家属讲解检查的目的及注意事项，并陪同患者检查。检查过程中密切观察病情，发现异常，及时告知医生，并配合处理。

5. 患者情绪和病情稳定后，护士对患者跌倒风险进行复评，跌倒小组成员对患者进行跌倒事件深度访谈，寻找跌倒事件发生的根本原因，给予针对性健康教育。

6. 与患者和（或）陪护交流时，护士避免用责怪和质问的口吻，引导患者（陪护）主动表达对预防跌倒的意识和态度。沟通过程中，注意倾听，适当运用肢体语言，如患者回忆跌倒事件情绪激动时，可以适时安抚其情绪。

7. 当家属对于患者在医院内发生跌到感到不解时，耐心解答患者家属的疑惑，共同分析导致患者发生跌倒的原因，根据病情建议家属留守。

8. 当患者对自身发生跌倒感到不解时，耐心解答患者跌倒事件的疑惑，与患者一同分析跌倒事件发生的原因，针对性地给予健康指导，提高其预防跌倒的意识。真诚地与患者交谈，劝说患者正确评估自我状态，必要时要求护理人员的帮助，避免再次跌倒。

十、护理发生失误时人文关怀措施

1. 病房管理者和当事护士一起到患者床边，态度诚挚地道歉。认真倾听患者的意见，允许患者发泄负性情绪，有助于稳定患者情绪。

2. 陈述客观事实，向患者解释失误的原因，避免推卸责任。

3. 及时采取补救措施，并取得患者的认同。

4. 若患者对当事护士有顾虑可考虑更换其他人员实施补救措施。

5. 实施补救措施后，15~30 分钟巡视患者一次，必要时应陪伴在患者身旁。严密观察效果。

6. 评价补救措施实施效果，告知患者结果，并对之前的失误再次致歉。

7. 认真、细致地做好患者其他护理工作。

十一、特需服务患者的护理人文关怀措施

1. 入院前，根据就诊信息，明确患者称谓，增强患者的被尊重感。

2. 语言清晰准确、态度温和可亲地告知患者入院当日的相关注意事项，并做好各项检查的预约准备。

3. 检查房间设施，保证处于正常工作状态。

4. 入院时，调节好病房内的温度和湿度。

5. 热情接待患者，主动介绍责任护士的身份，并告知患者在整个治疗就诊过程中，护士会全程陪伴，让患者放心和安心。

6. 通知医生接诊，并与接诊医生一同参与患者的诊疗。

7. 各项诊疗工作务必保证核对无误、正确有效地执行。在不违反诊疗常规的前提下，充分考虑患者的身体状况、想法和意愿，合理安排各项检查顺序，并取得理解和配合。

8. 诊疗活动中应耐心地向患者解释操作的目的，以及可能会伴有的不适感，密切观察患者的反应，注重患者的感受。在操作中，护士要注意交流中的语气和措辞，避免冷漠、命令性口吻，当患者主动配合时，护士要予以感谢和鼓励。

9. 如需要外出检查，协助患者提前做好准备，注意保暖、保护患者隐私及安全；候诊过程中，可进行沟通，做好检查相关的宣教工作。遇到一些特殊检查，不便陪伴在患者身旁时，应提前告知患者，如"一会儿您进行的检查，因为环境特殊，我不便进入，不过您不用担心，我会在室外密切关注您的情况，请您放心！"如遇到患者无法耐受个人单独进行检查时，护士应做好个人防护，全程陪伴患者身旁直至检查完毕。

10. 在待检的过程中，要注意评估患者的状态，及时调整诊疗节奏，避免患者劳累。应经常主动询问患者感受。

11. 如需会诊，在明确会诊安排的前提下，提前布置好会诊室，并指引患者、家属及相关会诊教授一一入座。在会诊过程中，要关注会场的情况，及时满足会诊人员的需求，同时要注意聆听，协助医生做好会诊的相关记录。

12. 勤于巡视病房，善于观察，及时发现患者的需求，确保病房呼叫铃的零使用率。每次巡视病房，护士都应亲切问候、主动询问其需求。

13. 患者有问题前来咨询时，护士应立即放下手中的事情，第一时间接待患者，如果遇到两名患者同时询问事情时，可让后面患者稍作等待或寻求其他护士予以接待。

14. 患者对治疗和用药有疑问时，应认真核对患者的治疗和用药，明确后应给予耐心解释；属于医疗范畴内的问题，应及时联系其主管医生为其答疑解惑。在处理问题的过程中，保持严谨态度，切不可草率和敷衍，真正做到让患者安心和放心。

15. 候诊时间较长时，首先对患者表示歉意，简单解释长时间候诊的原因，并明确今后要进一步解决，取得患者的谅解。善于运用沟通技巧，缓解患者长时间候诊产生的焦躁。

16. 出院时，对患者进行健康宣教。

17. 协助患者整理物品，指导患者办理结账手续，必要时予以协助。

18. 主动征求患者和家属意见。

19. 送患者至电梯，礼貌送别。

十二、患儿家长遇到困难时护理人文关怀措施

1. 护士自我介绍，礼貌称呼患儿家长。
2. 倾听患儿家属的话语，鼓励其说出遇到的困难。
3. 告诉患儿家长："我们会在自己的能力范围内尽可能帮助您解决困难。"
4. 提出几种可行性方案，让家长进行选择，并协助实施。

5. 当困难不能及时解决时，要向家长解释，关心患儿及家属的住院需求，解决后顾之忧，给予精神支持。

6. 困难解决后，询问其效果，并进行改进。

7. 通过询问"您现在还有其他问题或需要吗"，以确认患儿家长是否满意。

（吴　楠）

第十七章

医疗纠纷的鉴定与处理途径

医疗纠纷发生以后，很关键的就是需要得到客观、公平的处置，而处置的前提又高度依赖科学、公正的鉴定。当前我国事实上仍处于鉴定的"双轨制"，即医疗事故技术鉴定与医疗损害司法鉴定并存的局面，医疗事故技术鉴定机构与司法鉴定机构同时涉足其间。这一局面的形成，既有其合理性，也确实存在相当的弊端。理清两者的关系，需要明确鉴定的最终目的与本质特征，否则将很难获得彻底的改变。

第一节　医疗纠纷的鉴定

司法实践中，医疗纠纷的鉴定按照与诉讼的时间关系，分为诉前鉴定和诉讼过程中的鉴定；按照鉴定的前后秩序，分为初次鉴定和重新鉴定；按照委托机构主体的不同，分为行政鉴定和司法鉴定；按照鉴定机构主体的不同，分为由医学会主导的鉴定和司法鉴定机构主导的鉴定。鉴定事项的主要内容包括：①诊疗行为是否违反法律、行政法规、规章以及其他有关诊疗规范、常规的规定。②医务人员在诊疗活动中是否尽到与当时医疗水平相应的诊疗义务。③是否出现了需要抢救生命垂危患者等紧急情况，医务人员在抢救生命垂危患者等紧急情况下是否尽到合理诊疗义务。④是否因药品、消毒药剂、医疗器械的缺陷，或者输入不合格的血液造成患者损害及其原因力大小。⑤是否尽到了告知说明的义务。⑥是否进行了不必要的检查。⑦诊疗过错行为与损害后果之间是否存在因果关系以及原因力大小。⑧患者的人身损害、损伤残疾程度。⑨患者定残后所需护理期、残疾生活器具、后续治疗费等。

一、医疗事故技术鉴定

医疗事故技术鉴定的法理依据是 2002 年 4 月 4 日公布并自 2002 年 9 月 1 日起施行的国务院令第 351 号文件《医疗事故处理条例》。《医疗事故处理条例》的前身是其实施同时废止的《医疗事故处理办法》。其立法宗旨在于"正确处理医疗事故，保护患者和医疗机构及其医务人员的合法权益，维护医疗秩序，保障医疗安全，促进医学科学的发展"。该条例还就医疗事故技术鉴定的主体、目的、程序、方法以及技术专家等问题作出了明确规定。

（一）鉴定的启动

根据《医疗事故处理条例》的规定，在医疗纠纷发生以后，患方、医方若就有关医疗技术争议不能达成协商一致的，可以单方面或者共同委托负责组织医疗事故技术鉴定的医学会组织鉴定；卫生行政管理部门接到医疗单位关于重大医疗过失行为的报告或者医疗事故争议当事人要求处理医疗事故争议的申请后，对需要就专业技术问题进行鉴定的，也可交由医学会组织鉴定。

在《侵权责任法》颁布实施以前，人民法院在受理患者或其代理人提起医疗事故诉讼请求以后，时常也按照上述条例，委托医学会组织鉴定。

（二）鉴定的程序

医疗事故技术鉴定从本质上来说，属于行政鉴定。

根据《医疗事故处理条例》以及《医疗事故技术鉴定暂行办法》《医疗事故分级标准》等配套规定，医疗事故技术鉴定需由从医学会组建的专家库中抽取的专家负责。专家库的成员是担任专业高级技术职务 3 年以上并具有良好业务素质和执业品德的医学专家，法医专家也可受聘进入专家库。

专家组组成以后，将审查医、患双方所提供的鉴定材料以及陈述书，听取双方的陈述意见，进行必要的询问以及专家检查，然后出具技术鉴定报告。鉴定报告的结论为是否构成医疗事故，若构成医疗事故的，则说明事故等级及医方应当承担的责任程度。责任程度分为五级，即：完全责任、主要责任、次要责任、轻微责任与无责任。

根据《医疗事故处理条例》第二十九条之规定，"负责组织医疗事故技术鉴定工作的医学会可以向双方当事人调查取证"。同样，《医疗事故技术鉴定暂行办法》第二十八条也规定，"医学会可以向双方当事人和其他相关组织个人进行调查取证"。因此，调查取证经常是医疗事故技术鉴定中必不可少的环节。但是，上述调查取证权限于当事人或卫生行政部门委托的鉴定，而对人民法院委托的鉴定，则应由人民法院负责调查取证工作。医、患任何一方不予配合调查，影响技术鉴定进行的，由不配合一方承担责任。

鉴定报告形成以后，由医学会组织的医疗事故技术鉴定机构加盖公章，鉴定技术专家不具名，实行专家组集体负责制。原则上，技术专家也不就鉴定有关问题接受法庭调查、质证，仅在必要时出具书面质证意见，书面意见同样不显示专家姓名。

（三）鉴定结论争议的解决

医疗事故技术鉴定一般实行逐级进行的制度。根据《医疗事故处理条例》的规定，设区的市级地方医学会和省、自治区、直辖市直接管辖的县（市）地方医学会负责组织首次医疗事故技术鉴定工作。省、自治区、直辖市地方医学会负责组织再次鉴定工作。必要时，中华医学会可以组织疑难、复杂及在全国有重大影响的医疗事故争议的技术鉴定工作。

当医、患双方收到医疗事故技术鉴定报告以后，其中一方或者双方对鉴定结论持有异议的，可以向上级医学会申请重新鉴定。上级鉴定机构形成的鉴定结论，其效力一般高于原鉴定结论。

（四）医疗事故技术鉴定的意义及其局限性

1. 医疗事故技术鉴定的重要意义

（1）医疗事故技术鉴定是卫生行政管理部门对医疗纠纷进行行政调解、对医疗单位实施必要的行政管理、对发生医疗事故的医疗单位及其医务人员采取必要的行政处置措施的重要依据。

（2）医疗事故技术鉴定采用"同行评议"的原则，实行的是真正的"专家鉴定"，有利于保证更科学、更客观、更准确地评价医疗行为。

（3）医疗事故技术鉴定由同行专家进行讨论、评价具体的医疗行为，反过来可以为他们提供借鉴与警示，促进其提高对某些专业问题的认识，并在自己所在的医疗单位审慎执业，有助于减少乃至避免医疗纠纷的发生。

2. 医疗事故技术鉴定存在的局限性

（1）与人民法院审理医疗纠纷案件时关注的焦点脱节，是否构成医疗事故往往并非人民法院审理此类案件时关注的焦点问题，同时医方是否应当承担责任以及责任程度的大小也应由法庭综合各种证据并结合法庭辩论后最终裁定，不应由技术鉴定专家做出。

（2）医疗事故技术鉴定报告实行专家集体负责制，往往等于谁都不负责，而加盖公章的医疗事故技术鉴定委员会工作人员并非鉴定技术专家，对鉴定报告同样难以承担责任，有时可能使法庭审理陷入困难局面。

（3）同行专家实施鉴定，既是医疗事故技术鉴定的优势，同样也带来了同行保护、不公正的质疑，且进入医疗事故技术鉴定专家库的临床医学专家虽具有精深的医学知识、良好的医疗技能，但对法律问题的认识并不见得高于普通人，短时间的培训也未必有很好的效果，结合"医"与"法"的医疗纠纷鉴定，有时颇勉为其难。

3. 司法实务界对医疗事故技术鉴定的认识　早在《医疗事故处理办法》施行之际、《医疗事故处理条例》发布之前，最高人民法院前副院长李国光于 2000 年 10 月 28 日《在全国民事审判工作会议上的讲话》明确指出：要正确区分医疗事故责任与医疗过失损害赔偿责任的界限。是否构成医疗事故，构成几级医疗事故，以及对医疗事故进行处理，这是卫生行政部门的职责。人民法院在审理医疗纠纷案件时，对于是否承担医疗过失损害赔偿责任，应当根据《民法通则》的规定，按照侵权损害赔偿责任构成要件，严格审查有无侵权事实、损害后果、侵权事实与损害后果是否存在因果关系以及侵权人是否存在主观过错，以此来判断侵权人是否应当承担民事损害赔偿责任。是否构成医疗事故，不是认定医疗过失损害赔偿责任的必要条件。

二、医疗损害司法鉴定

2010 年 7 月开始实施的《侵权责任法》规定医疗损害责任采用"过错责任"原则（少数情况例外）。全国人大教科文卫副主任委员任茂东在关于《侵权责任法》对医疗损害责任的分析中指出："侵权行为要承担侵权责任，至少要具备行为过错、损害结果、侵权行为与损害结果之间的因果关系这三个基本要件"。由此可见，客观评价医疗行为、分析过错行为与损害后果之间的因果关系以及医疗过错在损害后果中的参与程度，准确认定医疗单位应当承担的责任大小，是解决医疗纠纷的关键环节。近十多年以来，由司法行政管理部门负责管理的法医学司法鉴定机构，大量介入医疗纠纷的鉴定，很多地区甚至在数量上超越医疗事故技术鉴定。与医疗事故技术鉴定相比较，其具有不同的特点。

（一）鉴定的启动

根据第十届全国人民代表大会常务委员会第十四次会议于 2005 年 2 月 28 日通过的《关于司法鉴定管理问题的决定》以及其后发布的《司法鉴定程序通则》《司法鉴定执业分类规定（试行）》等规定，司法鉴定机构可以受理司法机关、公民、组织的司法鉴定委托，开展鉴定活动。在医疗纠纷领域，相当一部分司法鉴定机构直接受理患方或者医方当事人提出的鉴定委托，组织鉴定并出具鉴定意见书。

当然，也有相当一部分司法鉴定机构考虑到医疗纠纷案件的特殊性，病历材料作为鉴定依据的真实性对鉴定意见往往起到关键作用等，往往只接受人民法院的委托，开展医疗纠纷的司法鉴定工作。

（二）鉴定的程序

按照全国人大常委会《关于司法鉴定管理问题的决定》，司法鉴定机构应当通过资质认定或者实验室认可，依照相关国家标准、行业标准或者技术规范、行业专家共识或指南实施鉴定。

委托人委托司法鉴定机构进行医疗纠纷的司法鉴定，由鉴定机构指定司法鉴定人具体实施，包括承担鉴定责任并主导鉴定工作。司法鉴定人均经过司法鉴定行政管理部门批准并公示其执业资格。

按照《司法鉴定程序通则》的规定，委托人有义务向司法鉴定机构提供充分、完整、真实的鉴定材料，司法鉴定人应当对鉴定材料进行必要的审核，必要时可要求委托人进行补充。司法鉴定人本身不具有调查取证的权利。

司法鉴定人接受委托后，一般会通过委托人召集医、患各方当事人，听取其陈述意见，并根据需要对被鉴定人（或相应检材）进行必要的检验，经咨询有关临床医学专家的意见后，形成合议意见，制作鉴定意见书。鉴定人在鉴定意见书上署名并承担责任，包括后续的书面解释、出庭质证以及其他相应的法律责任。

医疗纠纷司法鉴定的核心内容紧密围绕《民法通则》与《侵权责任法》的要求，通常是：医疗单位在实施诊疗过程中有无医疗过错行为；若存在医疗过错行为，其与被鉴定人的损害后果之间是否存在因果关系；若存在因果关系，其过错的参与程度如何评定等事项。

（三）鉴定意见争议的解决

按照现行的司法鉴定实践，司法鉴定机构没有地域、等级之分，在某家司法鉴定机构出具鉴定意见以后，当事人一方或双方对鉴定意见不服的，可以申请重新鉴定。目前，在中央政法委组织协调下，公布了包括司法鉴定科学技术研究所司法鉴定中心在内的10家国家级司法鉴定机构，可以从事重新鉴定的工作。

当鉴定意见争执不下时，人民法院可以依据当事人的申请或者依职权要求司法鉴定人到庭对司法鉴定意见提供解释或说明，回答或解释当事人与法官对某些专门性问题的疑问。司法鉴定人无合理理由不能到庭的，其鉴定意见不得采信。

（四）医疗损害司法鉴定的意义及其局限性

1. 医疗损害司法鉴定的重要意义

（1）打破了医疗事故技术鉴定一家独大的局面，提供了多元化的选择。虽然医疗事故技术鉴定有专家鉴定、同行评议的优势，但也难免受到"同行保护"的诟病，鉴定结论往往因此受到质疑。词法鉴定机构及其司法鉴定人相对独立于医疗单位，具有超然性，更符合"第三方鉴定"的法理要求。

（2）医疗损害司法鉴定与医疗事故技术鉴定的制度设计完全不同，更适合异地鉴定，可使鉴定机构远离医、患各方当事人的影响，有利于在不受干扰的情况下做出公正、客观的鉴定意见。

（3）医疗损害司法鉴定的鉴定意见紧密围绕法律要求与法庭关注，能更好地贴近法官需求，甚至可以直接为法官所使用。加之鉴定人签署真实姓名，必要时参与庭审质证，并由司法鉴定人为鉴定意见承担法律责任，故其形式与程序要件符合《民事诉讼法》与相关证据法律规范的要求。

2. 医疗损害司法鉴定存在的局限性

（1）司法鉴定人往往并非与承办案件直接相关的临床医学专家，鉴定中往往要聘请临床专家参与会鉴并提供专业意见，但由于鉴定人受自身专业知识的限制而未必能清晰把握鉴定要点，或者会鉴临床专家主观臆断，可能会出现有失偏颇的鉴定意见，给法庭的审理带来不必要的麻烦。

（2）鉴定意见归根结底由司法鉴定人负责主导形成并承担法律责任，且承担鉴定以后的解释、说明及法庭质证，由此带来的问题是司法鉴定人的专业背景和鉴定能力可能受到对鉴定意见不服的当事人的质疑。

（3）由于司法鉴定行政管理机构至今未对重新鉴定、再次鉴定做出明确的程序性规定，往往造成部分案件反复鉴定、多头鉴定，乃至久鉴不决，影响案件处理的效率，更影响司法鉴定的权威性。

（五）由医学会组织的医疗损害司法鉴定

随着《侵权责任法》的颁布实施，卫生行政管理部门、医学会与各地人民法院积极协调，有的地区已经达成了一致意见，中华医学会也有新的规定，即由医学会组织的医疗事故技术鉴定委员会实施医疗损害司法鉴定。

1. 医学会组织医疗损害鉴定的范围与主要内容

（1）医学会负责的医疗事故技术鉴定委员会可以受理各地人民法院的委托，对医疗损害赔偿责任纠纷案件组织医疗损害司法鉴定。鉴定程序依照医疗事故技术鉴定的相关办法执行。

（2）在医学会组织的医疗损害司法鉴定中，鉴定结论为是否构成医疗损害；若构成医疗损害，则参照《医疗事故分级标准》评定医疗损害的等级，以及医疗单位应当承担的责任程度。同时规定，在完全责任、主要责任、次要责任、轻微责任与无责任这五种医疗责任程度以外，再增加医疗单位承担同等责任的分级。

（3）人民法院在委托此类鉴定时，可以突破原来在辖地范围组织鉴定的习惯，在一定区域内委托异地鉴定，避免来自医、患各方可能的干扰，尽量保证鉴定的独立性和公正性。

2. 医学会组织医疗损害鉴定存在的问题

（1）这种鉴定形式并非完全崭新的制度设计，而是在原有医疗事故技术鉴定体制上的改良，难免令患者心生疑虑。

（2）医学会组织的医疗事故技术鉴定委员会及其技术鉴定专家并未在司法鉴定行政管理机关登记注册，不属于司法鉴定机构与司法鉴定人，其主体资格存在先天不足。

（3）鉴定报告的形式基本照搬原来的医疗事故技术鉴定，鉴定人不署名，实行鉴定专家集体负责，由所在鉴定委员会盖公章，鉴定人一般不出庭、不直接接受法庭质询，未达到相关民事证据法律规范的要求。

（4）由于鉴定专家仍来自医疗事故技术鉴定专家库，未能脱离"同行保护"之嫌，且鉴定专家的培训、考核与现行司法鉴定人相比，要求显得较为宽松，管理部门对鉴定专家的惩戒、制约机制也相对不足。

三、医疗纠纷鉴定存在的现实问题

　　医疗过错的鉴定以及过错与损害后果之间因果关系的分析、过错参与程度的评定迄今仍缺乏统一的理论指导与操作方法，实践中常各行其是，以至于鉴定结果五花八门，反而更易激化本已十分尖锐的矛盾。例如，根据《医疗事故处理条例》的规定，医疗事故是指"医疗单位及其医务人员在医疗活动中，违反医疗卫生管理法律、行政法规、部门规章和诊疗护理规范、常规，过失造成患者人身损害的事故"，故医学会医疗事故技术鉴定通常按照所谓明文规定的"具体标准"判定有无过错行为，采用"循证法"逐项分析的手段，鉴定结果中不构成医疗事故（医疗损害）的比例较高；而在司法行政部门登记注册的司法鉴定机构除了关注"具体标准"以外，还会考察医疗行为有无违反注意义务、医疗水准等"抽象标准"，且除"循证法"以外，还通常采取排除法"逆向思维"是否存在过错，鉴定结果判定存在医疗过错、过错与损害后果之间存在因果关系的比例明显较高。在当前两种鉴定体制并存的情况下，有必要逐步统一鉴定的标准和方法，并最终达到并轨的目的。

　　"事故寄予度"由日本法医学家于 20 世纪 80 年代提出，用以分析、评价人身伤害与损害因素之间的关联程度。事故寄予度引入我国后习惯上被称为"损伤参与程度"，已被广泛接受。然而，法医学界对此理解仍不够深刻，鉴定标准与方法迄今仍未臻统一，加之医疗纠纷案件中往往涉及患者疾病因素与自身体质因素、患者（或家属）的配合因素、医疗过错因素及当时医疗水平因素等多方面，远比其他人身损害案件复杂，故不同鉴定机构、鉴定人就同一案件给出的参与程度判定结果时常大相径庭。民众及案件当事人，乃至仲裁员、调解员或审判人员，在对参与程度的认识上也存在一定误区，少数法官出于裁判风险考虑，希望鉴定机构对责任程度作出明确判定，甚或简单地将法医学鉴定意见中的参与程度等同于医疗单位应当承担的法律责任程度，存在明显不妥。

　　有作者坚持认为，医疗过错的鉴定与医疗过错对损害后果参与程度的判定，属于医学或者法医学命题。医疗过错的责任程度，则属于侵权法上的法律概念，应由法官综合各种证据做出。专业人员的鉴定意见至多只是证据之一，不应也不能代替审判。当然，科学、客观的鉴定意见，往往是公正审判的前提和基础。

（高　华）

第二节　医疗纠纷的处理途径

　　医疗纠纷的处理，大致上依赖以下几种途径：①调解。②仲裁。③诉讼。在仲裁与诉讼过程中，也可进行调解，从而达到息诉止纷的目的。

一、调解

（一）概述

　　所谓调解，是指在第三方机构（或组织）的主持下，在国家法律、法规、部门规章及相关政策的框架内，医患双方以社会公德为基础，以临床诊疗护理规范、常规为依据，分别阐述各自的主张，调解机构（或组织）则对纠纷双方进行疏导、劝说，促使他们互相协商，争取获得一定程度的谅解而达到妥协的目的，以消除纠纷的活动。在医疗纠纷的各种处理方式中，调解具有方式相对灵活、过程比较平和、成本相对低廉且一般可无需公开的优势，较之其他形式更可能达成双方满意的结果。2010年1月，卫生部、司法部、保监会三部门联合发布《关于加强医疗纠纷人民调解工作的意见》，鼓励各地按照"调解优先"的原则，引入人民调解工作机制。2010年8月，《中华人民共和国人民调解法》获得通过，为依法调解医疗纠纷提供了法律保障。

总结起来，调解具有以下特点：①调解不是诉讼的必经程序，各方当事人均有权拒绝接受调解而直接进入其他纠纷解决途径。②进行调解的前提是双方当事人必须完全出于自愿，其他任何人不得以任何手段强迫其接受调解。③尊重各方当事人的权利，不得因调解而阻止当事人依法通过仲裁、行政、司法等途径维护自己的权利。④调解不成的，不能阻止当事人向人民法院提起诉讼。⑤经调解达成协议的，调解书具有法律效力。⑥当事人之间就调解协议的履行或者调解协议的内容发生争议的，仍可以向人民法院提起诉讼。

医疗纠纷的调解工作与其他民事纠纷的调解不同，具有专业性强、诊疗过错认定难、矛盾疏导途径单一、司法途径漫长而困难、患方情绪容易激动、矛盾容易激化等特点。因此，做好医疗纠纷的调解，必须在充分把握第一手材料的情况下，始终强调专业性的保障，在公正、客观的基础上方有可能得到成功。

（二）调解的主体

当前医疗纠纷处理实践中，各地采用形式多样的调解方式，多种机构（或组织）尝试参与或主持了医疗纠纷的调解工作，取得了一定的成果。大体上，医疗纠纷调解的主体经常包括以下几类。

1. 医患双方当事人或者代理人　严格说来，当医患双方当事人或者代理人作为调解的主体时，已经不完全符合上述有关调解的定义，因此称其为"协商解决"可能更为妥当，也就是人们通常所说的"私了"。

多数情况下，患者（及其家属）感受到在医疗活动中受到"不公正"待遇，或者医疗结果不能满足预期，会直接向医疗单位的相关机构投诉。当前，不同医院负责接待此类投诉的机构设置与名称并不相同，处理程序也千差万别，但功能大致相仿，主要包括：医务科（处）、门诊办公室、医疗纠纷办公室（简称"医纠办"）、医疗质量监控办公室（简称"质控办"）等。此类机构在医院内形成了一种隔离带，必要时可以担任临床医务人员与患者（及其家属）之间的居间调解人。

但是，由于此类机构的工作人员同样属于医疗单位的职工，其公正性很可能受到患方与外界的质疑。而且，此类调解由于多在医院内部进行，医、患直接面对，缺乏缓冲余地，加之患者大多情绪不稳，对医院极度不满，容易引发冲突，难免影响医院临床及行政的日常工作，甚至造成恶性事件。而且协商往往是在事实不清、责任不明的情况下进行的，容易导致患方非理性维权行为的发生。故"私了"的成功率尚与人们的期望相差甚远。因此，有作者主张医院内设的医疗纠纷处理机构可以在发生纠纷后及时介入，试探有无协商解决的可能性，若可能性不大的，应及时提请第三方机构（或组织）主持后续的调解工作。

2. 卫生行政部门　作为医疗单位的行政管理机关，卫生行政部门以往承担着大量的医疗纠纷调解工作，并受到广泛的重视，社会效果也较为理想。

卫生行政部门担任居间调解人，其组织的调解往往被称为行政调解，也就是百姓经常说的"官了"，具有一定的优势：①其自身与医疗单位存在一定的行政领导、业务指导与被领导、被指导的关系，其意见对医疗单位较具权威性。②其从业人员多数具有一定的医学专业背景，至少长期接触医疗卫生行业，有一定的专业理解能力，通常不至于被斥为"外行"。③调解结果与其不存在直接利害关系，一定程度上可以说调解人初步具有应当有的中立地位。当然，正是由于卫生行政部门与医疗单位存在着千丝万缕的关系，其公正性仍难免受到质疑。

3. 人民调解委员会　人民调解委员会（人民调解员）是主持民间纠纷调解的合适机构，具有天然的中立地位。2013年10月，西安市成立了专门的医疗纠纷人民调解委员会，配备专职人民调解员，并建立了医学、药学、心理学、法学专家库，由专家提供咨询意见，协助调解工作，使调解工作初步具备了专业性。上海市在市司法局、市高级人民法院的组织与协调下，也成立了类似的调解组织，近年来，对于争议标的额较小的医疗纠纷案例，取得了良好的调解效果，一定程度上减少了诉讼案件，节约了司法资源。

人民调解委员会组织的调解工作是近年来新出现的事物，目前仍在不断完善推广中，其效果值得期待。有作者认为，要做好医疗纠纷的人民调解工作，有必要做好以下几点：①要建立一支热心公益的调解员队伍。队伍主力的要求应当不同于普通家庭邻里纠纷的民事调解员，需要有一定的专业能力，有旺盛的精力，因此不宜全部聘用退休的老法官、老医师，应当聘请一些有志于此且有一定富余时间的中青年同志，或者形成中青年同志与老同志合理搭配的调解组，保证繁重的调解工作得以顺利进行。②要建立一支愿意仗义执言、秉公办事的专家队伍。这些专家必须既具有相当的能力，又具有一定的知名度，能起到震慑作用，在调解进程中提供咨询意见，必要时可以直接面对医、患各方当事人，直陈案件焦点，剖析利害，以理服人。③必须有一定的资金保障。调解工作虽然是公益事业，绝不以营利为目的，但不等于决不发生任何费用，若缺乏资金保障，许多工作将无法开展。④要大力宣传调解的意义与好处。近年来吵得沸沸扬扬的一些医疗纠纷案例，给人们带来了不好的示范效应，部分患者甚至倾向于认为"不吵不闹"不如"吵吵闹闹"，"吵吵闹闹"不如"大吵大闹"，甚至形成了以获利为目的的"专职医闹"。扭转这种不良风气，有必要形成正能量的宣传攻势，可以在隐去调解成功案例的医、患姓名的前提下，大力宣传通过调解解决纠纷既省时省力，结果又客观公正，引导人们自觉、自愿地选择调解之路。

二、仲裁

（一）概述

调解不成的民事争议主要采取向法院起诉和申请仲裁机构仲裁这两种方法。仲裁机构与法院不同。法院行使国家所赋予的审判权，向法院起诉不需要双方当事人在诉讼前达成协议，只要一方当事人向有审判管辖权的法院起诉，经法院受理后，另一方必须应诉。仲裁机构通常属于民间团体的性质，其受理案件的管辖权来自双方协议，没有协议就无权受理。

由上述内容可知，仲裁是指合同双方在发生纠纷之前或之后签订协议，明确将纠纷提交双方所同意的非司法机构的第三方进行裁决，是处理民事纠纷的一种方式。仲裁协议必须是纠纷当事人在自愿基础上达成的，由第三方作出的裁决对争议各方当事人均有约束力。仲裁在性质上兼具契约性、自治性、民间性和准司法性。《中华人民共和国仲裁法》已由中华人民共和国第八届全国人民代表大会常务委员会第九次会议于1994年8月31日通过，自1995

年9月1日起施行。仲裁行为与结果受法律约束与保护。

《中华人民共和国仲裁法》第二条规定："平等主体的公民、法人和其他组织之间发生的合同纠纷和其他财产权益纠纷，可以仲裁"。该法还规定了不适宜仲裁的情形。根据该法的规定，医疗纠纷只要不涉及卫生行政部门，仲裁的争议事项应当是当事人有权处分的，且争议范围仅限于合同纠纷与一般的经济权益纠纷，均可选择仲裁。依照《中华人民共和国仲裁法》第七十四条的规定，医疗纠纷仲裁的时效一般适用民事诉讼中的侵权案件的相关规定，为当事人知道或者应当知道其权益受到侵害的一年之内。

总结起来，仲裁大致包括如下几方面特点。

1. 自愿性　是指争议各方的当事人均自愿将争议交由仲裁机构（委员会）裁定，是最能充分体现当事人意思自治原则的争议解决方式。根据《中华人民共和国仲裁法》的规定，争议各方当事人应当签署书面的仲裁协议，一致表示愿意接受仲裁的意思；没有仲裁协议，争议一方单方面申请仲裁的，仲裁机构不予受理；同时，除非属于仲裁协议无效的情形，只要当事人达成仲裁协议，其中一方当事人向人民法院起诉的，人民法院均不予受理。

2. 专业性　医疗纠纷往往涉及特殊的知识领域，会遇到许多复杂的专门法律、专业知识与专门的技术性问题，故专家裁判更能体现专业权威性。因此，由具有一定专业水平和能力的专家担任仲裁员对当事人之间的纠纷进行裁决是仲裁公正性的重要保障。根据我国仲裁法的规定，仲裁机构都备有分专业的、由专家组成的仲裁员名册供当事人选择，专家仲裁是其重要特点之一。

3. 灵活性　由于仲裁充分体现当事人的意思自治，仲裁中的诸多具体程序都是由当事人协商确定与选择的，因此，与诉讼相比，仲裁程序相对灵活，更具有弹性。

4. 隐私保护性　仲裁无需公开审理，仲裁过程与结果也无需公开，仲裁员及仲裁秘书人员均须遵循相关法律、法规的要求，对仲裁争议具有保密义务。因此，当事人的争议与隐私不会因仲裁活动而泄露，体现出极强的保密性。

5. 快捷性　仲裁实行一裁终局制，仲裁裁决一经仲裁庭作出，即发生法律效力，这使得当事人之间的纠纷能够较快获得解决。

6. 经济性　因仲裁周期短，可以大量地节约当事人的时间成本，而且仲裁一裁终局，无需多审级收费，使得仲裁费往往低于诉讼费。

7. 独立性　仲裁机构独立于行政机构，仲裁机构之间也无隶属关系。在仲裁过程中，仲裁庭独立进行仲裁，不受任何机关、社会团体和个人的干涉，亦不受仲裁机构的干涉，显示出其独立性。

8. 国际性　随着医疗事业对外资的开放，未来可能会更多地发生涉及多国当事人的争议，仲裁案件在这一方面具有其优势。

（二）仲裁的程序

按照上述仲裁的原则，在医患双方对争议问题难以协商解决的情况下，若双方能自愿达成协议，可以将争议提交仲裁委员会仲裁（部分地区特别设立了医疗纠纷仲裁委员会）。实践中，医疗纠纷提请仲裁的情形并不多见，目前仅在国内部分地区有相应的实践，取得了一定的经验。据报道，仲裁按照下列程序进行。

1. 当事人申请　提出仲裁要求的医、患一方应当在纠纷发生之日起规定的时间内（即仲裁时效内）向医疗纠纷仲裁委员会提出书面申请。

2. 案件受理 医疗纠纷仲裁委员会应当在自收到申请书之日起规定的时间内作出受理或不予受理的决定。对决定受理的应通知被诉方，并组成仲裁庭。

3. 案件审理 仲裁庭处理医疗纠纷应当先行调解，在自愿合法的原则下促使医患双方达成和解协议。若调解不成功则不应久调不决，仲裁庭应当及时作出裁决。

4. 仲裁的执行 仲裁裁决书自作出之日起发生法律效力，如同法院的裁判书一样，当事人必须履行。当败诉方在不主动履行仲裁裁决的情况下，胜诉方可请求法院强制执行仲裁裁决。通过法院的强制执行可体现仲裁裁决的权威性，在保证实现当事人权利的同时，也保证了医疗纠纷仲裁制度的顺利发展。

（三）仲裁的特殊规定

与调解不同，仲裁可依法收取一定的费用。

根据《中华人民共和国仲裁法》的规定，仲裁委员会应当由当事人协议选定，仲裁不实行级别管辖和地域管辖。裁决作出后，当事人就同一纠纷再申请仲裁或者向人民法院起诉的，仲裁委员会或者人民法院不予受理。裁决被人民法院依法裁定撤销或者不予执行的，当事人就该纠纷可以根据双方重新达成的仲裁协议申请仲裁，也可向人民法院起诉。

一方当事人提出证据证明裁决存在下列情形之一的，可以向仲裁委员会所在地的中级人民法院申请撤销裁决：①没有仲裁协议的。②裁决的事项不属于仲裁协议的范围，或者属于仲裁委员会无权仲裁的。③仲裁庭的组成或者仲裁的程序违反法定程序的。④裁决所依据的证据是伪造或者不真实的。⑤对方当事人隐瞒了足以影响公正裁决的证据的。⑥仲裁员在仲裁过程中有索贿受贿、徇私舞弊、枉法裁决行为的。

一方当事人不履行的仲裁裁决，另一方当事人可以依照《中华人民共和国民事诉讼法》的有关规定向人民法院申请执行。受申请的人民法院应当执行。

当前，如江西省部分地区的仲裁机构开展了医疗纠纷的仲裁工作，取得了较好的社会效果。但是，迄今为止，各地开展医疗纠纷仲裁的情况并不平衡，也较少建立专门的医疗纠纷仲裁委员会，未能体现仲裁的专业性特点，尚有待进一步重视与改进。

三、诉讼

（一）概述

医疗诉讼是指发生在医疗卫生、预防保健、医学美容等有资质的医疗单位中，一方（或多方）当事人在提供医疗服务或履行法定义务和约定义务时存在过错，因此而诉至人民法院的情形。

如前所述，本书所称的医疗纠纷或者因医疗纠纷形成的医疗诉讼主要指患方认为医方在诊疗活动中对患者造成侵害的行为，而医方持有异议的情形。我国《医疗单位管理条例实施细则》第八十八条规定："诊疗活动是指通过各种检查，使用药物、器械及手术等方法，对疾病作出判断和消除疾病、缓解病情、减轻痛苦、改善功能、延长生命、帮助患者恢复健康的活动"。因此，有作者理解诊疗活动大致包括如下几个方面：①按诊疗场所分类，在门诊、急诊、观察室、急救室、住院病房及转医途中发生的行为。②按医疗措施的性质分类，在病情观察、实施检查、用药及各类手术中发生的行为。③按医疗过程的不同分类，在诊断、治疗、疗效观察及随访、告知等环节发生的行为。④按医务人员执业性质的不同分类，由医师、医技人员、护理人员及医疗单位管理者主导的医疗行为。⑤按涉及医疗单位数量的不同分类，可以是单独的一家医疗单位涉及争议，也可以是多家单位同时或先后涉及争议。

（二）关于侵权之诉与违约之诉

医患关系是建立在合同的基础之上，在医疗合同履行过程中，医方违反注意义务过失导致患者人身损害的，则发生违约责任与侵权责任的竞合。我国《合同法》第一百二十二条规定："因当事人一方的违约行为，侵害对方人身、财产权益的，受损害方有权选择依照本法要求其承担违约责任或者依照其他法律要求其承担侵权责任"。由此可见，我国法律不排除责任竞合，并允许当事人进行选择。患方可以选择提起医疗侵权民事赔偿之诉（简称"侵权之诉"）或医疗技术服务合同纠纷之诉（简称"违约之诉"）。

违约责任适用严格责任原则，只要当事人不履行合同义务或履行合同义务不符合约定的，无论其有无过错，均应承担违约责任。在举证责任分配方面，鉴于医疗违约的责任承担方式为损害赔偿，因此患者的举证责任包括：证明原告与被告存在医疗合同关系、损害后果、医方存在违约行为和因果关系。在诉讼中，患者一方应当首先证明其与医疗单位之间存在医疗关系并发生了医方的违约行为，该违约行为导致患方的权益受损。医疗单位应当提交病历及相关资料说明相应的诊疗过程。交费单、挂号单等诊疗凭证及病历、出院证明等证据可以用于证明医疗关系存在。患者一方若不能提供上述证据，但有其他证据能证明医疗行为存在的，人民法院可以认定存在医疗关系。

医疗侵权责任是因为医疗过错造成损害后果而应当承担的法律责任。换句话说，医疗单位承担责任的前提是存在损害事实，该损害事实必然是因医疗过错行为造成的，而非任何其他因素。那么，什么是医疗呢？目前实际上并没有统一的、不存在任何争议的定义，但这又是任何医疗损害必须要面对和回答的问题。毫无疑问，医疗是一个过程，是一种行为，何谓医疗行为？我国台湾学者李圣隆在《医护法规概论》中曾对医疗行为作过定义，即"凡以治疗、矫正或预防人体疾病、伤害残缺或保障为直接目的所为之诊察、诊断及治疗或基于诊察、诊断结果，以治疗为目的所为之处方或用药等行为之一部或全部之总称，为医疗行为"。

《侵权责任法》是救济法，通过对受到侵害的民事权益提供救济的方法来保障私权。医疗损害责任是侵权责任法的一种特殊类型，救济的是患者受到侵权的民事权益。该法第五十四条规定："患者在诊疗活动中受到损害，医疗机构及其医务人员有过错的，由医疗机构承担赔偿责任"。那么，何为《侵权责任法》所称的患者呢？所谓患者，即是指所有已经出生、尚未死亡，患有某种疾病的自然人。因此，当患方认为，于诊疗活动实施过程中仍然存在生命迹象的、患有某种疾病的自然人的权益受到医疗机构的不法侵害，方可形成医疗诉讼的前提。若有证据证明，在实施诊疗活动之前，该患有某种疾病的自然人业已死亡，则不会构成医疗诉讼，应由其他法律关系来调整。

（三）医疗诉讼与司法鉴定

医疗诉讼一旦形成，须由人民法院指定法官（或者合议庭）依法审判。与仲裁不同，医疗诉讼严格遵循《中华人民共和国民事诉讼法》的规定，实施地域管辖与逐级审理制度。因为法官多不具有专业医学知识和专门医疗技能，故经常需要就医疗诉讼案件中的有关专业理论或专门技能问题进行司法鉴定。

根据 2005 年 2 月 28 日第十届全国人民代表大会常务委员会第十四次会议通过的《关于司法鉴定管理问题的决定》之规定：司法鉴定是指在诉讼活动中鉴定人运用科学技术或者专门知识对诉讼涉及的专门性问题进行鉴别和判断并提供鉴定意见的活动。

由上述规定可以明确，司法鉴定具有如下特征：①司法鉴定的目的是为了解决诉讼中涉及专门性问题。②司法鉴定的主体是具有专门知识或者专门技能的鉴定人。③司法鉴定的结果是由鉴定人提供针对专门性问题所做出的鉴别和判断意见。司法鉴定作为一个专有名词，颇具中国特色，在国外，经常也被称为法庭科学。

有人指出，为刑事侦查进行的技术鉴定，也应属广义的司法鉴定范畴。事实上，在国外，此类鉴定通常被称为刑事技术鉴定。当然，更加广义的司法鉴定还包括所有为了解决各种争议、纠纷、仲裁所进行的鉴定活动。

根据全国人大常委会《关于司法鉴定管理问题的决定》，司法行政部门负责主管全国司法鉴定的管理工作，包括鉴定人和鉴定机构的登记、名册编制和向社会公告。

民事案件以息诉为原则。人民法院在医疗诉讼案件的审理过程中，仍可组织原、被告（医、患）各方进行调解。调解不成的，法院会作出判决。一方或多方当事人对判决不服的，可依法提起上诉，进入二审程序。二审判决为终审判决，判决结果直接生效。对二审判决仍持有异议的，可依法提起申诉，但申诉不影响生效判决的执行。

（高　华）

第十八章

医疗过错损害后果及其因果关系的鉴定原则

医疗纠纷的鉴定是一项专业性极强的技术工作，既需要扎实的临床医学知识，又需要丰富的鉴定实践经验，同时还需要具备相关的法学功底。每一例纠纷都各有其特点，绝无两件完全一样的案件，其内在特征很难归纳、提炼。但是，经过众多同行的不懈努力，还是总结出了一些规律和原则，值得鉴定人在实践工作中参考、借鉴。

第一节　医疗纠纷司法鉴定的基本原则

有关医疗纠纷司法鉴定中对医疗过错、损害后果及其两者之间因果关系、过错参与程度等事项的鉴定原则，业界已有多位学者与司法鉴定人提出了很多有价值的意见，其中，本书主编之一朱广友研究员撰写的 3 篇论著具有相当大的代表性意义。但在鉴定实践中，有作者仍然不时听到有关医疗纠纷鉴定出现的各种各样的问题，无论对委托人、当事人，还是对鉴定人来讲，都是非常遗憾的，甚至可能对整个行业造成一定的负面评价和不利影响。有作者发现，其中有些问题已经不仅限于技术层面了，可能与鉴定人对相关法律、法规规定的认识仍存在不足有关，故本节就此类鉴定总体上应当遵循的基本原则提出进一步探讨意见，与同行分享。

一、鉴定事项应始终围绕医学专业问题

根据全国人民代表大会常务委员会于 2005 年 2 月 28 日通过的《关于司法鉴定管理问题的决定》，司法鉴定是指在诉讼活动中鉴定人运用科学技术或者专门知识对诉讼涉及的专门性问题进行鉴别和判断并提供鉴定意见的活动。由上述简短但最具权威性的对司法鉴定的解释可以看出，"司法鉴定"有 4 个关键词：其一为诉讼，即司法鉴定是天然的、为诉讼服务的一种准司法活动；其二为鉴定人，即实施司法鉴定的主体是鉴定人，鉴定人的资格须经相关部门审核、批准、公示；其三为专门性问题，意指司法鉴定需要解决的是普通人运用日常生活经验和常识不能解决的问题；其四为科学技术或者专门知识，是指司法鉴定所需解决的专门性问题必须采用相关的科学技术手段或者运用专业性的理论、经验、知识加以分析、判断。

根据上述对司法鉴定的权威解释，医疗纠纷司法鉴定需要解决的专门性问题就是依据医学原则和标准，或者采用医学技术手段，判定医疗行为是否存在过错及其是否造成损害后

果，过错与损害后果之间是否存在因果关系及过错对损害后果的参与程度。司法鉴定人应坚持从事实层面作出判断，解决"专业"问题；而普通人运用一般常识或生活经验能够解决的，以及法律层面的问题，均不应纳入鉴定范畴。

有作者在审稿时曾发现有1篇医疗纠纷司法鉴定的案例报道中强调，因患者提出经治医院及其手术医师并没有取得微创介入治疗颈内动脉狭窄的资格，医方擅自实施手术，违反法律规定，应承担全部责任。鉴定人在鉴定过程中专门就该问题上网查询，发现当地可以施行该手术的医疗单位及手术医师名单中并未见到涉案医院及医师，故认定医方为超范围行医，存在过错，且该过错与患者术后出现的不良后果之间存在因果关系。有作者认为，本案需要司法鉴定人解决的核心问题就是医方的手术是否具有适应证，手术方式及具体操作是否符合医疗原则，有无存在医疗过错，该术后出现的不良后果是否与医疗行为之间存在因果关系，若存在因果关系，医方的医疗过错在损害后果中的参与程度如何评定。而经治医院与手术医师是否具有施行此类手术的资格，并非需要司法鉴定人解决的专门性问题，完全可以由庭审法官通过法庭调查解决。因此认为，鉴定人的鉴定活动已经"越权"，侵犯了法官对法律事实和法律因果关系作出判断的权利。

二、坚持以客观事实作为鉴定依据

病历应当是对临床诊疗过程完整、客观的记录，是医疗纠纷司法鉴定的重要依据，甚至可能是唯一依据。卫生行政部门人为对住院病历作出了客观病历与主观病历划分的规定。按照该规定，客观病历包括入院记录、家属沟通记录、术前小结、手术记录、麻醉记录、医嘱单、护理记录、各类检验报告、出院记录等，可以供患者及其家属复印；主观病历包括住院病程记录、讨论记录、会诊记录等，患者及其家属不得复印。但事实上，客观病历中的诊断意见、鉴别诊断等内容，均含医师主观意见；而主观病历中包含的对患者症状、体征及临床处置过程的描述，则又属客观记录。因此，上述主、客观病历之划分依据并不合理。司法鉴定人在鉴定活动中应尽量采用客观记录的内容，对含有医师主观意见的成分，如诊断意见、诊疗计划等内容则应依据医学标准、法医学标准进行必要的分析和认定。

从某种角度来说，医学影像资料作为客观反映患者形态学改变的检查资料，其证明力高于一般病历资料。例如本中心在鉴定中曾依据医学影像资料认定某患儿存在膈下游离气体影，高度提示其可能存在腹腔空腔器官穿孔性病变，但医方在影像学报告中并未报告有上述征象，在庭审中也申辩认为应以影像学报告作为鉴定依据。但鉴定人坚持认为，医学影像资料一旦提交作为鉴定依据，则因其所具有天然的客观性，其证明力显然高于影像学报告或其他病历材料。司法鉴定人严格依据医学标准作出判断和认定，正是反映了司法鉴定应当具有客观性和科学性。

有作者在审核案件时曾发现有一例医疗纠纷的司法鉴定，系某女性患者因呼吸道感染就诊于某卫生院，院方给予先锋类抗生素静脉输液治疗，治疗前皮试结果为阴性。但输液过程中患者突发急性过敏症状，呈严重的呼吸困难表现，院方在呼叫县医院急救车到场的同时给予静脉输注相应抗过敏药物，但并未及时行气管插管或者气管切开术，患者病情持续危重。县医院急救车于8分钟后赶到，也未采取进一步措施，而是直接将患者转送县医院。待患者于约15分钟后被送至县医院时，病情已不可逆转，虽经气管切开等急救措施，仍未能避免死亡的后果。该事件发生后，曾经地区、省级两级医学会鉴定，一致认定为医疗事故，医方应承担次要责任（责任程度为30%）。人民法院在案件审理过程中认为，有必要进一步查明卫生院与县医院应分别承担的责任大小，故委托司法鉴定机构进行司法鉴定。某司法鉴定人接受委托后草拟了鉴定意见书，认为该卫生院与县医院在医疗过程中均存在过错行为；其中，卫生院的医疗过错对患者死亡后果的参与程度拟为20%，县医院的医疗过错对患者死亡后果的参与程度拟为10%。有作者不同意该鉴定意见，认为在鉴定的合同评审（即委托受理）过程中鉴定人与委托人的沟通不够清晰、准确；司法鉴定人应当依据客观材料（即病史资料）提出鉴定意见，而本案委托人所提出的鉴定"依据"（两级医学会出具的医疗事故鉴定书）并非客观材料，包含了医疗事故技术鉴定专家的主观判断，是不能作为本次司法鉴定依据的。因此，有作者建议本案鉴定人重新进行合同评审，最终出具的鉴定意见表述为"某卫生院、县医院在对被鉴定人的诊疗过程中均存在医疗过错，上述过错均与患者最终死亡的后果之间存在一定的因果关系；在两家医院的共同过错中，某卫生院的过错是主要的，县医院的过错是次要的"。法官在收到本案鉴定意见书后，顺利地依据司法鉴定鉴定意见并结合医疗事故技术鉴定所裁定的"次要责任"作出了判决。虽然前后两份鉴定意见看似并无大的不同，但其实正体现了鉴定须依据客观材料作出的基本原则。

三、坚持以医学标准作为判断依据

司法鉴定是依据医学、法医学标准进行分析、判断的活动，临床诊断标准、诊疗技术规范、行业专家共识等医学标准是司法鉴定人进行医疗纠纷司法鉴定、提出司法鉴定意见的根本依据。在适用标准时，应注意标准的时效性、权威性、专业性。实践中应遵循标准的适用原则，优先选择国家标准与行业标准。暂不存在明确、统一标准的，可以依据业内多数专家的观点作出判断。专家观点多见于经同行评议被广泛认可的权威学术专著与专业期刊学术论文。

标准的时效性主要指鉴定中所依据的医学标准应发布实施于有待分析、评判的医疗活动之前，而非之后。这是因为法律条文的规定一般均不具有溯及力，即不能以明天的标准判定今天的行为，也不能以今天的标准判定昨天的行为。

标准的权威性是指其所规定的原则、方法在行业内被同行普遍认可或者广泛接受，这也是美国关于科学证据的弗赖伊规则所确定的原则。当然，在科学技术日益发展的今天，如果拘泥于上述规则，则可能造成某些业已基本成熟但尚未被普遍认可和广泛接受的原则、方法不能被采用到鉴定活动中，因此只要鉴定人所依据的原则、方法的原理、理论对待判定的事实具有适用性，其技术或分析方法具有足够的有效性，据此作出的分析、判断可以被重复且误差（错误）可以被证实，得出的判定结果具有足够的可靠性，则同样可以被认定为科学证据。后者也即美国关于科学证据的多伯特规则，是对弗赖伊规则的有效补充。

标准的专业性是指以下几个方面：①标准的制定者是该行业内被授权的学术团体或者组织，以及业内公认的学术权威，如中华医学会神经外科学分会等。②标准的目的在于规范、指导某项临床专业诊疗活动。③标准的使用者是该行业内具有执业资格的医务人员。

有作者曾遇见一起颈内动脉血栓形成微创介入治疗后发生脑卒中的医疗纠纷案件，在鉴定中患方强调根据现行的医学标准（某专业委员会关于微创介入治疗颈内动脉血栓形成的指南），狭窄大于95%者一般不宜实施该手术。而医方强调该治疗方法经多年经验积累和不断进步，手术适应证已经明显放宽，即使狭窄达99%以上，也可施行该治疗，上述指南所规定的原则业已不符合临床实际情况，只是经过多年尚未被及时修订而已。作者在鉴定中认为，医方的陈述符合事实，因患方强调的技术标准已不能适应当前临床实际情况，故不宜直接作为鉴定依据。

四、坚持争议材料权益归无责方

委托人在医疗纠纷案件中所提供的鉴定材料主要是病历资料，其中经常可以发现存在此类问题，即：病历资料中不同部分的记录对同一事实的描述存在一定的出入，甚至迥然不同。如住院病历中的病程记录与护理记录对患者同一时期临床表现的描述可能出现差异，术后病程录与手术记录对手术过程的描述可能有所不同，手术记录中的手术方式与麻醉记录单上的手术方式可能并不一致。在实践中一般认为，因住院病历记录的形成、保管责任均在医方，患方对记录中出现的问题不具有任何责任，故司法鉴定人在鉴定过程中应充分听取患方的意见，在争议相持不下时，原则上采纳对患方有利的记录。当然还应注意：①首先均应将医、患各方所提出或者鉴定人所发现的鉴定材料争议问题告知委托人（如人民法院），与委托人沟通、协商，由法院经调查后作出材料取舍的最终决定。②可通过其他材料印证争议内容的，应尽可能还原客观事实，避免将医方在记录中的失误误认为评定医方过错的理由。③当然，争议材料权益归无责方并非僵硬死板的规定，鉴定人对病历记录中明显的差错或者失误，有权、也有责任给予更正或者剔除。

有作者在参加医学会医疗事故技术鉴定时曾遇到一案例，某住院患者提起诉讼，人民法院委托医学鉴定。鉴定所依据的病历材料是由医方提供的住院病历原件，在陈述时患方突然提出不能认可医方提供的病历原件，因其在住院过程中曾通过关系多次私下复制尚处于形成过程中的住院病历，经与原件核对发现，住院病程录中的第2页与第3页与其私下所复制的记录完全不一致，住院病历显然经过事后加工，涉嫌"伪造病历"。医方承认患方提供的病程录复印件确系源自医方病历，但辩解称住院病程记录的不同是由于在患者出院后的病历检查过程中发现该两页记录不符合病历书写规定，要求住院医师重写所致，然而医方并不能提供原始的两页记录。经紧急磋商并报告人民法院，根据法院的指示，该案件鉴定中止，在医方不能提供足够有力的证据支持其所称的病历修改符合法律规定的前提下，医方必须全部承担不能鉴定所造成的不利后果。

五、鉴定意见的表述应客观、清晰

医疗纠纷司法鉴定意见的表述应符合客观、清晰、无歧义的要求。医疗过错的表述应说明医疗过程中违反"标准"的具体行为；损害后果应表述为具有稳定性、终局性的结果，而一般不宜表述为中间损害过程；因果关系的表述应符合逻辑性；过错参与程度判定应具有合理性。

有作者曾遇到一件医疗纠纷司法鉴定实例。某女性患者因自觉颈前区包块并隐感不适就诊于某县医院，医方予行 CT 等检查，未报告任何异常，给予一般对症治疗。该患者自感症状始终无缓解反有加重，遂于 8 个月后求治于某省级医院，经行 CT、B 超等检查后发现其左侧甲状腺占位性病变，直径达 1.5cm，病变性质高度疑似恶性，复阅此前在县医院所摄 CT 片，即可见该病灶直径 1cm 余。经甲状腺癌根治术，病理检验结果证实为甲状腺乳头状癌。患者以此提起诉讼，认为医方应为其延误手术治疗、加重病情承担赔偿责任。司法鉴定人根据法院委托，出具了鉴定意见，即：县医院未能根据 CT 检查结果及时作出正确的影像学诊断，存在医疗过错，该过错直接导致了患者未能及时接受手术治疗，过错参与程度拟为100%。该鉴定意见出具以后，法院来函要求鉴定人明确说明，县医院的诊疗过错与患者最终接受甲状腺癌根治术的后果之间是否存在因果关系及其过错的参与程度。司法鉴定人只得再次出具鉴定意见，医方虽有过错，但甲状腺癌即使提前诊断，根据临床医学原则也难免接受甲状腺癌根治术的后果，故医方的医疗过错与患者接受甲状腺癌根治术之间并不存在因果关系。在这起鉴定中，司法鉴定人首次提出的鉴定意见，其错误在于将中间损害过程（过程性后果或者中间后果）误认为最终后果，而中间后果往往不具有可量化性的特点，法庭势必难以据此裁判，故补充鉴定也就必不可免。

因果关系的逻辑性与过错参与程度的合理性也表现在司法鉴定人应严格演绎推理的原则和方法，作出分析和判断意见。例如，有作者曾遇到一份医疗纠纷司法鉴定书认为，医方在医疗过程中未能于术前将剖宫产手术可能造成切除病变输卵管的后果告知患方，侵犯了患方的知情同意权，故存在医疗过错，且该过错与患者一侧输卵管缺失的后果之间存在一定的因果关系，过错参与程度为40%。有作者认为，该份鉴定的重要问题就在于司法鉴定人未能准确把握因果关系的分析原则，侵犯知情权固然可能属医方的过错行为，但该过错与输卵管切除之间实际上并不存在任何关联。司法鉴定人需要判定的是该侧输卵管是否存在病变，该病变是否符合切除术的手术适应证。至于侵犯知情权属不属于过错行为，是否应当承担一定的过错责任等问题，完全应该交给法院判断。

六、坚持同行评价的原则

越来越多的专家认为，无论从法医学本身的概念、内容和范围，法医学司法鉴定人所接受的教育背景、其所从事职业的第三方属性，还是司法鉴定人所应当具有的中立性要求，以及大部分患者和多数群众的认可程度，医疗纠纷法医学司法鉴定均应当属于法医学鉴定的重要内容。无论业内、业外怎么看，全国绝大部分地区的人民法院与法官也倾向于选择法医学司法鉴定机构进行医疗纠纷的司法鉴定。但是有必要指出，随着临床医学的不断进步，专业学科分类日益精细，鉴定中涉及的专业性问题常常超出具有普通医学知识的鉴定人的认知范围，无疑需要业内临床专家提供专业咨询意见。那种简单地通过查阅学术专著、期刊文献即"闭门造车"作出鉴定意见的方法，显然不能满足司法鉴定的要求。有作者所在的司法鉴定机构多年来坚持选择具有相应资格和能力的临床医学专家录入专家库，在遇到具体案件时从专家库中抽取专家作为鉴定的助手和顾问，以保证鉴定意见的科学性、专业性、权威性，经多年的实践，业已获得了理想的效果。

当然，在选择临床咨询专家及采纳咨询意见的时候，司法鉴定人应当注意以下基本原则：①所选择的专家应是当地在该领域公认的权威专家，具有丰富的临床经验与扎实的理论功底。②专家的公正性与其在专业上的权威性同样重要，要敢于说真话、实话，拥有正义感。③专家与所咨询的案件中任何当事人、代理人均无利害关系，不会影响其作出客观判断。④需要专家咨询的问题应与专家所处的专业完全吻合，完全在专家的知识、能力范围之内。⑤专家库应建立审批和适时调整的制度，保证入选的专家具有先进性，能够满足医学不断进步的要求。⑥鉴定人并非简单地照抄专家咨询意见即可作出鉴定意见，而是应当具有根据案情需要提出问题、理解咨询意见并最终独立形成判断结论的能力，专家仅对其出具的咨询意见负责，但咨询意见不直接向委托人或案件当事人出具，且最终的鉴定意见完全由鉴定人自己负责，包括鉴定完成以后对鉴定意见及其依据的全部解释。⑦鉴定人不能理解或接受专家咨询意见时，可以扩大咨询专家的范围，以尽可能取得多数专家的意见。⑧鉴定人经讨论并能够确认其有别于专家咨询意见的结论是合理、正确的时候，也可以按照鉴定人的讨论结果出具鉴定意见书，但必须有充分的依据并形成完整的记录，必要时可再和咨询专家沟通、探讨。⑨在鉴定受理前、鉴定过程中、鉴定完成后，鉴定人均应注意保护咨询专家的合法权益不受侵犯，一般不可向案件当事人告知咨询专家的个人信息。

（李　丹）

第二节　判定医疗过错的基本原则

根据我国《侵权责任法》第五十四条规定，患者在诊疗活动中受到损害，医疗机构及其医务人员有过错的，由医疗机构承担赔偿责任。该条款实际上明确了医疗侵权损害赔偿的基本要件，即医疗过程中存在医疗过错行为。

一、是否违反现行卫生法律、法规

《侵权责任法》第五十八条规定，患者有损害，系因医疗机构"违反法律、行政法规、规章以及其他有关诊疗规范的规定"造成的，推定医疗机构有过错。奚晓明认为，法律、行政法规、规章以及诊疗规范是医疗机构和医务人员的工作依据和指南。医疗机构和医务人员在自己的有关业务活动中应当掌握，并遵循规定以确保其合法性。从司法鉴定和司法审判的实践来看，违反法律、行政法规、规章以及诊疗规范的规定，已经成为医疗机构和医务人员存在过错的最直接标准。目前我国已经颁布的医疗卫生管理方法的法律、行政法规主要包括：《执业医师法》《传染病防治法》及其实施办法、《母婴保健法》及其实施办法、《献血法》《职业病防治法》《药品管理法》《血液制品管理条例》《医疗机构管理条例》《人体器官移植条例》《艾滋病防治条例》，等等。诊疗规范主要包括：《临床输血技术规范》《社区卫生服务中心医药服务管理基本规范》《城市社区卫生服务中心基本标准》《医用氧舱临床适用安全技术要求》《综合医院康复医学科管理规范》《药物临床试验质量管理规范》《人类精子库基本标准和技术规范》，等等。至于规章以及诊疗规范则是卫生行政部门公开发布或者医疗机构内部形成的规范性文件。如卫生部发布的：《临床常用急救操作技术》《麻醉记录单》《准分子激光角膜屈光手术质量控制》《人工髋、膝关节置换术》《血液储存要求》《预防接种异常反应鉴定办法》《新生儿疾病筛查管理办法》《放射诊疗管理办法》《产前诊断技术管理办法》《医疗美容服务管理办法》等。

一般来说，根据医疗机构及其医务人员在诊疗护理过程中是否具有违法性来认定其是否存在过错并不困难。关键是需要鉴定人员必须熟悉相关的法律法规，在认定医疗机构及其医务人员是否存在过错时，首先要明确指出在特定的病例及特定的条件下，相关的法律法规是如何要求的，而医疗机构及其医务人员是如何执行的。如果医疗机构或医务人员的行为明显地违反了相关的法律法规，则可以认定医疗机构及其医务人员存在过错。例如，对于危重患者推诿拒治以致造成不良后果，则应依据《中华人民共和国执业医师法》第二十四条："对急危患者，医师应当采取紧急措施进行诊治；不得拒绝急救处置。"认定医疗机构及其医务人员存在过错。又如，未经患者同意擅自使用自制的内固定器材给患者进行骨折内固定并出现不良后果的，应依据《中华人民共和国执业医师法》第二十五条："医师应当使用国家有关部门批准使用的药品、消毒药剂和医疗器械"，认定医疗机构或医务人员存在过错。

二、是否尽到应尽的诊疗义务

《侵权责任法》第五十七条规定，医务人员在诊疗活动中未尽到与当时的医疗水平相应的诊疗义务，造成患者损害的，医疗机构应当承担赔偿责任。何谓"诊疗义务"？诊疗义务实际上主要指医师的注意义务。注意义务，是法学上的一个专业术语，指一个人在从事某种活动时，应该给予高度的谨慎和注意，以避免给他人造成不应有的危险或损害。

医疗注意义务是医疗过程中的一种法定义务，是确保医疗行为合法性的重要依据之一。没有重视和履行医疗危险注意义务则易导致过错行为的发生。医疗危险注意义务包括一般注意义务和特殊注意义务。一般注意义务，也称善意注意义务或保护义务，是指医务人员在医疗服务过程中对患者的生命与健康利益的高度责任心，对患者的人格尊重，对医疗服务工作的敬业、忠诚和技能追求上的精益求精。特殊注意义务是指在具体的医疗服务过程中，医务人员对每一环节的医疗行为可能存在的危险性加以注意的具体要求。医务人员对于患者具有提供医疗服务的义务，并且对于患者所发生的疾病以及疾病、治疗所引起生命健康上的危险性，具有预见和防止的义务，也即高度危险注意的义务。

对于违反卫生法律、法规我们似乎比较容易把握。但对于是否违反注意义务，我们还比较陌生。什么是注意义务？注意义务的标准是什么？这些在西方法治发达国家已经形成了一套成熟标准和规则，这些标准和规则值得我们学习和借鉴。在英美法系国家，判断一个医师是否存在过错，其重要的依据就是看他或她在为患者提供服务的过程中是否尽到了注意义务，而相应的判断标准即为注意标准。

对于一个普通的医师来说，在为患者提供服务时应尽到下列注意义务：①有义务具备同一地区或相似地区并在相同条件下从业的知名医师通常所具有的学识和技术。②有义务使用同一地区或相似地区并在相同条件下从业的知名专业人员在相同的病例中通常使用的注意和技术。③有义务在实施技术或应用学识时使用合理的智慧和最佳判断。④未能尽到上述任何一种义务就是过错。

例如，内科医师有义务采集完整的病史、进行全面的体格检查、要求必要的实验室检查，并对检查结果予以准确的解释，对疾病作出诊断和鉴别诊断、告知患者可能存在的医疗风险、获得患者的知情同意，应用的治疗措施要有合适的理由，用药准确、适时随访或会诊，并予以通行的治疗和处置。

对于一位从事特殊专业领域的专科医师来说，其注意义务与普通医师略有不同，作为专科医师在为患者提供服务的过程中应该尽到"专家义务"。在内科学、外科学或其他康复医学等特殊领域的专科医师须具有从事相同领域和相同或相似地区在相同条件下的知名专家通常具有的知识和技术，并使用这些专家通常所使用的注意和技术。未能尽到上述义务就是过错。

对于医院或医疗机构来说，其应承担的义务包括：①雇用有能力和合格的医务人员。②对其雇用的医务人员进行必要的培训和指导。③为医务人员提供合适的设备和仪器。④建立必要的安全和保障系统。

Karen Bruce Lockhart 在谈到"注意义务"时强调，注意义务是理想的，但这并不意味着要求医师是完美的，它所强调的是"通常的注意"，如果一个负责任的医学团体认为，在通常情况下不会予以注意时，则不能认定医师违反了注意义务。此外，在回答注意义务时必须立足于事件发生当时的情况，而不是目前的知识或实践。支持专家证言（鉴定意见）的所有专著或文献都应当是于事件发生前业已公开发表的，所持的立场和观点应该是事件发生前被同行广泛熟知的。

在应用注意标准分析医务人员是否存在医疗过错行为时必须注意以下几个问题。

（一）合理性

指合理的注意与技术，强调的是"通常的注意"，即通常的技能、知识与经验。不能以高年资医师的知识和经验去评价低年资医师所发生的医疗事件；不能用专科医师的知识和经验去评价普通医师的医疗事件。但医师不可忘记在遇到困难时有请教更有经验的上级医师或其他医师的义务。

（二）地域性

指不同地区，由于经济、文化发展状况存在相当的差距，医疗机构的硬件设施以及医务人员的技术知识水平、医疗经验等也存在相当的差异。因此，在评价医务人员的医疗行为是否存在过错时，不能简单地以发达地区尤其是大城市、知名医疗机构医务人员的技术或知识水平、医疗经验为依据，而应以同地区或类似地区（指发展水平大致相当，环境、习俗相似的地区）的医疗机构医务人员的技术或知识水平、医疗经验为准。虽然在《侵权责任法》第五十七条并没有强调"地域性"，但考虑到我国地域辽阔，地区间社会经济发展水平和医疗卫生水平差异较大，所以在实际鉴定过程中适当考虑地域性差异是有必要的，这也是实事求是的科学态度。

（三）时间性

即必须以医疗事件发生当时的医疗水平及医务人员应具有的知识、技能和经验作为判断的依据，引用的所有专著或文献也应当是事件发生以前业已公开发表的。

从我国的司法实践来看，是否尽到注意义务已成为法庭判定医疗机构或医务人员承担过错赔偿责任的主要理由。例如，我们在某法院若干年前的判决书上看到这样的判词：医院在对患儿的病情没有做常规的、必要的检查和化验的情况下，即为患儿开具庆大霉素，医院没有尽到在提供医疗服务时应从专业角度加以谨慎注意的义务。作为氨基苷类药物的庆大霉素，其明显的副反应就是具有耳毒性，而药典及《药理学》关于庆大霉素在给药的注意事项中就有需注意耳毒性并监测血药浓度等说明。对可能产生不良后果的药物，医院应尽谨慎注意的义务。医师用专业术语书写病历，没有专业知识的患者在用药时不易辨认，不便理解和掌握。对患儿超剂量服用庆大霉素，医院存在过错。法院终审判决医院对患儿承担赔偿责任。

三、是否尽到"告知义务"并获得患者的"知情同意"

《侵权责任法》第五十五条规定，医务人员在诊疗活动中应当向患者说明病情和医疗措施。需要实施手术、特殊检查、特殊治疗的，医务人员应当及时向患者说明医疗风险、替代医疗方案等情况，并取得其书面同意；不宜向患者说明的，应当向患者的近亲属说明，并取得其书面同意。医务人员未尽到前款注意义务，造成患者损害的，医疗机构应当承担赔偿责任。

有关医师的"告知义务"以及必要时要获得患者的"知情同意"在我国相关的法律、行政法规、部门规章中都已有明确规定。《侵权责任法》的不同之处在于，明确规定"医务人员未尽到前款注意义务，造成患者损害的，医疗机构应当承担赔偿责任"。

医疗损害赔偿的诉讼过程中，原告及其律师经常以医务人员未能履行应尽的告知义务、剥夺了患者的知情权和选择权为由提起诉讼。法医学司法鉴定人也常被要求对此进行法医学鉴定。因此，如何理解告知义务，怎样才算充分履行了告知义务。换言之，告知义务的标准是什么？这是法医学司法鉴定人首先应该明确的。实际上，告知义务也是注意义务的范畴，属特殊注意义务。因知情同意在医疗过错民事侵权损害赔偿中具有特殊的意义，故在此单独加以讨论。

我国的卫生法律对医疗机构或医务人员在诊疗护理过程中应履行对患者的告知义务都有明确的规定。例如，《医疗事故处理条例》第十一条明确规定："在医疗活动中，医疗机构及其医务人员应当将患者的病情、医疗措施、医疗风险等如实告知患者，及时解答其咨询；但是应当避免对患者产生不利后果。"《中华人民共和国执业医师法》第二十六条也明确规定："医师应当如实向患者或者其家属介绍病情，但应注意避免对患者产生不利后果。医师进行实验性临床治疗，应当经医院批准并征得患者本人或者其家属同意。"1994年2月颁布实施的《医疗机构管理条例》第三十三条规定："医疗机构施行手术、特殊检查或者特殊治疗时，必须征得患者同意，并应当取得其家属或者关系人同意并签字；无法取得患者意见时，应当取得家属或者关系人同意并签字；无法取得患者意见又无家属或者关系人在场，或者遇到其他特殊情况时，经治医师应当提出医疗处置方案，在取得医疗机构负责人或者被授权负责人员的批准后实施。"这些规定虽然强调了医疗机构及其医务人员在有些情况下必须履行相应的告知义务，但仍存在两方面的不足。一是这些规定比较原则，理解起来尚存在一定的困难；二是与法律所要求的"知情同意"有所不同。在美国，虽然关于知情同意的定义各州有所不同，但其主要是指医务人员必须告诉患者他所采取的医疗处置措施潜在的好处、风险、可选择的手术种类、医疗方法或者其他处置措施，并且要预先获得患者的书面同意。这种理念是基于这样的原则，即任何医师对患者负有告知义务，以便患者对自己的治疗处置作出合理的选择。虽然各国法律体系不同，但对医师应履行告知义务的规定大同小异。

在日本，法学界将告知义务分为以下几类：第一类为得到患者有效同意的说明义务，其内容如上所述。第二类为回避不良结果的说明义务，其内容是医师在诊疗的过程中，预见到或应当预见到有相当盖然性发生不良结果的危险时，应对患者或其亲属就医师的诊断、治疗状况进行说明，对具体的疗养方法与遵守事项进行指导，以回避已经预见到的不良结果。第三类为转医（或转诊）指示的说明义务，指医师对于患有自己专门领域之外疾病的患者或依其病情超出自己治疗能力之外的患者负有作出转医指示的说明义务。它包括医师有2项义务：①劝说属于自己专科领域之外的患者转医。②劝说虽属于自己专科领域之内但本医疗机构或本人无条件给予最适当治疗的患者转医。

有作者认为，就一般医师而言，在为患者提供医疗服务时应该履行下列告知义务：①告诉患者关于其疾病的诊断，包括医师所知道的和应当知道的。②所建议使用的处置措施的目的和方法。③采用所建议的处置措施的好处和风险。④除了所建议使用的处置措施外，可以选择的其他处置方法。⑤可能发生的医疗费用，以及是否属医疗保险范围等。⑥拒绝接受所建议的处置措施所存在的好处和风险。⑦不属于自己专门领域内或虽属于自己专门领域内但医院或本人无条件为患者提供适当的治疗时应及时建议患者转诊或转院治疗。

我国学者认为，根据我国目前临床医学实践，下列诊疗活动应该充分告知、征得患者或患者家属的同意：①构成对肉体侵袭性伤害的治疗方法与手段。②需要患者承担痛苦的检查项目。③使用药物的毒副反应和个体素质反应差异性。④需要患者暴露隐私部位。⑤从事医学科研和教学活动的。⑥需要对患者实施行为限制的。

有作者认为，除此之外，医师还应尽其所知对患者加以说明，使患者不至于丧失最佳治疗机会。

在我国司法实践中，医疗机构如果因未能尽到告知义务而给病员造成损害，也是要承担过错赔偿责任的。例如，某患者因患痔疮在某卫生所就诊。医师为其注射了"痔全息"针剂。几天后患者出现肛门大出血，并引起失血性休克。法院认为，"痔全息"注射液治疗内痔后可能引起出血，是治疗过程中的并发症，卫生所应在治疗前告知患者或家属，并履行术前签约手续。正是因为该卫生所术前无手术同意书且未告知患者或其家属手术可能存在的风险，致使患者对病情的发展情况无充分的思想准备，在术后并发症发生时转院治疗，从而加大了患者的经济损失。判决卫生所赔偿相应的经济损失。

Diana Brahams 撰文指出，如果患者了解了他正在接受的治疗的性质，甚至他能够证明他如果得到适当有关风险的警告，他会拒绝接受这些治疗，在这种情况下知情同意权受到损害就成为诉讼的理由。如果患者能够证明，如果没有医师未能适当告知他可能会发生并发症的过错行为，他将不会受到损害，他就能够胜诉并获得损害的赔偿。

有作者主张，判断医疗机构或医务人员是否充分履行告知义务时，可以上述标准作为参考，但应强调以下几点。

（一）知情同意包含的要素

"知情同意"包含"知情"和"同意"两个要素。知情是建立在医师履行了充分告知义务基础之上，同意是建立在知情基础之上。医师有义务告诉患者所有的真实信息，以使患者在知情的基础上能够对拟采取的手术或治疗方法作出决定。所谓真实的信息是指医师所知道的或应当知道的，对于患者在决定接受或拒绝医师所建议的医疗处置措施时具有重要意义的信息。只有建立在充分知情基础上的同意才是具有法律约束力的。

（二）知情同意的方式

同意的方式是多种多样的，除了书面同意外，还包括口头的和行为的，甚至只是特定条件下的一个姿势。例如，在给一个具有正常理解能力的患者进行静脉注射时，只要该患者卷起了衣袖，就足以表示其已经同意。因此，没有书面同意并非一定意味着不同意。应根据不同的情况，具体问题，具体分析。

（三）知情同意的例外情形

临床上有许多情况并非一定都需获得患者的书面同意。一般说来，在患者同意接受或拒绝接受某项医疗处置时，经治医师对于可能存在的风险或应当预见的风险必须告知患者，并必须获得患者的书面同意。但医师没有义务去讨论在常用治疗方法中固有的较小的危险性，因为这些治疗方法很少引起严重的后果。

四、结果预见义务和结果回避义务

预见义务在于预见发生结果的可能性。损害结果是否发生，本质上属于概率问题，可分为绝对不会发生、很少发生、经常发生、确实会发生。发生的概率越高，应注意的程度越大。如何判断，应以科学的合理性为标准。例如，医学上的危险，即使发生的可能性极低，但仍有发生的可能，且为一般医师所知悉时，即有预见义务。医学上的危险，已被合理证实时，虽未为一般医师所明知，如实行医疗行为之医师，处于能够知悉状态时，亦应认定其具有预见义务。

例如，有关甲状腺次全切除并发甲状旁腺功能低下引发的医疗损害诉讼中，医务人员术前是否预见到甲状腺次全切除术的过程中有可能误切甲状旁腺或损害甲状旁腺的血液供应而导致临床出现甲状旁腺功能低下的风险，以及在预见到可能会发生此种风险时是否制定了相应的防范措施以防止其不良后果的发生即成为医疗过错行为认定的关键。此外，甲状腺次全切除术并发甲状旁腺功能低下的案例并不少见，这从另外一个角度对医务人员提出了更高的要求，对于这种临床常见的情形医务人员给以的注意程度相对来说就更高。因此，医务人员是否尽到应尽的注意义务以避免甲状旁腺的误切或者其血供受损就显得更为重要。当然，限于疾病本身的复杂性和医疗技术的局限性，此类并发症尚不能完全避免。对于此类并发症医务人员是否要承担相应的责任，不是看是否出现并发症，而是要看医务人员在诊疗活动中是否已经尽到了应尽的注意义务，即是否制定并实施了必要的防范措施。如果医师已经尽到应尽的注意义务，患者仍然出现了甲状旁腺功能低下的不良后果，则应当属于现代医学难以防范的，医务人员不应对此承担法律责任。

结果回避义务在于避免不良结果的发生，医师可以采用如下方式履行义务。

（一）舍弃危险行为

如果医师预见到其行为将会给患者带来危险的结果，则应舍弃该行为，以回避损害结果的发生。如果继续该行为，而给患者造成损害时，即为过错。例如，无充分能力和经验的医师，不考虑其能力及经验是否能够胜任，对患者实施危险性较大的手术，结果手术失败而致患者死亡，虽其施行手术时已尽到最大努力，但仍不能免除其责任。当然，如果患者处于危急状态，不立即手术就会有生命危险，而周围没有更好的医师，也来不及转院，这种情形造成患者损害的，则可以紧急避险为抗辩，不认为医师有过错。

（二）提高注意并采取安全措施

医师已预见到自己所采用的处置措施具有一定的危险性，仍继续采用，并不意味着医师就有过错。但要求医师在实施具有危险性医疗行为时，必须充分履行其应尽的注意义务，以回避损害结果的发生。如医师在手术之前，已预见到手术过程中可能会出现麻醉意外而致患者死亡。则必须对麻醉的风险及患者的耐受程度进行必要的评估，并且要制定麻醉意外发生时的处置措施。如果明知可能会发生危险并发症，但自信其不至于发生而未采取相应的对策，一旦损害结果发生，则应认定其违反回避义务而存在过错。

实际上，预见义务和回避义务也是注意义务的特殊形式。它是我们判断诸如手术并发症和药物副反应引起的医疗纠纷诉讼中医师是否存在过错行为的一个重要原则。

（李　丹）

第三节　判定医疗损害后果的基本原则

在医疗过错民事侵权损害赔偿的诉讼过程中，司法鉴定机构或司法鉴定人员如何确定医疗过错行为所造成的损害后果尚无统一的评价方法。有作者根据我国医疗卫生相关法律和医疗纠纷诉讼实践的需要，结合法治发达国家相关法律和诉讼实践，对医疗损害的性质、医疗损害后果的表现形式及其判定原则进行初步探讨。

一、医疗损害的法律概念

医疗损害是指在诊疗护理过程中，医疗过错行为对患者所产生的不利事实。从一般意义上说，医疗损害直接表现为患者的死亡、残疾、组织器官的损伤及健康状况相对于诊疗前有所恶化等情形。这是对患者生命健康权及身体权的侵害。除此之外，医疗损害还可表现为对患者隐私权、名誉权的侵害，甚至给患者带来财产上和精神上的损害。但本文讨论的主要是医疗过错行为对患者身体权、健康权及生命权的侵害。

身体权是指自然人维护其身体的完全性并支配其肢体、器官和其他组织的人格权。如医师在事先未获得患者同意的情况下切除患者的器官，不论该器官是健康的还是病变的，则可以认为医师的行为直接侵害了患者的身体权。在日本，如果一个医师在事先未获得患者知情同意的情况下切除患者的器官，不论是出于何种目的，一旦形成诉讼，医师通常是要承担相应法律责任的。而在我国，从目前的司法审判实践来看，情况则有所不同。如在切除阑尾手术的过程中，手术医师发现卵巢存在明显病变，可能在未告知患者或其近亲属的前提下自行决定将病变卵巢一并切除。虽然医师违反了通常的告知义务，但医疗行为本身并未给患者带来不利后果，通常不至于被判决其需要承担赔偿责任。当然，这种情况随着近年来《侵权责任法》的实施，业已有所改变。

健康权是指自然人所具有的、维护自己生理机能正常运行和功能正常发挥的人格权。由于健康依赖于身体而存在，所以侵害健康权往往也侵害了身体权，对健康权的侵害与对身体权的侵害存在重合性。医疗行为对患者健康权的损害表现为对自然人生理机能正常运行和功能完善发挥的损害，具体来说，主要是：①在当时的医疗技术条件下本可以治愈的疾病未治愈。②对患者身体正常部位的损害而导致器质性和功能性的损害。如将肺结核误诊为肺癌而行肺切除的，由于肺结核多可以通过药物治疗而痊愈，手术切除肺组织很可能并非必须，由于医师误诊而致患者肺被切除。再如阑尾手术，本应切除有炎症病变的阑尾，但由于医师对局部组织解剖结构不熟悉而误切子宫附件。这些医疗过错行为不但侵害了患者的身体权，同时也侵害了患者的健康权。

生命权是指自然人能生存于社会、正常维持生命活动、生命安全不受非法侵害和剥夺的人格权，它是自然人最基本的人身权。医疗行为对患者生命权的侵害表现为由于医师的过错行为而使患者丧失生命，即导致患者死亡。如失血性休克患者因未得到及时救治而死亡，违规使用药物致使患者因过敏性休克而死亡等，都是侵害了患者的生命权。

二、目前有关医疗损害后果认定中存在的问题

我们经常会在起诉书中看到这样的诉讼请求："由于被告的医疗过错行为造成患者死亡

（或功能障碍），请求法院判决被告对原告所造成的损害进行赔偿"。我们也经常看到这样的鉴定结论："医务人员在对患者的诊疗过程中存在过错行为并造成患者死亡（或功能障碍），构成一级医疗事故"。我们也看到这样的判决书："被告在对患者的诊疗过程中存在过错行为并造成患者死亡（或功能障碍），依法应承担相应的民事赔偿责任"。这样的诉讼请求、鉴定结论或判决书给人们的直接印象是医务人员的过错行为直接导致了患者的死亡。或者说，患者的死亡完全是由医师的过错行为所造成的。对于那些疾病本身并不危及生命或不会留有功能障碍的患者，由于医务人员的过错行为而死亡或出现功能障碍，这样的诉讼请求、鉴定结论或判决书是没有问题的。但对于那些病情危重、生命濒危的患者，或组织器官本身功能严重受损的患者，这样的诉讼请求、鉴定结论或判决书就值得商榷。有作者曾经历过这样一次医疗事故鉴定，当事人是一位晚期癌症患者，在其生命最后时刻，由于病房的输氧设备出现故障，医务人员在抢救的过程中未能给患者及时用氧。患者死亡之后，家属以医务人员在抢救过程中存在过错行为为由要求医院进行赔偿。医疗事故鉴定委员会的鉴定结论是：由于医务人员在抢救患者的过程中存在医疗过错行为并造成患者死亡，构成一级甲等医疗事故，负轻微责任。诚然，在抢救患者的过程中，院方确实出现了不应有的错误，但这绝非患者死亡的原因。把患者的死亡归咎于医疗过错行为显然是不客观，也是不公正的。此外，既然是一级医疗事故，又只负轻微责任，似乎也是不可理解的。

出现上述问题的原因或责任不在于原告、鉴定人，也不在于法官，而是现行的法律或法规不完善使然。依照《医疗事故处理条例》第四条："根据对患者人身造成的损害程度，医疗事故分为四级：一级医疗事故：造成患者死亡、重度残疾的；二级医疗事故：造成患者中度残疾、器官组织损伤导致严重功能障碍的；三级医疗事故：造成患者轻度残疾、器官组织损伤导致一般功能障碍的；四级医疗事故：造成患者明显人身损害的其他后果的。"医疗过错行为所造成的人身损害后果（或损害程度）由重至轻依次分为"死亡、重度残疾""中度残疾、器官组织严重功能障碍""轻度残疾、器官组织一般功能障碍"和"其他后果"等。由此不难看出，《医疗事故处理条例》是以病员的治疗结果来评价医疗损害后果的，换句话说，《医疗事故处理条例》是将治疗结果与损害后果混为一谈了。但我们知道这两者是有根本区别的。前者不但取决于诊断和治疗，也取决于疾病的性质、严重程度，以及患者对治疗措施的依从性和药物的反应性等，是上述诸因素的综合结果。而后者主要取决于误诊和误治的性质，以及误诊和误治给患者造成的实际后果。这种后果有可能表现为直接造成患者的死亡，但更多的是表现为救治机会的丧失，或者是病情的进一步加重等。

三、医疗损害后果的表现形式及其判定的基本原则

（一）死亡

根据《医疗事故处理条例》第四条的精神，死亡作为一种损害后果是指患者的死亡是由于医务人员的过错行为所造成的，或者说患者死亡的主要原因是由于医务人员的医疗过错行为所造成的。在涉及患者死亡的医疗纠纷中，大致可以分为如下3种情况：①患者的死亡完全是由于医务人员的医疗过错行为所造成的。如医务人员违反医疗常规未进行药物过敏试验，致使患者用药后因药物过敏而死亡的。②患者的死亡主要是由于医务人员的医疗过错行为所造成的，如果没有医疗过错行为的发生，患者原本应是可以康复的，或者说是不会死亡的。如失血性休克的患者，由于医务人员检查不仔细，漏诊误诊以致延误抢救造成患者死亡

的。③患者死亡的主要原因是疾病本身危重，医务人员虽然在个别医疗环节存在医疗过错行为，但这种医疗过错行为不是造成患者死亡的主要原因。如严重颅脑外伤的患者、大面积心肌梗死的患者，死亡的根本原因是其本身病情危重，而非医疗过错行为。

对于第一种情况和第二种情况，可以判定为"医疗过错行为造成患者死亡"。但对于第三种情况则另当别论。

在实际工作中，如何确定患者的死亡是由于医务人员的医疗过错行为所造成的，还是由于疾病本身发生、发展的自然转归，即在什么情况下才可以判定"由于医务人员的医疗过错行为造成了患者的死亡"？可以借鉴法治发达国家的一些做法。

在美国，如果患者本身疾病根本不能康复，原告就不能把未康复的可能归咎于医务人员医疗过错行为所造成的损害。原告必须证明导致患者丧失生命的唯一原因是医疗过错行为，才能以医疗过错行为致患者死亡为由提起诉讼。例如癌症患者，即便没有任何医疗过错存在的情况下，其生存的机会也小于50%的话，那么多数情况下原告不能要求一个存在过错的医务人员为其丧失生命负全部责任，医疗过错只是加速其死亡而剥夺了他生存的机会。相反，如果这个癌症患者生存的机会大于50%，或者有大于50%的康复机会的话，如果由于医疗过错导致这种机会丧失，则可以提起诉讼。这些案例形成了一个法律上的规则：如果患者本身疾病根本不能康复，原告就不能把未能康复的责任归咎于被告的医疗损害。相反，必须假定唯一的医疗损害是导致了患者生命丧失的原因。如果医疗损害被定义为独立的原因的话，原告有义务证明被告过错是近似完全导致患者死亡的原因。

（二）残疾或功能障碍

依据《医疗事故处理条例》第四条之规定，残疾或功能障碍作为一种损害后果，是由于医务人员的医疗过错所造成的。这里同样可以分为如下3种情况：①残疾或功能障碍完全是由于医务人员的医疗过错行为所造成的。如进行阑尾切除手术时，由于医务人员对解剖结构不熟悉而误切子宫造成生育能力丧失的。再如，需切除病侧器官（如肾脏、卵巢等）而误切健侧器官造成功能障碍的（如肾功能不全、生育能力丧失）。②残疾或功能障碍主要是由于医务人员的医疗过错行为所造成的，如果没有医疗过错行为的发生，残疾或功能障碍是可以避免的。如由于误诊、误治，误将异位甲状腺作为甲状舌骨囊肿切除而造成患者甲状腺功能缺如的。再如，骨折患者因为复位或固定不当造成骨折畸形愈合、影响骨关节功能的。③残疾或功能障碍的主要原因是由患者本身病情所决定，而医疗过错行为只是加重了残疾或功能障碍的程度。如椎间盘突出行椎间盘切除术后，患者的症状并未得到改善甚至有所加重，即使存在医疗过错行为，但造成患者残疾或肢体功能障碍的主要原因不在于医疗过错行为，而主要是病情难以恢复或继续发展所致。再如，严重颅脑损伤的患者，虽经抢救可以挽救生命，但疾病本身预后差、致残率高，因此不能把致残或功能障碍归咎于医务人员的医疗过错行为。

对于第一种情况和第二种情况，可以判定"医疗过错行为造成患者残疾或功能障碍"，但对于第三种情况另当别论。医疗过错行为的损害后果可能表现为致使患者丧失了治愈机会或加重原来的病情。这在下文专门讨论。

（三）丧失生存机会

前面作者将涉及死亡的医疗纠纷分为3种情况，对于第一种情况和第二种情况可以判定为"由于医疗过错行为造成患者死亡",而第三种情况则不可以。实际上第三种情况最为多见,也最为复杂。如何确定损害后果是一个迫切需要解决的问题。

在美国的许多州,允许将"丧失生存机会"作为一种损害后果,并作为一个独立的诉讼理由。在 Wollen 案件中,法院认为有关误诊误治引起患者死亡的诉讼,通常涉及统计学推论到理性的确信这样一个跳跃过程。不论患者发生死亡的准确概率是多少,统计学都不能证明即使死者生前得到适当的诊断或治疗是否会存活。因为统计学仅仅能够表明一个特殊个体存活或死亡的可能性,并不能表明患者一定存活或死亡。如果没有其他信息,仅提供这样的统计学结果无法使人确信患者到底是属于生存组还是死亡组。为了简化对问题的分析,法院设定了 3 种可能的诉讼请求。第一种诉讼请求,原告指控由于医务人员的医疗过错行为造成了患者死亡,并且辩称如果医师对患者的疾病进行了正确的诊断和治疗,则患者有 30% 的生存率。第二种诉讼请求,原告同样指控由于医务人员的医疗过错行为造成了患者死亡,并且辩称如果医师对患者的疾病进行了正确的诊断和治疗,则患者有 70% 的生存机会。第三种诉讼请求是以生存条款为诉讼理由,即原告指控由于医务人员的医疗过错行为,使患者失去了生存机会。法院认为生存条款和误人致死条款是不同的,在所指控的损害没有引起死亡时适用于生存条款,而当损害引起患者死亡时适用于误人致死条款。法院认为,第一、二种诉讼请求都是一种基于统计学资料的指控,这种指控不能使陪审团确信患者是属于生存组还是死亡组。无论其生存率大于 50% 或小于 50%,要证明患者的死亡主要是由于误诊误治所引起的,还是疾病本身发生发展的一个必然转归,是不可能的。法院认为,根据 Missouri 法律,这两种诉讼请求均含有医疗过错行为造成患者死亡的指控,不允许根据非法死亡法案提出诉讼,只有第三种被允许以生存权法案提出诉讼。这样的诉讼请求并非是指控"由于医务人员的过错行为造成患者的死亡",而是"由于医务人员的过错行为造成患者丧失了生存机会"。

在我国,虽然相关的法律规定尚不明确,但在许多法院的审判实践中已经承认"丧失生存机会"是一种医疗损害后果,并作为医疗机构或医务人员承担损害赔偿的重要依据。由此可见,作为医疗损害鉴定,必须正确理解"丧失生存机会"作为医疗损害后果的真正含义,并能够对此进行正确判断。

(四)丧失康复机会

前文谈到,在涉及残疾或功能障碍的损害后果时有 3 种情况,其中第一种情况和第二种情况可以判定为"由于医疗过错行为造成患者残疾或功能障碍",而第三种情况则不同。

在大多数涉及患者残疾或功能障碍的医疗纠纷诉讼中,患者诉讼的理由是,在医务人员出现医疗过错行为之前,他或她如果得到适当治疗的话,则存在一个有可能好转的机会。由于医务人员的过错行为,这个机会丧失了。如 Baer 所强调的,根据机会丧失理论,即使患者获得治愈的机会非常渺茫,患者也会寻求康复。每个患者都有一定的获得康复的可能性。这种可能性有可能大于 50%,也有可能小于 50%。不管可能性是高还是低,患者确有可能获得不同程度康复的机会。医务人员的过错行为减少了这些可能康复的机会,而这个机会在医疗过错行为发生之前是存在的。正是这种机会丧失成为患者要求获得赔偿的理由,但患者不能指控由于医务人员的过错行为造成其全部损害。相反,患者主张的应是医务人员的过错行为降低了消除实际损害的机会。

康复机会可能被概念化为一个时间窗口,这个时间窗口存在于医务人员的医疗过错行为发生之前。在这个时间窗口内，医务人员有一个及时实施适当医疗处置措施的机会，这些医疗处置措施可能会防止损害的发生或使损害减小到最低程度。由于医务人员的误诊、误治，或延误诊断、延误治疗，使得这个时间窗口被提前关闭或最终错过了。

在美国，对于机会丧失的医疗纠纷诉讼存在以下 3 种不同的处理方式：①作为传统的民事侵权方式，被少数法庭所采用。根据这种方式，患者必须证明，由于医务人员的过错行为剥夺了患者至少 51%（与实际得到的康复程度相比）康复的机会。一旦原告能够完成举证责任，会获得包括疾病治疗在内的所有赔偿。相反，如果患者的疾病即使得到适当的诊疗也只有 50% 的康复机会时，尽管医务人员存在过错行为并使得患者丧失了这种康复机会，原告也得不到赔偿。这种方式被批评为是一种"全或无"的结果。②是上述传统方式的改良，降低了因果关系证明标准，允许原告将其案件提交给陪审团，以证明被告的过错行为使原有病情"加重"的可能性大于不可能性，或"失去"获得康复机会的可能性。根据这种方式，患者不会因为康复的机会小于 51% 就得不到赔偿。原告如果能够证明被告的过错行为在一定程度上使患者的病情加重，或危险因素增加，就能获得相应的赔偿。这种使原有病情加重的程度在不同的法庭有不同的要求。有些法庭要求这种使原有病情加重必须达到一定的显著程度，而有些法庭则并不作特别限制。③如第二种方式一样，尽管患者获得康复的机会小于51%也可以获得赔偿，但他不能获得包括自身疾病在内的全部赔偿，而只是因丧失康复机会所造成的那部分损害。这种方式克服了上述"全或无"方式固有的不足，目前已经被大多数法庭采用，取得较好的效果和广泛的认同。

目前，我国的相关法律和法规还没有将"丧失康复机会"作为一个独立的损害后果，但在不少法庭的判决书中已经出现由于医务人员的医疗过错行为导致患者"丧失救治机会"或"丧失治疗时机"判词。可以认为在我们的审判实践中已经承认"丧失康复机会"也是医疗损害的一种后果。因此，作为鉴定人员有必要明确，如何确定"丧失康复机会"以及丧失康复机会给患者所造成的实际损害。

（五）错误受孕、生产和出生

错误受孕是指因医疗过错施行绝育手术或避孕药物使用不当，造成妇女受孕或再度受孕，而由小孩双亲提起的诉讼。

错误生产是指生下缺陷婴儿的双亲提起的诉讼，是孕妇担心胎儿有畸形或先天性疾病而请医师诊查，医师检查失误而告以胎儿健康，以致未堕胎终止妊娠而终于生下缺陷婴儿。

错误出生是由婴儿或其代理人提起的诉讼，其主张为医师过错未告知其父母孕育中的胎儿有缺陷之可能，以致父母没有机会选择是否生下他或她，终于产下该缺陷婴儿。

（六）其他损害后果

依据《医疗事故处理条例》第四条，医疗损害后果除上述所讨论的几种形式外，还有其他形式（即其他后果），条例虽然未对其他后果进行明确定义，但在《医疗事故分级标准（试行）》中列举了所特指的一些损害后果，这些损害后果主要是由于医务人员的过错行为造成患者正常组织器官的轻微损害或功能障碍。

有作者认为，除了上面讨论的几种损害后果外，还应该包括由于医务人员的医疗过错行为致使患者原有病情加重或病程延长，而这种病情加重或病程延长在患者得到适当诊疗的情况下，或在医务人员不发生医疗过错行为的情况下是不会发生的。因为这两种情况也是医疗纠纷诉讼的理由，也是医疗损害鉴定中经常碰到并需要解决的问题。

（王浓燕）

第四节　判定医疗损害因果关系的基本原则

在医疗纠纷的司法鉴定中，司法鉴定机构及其鉴定人员经常被要求对医疗机构或其医务人员在诊疗护理过程中是否存在过错，这种过错与患者的损害后果之间是否存在因果关系，以及如果存在因果关系，则过错的参与程度是多少等事项进行司法鉴定。从医学角度来说，这里所说的过错应理解为医疗机构或其医务人员在医疗活动中违反了医疗常规、注意义务和告知义务等。但从法律角度来说，过错有其特定的含义，它是行为人承担法律责任的基本构成要件，意味着有过错的医疗机构或其医务人员有可能要为自己的过错承担相应的法律责任。前者是司法鉴定人员可以解决的问题，而后者则是司法审判人员的任务。同样，医学层面上的因果关系与法律层面的因果关系，在分析的方法和意义上均有所不同。前者侧重于分析过错行为在不良医疗后果中的原因力大小，而后者侧重于过错行为对患者的不良医疗后果应承担的责任程度。

从严格意义上来说，过错包括主观故意和过失。在刑法领域，故意或过失是判断行为人主观恶性程度的重要依据；在民法领域，故意和过失统称为过错，是构成一般侵权行为的基本要素。在医疗纠纷民事诉讼中，患者的损害是由于医疗机构或医务人员的过错造成的。为了准确把握医疗过错与损害后果之间因果关系及其过错参与程度的司法鉴定的内容和方法，鉴定人员必须对下列问题有一个基本的认识。

一、因果关系的基本概念

因果关系原本是一个哲学概念，它与法律上的因果关系并不完全相同。哲学上的因果关系往往强调事物的普遍联系，强调因果关系的各个环节。法律上的因果关系则强调某一联系的特定性和具体性，往往是将因果关系链条某一特定的部分孤立起来，在这样孤立的环节中讨论原因与结果之间的关系。即使是法律上的因果关系，刑法上的因果关系与民法上的因果关系也是不完全相同的。刑法上的因果关系是为了解决行为人刑事责任问题的，一般查找的范围限定于单个的因果关系锁链环节，而且完全排斥各种偶然介入因素的作用，强调因果关系的"客观性""特定性""必然性""形态的复杂性"和"时间的顺序性"。民法上特别是侵权行为法上的因果关系是为了确定加害人的民事责任，"盖然性因果关系"已经得到越来越多的承认，某些介入的偶然因素也可以成为损害后果发生的原因。

我国较早的民法理论认为，在确定因果关系时必须严格区分原因与条件。原因的制造者应当承担民事责任而条件的制造者不承担民事责任。但是这一将"条件"与"原因"严格区分的观点后来已不为多数学者坚持。张新宝认为，侵权行为法上的因果关系，主要是指加害人的加害行为与受害人的损害后果之间的客观联系。引起损害事实发生的各种现象包括加害人的加害行为、第三人的行为、受害人的行为、介入的自然因素等都是讨论的因果关系中的"原因"时所需要考虑的问题；受害人受到的人身和财产等方面的损失，则是所要讨论的因果关系中的"结果"。

从以上分析不难看出，目前我国法律界对于民事侵权理论的因果关系的分析方法尚存在争议。在司法实践中所采用的方法也不尽相同。但从发展方向上来看，不少学者主张采用英、美侵权行为法中因果关系分析的"两分模式"，即将因果关系分为"事实因果关系"和"法律因果关系"。

事实因果关系是从纯粹的事实角度观察加害人的行为与受害人的损害后果之间的客观联系，是在撇开法律规定和法律政策的前提下，确认加害行为是否构成损害后果发生之客观原因。其中心思想在于确认侵权事实与损害后果之间的客观联系，从事实上认定加害行为是否为损害后果发生的原因。在医疗过程中，影响医疗结果的条件很多，医师的治疗行为、医院的设施、患者的行为、患者的病情、患者的体质、第三人行为等都可能成为损害后果发生的原因。事实因果关系可分为两种形式。

（一）直接因果关系

指被告的过错行为直接引起原告的损害后果，在其自然和连续的顺序上不因任何新的独立原因所中断，没有这个因果关系，损害则不可能发生。

（二）间接因果关系

出现在被告的过错行为与其他原因相结合共同引起原告损害时，或由于被告的过错行为发动一组相关联的事件，而这些事件引起原告的损害。

法律因果关系是指在确定加害人的加害行为与受害人的损害后果之间存在事实因果关系的前提下，确定加害人是否应当依法承担民事责任的问题。凡是确定加害人应当依法承担民事责任的，则认定存在法律上的因果关系。在考虑是否存在法律的因果关系时，所关注的不是事实本身，而是法律的规定、民事立法和司法政策，以及社会福利和公平正义等价值方面的要素。法律关系包括3方面的内容：①构成事实原因的行为和事件是否与责任主体有关。②责任主体是否应当为此负责。③责任主体在多大范围内承担民事责任。

二、因果关系检验方法

英美侵权行为法在检验事实因果关系方面探索出了"必要条件"理论、"实质要素"理论等，并且形成了一套相应的检验方法，熟悉这些检验方法对我们认定医疗行为与损害后果时也是很有帮助的。

（一）"如果没有"检验

"如果没有"检验适用于"必要条件"理论，是因果关系中的最低要求。在大多数情况下，如果被告的行为可以定义为原告损害的"事实原因"的话，如果被告的行为适当，原告的损害将不会发生。换句话说，"如果没有"被告的过错行为，原告的损害不会发生。这种事实因果关系的分析方法被称为"如果没有"检验方法。

在应用"如果没有"检验时需要去分析患者的损害是如何发生的？同时要分析在特定条件下"如果没有"医师的过错行为患者将会发生什么？如果我们相信没有医师的过错行为患者的损害不会发生，则患者损害的事实原因要件是充分的。医师的行为将视为患者损害的事实原因。有人认为，在应用"如果没有"检验确定事实因果关系的同时，应根据一般医学经验，证明如果没有被告的过错行为，患者的损害后果是不会发生的。但也有人认为，没有必要去考虑"如果没有"医师的过错行为患者的损害是否会发生，因为正是由于医师的过错行为，使得患者的医疗后果变得无法确定。

（二）实质性因素检验

实质性因素检验适用于"实质要素"理论。美国民事侵权修正法案第二版将所有具有法律因果关系的案例统称为实质性因素案例，根据该修正法案中的方法，大多数案例，尽管称之为实质性因素案例，但同样需要通过"如果没有"检验。

对于大多数案件来说，因果关系都可以通过"如果没有"检验方法加以检验，但在那些可能存在两个或两个以上的行为人或过错行为的案件中，每一个行为人的行为或过错都足以引起患者的损害；对于任何一个被告来说，如果没有其行为，原告的损害仍可能会发生。在此情况下，仅根据"如果没有"检验将无法认定事实原因。

所谓"实质性因素"，是用来表示这样的事实，即被告的行为在引起的损害中有这样的作用：即导致一个合理的人认为它是一个原因，在通俗意义上使用这个名词含有责任的理念。对于此类"多个充分原因"案件，有些法庭应用"实质性因素"替代"如果没有"检验。如果陪审团认为被告的行为是引起原告损害的原因时，则将被告的行为视为原告损害的事实原因。

（三）盖然性学说

在英美国家，涉及中毒性民事侵权案件中法院较多采用了数理统计和社会流行病学的统计方法，即概率权衡。实际上是对于发生损害的"可能性"进行证明：如果发生损害的可能性超过50%，即"可能性大于不可能性"，则认为存在因果关系，反之则认为不存在因果关系。例如，WHO国际药物监测中心对可疑不良反应的因果关系按概率权衡分成以下级别：①肯定（certain，有学者译为"确定性"）。一种临床事件，包括实验室检测结果异常，其出现在时间上与用药存在可能的关联，不能用并发的疾病和药物来解释。该事件在药理学和现象学必须是肯定的，必要时再用激发反应来予以确定。②很可能（probability，有学者译为"盖然性"）。一种临床事件，包括实验室检测结果异常，用药后存在一个合理的时间次序，不太可能是并发的疾病或其他药物或化学药品所引起的结果，在撤药以后会出现一个合理的临床反应。无须通过激发试验来予以确定。③可能。一种临床事件，包括实验室检测结果异常，用药后存在一个合理的时间次序，但也可能用并发的疾病或其他药物或化学药物来解释。撤药反应可能没有或不明确。④不可能。一种临床事件，包括实验室检测异常，与用药之间存在短暂关联但不可能形成因果关系的关联，可能用其他药物、化学药品或疾病本身加以解释。⑤条件的/无法分类的。一种临床事件，包括实验室检测异常，报道为副反应，尚需更多的资料加以评估。⑥无法评估的/无法区分的。一种提示为副反应的报告，因为资料的缺乏或相互矛盾而无法对其进行判断，也无法进行补充或检验。在此，很可能意味着可能性大于50%，而可能意味着可能性小于50%。

应当指出的是，盖然性学说的因果关系理论或者说证明方式，克服了传统侵权行为法对于受害人的专业知识、资料等要求过高的缺点，对于保护受害人特别是处于弱势地位的受害人的利益，实现真正的社会公平正义具有重要的意义。因此，这一理论在产品责任案件、污染环境致人损害案件等侵权领域，已经并将进一步得到应用。在美国，大多数法庭在审理毒物侵权案件中，一般坚持要求相对风险值超过2倍的流行病学数据，尤其是当仅有的其他可利用的证据是对于人类的适用性尚有疑问的动物毒理学数据时，就更是如此。

在药物致畸或致癌的一类诉讼中，不是基于流行病学证据是不可采信的，不可用来确立因果关系。在多伯特诉梅里尔·道药品公司一案中，法庭认为，上诉人所依赖的动物细胞研究、活体动物试验和化学结构分析本身不能合理地提出一个因果关系问题。法庭同时指出，没有公开发表或经过同行复核的统计学分析结果也不能作为确立因果关系的依据。

三、因果关系与"参与程度"评定

所谓参与程度，是指多个原因导致一个特定后果时不同的原因在后果中的原因力（或作用力）大小。所谓医疗过错参与程度评定，是指当损害后果是由于医疗过错行为和患者自身原因（如自身疾病的严重性、对药物的特殊异常反应及对医嘱的依从性欠佳等）共同引起时，通常需要对医疗过错在损害后果中的原因力大小进行分析和评定。参与程度是法庭裁判医疗过错行为责任程度的重要依据之一。上海市高级人民法院在《侵权责任法》颁布实施后发布的《上海法院关于委托医疗损害司法鉴定若干问题的暂行规定》中明确要求："医疗损害的鉴定，由受托鉴定机构对医疗行为有无过错、损害后果及因果关系、医疗过错行为在医疗损害后果中的原因力大小等进行鉴定"，也即规定了参与程度与医疗过错一样，是医疗损害鉴定的重要内容。

1980年，日本法医学家渡边富雄教授与其他法医学者一起采用了定量比例的方法对交通事故和损害结果（死亡、后遗功能障碍）之间的关系进行研究，提出了"事故寄与度"的概念，并以此概念来评价事故在损害结果中所起作用的大小。1986年，"事故寄与度"的概念被引入我国法医学界，受到业内学者与司法工作者的高度重视，我国法医学界将该词改称为"损伤参与程度"。所谓损伤参与程度，是指在不法行为造成的损伤与受害人自身疾病共同存在的情况下，出现暂时性或者永久性机体结构破坏或者功能障碍、死亡等后果的人身损伤事件中，与人身损伤事件直接相关的损伤及其所导致的并发症、继发症在最终后果中的介入程度，也即原因力大小。其中，相关损伤包含了人身损伤事件所造成的损伤及其并发症、后遗症。最终后果是指可能与人身损伤事件相关的人体结构或者功能障碍以及死亡的后果。受害人自身疾病是指受害人在损伤事件发生之前已经存在的与本次损伤事件没有关系的疾病及其并发症。在提出"事故寄与度"的概念之后，渡边富雄教授又提出了具体的十一项分类标准，将"与事故相关的疾病"和"与事故无关的疾病"分别作为死亡、伤残、后遗症的原因构成因素，采用"确定性""盖然性"与"可能性"作为信赖度的等级，把事故在导致后果中的作用划分为"作为原因""作为主要原因""作为决定性原因"，并制定出独创的标准。然而由于渡边富雄教授的十一项标准过于抽象，因此在日本的法医学以及保险业的实践中并没有得到广泛的采用。1994年，日本大阪大学若杉长英教授在渡边富雄教授的十一项标准的基础上提出了更富实用性的五级分类标准，即"外因的相关判断标准"。若杉教授将外因（即损伤事件）出现之前就已存在的受害人的肉体、精神障碍（即受害人自身疾病），与受到外因而产生的受害人的肉体、精神障碍作为原因构成的因素，采用"外因直接导致"（参与程度为100%）、"主要由外因导致"（75%）、"外因与原有疾病共同导致"（50%）、"外因属于诱发因素"（25%）、"与外因没有关系"作为划分标准，简洁清晰地确定了外因在损害后果中的参与程度。

损伤参与程度的概念引入我国法医学界以后，在法医临床学人体损伤程度鉴定及伤残等级评定的实践中，受到了广泛的重视和全面应用，对于正确评价外伤对损害后果的原因力大小，准确确定被告人是否应当承担刑事责任及其责任的大小，准确评估民事赔偿责任等，均起到了重要的作用。在此后的鉴定实践中，损伤参与程度也被引入了医疗纠纷的法医学司法鉴定。医疗过错与损害后果之间的关系，实际上相当于前述"损伤参与程度"的问题。

根据目前的司法鉴定实践，学界主张将外界致伤因素在损害后果中的作用力大小分为6种不同的形式，致伤因素的作用力自低到高依次为：没有作用、轻微作用、次要作用、同等作用、主要作用和完全作用。并依次赋予参与程度理论数值范围及参考均值：0、10%、30%、50%、70%和100%。具体评定方法如下：

1. 医疗过错行为在患者的损害后果中没有作用，即损害后果完全由其他损害因素造成，则参与程度的理论数值范围为0~4%，理论参考均值为0。比如，严重急性中毒患者、严重颅脑损伤患者、晚期恶性肿瘤患者在其生命垂危的临终阶段，医务人员在抢救的过程中可能会出现一定的过错，但患者病情本来就属于难以救治的范围，其死亡是病情发展的自然转归。故医务人员虽然存在过错，但这种过错与患者的死亡后果之间并不存在因果关系。医疗过错行为对患者死亡后果的参与程度酌定为0。

2. 医疗过错行为在患者的损害后果中起轻微作用，即损害后果主要由其他损害因素造成，则参与程度的理论数值范围为5%~15%，理论参考均值为10%。比如，患有隐匿性心脏病的患者在接受经食道内窥镜检查时突发严重心律失常、心脏骤停，经紧急抢救无效死亡。医师因术前检查不仔细，未能及时发现患者患有严重心脏疾患，因而存在过错。此时，造成患者死亡的主要原因是心脏病，而内窥镜检查只是诱发因素（起轻微作用），医师的行为与患者死亡之间的相关度可判定为10%。

3. 医疗过错行为在患者的损害后果中起次要作用，即损害后果主要由其他损害因素造成，则参与程度的理论数值范围为16%~44%，理论参考均值为30%。例如，患者经B超检查确诊为胆囊炎伴胆囊结石，肝内、外胆管未见扩张，行剖腹胆囊切除术，术后半个月突发急性胰腺炎，后经证实与残留胆总管结石有关。经鉴定认为医方术中探查不够仔细，遗漏胆总管结石诊断与处置，存在过错。考虑到胆总管结石探查具有一定的困难，即使探查也可遗漏，术后发生胰腺炎有一定的偶然性，故医疗过错行为对损害后果的参与程度酌定为25%。

4. 医疗过错行为与其他损害因素共同造成患者的损害后果，且医疗过错行为与其他损害因素在损害后果中所起作用基本相当，属同等作用，则参与程度的理论数值范围为45%~55%，理论参考均值为50%。比如，患者原发伤伤情严重、复杂、对治疗的反应不佳等客观因素与医疗过错行为共同导致其发生损害后果，而任何一种因素单独存在时通常都不会导致该后果，在此种情况下可以酌定医疗过错行为对患者损害后果的参与程度为50%。

5. 医疗过错行为在患者的损害后果中起主要作用，即损害后果主要由医疗过错行为所造成，其他损伤因素在损害后果中起次要作用，则参与程度的理论数值范围为56%~95%，理论参考均值为75%。比如，无明显难产因素存在，主要因医务人员操作失误导致新生儿产伤，医疗过错行为对新生儿的损害后果的参与程度可酌定为70%。

6. 医疗过错行为在患者的损害后果中起完全作用，即损害后果完全由医疗过错行为所造成，参与程度的理论数值范围为96%~100%，理论参考均值为100%。比如，因术中未正确确认病变脏器，致手术误切健侧器官，造成患者机体功能障碍；未认真执行核对制度，导致错误输血引发溶血反应，其医疗过错行为对患者的不良损害后果的参与程度可酌定为100%。

四、因果关系与参与程度判定中应注意的问题

(一) 避免将"原因"或"行为"与"过错"相混淆

英美法庭，在有些情况下会把医师的过错勉强地视为原因。这种情况在以前很少见，但现在这样的情况在民事诉讼法中比较常见，纽约市主审法官 Cardozo 和加利福尼亚首席大法官 Traynor 是这方面的开路先锋。他们认为，如果一个疏忽行为被认为是错误的，并且因为这个错误行为使一种事故可能发生的机会增加，或者因为这个错误引起一个事故的发生，则足以支持陪审团裁定，正是因为这种疏忽才导致了损害的发生。在过量使用药物造成患者损害时，他们认为美国食品药品管理局 (FDA) 不批准超剂量服用新药是因为大量的实验研究表明所有药物对患者都会产生严重的副反应。通常是服用的剂量越大，产生的副反应也越大。按照所批准的剂量，对于所获得的效果来说有一定的危险是值得的。超量服用时，不仅使副反应 (已知的和未知的) 发生的可能性和危险性增加，而且对患者不会带来更大的帮助。他们所追求的是，当有证据证明副反应是由于药物引起的，且药物的使用方法是未经批准的和超量的 (即表示存在强烈的因果关系)，则足以允许陪审团得出这样的结论：超剂量药物是导致原告损害的真实性原因。

就临床医学而言，医务人员的作为或不作为都可能成为引起损害后果的"原因"，但在法律意义上并不意味着这些"行为"就一定是"过错"。例如，药物过敏引起患者死亡，医务人员的行为可以称之为引起患者死亡的"原因"，但如果这种后果是难以预见，或虽然能够预见但是难以预防的，法庭并不一定认为其有"过错"。相反，在有些案例，鉴定人员认为医务人员的行为并无明显不妥，法庭则有可能认为医务人员存在过错。下面的例子就很能说明这个问题。

一例因交通事故致伤的患者，伤后不久出现呕吐、头晕症状，遂由他人陪同去医院进行治疗，医师经检查后初步诊断为脑出血、硬膜下血肿，伴海马沟回疝可能，遂口头要求患者住院手术，患者自认为伤势不重，坚持表示不愿意住院，更不愿意接受手术治疗。医师在未向患者作进一步说明或指示的情况下，未劝阻患者离院。患者回家后在睡眠中死亡。患者家属以经治医师不作为为由将医院告上法庭。显然，医师的不作为与患者最终死亡之间存在因果关系，但医院的行为是否存在过错，法律界和司法鉴定界人士看法并不完全相同。一种观点认为，医院的不作为是因为患者自己不愿意住院手术，因此医院没有过错。而另一种观点则认为，患者在医疗方面的知识非常有限，对自身病情严重性的认识容易表面化，很难理解不利后果的危害程度，加上患者脑部受到外伤刺激，其正常的理解能力和判断能力均会受到影响，此时患者作出的决定，不能完全作为掌握医疗专业技术的医务人员的行为依据。况且患者既然来到医院，就是为了诊治伤病，只不过在具体的医疗措施上没有达成共识。而且，医务人员并没有将患者的病情、可能出现的医疗后果向其说明，更没有要求患者家属到场。作为医务人员，明知脑疝的直接后果是死亡，在有办法和有能力阻止事态发展的情况下，放任患者自行离开医院，应判定其存在过错行为。

由此可见，司法鉴定人员可以对患者死亡的原因及医务人员的医疗行为与患者死亡的相关度作出判断，但医务人员的具体行为是否属于过错，或是否应当承担法律责任，应当由法官依法作出裁定，决不可将"原因"或"行为"与"过错"相混淆。

（二）不要将"事实因果关系"与"法律因果关系"相混淆

仍以上述颅脑损伤致死一案为例，肇事司机的行为、医务人员的不作为、患者本人拒绝治疗的行为都与患者的死亡存在因果关系，因为"如果没有"上述任何一方的行为，都有可能不会发生患者死亡的后果，这些因果关系都属于"事实因果关系"的范畴，它不涉及责任问题。而司机的肇事行为、医疗机构或医务人员的不作为是否属于过错，是否应该承担责任，以及责任程度的大小，患者本人的拒绝治疗行为是否可以作为司机和医疗机构及其医务人员的免责理由等，都只能由司法审判人员依法作出裁定。显然，这些都是属于"法律因果关系"的范畴，绝不是司法鉴定人员讨论的内容。

因此，司法鉴定人员对"事实因果关系"与"法律因果关系"应有一个基本的了解，两者不可混淆。在进行医疗行为与损害后果之间的因果关系分析时，应尽量将因果关系的分析限制在事实因果关系的范围内，尽量避免讨论法律因果关系。

（三）不要将"相关度"（或"参与程度"）与"责任程度"相混淆

医疗行为在损害后果中的"参与程度"与"责任程度"是两个完全不同的概念。前者属事实因果关系范畴，所表示的是医疗行为在所造成的损害后果中的原因；而后者属法律因果关系范畴，所表示的是医疗机构或医务人员依法对其过错行为所造成的后果应承担的责任大小。前者属司法鉴定人应予分析、判定的内容，而后者属审判人员的职责。换句话说，医疗行为虽然在造成患者损害中可能有一定的"相关度"，但如果医务人员并不存在过错行为，依法是可以免除责任的，也就是说医务人员很可能不需要承担任何法律责任，当然也就无所谓"责任程度"之说了。因此，司法鉴定人员在鉴定意见书中应尽可能使用"相关度"（或"参与程度"）这一专用术语，而尽量避免使用"责任"或"责任程度"等法律用语。

（王浓燕）

第十九章

医疗纠纷司法鉴定意见的特征

医疗纠纷司法鉴定意见作为证据的一种，在诉讼中的地位十分重要，一方面由于提供鉴定意见的专家与涉案各方不具有任何利害关联，具有独立的第三方地位，具备陈述公正意见的前提基础，另一方面因为鉴定意见是由具有专门知识或技能的人依据科学的原理或方法所提出的意见，笼罩着一层科学的光环。因此，司法鉴定意见在司法审判过程中具有一定的超然地位，曾被称为"证据之王"。事实上，鉴定意见迄今通常仍会对法院裁判的正确与否起到重要的决定作用。因此有必要特别关注医疗纠纷司法鉴定意见的本质特征。

第一节　医疗纠纷司法鉴定意见的证据属性

医疗纠纷司法鉴定意见作为诉讼证据的一种，不仅具有一般证据所应当具有的基本属性，包括客观性、关联性、合法性，同时还具有科学证据的属性，即正当性、科学性、主观性。

一、作为证据的一般属性

（一）客观性

鉴定意见的客观性，主要是指鉴定所依据的材料是客观真实的，是伴随着案件的发生、发展的过程而遗留下来的，不以人的主观意志为转移而存在的事实。正确认识鉴定材料的客观性和真实性，对于确保鉴定意见的客观公正具有十分重要的作用和意义。首先，鉴定材料的客观性要求鉴定人不能把个人主观的判断，或者想象、假设、推理、臆断、虚构等作为鉴定的依据。例如，在医疗纠纷司法鉴定所依据的病历材料中，既有被鉴定人（患者或伤者）损伤发生后临床症状和体征、实验室检查结果、诊疗措施（包括医嘱与实施记录、麻醉记录、手术记录）等情况的记录，即所谓的客观病史，也有医师对患（伤）者病情或伤情的分析意见、会诊意见（包括临床诊断）等记录，即所谓的主观病史。这些在医疗纠纷司法鉴定中的意义是完全不同的。只有客观病史才具有客观性，才是鉴定所必需的材料。即鉴定人应当依据客观病史，结合被鉴定人既往伤（病）史及法医学检验情况，对患（伤）者的病情（伤情），以及与疾病（损伤）有关的并发症和后遗症进行全面分析、综合判断，并提出自己的鉴定意见。为了确保鉴定材料的客观性，对一些特殊检查，如影像学检查、电生理学检查、生化检查等，还应要求委托人提供仪器检查过程中（自动）生成的图片资料（如

X 线片、CT 片、MRI 片）和图表等（如脑电图、脑电地形图、肌电图、诱发电位等机制曲线图以及生化检查报告单等），并以此作为认定事实的依据或者基础。

主观病史不能直接作为鉴定意见的依据，但可以作为鉴定人分析问题、判断问题时的参考。因为主观病史，如"临床诊断"只是临床医师根据患（伤）者的病史（伤情）、临床表现及实验室检查结果，结合自己的知识和经验作出的一种符合临床治疗需要的疾病诊断。这种疾病诊断有时只是初步的甚至是不确定的、不准确的。鉴定人如果以这样的"临床诊断"作为鉴定的依据，则可能会直接导致错误的鉴定意见。这样的意见带来的另外一个严重的问题是，如果该鉴定意见是错误的，应该由谁来为错误负责。有的鉴定人可能会以"临床诊断"错误为由推卸责任，但司法鉴定实行鉴定人负责制是法律明确规定的。由此可见，不能简单、直接地以主观病史作为鉴定依据，无论对于科学的鉴定，还是对于鉴定人本身而言，都是非常重要的。

（二）关联性

所谓鉴定意见的关联性是指由某一证据所决定的与待证事实之间具有产生某种内心倾向性联系的感知状态。鉴定意见是否具有关联性取决于鉴定意见是否能够帮助法庭理解、判断争议中的事实。一般说来，司法鉴定是围绕诉讼中争议的专门性问题而展开的，鉴定的对象都是与诉讼直接相关的，鉴定意见的关联性似乎并不存在问题，比较容易被忽略，但它却又是十分重要的。

与鉴定意见关联性有关的是鉴定人在提出鉴定意见时所依据的理论或方法是否能够帮助法官理解争议中的事实，并作出裁决。例如，在医疗纠纷司法鉴定中，鉴定人常被要求对某种药物、化学物质或环境污染物与胎儿发育缺陷、自然流产、癌症的发生之间是否存在因果关系进行鉴定（或者解释）。但是，由于胎儿发育缺陷、自然流产及癌症之类的病因迄今仍未十分清楚，鉴定人通常会依据有限的动物实验研究的结果提出自己的鉴定意见。这里就存在一个关联性的问题，因为在动物实验的过程中，动物一般都是在短时间内接触到了大剂量的药物或化学物质，而人类所接触到的药物或化学物质往往非常有限，尤其是在环境污染所引发的诉讼中，人所接触到的化学物质往往是微量的，远低于实验条件下动物所接触到的剂量，而且很可能分散于一段较长的时期。此外，动物的生理结构和对药物或化学物质的反应性与人类相比也不尽相同。所以，美国法庭规定，动物实验研究所获得的结果不能简单地应用于人类。

（三）合法性

所谓鉴定意见的合法性，主要包括鉴定主体合法、鉴定程序合法、鉴定材料合法等。

1. 鉴定主体合法　按照现行法律法规的规定，对鉴定事项进行鉴定的人必须具有符合法律规定的身份，具有相应的资质，否则，由其出具的鉴定意见将不得作为证据在诉讼中采用。

2. 鉴定程序合法　司法鉴定过程中，自鉴定的委托、受理到鉴定的实施、鉴定文书的制作乃至鉴定完成以后对鉴定意见的解释、说明与出庭质证等环节均要符合《司法鉴定程序通则》和《司法鉴定文书规范》的要求。例如，鉴定过程中需要对女性做妇科检查的，应按照要求，由女性司法鉴定人进行，如无女性司法鉴定人的，应当有女性工作人员在场。

3. 鉴定材料合法　司法鉴定过程中，鉴定材料的形成、收集、出示、保存和使用等均要符合法律法规、部门规章、行业技术标准和技术规范等的要求。例如，根据《刑事诉讼法》的规定，生理上、精神上有缺陷，或者年幼不能辨别是非，或不能正确表达自己意思的人所提供的证明材料，以及鉴定人未经人民法院同意向当事人、辩护人收集的材料等都属于违法证据材料，都不能作为鉴定材料。

对于医疗纠纷司法鉴定意见合法性的要求，已有相应的法律法规作出了一些规定，特别是在《全国人大常委会关于司法鉴定管理问题的决定》出台以后，司法部又陆续发布了《司法鉴定机构登记管理办法》《司法鉴定人登记管理办法》《司法鉴定程序通则》以及《司法鉴定文书规范》等一系列规定与文件，使得鉴定主体、鉴定程序和鉴定意见的表现形式等要求均更加明确。鉴定人只要严格执行上述的有关规定，也就能满足诉讼证据对于鉴定主体、鉴定程序及鉴定意见表现形式的合法性要求，这在后文将进一步展开介绍。

二、作为科学证据的属性

医疗纠纷司法鉴定意见从本质上来说，是鉴定人利用专门知识和/或专门技能对专门性问题所作出的鉴别和判断，属于科学证据，其与证人证言、被害人陈述等言词证据具有不同的特征，主要表现在以下几方面。

（一）正当性

所谓鉴定意见的正当性，具有两方面含义：一是委托鉴定的事项必须是事实问题；二是该事实问题只有借助于专门知识和技能才能得到认定。

关于第一层含义，即委托鉴定的事项必须是事实问题，是指鉴定意见所要证明的必须是事实问题，而不是法律问题，这是至关重要、不容忽视的。换言之，鉴定人只能对事实问题发表意见，而不能对法律问题发表意见。否则，就构成了对裁判者固有权力的侵犯。例如，有关犯罪嫌疑人（或加害人）的主观恶性问题，无论是故意还是过失都是一种法律上的评价，是一种以一定心理过程为特征的刑法学上的概念。尽管犯罪嫌疑人（或加害人）的主观恶性在形式上表现为一定的事实，但其性质仍属法律问题，应由裁判者认定，而不是由鉴定人评论乃至提出意见。因此，鉴定人在制作鉴定文书的过程中，应该避免出现"被鉴定人因他人故意伤害"或"加害人行为恶劣、手段残忍"等有关对犯罪嫌疑人（或加害人）主观恶性程度的表述。

关于第二层含义，即鉴定意见所针对的必须是借助于专门知识和技能才能认定的事实问题。这主要是由于对于不需要专业技术就可以解决的事实问题，作为事实裁判者的法官同样可以借助控辩双方的质证和其他诉讼手段加以解决，如果鉴定人对此加以认定，将无疑会对审判权造成侵犯。当然，所谓"专门性问题"也不是一个拥有固定范围的概念，其与普通问题之间有时也难以区别，甚至引发争论。在英美法系国家，一般认为，只有在由非专业人士组成的陪审团无法作出结论或很难作出结论时，提出专家证人才被认为是有必要的。对此，我们可以加以借鉴。

（二）科学性

鉴定意见是利用专家的专门知识和/或专业技术通过科学手段对案件中的专门性问题进行认识的一项活动。之所以近年来鉴定意见在诉讼中的地位越来越重要，其主要原因就是因为鉴定意见具有科学性的特征，使得其结果往往会有可重复性。而鉴定意见的科学性问题主要涉及鉴定过程中鉴定人所引用的理论的适用性、所采用检验方法的有效性以及所获得检验结果的可靠性等。

1. 理论的适用性　如果鉴定专家所提供的证言不是建立在独立研究的基础上，则必须提供其他证据证明他们所得出的结果是基于有效的科学原理。即专家必须准确地解释他们是如何得出结论的，并且指出一些客观来源，诸如学术论文、专业团体的政策声明等，以此表明他们采用的科学理论或方法最起码由一部分科学家在其所在的领域里获得有效运用。

2. 检验方法的有效性　主要指鉴定过程中所使用的检验方法是否能够保证满足鉴定的要求。在医疗纠纷司法鉴定中，经常涉及被鉴定人的病史调查、体格检查、尸体剖验、病理组织学检验以及各种实验室辅助检查等诸多方面。就临床医学而言，病史调查、体格检查及实验室检查是疾病诊断的重要方法，但这些方法对法医临床鉴定来说，有时并不一定适用，因为被鉴定人出于获得不当诉讼利益的目的，可能会隐瞒真实的病史，伪装或夸大伤（病）情，即使在实验室检查过程中也会由于被鉴定人的不配合而导致检查困难或结果失真。

3. 技术标准的适用性　主要是指司法鉴定意见所依据的技术标准和技术规范的适用性。这主要涉及两个方面的问题：一是技术标准和技术规范的适用范围，即是否适用于解决争议中的问题；二是技术标准和技术规范本身的权威性问题，即在同类技术标准和技术规范中，什么样的技术标准和技术规范更具有权威性。

一般来说，任何技术标准和技术规范都有其特定的适用范围。例如，《道路交通事故受伤人员伤残评定》标准只适用于道路交通事故中受伤人员的伤残评定，而不适用于人身伤害致残程度评定。如应用此标准对人身伤害案件中受害人进行伤残程度评定时，则必须作出特别说明。

关于技术标准和技术规范的权威性问题，《司法鉴定程序通则》第二十二条规定了技术标准和技术规范的使用顺序，即：有本专业领域的国家标准或技术规范的，应当优先选用国家标准和技术规范；无国家标准或技术规范的，可以选择司法鉴定主管部门、司法鉴定行业组织或者相关行业主管部门制定的行业标准和技术规范。采用相关主管部门或行业主管部门制定的行业标准和技术规范，其技术能力一般应经过司法鉴定主管部门或行业组织的确认；无国家、行业标准或技术规范的，可选择该专业领域多数专家认可的技术方法。多数专家认可的技术方法包括知名技术（学术）组织或科学书籍、学术期刊公布的方法，仪器设备制造商指定的方法，以及其他机构使用的成熟方法。在不具备上述技术标准和技术规范的情况下，可以采用所属司法鉴定机构自行制定的有关技术规范。但自行制定的技术规范必须要有充分的科学依据，应当经过同行专家的审查论证，并经过主管部门的确认。

4. 检验结果的可靠性　主要是指法医学实验室诊断的预测价值。其取决于诊断方法的灵敏度、准确性和被预测的特定疾病在普通人群中的发病率。如在输血后感染艾滋病或病毒性肝炎的诉讼，以及是否因宫内感染引起胎儿畸形或新生儿脑瘫等诉讼中，都会涉及免疫性指标的检验与诊断的问题。尽管已知的测试方法的灵敏度和准确性都非常高，但这些疾病在普通人群中的感染率是多少？测试结果的诊断价值到底有多高，即检测结果呈现为阳性的受试者感染疾病的可能性到底有多大？都是评价鉴定意见时应当关注的重点。

（三）主观性

在法学理论中，鉴定意见与证人证言、被害人陈述、犯罪嫌疑人或被告人供述一样，被划分为言词证据种类。因此，鉴定意见也当然具有言词证据一样的主观性特征，即鉴定意见是鉴定人对案件专门性事实所发表的看法、意见，并不一定是客观事实的再现。2013 年实施的新《刑事诉讼法》和新《民事诉讼法》将"鉴定结论"改为"鉴定意见"就是很好的例证。但是，这里我们再次强调医疗纠纷司法鉴定意见的主观性，是因为医疗纠纷司法鉴定意见与其他种类的鉴定意见相比，其主观性显得更为突出。例如，在法医生物学鉴定中，如DNA 鉴定，鉴定人完全可以凭借实验仪器所得出的结果出具相应的意见，甚至可以有具体的计算方法和计算数据对结果加以表述和证实，客观性成分较大。而法医临床学、法医病理学的鉴定意见，如在因果关系与参与程度的鉴定中，鉴定人往往无法借助仪器设备得出相应结果。相反，鉴定人要结合鉴定各方当事人的行为、被鉴定人体质、案件其他情况等进行综合分析、评价，在此基础之上依据个人学识与经验作出因果关系的分析与参与程度究竟是多少的判定，而不同的鉴定人往往会得出不同的判断结果。医疗纠纷司法鉴定意见的主观性特征表现得往往比其他鉴定意见更为突出，委托人及其鉴定意见相关方在对鉴定意见进行评价、采信的时候，更加需要从程序、实体等方面加以审查，确保该鉴定意见具有相应的证据资格和较强的证明力。

（章莹姣）

第二节　医疗纠纷司法鉴定意见作为科学证据的要求

鉴定意见作为证据种类的一种，其最终目的是帮助事实裁判者对案件中的有关专门性问题进行认定，然而其具有客观性、关联性、合法性等一般证据的固有特征，同时又具有正当性、科学性、主观性等科学证据的特征，这就要求我们在司法实践中应特别加强对医疗纠纷司法鉴定意见的审查与认证，防止该鉴定意见因披上"科学的外衣"而在没有被加以充分、全面审查的情况下就直接作为认定案件事实的依据，甚至造成冤假错案的发生。鉴定意见作为科学证据的具体要求包括其应当具有证据能力和证明力。所谓证据能力，是指鉴定意见能够在法庭上作为证据的资格，即有证据资格的鉴定意见方才可能具有证据能力。所谓证明力，又称证明能力，即鉴定意见对案件事实可以达到的证明程度的大小，即证明程度越大的鉴定意见，其证明力也越强。

一、鉴定意见的证据能力

对于鉴定意见证据能力的要求，在 2010 年最高人民法院、最高人民检察院、公安部、国家安全部、司法部发布的《关于办理死刑案件审查判断证据若干问题的规定》当中，以及在最新的《最高人民法院关于适用（中华人民共和国刑事诉讼法）的解释》中都有相关规定，且非常具体。即双方当事人对鉴定意见的质证与法官对鉴定意见的认证内容主要包括：①鉴定机构和鉴定人是否具有法定资质。②鉴定人是否存在应当回避的情形。③检材的来源、取得、保管、送检是否符合法律、有关规定，与相关提取笔录、扣押物品清单等记载的内容是否相符，检材是否充足、可靠。④鉴定意见的形式要件是否完备，是否注明提起鉴定的事由、鉴定委托人、鉴定机构、鉴定要求、鉴定过程、鉴定方法、鉴定日期等相关内容，是否由鉴定机构加盖司法鉴定专用章并由鉴定人签名、盖章。⑤鉴定程序是否符合法律、法规的有关规定。⑥鉴定的过程和方法是否符合相关专业的规范要求。⑦鉴定意见是否明确。⑧鉴定意见与案件待证事实有无关联。⑨鉴定意见与勘验、检查笔录及相关照片等其他证据是否矛盾。⑩鉴定意见是否依法及时告知相关人员，当事人对鉴定意见有无异议。

如果鉴定意见存在违反上述一项或多项规定的情形，或者发现的其他情形可能对鉴定意见的客观性、关联性、合法性、正当性等产生疑问的，则法官应当依据具体情形，分别作出相应处理，或是作为非法证据予以排除，或者是进行补充鉴定、重新鉴定。其中，如果鉴定意见出现有下列任何情形之一的，则法官不得将其作为认定案件事实的根据，且没有任何自由裁量余地：①鉴定机构不具备法定资质，或者鉴定事项超出该鉴定机构业务范围或者技术条件的。②鉴定人不具备法定资质，不具有相关专业技术能力或者职称，或者违反回避规定的。③提供的鉴定材料、样本来源不明，或者因污染不具备鉴定条件的。④鉴定对象与送检材料、样本不一致的。⑤鉴定程序违反规定的。⑥鉴定过程和方法不符合相关专业的规范要求的。⑦鉴定报告缺少签名、盖章的。⑧鉴定意见与案件待证事实没有关联的。⑨违反有关规定的其他情形。

可见，上述文件业已对鉴定意见的证据资格从正反两方面都作出了规定。首先，有资格对鉴定意见进行认定的主体应当从上述条文规定的内容对鉴定意见进行审查，发现具有不能作为证据的情形时，应当将其排除在诉讼程序之外。对于没有上述不能作为定案根据的情形，则法官可以对鉴定意见的证据资格予以肯定。这里应当注意的是，即使对鉴定意见进行采信的主体没有发现上述不能作为证据情形的，但是出现其他使鉴定意见可能存在错误等情形的，也可以依据职权排除该鉴定意见的证据资格。

二、鉴定意见的证明力

现今无论是大陆法系国家还是英美法系国家，对证据的证明力都没有在具体的法律规定中加以明确地说明，而全部交由对鉴定意见进行采信的法官根据全案证据材料进行认定。因为在不同诉讼中，即使是同一证据，其对案件事实的证明程度也有可能是不同的，如果想在法律条文中事先确认鉴定意见的证明力显然是不合适，也不可能的。我们国家也不例外，对于包括鉴定意见在内的所有证据的证明力，法律事先也不加以确认，而由法官综合全案情况予以认定。但是，为实现诉讼公正和防止同案不同判等情形的出现，在有关司法解释中，我们针对不同证据的证明力提出了倾向性的规定。如《最高人民法院关于民事诉讼证据的若干规定》第七十七条指出：（一）"人民法院就数个证据对同一事实的证明力可以依照下列原则认定……（二）物证、档案、鉴定结论、勘验笔录或者经过公证、登记的书证，其证明力一般大于其他书证、视听资料和证人证言。"《最高人民法院关于行政诉讼证据若干问题的规定》第六十三条指出："证明同一事实的数个证据，其证明效力一般可以按照下列情形分别认定……（三）鉴定结论、现场笔录、勘验笔录、档案材料以及经过公证或者登记的书证优于其他书证、视听资料和证人证言……（四）法定鉴定部门的鉴定结论优于其他鉴定部门的鉴定结论……"这里应当注意的是，虽然这两部司法解释对鉴定意见与其他证据的证明力的大小进行了比较，但这并不意味着只要出现上述情形，某项证据的证明力就天然地比其他证据大或者小。这一规定只是指在一般情况下的参考，具体其证明力强度为何，最终还是需要法官综合全案卷宗予以综合考量。

（胡　林）

参考文献

[1] 梁万年. 卫生事业管理学 [M]. 北京: 人民卫生出版社, 2023.

[2] 张鹭鹭, 代涛. 医院管理学 [M]. 北京: 人民卫生出版社, 2023.

[3] 何晓俐, 赵淑珍. 现代综合医院门诊管理手册 [M]. 北京: 人民卫生出版社, 2016.

[4] 韦铁民. 现代医院内部管理制度 [M]. 杭州: 浙江大学出版社, 2020.

[5] 钱庆文, 邹新春. 医疗质量与患者安全 [M]. 北京: 光明日报出版社, 2019.

[6] 糜琛蓉, 倪语星, 朱仁义. 医院感染防控与管理实训 [M]. 北京: 科学出版社, 2020.

[7] 李为民. 现代医院管理——理论、方法与实践 [M]. 北京: 人民卫生出版社, 2018.

[8] 胡必杰, 高晓东, 韩玲样, 王世浩. 医院感染预防与控制标准操作规程 [M]. 上海: 上海科学技术出版社, 2019.

[9] 孙宏玉, 范秀珍. 护理教育理论与实践 [M]. 北京: 人民卫生出版社, 2018.

[10] 张振香. 护理管理学 [M]. 北京: 人民卫生出版社, 2018.

[11] 姜小鹰, 李继平. 护理管理理论与实践 [M]. 北京: 人民卫生出版社, 2018.

[12] 黄金月, 夏海鸥. 高级护理实践 [M]. 北京: 人民卫生出版社, 2018.

[13] 迟文肖, 史丰萍, 李婷婷. 护理学理论指导与临床实践 [M]. 北京: 化学工业出版社, 2023.

[14] 孙育红. 手术室护理操作指南 [M]. 北京: 科学出版社, 2019.

[15] 吴欣娟, 王艳梅. 护理管理学 [M]. 北京: 人民卫生出版社, 2022.

[16] 刘杰. 内科护理 [M]. 北京: 人民卫生出版社, 2023.

[17] 郑晓彦. 实用护理学实践解析 [M]. 北京: 中国纺织出版社, 2023.

[18] 谢红, 赵素梅. 护理管理学 [M]. 北京: 北京大学医学出版社, 2016.

[19] 余剑珍, 罗志君. 护理管理学基础 [M]. 北京: 科学出版社, 2016.

[20] 方鹏骞. 护理管理理论与方法新进展 [M]. 北京: 人民卫生出版社, 2016.